国家卫生健康委员会“十三五”规划教材
全 国 高 等 学 校 教 材
供临床医学儿科专业(方向)用

儿童保健学

第4版

主　审　李廷玉

主　编　毛　萌　江　帆

副主编　徐　秀　胡　燕

编　委（按姓氏汉语拼音排序）

胡　燕（重庆医科大学）
江　帆（上海交通大学）
姜玉武（北京大学）
静　进（中山大学）
李　斐（上海交通大学）
李　辉（首都儿科研究所）
李廷玉（重庆医科大学）
李晓南（南京医科大学）
麻宏伟（中国医科大学）
毛　萌（四川大学）
齐可民（首都医科大学）
邵　洁（浙江大学）
王丹华（北京协和医学院）
徐　秀（复旦大学）
杨　凡（四川大学）
张会丰（河北医科大学）
李　斐（上海交通大学）

学术秘书　杨　凡（四川大学）

人民卫生出版社

图书在版编目（CIP）数据

儿童保健学 / 毛萌，江帆主编．—4版．—北京：人民卫生出版社，2020
ISBN 978-7-117-29744-8

Ⅰ. ①儿…　Ⅱ. ①毛…②江…　Ⅲ. ①儿童—保健　Ⅳ. ①R179

中国版本图书馆CIP数据核字（2020）第080758号

儿童保健学
第4版

主　　编：毛　萌　江　帆
出版发行：人民卫生出版社（中继线 010-59780011）
地　　址：北京市朝阳区潘家园南里19号
邮　　编：100021
E - mail：pmph @ pmph.com
购书热线：010-59787592　010-59787584　010-65264830
印　　刷：北京中科印刷有限公司
经　　销：新华书店
开　　本：787×1092　1/16　　印张：26
字　　数：633千字
版　　次：1993年4月第1版　　2020年6月第4版
　　　　　2025年5月第4版第11次印刷（总第26次印刷）
标准书号：ISBN 978-7-117-29744-8
定　　价：69.00元
打击盗版举报电话：010-59787491　E-mail：WQ @ pmph.com
质量问题联系电话：010-59787234　E-mail：zhiliang @ pmph.com

新形态教材使用说明

新形态教材是充分利用多种形式的数字资源及现代信息技术，通过二维码将纸书内容与数字资源进行深度融合的教材。本套教材全部以新形态教材形式出版，每本教材均配有特色的数字资源。读者阅读纸书时可以扫描二维码，免费获取数字资源和线上平台服务。

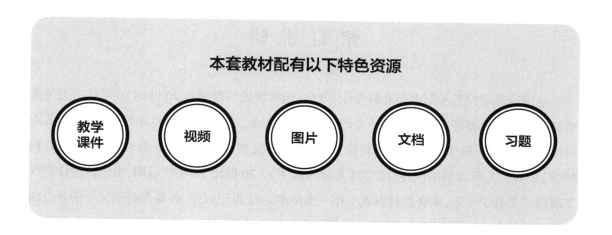

本套教材配有以下特色资源

教学课件　视频　图片　文档　习题

获取数字资源的步骤

1. 扫描封底红标二维码，获取图书“使用说明”。
2. 揭开红标，扫描绿标激活码，注册/登录人卫账号获取数字资源。
3. 扫描书内二维码或封底绿标激活码随时查看数字资源。
4. 下载应用或登录 zengzhi.ipmph.com 体验更多功能和服务。

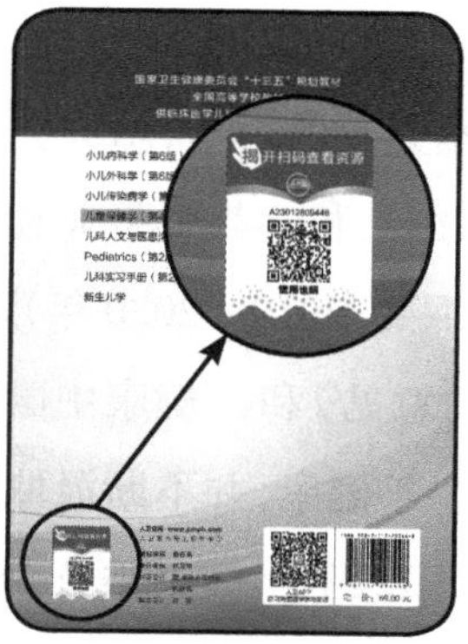

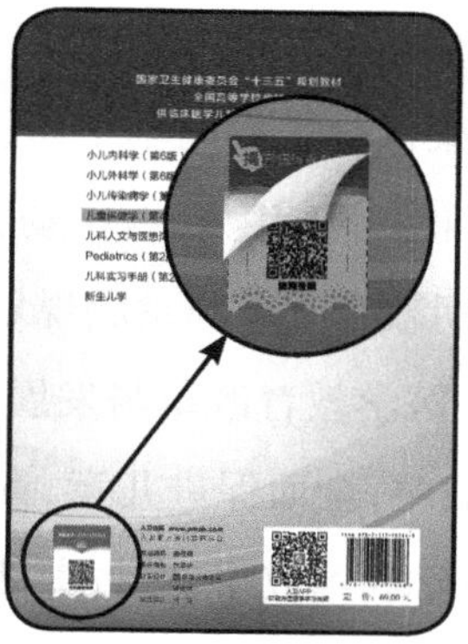

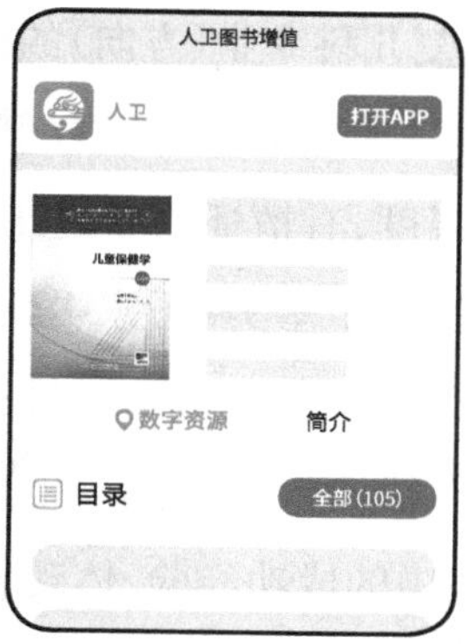

扫描下载应用

客户服务热线
400-111-8166

全国高等学校五年制本科
儿科专业（方向）第六轮规划教材

修 订 说 明

全国高等学校五年制本科儿科专业（方向）国家级规划教材自20世纪80年代由卫生部教材办公室组织编写出版第一轮至今已有40年的历史。第一轮儿科专业教材只有《小儿内科学》和《小儿外科学》两本，第二轮修订时增加《小儿传染病学》，第三轮修订时将《小儿内科学》中有关儿童保健的内容独立为《儿童保健学》。20世纪90年代后期，由于教育体制改革取消了儿科学专业，本套教材再版工作一度停滞。21世纪以来，各高等院校又纷纷开办临床医学儿科专业（方向）的本科教育，人民卫生出版社为满足这一教学实际需要和人民群众对儿科医生数量及质量的需求，于2008年、2013年分别进行了本套教材的第四轮、第五轮修订。第五轮修订时增加了《儿科人文与医患沟通》《Pediatrics》《儿科实习手册》三本。

教育部于2016年2月发布《科技教育司2016年工作要点》，明确指出"恢复儿科学专业本科招生，督促共建院校率先举办儿科学本科专业，支持其他有条件的高校加强儿科学人才培养，扩大本科招生规模。"国家卫生健康委员会发布《卫生部贯彻2011—2020年中国妇女儿童发展纲要实施方案》《2017年卫生计生工作要点》《"十三五"全国卫生计生人才发展规划》等文件鼓励儿科发展，加强儿科医生人才培养及队伍建设。根据政策指示，全国多所院校已重设或正在恢复儿科专业（方向）的招生。

为解决临床儿科人才匮乏和儿童医疗健康保障需要间不平衡、不充分的矛盾，培养更多具有岗位胜任力、有温度、有情怀的卓越儿科医疗卫生人才，推动我国儿科学教育事业和临床医疗事业的发展，进一步落实《国家中长期教育改革和发展规划纲要（2010—2020年）》《国务院办公厅关于深化医教协同进一步推进医学教育改革与发展的意见》和《"健康中国2030"规划纲要》等文件精神，实施健康中国战略，全面促进儿童、青少年健康，并不断汲取各院校教学在教学实践中的成功经验、体现教学改革成果，在教育部、国家卫生健康委员会的领导和指导下，在全国各高等院校的积极呼吁和广大儿科专家的鼎力支持下，人民卫生出版社经过全国范围内广泛调研和充分论证，启动了全国高等学校五年制本科儿科专业(方向)第六轮规划教材的编写工作。

第六轮教材的修订原则是积极贯彻落实国务院办公厅《关于深化医教协同、进一步推进医学教育改革与发展的意见》，努力优化人才培养结构，坚持以需求为导向，改革课程体系、教学内容、教学方法和评价考核办法；将医德教育贯穿于医学教育的全过程，强化临床实践教学，采取多种措施，切实落实好“早临床、多临床、反复临床”的要求，提高医学生的临床实践能力。

在全国医学教育综合改革精神的鼓舞下和老一辈医学家奉献精神的感召下，全国一大批优秀的中青年专家以严谨治学的科学态度和无私奉献的敬业精神，积极参与了第六轮教材的修订和建设工作，紧密结合儿科专业本科培养目标、高等医学教育教学改革的需要和医药卫生行业人才的需求，借鉴国内外医学教育教学的经验和成果，不断创新编写思路和编写模式，不断完善表达形式和内容，不断提升编写水平和质量，使第六轮教材更加成熟、完善和科学。

其修订和编写特点如下：

1. **紧扣培养目标，满足行业要求** 根据教育部的培养目标、国家卫生健康委员会行业要求、社会用人需求，在全国进行科学调研的基础上，借鉴国内外医学人才培养模式和教材建设经验，充分研究论证本专业人才素质要求、学科体系构成、课程体系设计和教材体系规划后，科学进行本轮教材的编写。

2. **重视立德树人，凸显温度情怀** 在本套教材的编写过程中，进一步贯彻党的十九大精神，将“落实立德树人根本任务，发展素质教育”的战略部署要求，贯穿教材编写全过程。全套教材通过文字渗透医学人文的温度与情怀，通过总结和汲取前五轮教材的编写经验与成果，尤其是对一些不足之处进行了大量的修改和完善，并在充分体现科学性、权威性的基础上，考虑其全国范围的代表性和适用性。

3. **遵循教学规律，适应教学改革** 本套教材在编写中着力对教材体系和教材内容进行创新，坚持学科整合课程、淡化学科意识、实现整体优化、注重系统科学、保证点面结合。坚持“三基、五性、三特定”的教材编写原则，以确保教材质量。

4. **凝聚专家共识，注重临床实际** 本套教材充分体现了主编权威性、副主编代表性、编委覆盖性，凝聚了全国儿科专家的经验和共识，一切以临床问题为导向，一切以儿童健康为目标，体现“早临床、多临床、反复临床”的指导思想，注重临床实际需求。

5. **纸数深度融合，打造立体化教材** 为满足教学资源的多样化，本套教材采用纸质图书与数字内容相结合的形式，实现教材系列化、立体化建设，进一步丰富了理论教材中的数字资源内容与类型，方便老师与学生自主学习。

6. **培养临床能力，促进学科发展** 本套教材以培养具有儿科临床胜任力的人才为目标，注重临床实习的规范和实践能力的培养。同时，由于新生儿学科的专科特点，其在我国也已经形成了专门的学科领域，因此本轮教材新增《新生儿学》，以适应儿科专业发展和儿科人才培养的需要。

全国高等学校五年制本科儿科专业（方向）第六轮教材共有 8 种，将于 2020 年 6 月由人民卫生出版社全部出版。本套教材出版后，希望全国各广大院校在使用过程中能够多提供宝贵意见，反馈使用信息，以逐步完善教材内容，提高教材质量，为下一轮教材的修订工作建言献策。

人民卫生出版社

2020 年 3 月

全国高等学校五年制本科

儿科专业（方向）第六轮规划教材

第六轮规划教材目录

序号	教材名称	主编姓名
1	小儿内科学(第 6 版)	孙　锟　沈　颖　黄国英
2	小儿外科学(第 6 版)	蔡　威　张潍平　魏光辉
3	小儿传染病学(第 5 版)	方　峰　俞　蕙
4	儿童保健学(第 4 版)	毛　萌　江　帆
5	儿科人文与医患沟通(第 2 版)	周文浩　李　秋　王天有
6	Pediatrics(第 2 版)	申昆玲　罗小平
7	儿科实习手册(第 2 版)	赵晓东　翟晓文
8	新生儿学	陈　超　杜立中　封志纯

第二届全国高等学校五年制本科

儿科专业（方向）第六轮规划教材

教材评审委员会名单

前　言

《儿童保健学》是临床医学儿科专业方向系列教材之一。第1版《儿童保健学》于1992年问世，由重庆医科大学附属儿童医院郑惠莲教授主编；时隔17年后，黎海芪教授、毛萌教授在2009年主持编写了第2版；之后，毛萌教授、李廷玉教授主持编写了第3版。本书为第4版，经从事儿童保健专业临床和教学工作的专家集体修订和编写而成，主要用于临床医学儿科专业（方向）本科生和长学制的专科教育，还适用于研究生教育、住院医师和专科医师培训，并可作为临床医师的专业参考书。

《儿童保健学》（第4版）的基本内容与第3版保持连续性，在原十二章内容的基础上，增加了"青春期健康与常见问题"等内容。在第3版的基础上，对反映儿童健康的主要指标数据进行了更新；对发育与行为相关疾病、疾病预防与健康促进措施等内容进行了较多的充实。本教材还跟进国际国内已经明确的一些新的概念和进展，使内容随专业发展更加准确和完善。

《儿童保健学》（第4版）进一步强调了儿童保健学与相关学科的关联，即临床儿科学是儿童保健学的基础学科，发育儿科学是儿童保健学的核心学科，预防儿科学是儿童保健学涉及的主要内容，社会儿科学是儿童保健的工作范围。《儿童保健学》（第4版）尽量将相关学科的知识进行融会贯通，前后呼应，使医学生在掌握儿童体格生长与神经心理发育规律、儿童营养基本知识和疾病的基础上，熟悉与生长发育相关疾病的筛查与鉴别，全面了解儿童保健的工作内容。

为帮助医学生理解重点、难点内容，本教材适度增加了图片及表格，图文并茂、美观易懂，便于初学者理解，学以致用。为帮助医学生在毕业后再学习，满足临床医学教学、科研的需要，教材在重点描述基础理论、基本知识和基本技能的基础上编入了一定量的新知识、新技术、新进展。借用飞速发展的网络技术，为帮助读者和医学生能够更加直观、直接的获取更多与本书内容相关的信息，本书大幅度扩充了数字资源部分，提供了网络增值服务，读者可以通过网站获取相关的习题、学习指导、参考链接和多媒体。还编写了13个案例分析，在病例介绍基础上提出诊断思路等，有助于提高解决临床实际问题的能力；制作讲课PPT共37个，以提供基本知识点构架，便于教师备课；每章后面都提出了思考题、同步练习，制作了多个微课，作为拓展学习内容。

本教材编写力求概念清楚，数字准确，文字简明。参与编写的均为我国在儿童保健、发育行为、神经科学、新生儿等领域的知名专家，感谢他们在繁重的工作之余付出的辛勤劳动。为了进一步提高本书的质量，本书出版之际，恳切希望广大读者在阅读过程中不吝赐教，欢迎发送邮件至邮箱 renweifuer@pmph.com，或扫描下方二维码，关注“人卫儿科学”，对我们的工作予以批评指正，以期再版修订时进一步完善，更好地为大家服务。

主编

2020 年 5 月

目　　录

第一章 绪 论

学习目标

1. 掌握 儿童保健学的内容；儿童年龄分期；儿童保健评价指标。
2. 熟悉 儿童保健学的范围。
3. 了解 儿童早期发展的基本概念。

第一节 儿童保健学的范围和任务

一、儿童保健学的范围

儿童保健学（pediatric health care）是研究胎儿至青春期儿童生长发育规律、营养、疾病防治、健康管理、环境健康、卫生信息管理等内容的综合性临床学科。儿童保健学是整个儿科学中最具特色的学科之一，与儿科学同属于临床医学的三级学科；内容涉及发育儿科学（developmental pediatrics）、预防儿科学（preventive pediatrics）、社会儿科学（community pediatrics）、临床儿科学（clinical pediatrics）、儿童营养学（child nutrition）等多学科知识。

生长发育是儿童生命过程中最基本的特征。发育儿科学是研究儿童体格生长、神经心理发育及其他组织器官发育规律的一门学科，是儿科与儿童保健学的核心学科；其中生长发育规律和发育行为领域是发育儿科学中最具特色的部分，与脑科学发展最为密切，也是研究最多的领域之一。儿童为弱势群体，易受疾病、环境各种不良因素影响而导致其身心损伤。研究儿童体格生长和神经心理发育规律、影响因素和评价方法，保证和促进儿童身心健康，并及时发现生长发育偏离，给予及时且必要的干预和正确处理，是儿童保健学最重要的任务。

预防儿科学是研究通过有效的措施预防疾病发生或改善预后从而提高儿童生命质量的学科。医学模式已经从生物医学模式向生物 - 心理 - 社会医学模式转变，预防儿科学的内容也得到扩展，除预防器质性疾病和精神心理、行为问题等以外，还包括预防社会、环境等因素所致的疾病。预防儿科学包括Ⅲ级预防：Ⅰ级预防（primary prevention）或称基础预防，是疾病发生前的干预、预防促进性措施，面向所有儿童，带有社会性，如健康教育、营养、环境保护、心理卫生、预防接种、母亲孕期用药指导等。Ⅱ级预防（secondary prevention）是指未出现疾病症状前的干预措施，及早发现偏离或异常，包括定期体格检查、生长监测（growth monitoring）、疾病早期筛查（如新生儿遗传代谢性疾病筛查、听力筛查、视力筛查、语言发育障碍筛查、运动发育障碍筛查、贫血筛查等）、产前检查等，目的是实现疾病早期诊断、干预与治疗，避免严重后果，改善预后（如治疗先天性甲状腺功能减退症预防神经精神发育迟滞）。Ⅲ级预防（tertiary prevention）即治疗疾病，防止并发症和后遗症，争取全面康复，包括家庭护理、心理治疗和促进功能恢复等措施。预防儿科学是儿童保健学涉及的主要内容之一。

社会儿科学是在生物 - 心理 - 社会医学模式下出现的新学科。我国社会和经济处于快速发展时期，儿童问题面临新的挑战，较高的新生儿死亡率、慢性病儿童的保健需求、肥胖、损伤、环境暴露（如铅和其他环境污染）、药物滥用（substances abuse）、不恰当的性行为和发育行为问题等，需要社会各方的参与。社会儿科学关注家庭、宗教、社区、社会经济、福利、文化对儿童健康的影响，从个体儿童到社区儿童群体，关注家庭、教育、社会、文化、精神、经济、环境和政治的力量对儿童健康的重要作用；将临床实践与公共健康原则中有关儿童保健的内容结合起来；充分利用社区资源与其他专业人员、媒介及父母合作，获得更高质量的儿童服务。因此，完整的儿科学应是专业与社会发展相适应形成的儿童医学。社会儿科学是儿童保健涉及的工作范围。

临床儿科学研究儿童时期所有疾病发生发展规律、治疗和预后，主要研究疾病的发生发展机制，以个体儿童为主，属Ⅲ级预防内容。临床儿科学是儿童保健学的基础学科。有丰富临床儿科经验的儿童保健学专业的医生在临床实践中可表现出较强的疾病鉴别、处理与统筹能力，具有较好的发展潜力。

儿童保健学既是一门传统的学科，又是在生物 - 心理 - 社会医学模式下预防儿科学、临床儿科学以及社会儿科学整合而成的新学科，以预防为主，防治结合，群体保健干预和个体保健服务相结合，包含了Ⅰ、Ⅱ级预防和部分Ⅲ级预防内容，旨在促进儿童的整体发展。

二、儿童保健学的内容

儿童保健学是儿童医学领域中以预防、监测、评估的手段预防疾病发生、早期发现和评估生长发育中的问题，以生长发育监测、营养指导、家长教育、儿童训练为主，辅以行为矫正和药物干预，促进和改善儿童生长发育、提升儿童生命质量和生活质量的一门重要学科，其临床工作和研究内容涉及：

1. **儿童生长发育的规律及其影响因素** 体格生长是儿童健康的基本内容，多维度促进儿童体格、心理行为、语言、运动和社会适应能力。

2. **疾病预防与筛查技术** 主要涵盖营养状况评估、免疫接种、先天性遗传代谢性疾病的筛查、科学知识普及教育等。筛查与监测是主要手段。分子和基因检测技术为早期发现遗传代谢性疾病，尽早给予干预提供了新的手段，是现代儿科学最具有发展潜力的领域，对儿童保健的发展有促进作用。

3. **儿童疾病康复** 主要针对生长与发育中的问题和疾病，采用不断发展的新知识和新技术帮助特殊儿童或患病儿童改善预后，提高生活质量乃至完全恢复健康。是近年来比较活跃的领域。

4. 环境与儿童健康　即注重社会环境、自然 - 物质环境、心理 - 精神环境对儿童健康的影响。

三、儿童早期发展

1. 概念　儿童早期发展（early child development，ECD）是指从胎儿到 8 岁前儿童的体格、心理和社会能力的生长和发育过程，其中胎儿至 2 岁是儿童生长发育的关键时期，是人一生中体格生长速度最快的时期，同时也是神经系统发育的关键时期，为人的一生健康奠定了最牢固的基础。

从出生到 3 岁是儿童成长和发展的关键阶段。在生命的最初几年，大脑飞速发育。神经元形成连接的速度达到每秒百万次。3 岁儿童大脑的活跃度是成人大脑的 2 倍。这些神经元连接是大脑功能最基础的组成部分。环境是影响大脑发育的重要因素。人类的大脑发育依赖于儿童早期对外界丰富的体验。这对我们实施儿童早期发展工作有着非常重要的意义。儿童早期发展需要多维度综合的干预。通过母乳喂养、回应性喂养及预防微量营养素缺乏等使儿童获得良好的营养，为体格以及大脑的发育提供物质基础。通过阅读、绘画、交流和玩耍等早期亲子互动，促进神经元连接形成。搂抱、爱抚和关爱等积极健康的互动能降低不利因素所带来的负面影响。保护儿童免受暴力、虐待和忽视，可以使大脑所承受的有害性压力有效降低。

就全世界而言，儿童早期发展领域的水平参差不齐，服务不足、缺乏公平性还广泛存在，尤其是对于 3 岁以下儿童。如果将生长迟缓和贫困作为间接指标进行最新估算，在中低收入国家，多达 2.5 亿的 5 岁以下儿童（占 43%）面临无法实现其发展潜能的风险。

儿童早期发展是婴幼儿与外界相互作用逐步发育成熟的过程，从而促进感知觉、运动、认知、语言、社会情感和自我调节能力的有序发展。童年中期、青春期乃至成年期的能力获取与学习都是建立在孕前至幼儿期形成的基本能力之上的，其效应可延续好几代人。

2. DOHaD 理论　健康与疾病的发育起源（the developmental origins of health and disease，DOHaD）主要研究早期营养缺乏或不足与成人期非感染性疾病的关系，主要指肥胖、2 型糖尿病、高血脂、心血管疾病、骨质疏松症、慢性阻塞性肺部疾病以及代谢紊乱等为主的代谢综合征。20 世纪 90 年代，英国学者 David Barker 教授进行了一系列的研究，揭示孕期营养缺乏、胎儿低出生体重对其成年期心血管疾病、高血压病、糖代谢异常、中心性肥胖和血脂异常等一系列疾病发生的重要影响，在此研究基础上提出了“成人疾病胎儿起源”（fetal origins of adult disease，FOAD）假说。1998 年，英国营养学专家 Lucas 提出了“营养程序化”（nutritional programming）的概念，即在发育的关键期或敏感期的营养状况将对机体或各器官功能产生长期乃至终生的影响。程序化是指在胎儿期或婴儿早期的营养状况和喂养模式将会影响他们一生的健康。营养程序化的发现具有重要意义。这两个学说提示，从生物学角度，必须从整体水平和细胞水平理解早期营养程序化的基本机制；从临床角度，显然既往许多短期的研究不能充分说明早期营养对远期健康和生长发育的重要影响。早期营养对生长发育和成年期疾病影响的研究已成为探索人类营养程序化实验依据的重要组成部分，具有显著的生物学和临床实践意义。

在此基础上，各国学者基于宫内环境和出生后发育关键期对胎儿及出生后直至成年期健康和疾病的研究，发现发育可塑期的生长特点对将来疾病的发生会产生一定影响，最终形成了“健康与疾病的发育起源”理论，并逐渐成为研究热点。DOHaD 理论阐述了胎儿宫内发育所经历的复杂编程过程（programming）。宫内环境，包括营养、激素、感染和有害物质、损伤等都会影响胎儿的编程。胎儿会适应子宫内不利的环境以保证自己的生存，一旦超过胎儿的适应能力，出现异常编程（mal-programming），便会产生不利且长期的后果。宫内编程障碍的后果可以表现为死胎（妊娠终止）、出生缺陷、近期和远期的疾病以及发育障碍和迟缓。

3. 早期营养对生长发育和智力的影响 婴儿和儿童营养是一个连续统一体，其最佳的启动期可能是其母亲受孕之前。除了疾病、环境和遗传因素之外，受孕前的营养状态不仅影响母亲，而且也影响到胎儿和婴儿的生长发育。孕前低体重使胎儿生长受限（fetal growth restriction，FGR）的危险性增加 5 倍。对单一营养素的研究也显示，母亲维生素 A、叶酸、碘、铁和锌缺乏是引起 FGR 的病因之一。

胎儿出生体重反映了胎儿期的营养状况。小于胎龄儿（small for gestationalage，SGA）比早产低出生体重儿更容易影响以后的生长发育，到学龄期和青春期时，部分 SGA 与适于胎龄儿（appropriate for gestational age，AGA）相比，不仅体重身长低于 AGA，而且会有更多的行为和认知问题（图 1-1）。

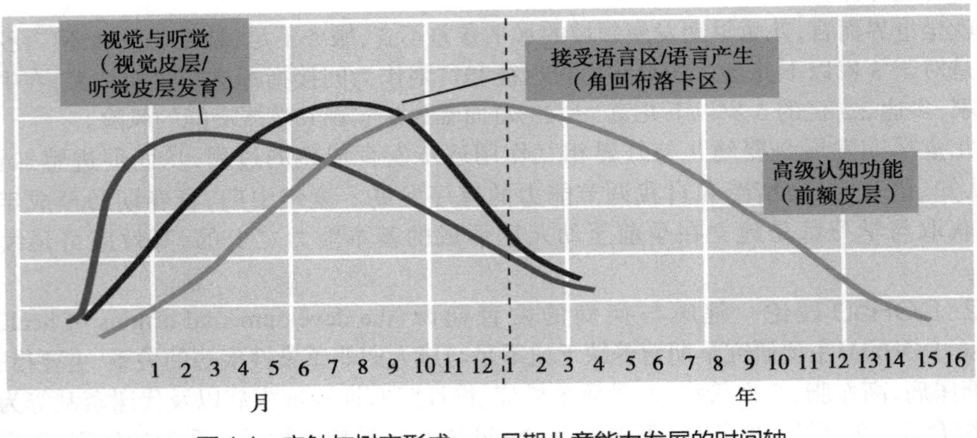

图 1-1 突触与树突形成——早期儿童能力发展的时间轴

大脑是对环境改变最敏感的器官。大脑神经细胞分裂有两个高峰，第一个高峰在胎儿时期的 10~20 周，第二个高峰在生后 3 个月，此后脑细胞的增加速度逐渐减慢，但可以持续至出生后 2 岁或更长，以后脑组织的增加是由神经髓鞘细胞分裂来完成。出生后，脑的发育在婴儿期最快，脑细胞的增殖是一次性成熟的，若错过这个机会则无法再获得补偿。若此期发生营养不良，就会干扰增殖细胞的数目，即使日后去除病因也难以恢复，可造成永久性脑功能障碍。如果营养不良发生在脑细胞增殖期以后，可造成脑细胞体积变小和脑重量增加暂时减慢，由于不导致脑细胞数目的减少，所以一旦营养改善，脑发育可达到正常水平。胎儿期生长停滞对以后的智力及行为均有影响，这些孩子常有学习困难、智力发育差等表现。尤其在妊娠 26 周以前出现胎儿生长受限的孩子，更易发生精神发育障碍，主要表现为理解力差、计算能力低，这是因为妊娠 26 周前发生的营养不良会损害脑神经细胞早期增殖过程。

营养不良发生愈早，对神经发育影响愈严重。

4. 早期营养与疾病的关系 早期的营养变化可从多方面长期影响生理功能。出生体重过低或过高(如超过 4 000g 的巨大儿)，日后发生代谢综合征的风险明显增加。许多青少年时期和成人期疾病已被证实与早期营养有关，如成人期代谢综合征，包括肥胖、糖尿病、高血脂、心脑血管疾病(冠心病、高血压)以及肺部疾病、精神疾病(精神分裂症、情绪紊乱)等。儿童出生后，尤其是在 3 岁前的发育继续受到编程过程的影响，在体格和大脑发育、神经内分泌系统和代谢的发育方面的影响尤为明显。出生后儿童健康受到遗传和环境因素的影响，包括生活方式和行为的影响，如喂养和饮食行为对消化功能和代谢方式的影响，运动对体格发育的影响，语言环境对语言发育的影响，养育关系对心理行为发育的影响等，并一直持续到成年期。研究证明，母乳喂养可降低日后肥胖的风险。哈佛大学医学院对 1 500 名儿童进行的一项调查表明，到青春期时，生后用配方奶喂养者比用母乳喂养半年以上者体重超重的人数高出 20%。加拿大对 1 172 名青少年的一项研究发现，婴儿期非母乳喂养者较母乳喂养者肥胖概率增加 4 倍。还有许多研究也证实了母乳喂养对减少成年期肥胖的益处。大量研究证明了儿童早期环境对发育编程的影响和远期后果，为预防儿童、成年和老年慢性疾病开辟了新的思路(图 1-2)。

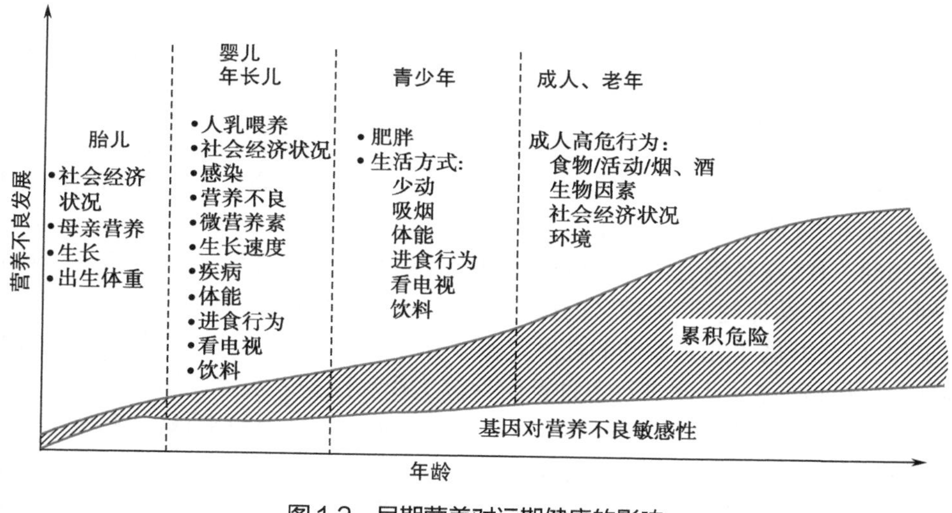

图 1-2 早期营养对远期健康的影响

近年提出生命早期 1 000 天的理论，认为生命最初的 1 000 天(胎儿期与出生后最初 2 年)，是投资回报率最高的阶段，成为干预的“机遇窗口”。改善儿童营养状况尤其是早期营养状况，是各国面临的共同问题。2007 年、2011 年和 2016 年，柳叶刀(*The Lancet*)三次刊发系列研究文章，指出了儿童早期发展相关风险因素和保护性因素，并提供了有力的证据支持儿童早期发展干预可有效预防人类潜能发展的损失。2009 年后，已有 70 个国家将生命最初的 1 000 天作为干预的机遇窗口，以减少儿童死亡率和发病率，补充多种微量营养素项目成为国家的主流健康目标，被全球经济学家公认为是世界发展投资最好的项目。

(毛 萌)

第二节 儿童保健发展史

儿童保健学是儿科学理论和儿科临床基础的重要组成部分。我国传统医学中早有关于儿童保健内容的记载。最早的医学典籍《黄帝内经》素问篇的上古天真论中,提及“女子七岁,肾七盛,齿更发长;二七而天癸至,任脉通,太冲脉盛,月事以时下,故有子。……丈夫八岁,肾气实,发长齿更;二八肾气盛,天癸至,精气溢写,阴阳和,故能有子。”2 000 多年前的这段描述生动地总结刻画了女童与男童的生长发育特点及青春发育的性别特征,可以说是现存的最早的总结儿童生长发育特点的史料。在隋唐时期政府设立太医署,内设少小科,学制 5 年。11 世纪北宋著名画家张择端的《清明上河图》中有 2 处专门的小儿科门诊,更进一步证实了我国儿童专科的早期起源。公元 581~682 年孙思邈的《备急千金要方》中,有儿童发育顺序、沐浴、兽乳喂哺婴儿等内容。更值得一提的是,明清时代儿科天花、麻疹等疾病流行肆虐,我国医学家对疾病进行深入研究,并在 1741 年提出人痘接种法预防天花,之后广泛推广应用,传入俄国、土耳其、英国等西方国家,对预防天花起了积极作用,这一技术比西欧的牛痘早 50~100 年,也成为儿童预防接种最早的雏形,并被誉为“开创了世界免疫学先河”。直到 19 世纪后,西方儿科学才迅速发展并传入我国。

1943 年,我国现代儿科学奠基人诸福棠教授主编的《实用儿科学》首版问世,成为我国第一部大型的儿科医学参考书,标志着我国现代儿科学的建立。《实用儿科学》中有很多儿童保健的内容,尤其是关于营养不良和传染病的防治。新中国建立初期,我国最重要的代表国家社会和经济发展的妇幼卫生指标表现出“三高一低”特点:高出生率(36‰),高婴儿死亡率(200‰),高孕产妇死亡率(1 500/10 万)以及低人均期望寿命(35 岁)。新中国建立后,政府非常重视妇幼工作,在各级卫生行政机构中设立了妇幼卫生行政组织,并在各省、自治区、直辖市分别设立了妇幼保健院,为辖区的妇女儿童服务,同时对小儿开展积极的健康管理和疾病防治工作,广泛开展了儿童保健的社区宣传教育,医护人员在家庭中指导新生儿和早产儿护理,同时在托儿所和幼儿园进行各种预防保健工作。医护人员对健康检查中发现的缺陷进行矫治,并进行专案管理,定期随访。对儿童传染病的管理也越来越正规,按适当年龄进行各种预防接种,并建立了疫情报告、隔离制度。正是这一体系的有效建立,至 1949~1959 年,天花已基本消灭,许多传染病的发病率和病死率极大降低,麻疹的病死率降低了 80.2%,猩红热降低了 95.5%,痢疾下降了 89.5%。而婴儿的死亡率也下降到 70‰ 左右。

新中国成立后的儿童保健事业发展可分为三个阶段。20 世纪 50~70 年代是第一次卫生革命,主要宗旨是为儿童的生存而奋斗,通过新法接生、预防接种、抗生素的应用、妇幼卫生机构的成立等措施,尤其是在联合国儿童基金会(United Nations International Children's Emergency Fund,UNICEF)支持下,我国加快了为 6 岁以下儿童全面接种疫苗的工作进度,建立了疫苗冷藏和运输体系即“冷链系统”,这个网络不断发展并覆盖了全国几乎 90% 的人口,极大提高了免疫接种计划的质量,使得由麻疹、脊髓灰质炎、肺结核、白喉、破伤风和百日咳所导致的儿童死亡率大幅下降,改善了儿童高死亡率和营养不良状况。

20 世纪 80 年代后,由于社会经济文化发展、国际交流及先进技术的应用,展开了以儿童的生存、保护和发展为目标的第二次卫生革命,使我国儿童健康、初级儿童保健事业显著改善，中国特色的妇幼保健三级网络在全国较完善地形成。

20 世纪 90 年代至今，我国儿童保健工作正在逐步与国际接轨。制定并实施了《中华人民共和国母婴保健法》、每十年修订《中国妇女发展纲要》和《中国儿童发展纲要》等，开展了爱婴医院建设、住院分娩、新法接生、全民碘强化盐，免费给 6 岁以下儿童预防接种 6 种基础疫苗、新生儿筛查等。2007 年，我国扩大计划免疫接种范围，将种类扩大到 14 种，所针对的传染病增加至 15 种，即“14 苗防 15 病”。这些措施极大地保障了儿童健康，具有中国特色的妇幼保健工作向纵深发展，儿童保健以早期发展为主题，以提高儿童身心素质为重点，使儿童保健工作进入了一个全新的阶段。

（毛 萌）

第三节 儿童保健状况

一、儿童保健评价指标

通过评价儿童保健状况获得儿童生命健康信息，为宏观制定儿童卫生发展战略、规划和疾病防治提供依据。

（一）生物学指标

是评价儿童保健和儿童健康状况最重要的指标。

1. 生命指标 反映儿童生存状况。如围产期死亡率、早产儿死亡率、新生儿死亡率、婴儿死亡率、5 岁以下儿童死亡率、5 岁以下儿童死亡下降率、死亡率 / 死因专率（归类死因死亡率）、伤残调整生命年（disability-adjusted life year，DALY）* 等，其中围产期死亡率、早产儿死亡率、新生儿死亡率是反映妇女保健、产科质量和儿童保健的综合指标。因战争、自然灾害、贫困等首先影响婴儿死亡率，同时婴儿死亡率不受人口构成影响，也是人均期望寿命研究的重要参考数据，因此婴儿死亡率是国际社会衡量一个国家或地区经济、文化、人民健康和卫生保健事业水平的重要指标。1987 年后 UNICEF 及世界卫生组织（World Health Orgnization，WHO）更重视 5 岁以下儿童死亡率，因 0~4 岁儿童生存状况综合反映一个国家或地区对儿童营养、预防疾病、医疗保健服务的投入。

* 注：伤残调整生命年（disability adjusted life years，DALY）减少作为疾病负担的衡量指标。所谓 DALY 减少是指生命年的丧失或有能力的生命年减少。通过计算 DALY 可以估计疾病的相对重要性、疾病对社会的整体负担以及评估干预措施的成本 - 效益和考虑合理分配健康资源。疾病负担以 DALY 为单位进行测量，其含义是疾病从其发生到死亡所损失的全部健康生命年；包括早逝生命损失年（years of life lost with premature death，YLLs）和残疾生命损失年（years of lived with disability，YLDs），两者在不同程度上减少了人的健康生命。

2. 疾病指标 最常用的有发病率和患病率。发病率是某一时期内（年、季、月）特定儿童人群中发生某种疾病的新发生病例的频率（‰），如急性传染病、急性感染、新生儿破伤风等。患病率是横断面调查受检儿童中某疾病的现患情况（%），如儿童贫血、佝偻病、龋齿、弱视、伤残等调查。

3. 生长发育和营养状况指标 采用体格发育指标评价儿童生长与营养状况，运动、语言、认知、社会情绪等神经心理行为指标评价儿童发育水平。

(二) 工作指标

即调查儿童保健机构服务能力，如3岁以下儿童系统管理率、7岁以下儿童保健管理率、0~6月龄婴儿纯母乳喂养率和母乳喂养率、新生儿访视率、预防接种率等。

二、我国儿童保健状况

1. 儿童死亡率 我国儿童死亡率不断下降（图1-3，图1-4）。2000年以来，我国5岁以下儿童死亡率从39.7‰下降到2018年的8.4‰，降低了78.8%；婴儿死亡率从32.2‰下降到6.1‰，下降了81.1%；新生儿死亡率从22.8‰下降到3.9‰，下降幅度达到82.9%。多数可避免的儿童死亡发生在边远贫困地区。农村留守儿童和城市流动人口中的儿童尚无良好卫生保健服务，特别是产科和新生儿保健中的急诊服务不足仍是亟待解决的问题，对降低新生儿死亡率非常重要（表1-1）。

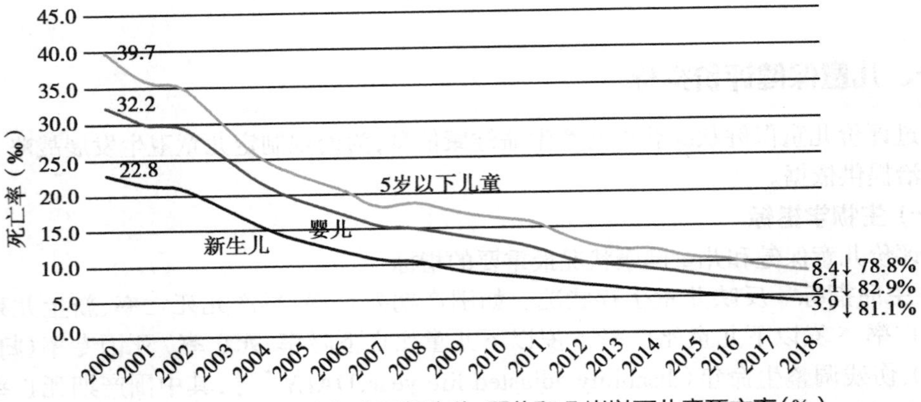

图1-3 2000~2018年全国新生儿、婴儿和5岁以下儿童死亡率（‰）

（来源：2019国家卫生健康统计年鉴）

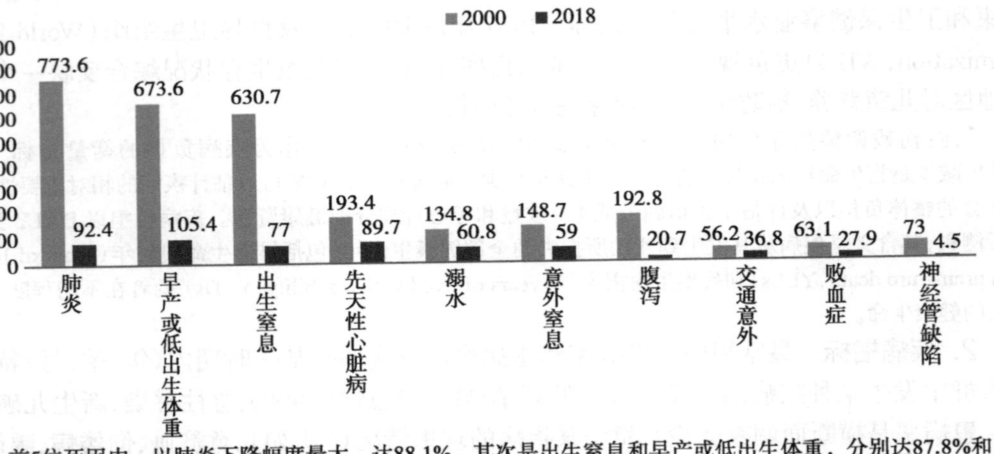

前5位死因中，以肺炎下降幅度最大，达88.1%，其次是出生窒息和早产或低出生体重，分别达87.8%和84.3%，对降低儿童死亡率贡献突出。

图1-4 2000和2018年全国5岁以下儿童主要死因别死亡率的比较

（来源：2019国家卫生健康统计年鉴）

表 1-1 2018 年 5 岁以下儿童死亡的年龄构成(%)

	新生儿	婴儿	1 岁	2 岁	3 岁	4 岁	0~4 岁(不含新生儿)
全国	46.4	72.6	10.9	7.7	5.5	3.3	100.0
城乡							
城市	50.0	81.8	6.6	5.0	3.3	3.3	100.0
农村	46.1	71.6	11.3	7.6	5.7	3.8	100.0

2. 体格生长与营养状况 为了解我国儿童体格生长,卫生部(现称为国家卫生健康委员会)于 1975~2015 年每 10 年对 9 个城市及郊区儿童体格生长发育状况抽样调查。40 年来,我国儿童体格发育水平显著改善,已经达到发达国家儿童生长发育水平,农村儿童身高增幅大于城市儿童,城乡儿童生长差异正在逐渐缩小,3 岁以下儿童体重、身长和头围 3 个指标在生后第 1 年快速增长,第 2、3 年增速减慢,如城区男童前 3 年的年平均增长值依次为:体重 6.65kg、2.55kg、2.29kg;身长 25.7cm、12.3cm、9.1cm;头围 11.9cm、2.3cm、1.2cm;3~7 岁儿童阶段生长较平稳,如城区男童平均每年增长值为:体重 2.50kg、身高 7.1cm、坐高 3.0cm、胸围 2.3cm、腰围 2.0cm。城郊差异继续缩小。儿童体重在 3 个月以内郊区比城区高 0.1kg,3~6 月无差别,6 月之后城区比郊区高 0.1~0.4kg。身高除 1 月龄组外,均为城区高于郊区 0.1~1.0cm。头围无城郊差别。

我国 5 岁以下儿童生长迟缓率从 1990 年的 33.1% 下降到 2013 年的 8.1%,远低于全球平均水平。农村 5 岁以下儿童消瘦率大幅下降;与 1990 年相比,2013 年农村 5 岁以下儿童消瘦率仅为 1990 年的 1/7 左右。城乡差距缩小。1990 年儿童生长迟缓率农村是城市的 3.54 倍,2013 年仅为 2.60 倍。但应该关注的是,2013 年我国贫困农村 6 岁以下儿童生长迟缓率为 19.0%,低体重率为 5.1%,约为城市的 4~5 倍、农村的 1~2 倍。重要微量营养素维生素 A、维生素 D、铁、碘、锌和叶酸缺乏是全球“隐性饥饿”(hidden hungry)公共卫生问题,我国 10% 学龄前儿童存在维生素 A 缺乏,近 40% 儿童为亚临床维生素 A 缺乏。2002 年始,卫生部(现称为国家卫生健康委员会)给边远贫困地区 5 岁以下儿童口服维生素 A,对改善边远贫困地区儿童维生素 A 营养、降低感染性疾病发病率和死亡率起到重要作用。近年调查显示 20%~40% 学龄前儿童存在铁缺乏和贫血。我国碘强化盐已覆盖 95% 人群,在全国水平上实现了消除碘缺乏疾病的目标。但贫困地区儿童早期锌、维生素 A 和 D 等微量营养素缺乏的情况较为严重,其中锌缺乏的比例超过 50% 以上,维生素 A 缺乏率高达 23.8%,是城市同龄儿童维生素 A 缺乏率的 6.2 倍,贫血率为 16.6%,约为城市儿童的 4 倍。

我国儿童同时面临营养不良和肥胖双重疾病负担,儿童青少年超重和肥胖问题日益凸显。《中国居民营养与慢性病状况报告(2015 年)》指出,6~17 岁儿童青少年超重率和肥胖率分别从 2002 年的 4.5% 和 2.1% 增加到 2012 年的 9.6% 和 6.4%,提示我国大城市儿童的超重或肥胖发生呈逐年增长趋势,具有鲜明的发展中国家特征,需要全社会高度重视。因此,降低儿童营养不良,预防儿童期肥胖,促进儿童体格发育,增强儿童体质健康,仍是儿童保健工作的一项主要而长期的任务。

3. 儿童疾病 我国政府高度重视儿童基础预防接种,儿童常见急性传染病逐渐基本控制。2018 年,全国、城市和农村 5 岁以下儿童死亡率分别为 8.4‰、4.4‰ 和 10.2‰。东、中、西部地区分别为 4.2‰、7.2‰ 和 12.7‰。我国已提前实现联合国千年发展目标。

2000~2018 年，全国、城市和农村 5 岁以下儿童死亡率分别下降了 78.8%、68.1% 和 77.7%；东、中、西部地区分别下降了 77.0%、81.6% 和 79.1%。2000 年，5 岁以下儿童死亡的前 5 位死因为肺炎、早产或低出生体重、出生窒息、先天性心脏病和意外窒息，2018 年主要死因排位发生了明显的改变，顺序为早产或低出生体重、肺炎、先天性心脏病、出生窒息和溺水（图 1-4）。全国 5 岁以下儿童主要死因别死亡率均呈现下降趋势，其中神经管缺陷和腹泻的死因别死亡率降幅均超过 80%，出生窒息、早产或低出生体重和肺炎死因别死亡率的降幅超过 70%。

2000~2018 年，全国 5 岁以下儿童早产或低出生体重、肺炎、出生窒息、腹泻和神经管缺陷的死因别死亡率下降明显，降幅均达 84% 以上；其他主要死因别死亡率也有不同程度下降。

同时，新发和再发传染病的威胁依然存在，如耐药所致的结核感染、麻疹发病明显回升、新型传染病禽流感、手足口病、HIV/ 艾滋病的流行增加了疾病防治的难度与负担。我国每年约有 80~120 万出生缺陷儿，2018 年，先天性心脏病、多指（趾）、并指（趾）、马蹄内翻和尿道下裂为围产儿前 5 位高发出生缺陷。2000~2018 年期间，总体上发生率呈上升趋势的有先天性心脏病、多指 / 趾、并指 / 趾、马蹄内翻足畸形；而总唇裂、神经管缺陷、先天性脑积水及唐氏综合征的发生率呈下降趋势。预防新生儿出生缺陷是提高人口质量的重要措施之一。21 世纪初国家已制定“出生缺陷干预行动”计划。但高龄产妇增加、科普知识普及率低、剖宫产率高等是发生儿童残疾的潜在风险。

三、各国儿童保健状况

全球共有 18 亿小于 15 岁的儿童，占全世界总人口（64 亿）的 28%。在 2006 年，全球范围内估计有 1.33 亿新生儿，其中 1.24 亿（92%）在发展中国家。

儿童与青少年的健康问题在不同国家及人群中不尽相同，这主要取决于一系列相互关联的因素。这些因素包括：①经济差异；②教育、社会及文化差异；③感染性微生物及其宿主的生态和流行分布情况；④气候和地理条件；⑤营养资源（农业资源和农业活动）；⑥工业化和城市化状况；⑦某些疾病的特定基因；⑧国家提供的可利用的卫生和社会福利基础设施。健康问题不局限于某一个国家，也不因国界而受限。经过严重急性呼吸系统综合征（SARS）和艾滋病的流行，霍乱大流行，西尼罗河病毒爆发，2004 年海啸以及 2008 经济危机等事件，全球健康问题的交互关联得到了广泛地认可。

1. 儿童死亡率　发达国家，如瑞典、日本等儿童保健系统完善，孕妇儿童实行免费保健，使 5 岁以下儿童死亡率低于 4‰。在联合国儿童基金会和 WHO 的支持下，61 个发展中国家自 1990 年以来采取多种措施，使儿童死亡率下降了 1/2。2018 年，全球 5 岁以下儿童死亡为 510 万，平均每天有 1.4 万名 5 岁以下儿童死亡，几乎都生活在发展中国家，多死于痢疾、肺炎、疟疾、严重营养不良等可以防治的疾患。

全球在 1990 年有将近 1 300 万 5 岁以下儿童死亡，2006 年是死亡数小于 1 000 万的第一年（970 万），而后的 2007 年是 900 万，2008 年是 880 万，2016 年是 560 万，2018 年是 510 万。2000~2018 年，全球范围内，5 岁以下儿童死亡率下降 58.0%，新生儿死亡率下降 56.7%。即使面临的健康挑战最大的地区，进展也令人刮目相看。自 2000 年以来，撒哈拉以南非洲地区 5 岁以下儿童死亡率下降了 50%。近 1/2 的死亡发生在出生后 24 小时之内，多因无法获取必要的保健服务死于家中。撒哈拉南部非洲地区生活着不到全球 1/4 的 5 岁以下儿童，但死亡人数约为全球儿童死亡的 1/2，婴幼儿的死亡人数居全球首位。南亚的儿童死亡率居全球第二，也是全球新生儿绝对死亡人数最高的区域，全球约 1/4 的新生儿死亡在印度。UNICEF 资料显示全球 2018 年新生儿死亡率为 18‰，最高依次为撒哈拉地区、中非、南非、南亚地区；平均 5 岁以下儿童死亡率为 39‰，前 3 位儿童死亡率最高的地区依然为撒哈拉地区、中南非、南亚地区。近十余年来，全球 50 个最不发达国家中的 1/3 国家的儿童死亡率已降低了 40%，其中包括东帝汶、尼泊尔、孟加拉国、莫桑比克、埃塞俄比亚等国。2012 年，130 万青少年死于可预防或可治疗原因；青少年死亡的五个主要原因是道路交通伤害、艾滋病毒、自杀、下呼吸道感染和人际间暴力。

2. 儿童疾病负担（disease burden） 每年全球 90% 以上 5 岁以下儿童死亡人数发生在 40 个贫穷国家，死亡原因主要是新生儿疾病（neonatal disorders）、腹泻（diarrhea）、急性呼吸道感染（acute respiratory infections）、艾滋病（AIDS）和疟疾（malaria）。

接近一半的 5 岁以下儿童死亡直接或间接由营养不良造成，占全球疾病负担的 11%。儿童在生命早期食物摄入不足使体格发育落后、智能受损。全球 25% 儿童发育迟缓，6.5% 超重或肥胖，生长迟缓（stunting）、严重消瘦（severe wasting）、胎儿生长受限（fetal growth restriction）每年可直接或间接造成 220 万儿童死亡及婴幼儿体格、认知发育的不可逆损害，甚至影响下一代，形成恶性循环。维生素 A、锌缺乏有较高的疾病负担，占全球儿童伤残调整生命年（DALYs）的 9%。不到 40% 的婴儿接受最多不到 6 个月的母乳喂养，不恰当的母乳喂养使 140 万儿童死亡，致 5 岁以下儿童损失 440 万健康生命年。由于贫困、健康和营养状况差、养育和刺激不足以及其他幼儿期发育危险因素，每 3 个儿童中就有 1 个（全球总计 2 亿儿童）无法实现其全部身体、认知、心理和 / 或社会情感的潜能。

（毛 萌）

第四节 儿童保健的展望和目标

一、国际儿童健康发展趋势

20 世纪末，各国政府已达成儿童优先共识。1990 年 9 月，联合国召开了世界儿童问题首脑会议，会议通过了《儿童生存、保护和发展世界宣言》和《执行九十年代儿童生存、保护和发展世界宣言行动计划》。1991 年，中国政府正式签署了这两个文件；1991 年 12 月 29 日，中国批准加入了《儿童权利公约》。1992 年，中国政府制定了中国儿童发展的国家行动计划《九十年代中国儿童发展规划纲要》（简称《儿童纲要》），确定了到 20 世纪末儿童发展的主要目标和任务。中国政府遵循世界儿童问题首脑会议的宗旨和精神，在履行《儿童宣言》和《行动纲领》、实施《儿童纲要》、推动儿童事业发展等方面，作出了持久而不懈的努力，取得了显著成就。“十二五”期间中国政府制定《中国妇女发展纲要（2011—2020 年）》和《中国儿童发展纲要（2011—2020 年）》（以下简称两纲），促进实现《国民经济和社会发展第十二个五年规划纲要》相关目标，改善妇幼卫生服务公平性和可及性，不断提高妇女儿童的健康水平。

2000 年 9 月，联合国公布了引领全球 2015 年发展进程的千年发展目标（millennium development goals，MDGs）共 8 个：一是消除贫困与饥饿；二是普及小学教育；三是促进两性平等和保障妇女权益；四是降低儿童死亡率；五是改善产妇保健；六是抗击艾滋病；七是确保环境的可持续性；八是合作促进发展。千年发展目标的制定使儿童健康与国家经济同步发展成为政府的目标，极大推动了儿童保健的发展。我国在 2015 年全部实现千年发展目标。

2015 年 6 月 5 日，联合国发布了题为《新的征程和行动——面向 2030》（*Transforming our World by 2030：A New Agenda for Global Action*）的报告，此次报告是在 2015 年联合国首脑会议的成果文件基础上，对于 2015 年后全球发展的一次展望和规划。联合国从经济、社会和环境三个关键维度设立可持续发展目标，共 17 个总目标和 169 个子目标，以指导各个地区，包括发达国家和发展中国家的发展。

其中，提出了“到 2030 年，确保所有人，尤其欠发达地区的人口，包括婴儿等，一年四季能得到安全、营养和充足的食物。结束一切形式的营养不良，包括 5 岁以下的儿童、处于哺乳期的妇女和老年人”“到 2030 年，全球孕、产妇死亡率减少低于万分之七的水平；彻底消除 5 岁以下儿童和新生儿意外死亡情况发生”“支持在传染病和非传染病方面的疫苗和药物研究，实现全民医疗保险，获取高质量的医疗服务和负担得起的药物和疫苗”。发展中国家将面临更大的挑战。

二、医学模式转变与儿童保健的发展

环境的变化，包括传统的自然环境（physical or nature environment）、生态环境（工业、生活等污染）和社会环境（social environment）使疾病谱发生改变，由传染病、感染性疾病、营养不良、新生儿疾病等为主的问题转向发育问题、伤害、学习问题、肥胖症、药物滥用、新发传染病、生活方式问题、环境健康问题、心理健康问题、困难儿童（如单亲家庭儿童、贫困家庭儿童、离家出走儿童、流动家庭儿童、残疾儿童、学习困难儿童、留守儿童）生长发育与心理问题等；新的传染病流行如禽流感、艾滋病与社会行为有关。这些事实显示儿童的疾病控制需要全社会关注，尤其是政府的作用至关重要。

疾病谱的变化带来医学模式的必然转变。我国儿童保健的任务不仅着重降低儿童发病率、死亡率，促进儿童体格生长，同时应保障儿童心理健康，提高生命质量。儿童保健的临床服务应该由大城市逐渐向中小城市、乡村扩展，由大医院为中心向社区和家庭为中心的服务发展，逐渐形成一个全社会都来关心儿童和关爱儿童的新局面，以保证儿童的体格生长、心理健康、智能发育和社会应对能力得到全面均衡的发展。

三、儿童保健医生的作用

儿童健康是关系到全球政治、经济和安全的重要任务。是“千年宣言”实现的使者，作为儿科医生中的一部分，儿童保健医生最应成为“五星级医生”。1992 年，WHO 提出了未来医生培养方向为“五星级医生”（five star doctor）的概念。“五星级医生”既是卫生保健提供者（care provider），根据患儿预防、治疗和康复的总体需要，提供卫生服务；也是医疗决策者（decision maker），从伦理、新技术、经费等多方面选择最优诊疗方案；也是健康教育者（health educator），不仅会诊疗疾病，能主动、有效地承担健康教育的任务；也是社区领导者(community leader)，参与社区保健决策；也是服务管理者(service manager)协同卫生部门及其他社会机构开展卫生保健。儿童保健医生还应该是儿科医学的研究者，应在临床实践中善于发现新问题，多学科合作，开展应用基础和部分基础医学研究；按照转化医学(translational medicine)和循证医学(evidence-based medicine，EBM)原则，努力将研究成果应用于临床。对已用于临床的理论和方法，亦应按循证医学的方式验证、评估和再评估。

(毛 萌)

第五节 儿童年龄分期

儿童的生长发育是一个连续、渐进的动态过程。儿童的解剖、生理、体格生长、心理发育、疾病特点与年龄密切相关。年龄特点是儿科的核心。因此，临床实际工作中按年龄将儿童分为不同阶段或时期描述。

1. 胎儿(fetus) 从受精卵形成到新生儿出生为止，共 40 周。按照胎龄分为胚胎期(0~8 周)和胎儿期(9~40 周)(图 1-5)，相当于母亲妊娠早期和妊娠中、晚期。开始细胞分裂的受精卵称植入前胚胎(pre-implantation embryo)，大约 14 天；前胚胎结束后细胞、组织分化形成胚胎约 8 周，至 12 周时胎儿器官基本形成，已可辨别性别，是胎儿发育关键期。胎儿中期(13~28 周)组织、器官迅速生长，功能趋于成熟，但肺发育不成熟，若早产存活率低；胎儿后期(29~40 周)脂肪、肌肉组织迅速增长致胎儿体重迅速增加，营养需求十分重要。胚胎对致畸物质敏感(图 1-6)，母亲妊娠期间如受外界不利因素影响，包括感染、创伤、滥用药物、放射性物质、毒品等以及营养缺乏、严重疾病或心理创伤等可能导致流产、畸形或宫内发育不良。

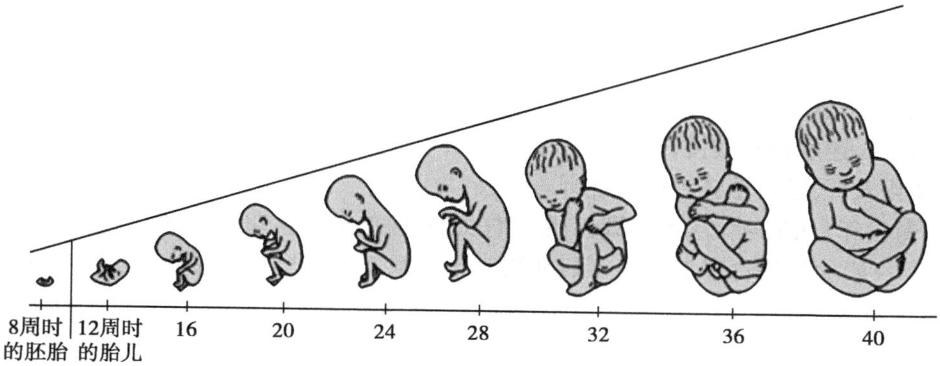

图 1-5 胎儿发育

2. 婴儿(infant) 出生至 1 周岁(12 月龄)为婴儿(0 岁组)，是儿童生后生长发育最快的时期。出生后婴儿各系统器官的生长发育持续进行，但仍不成熟，如消化系统难以承受过多食物的消化吸收，易发生消化紊乱和营养不足。婴儿体内来自母体的抗体逐渐减少，自身的免疫功能尚未成熟，抗感染能力较弱，易发生感染和传染性疾病。

胎儿娩出脐带结扎至28天之前为新生儿，是婴儿的特殊阶段。

医学上称胎儿28周至生后7天为“围产期”。此期的胎儿、新生儿为围产儿。

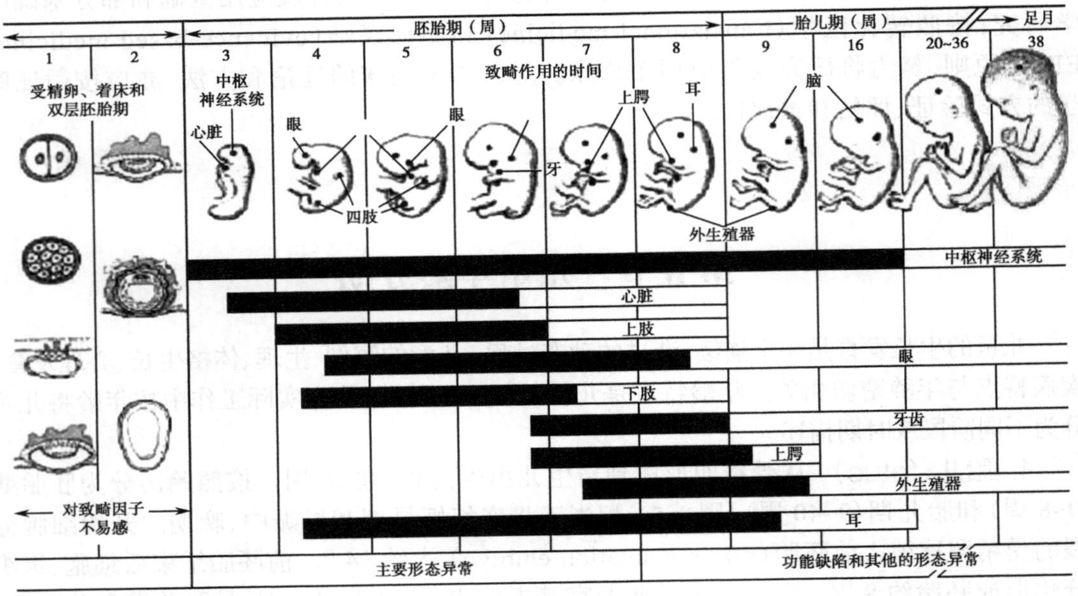

图1-6 胎儿致畸敏感期

3. 幼儿(toddler) 1岁至3周岁为幼儿(1~2岁组)。幼儿阶段体格生长发育速度稍减慢，行为发育迅速，学习走、说、解决问题和与人交往的能力；最大的特点是学习独立、好奇、违拗，喜欢说“不”，要自己做；消化系统功能仍不完善，营养的需求量仍相对较高，继续向成人食物转换。幼儿对危险的识别和自我保护能力不足，伤害发生率高。

4. 学龄前儿童(preschool child) 3周岁至5周岁为学龄前儿童(3~5岁组)。此期儿童体格生长发育处于稳步增长状态；心理发育迅速，与同龄儿童和社会事物有了广泛地接触，求知欲强，知识面扩大，生活自理和社交能力得到锻炼。

5. 学龄儿童(school age child) 6~12岁的儿童进入学校学习，为学龄儿童。此期儿童的体格生长速度相对缓慢，部分学龄儿童进入青春期。智能发育接近成人，可以接受系统的科学文化教育，学习遵守纪律与规则。

6. 青少年(adolescent) 即以性发育为标志进入青春期的儿童。青春期发育持续8~10年。一般女童的青春期开始年龄和结束年龄都比男童早2年左右，女童9~11岁，男童11~13岁。此期儿童的体格生长发育再次加速，出现第二次高峰，生殖系统发育渐趋成熟。青春期发育个体差异较大。

（毛 萌）

第二章　体格生长发育

02章

学习目标

1. **掌握**　体格生长的总规律及生长规律；体重、身长(高)和头围的测量方法；骨骼、牙齿及生殖系统发育；早产儿的分类。
2. **熟悉**　体格生长的影响因素；青春期体格生长规律；下肢骨生长的自然进程；早产儿体格生长特点。
3. **了解**　肌肉、皮下脂肪的生长发育；早产儿体格生长的影响因素。

儿童与成人的最大区别在于儿童处于不断生长发育的过程中，这也是儿童生命过程中最基本的特征。生长发育是指从受精卵到发育成人的整个成熟过程。生长（growth）是指细胞的增殖分化而使各器官、系统以及身体的长大，可用数量表示。发育（development）是指细胞、组织、器官分化与功能成熟，是机体质的变化，包括情感 - 心理的发育成熟过程。发育不能直接用数量指标测量。生长和发育密不可分，生长过程伴有发育成熟，两者共同表示机体的动态变化。生长过程中量的变化可在一定程度上反映器官、系统的成熟状况。

儿童生长发育是儿科学的基础。临床上许多问题涉及生长发育，异常的生长发育可能是某些疾病的唯一表现。因此，掌握正常生长发育的知识和规律可以帮助儿科医生及早发现异常情况并及时做出相应处理，促进儿童的健康成长。

第一节　体格生长的总规律及影响因素

体格生长受到诸多因素的影响，每个儿童生长模式不尽相同，但遵循共同的规律性。认识其总的规律性有助于正确评价儿童的体格生长。

一、体格生长的总规律

（一）生长的连续性、非匀速性、阶段性

从受精卵到长大成人，儿童的生长在不断进行，即体格生长是一个连续的过程（continuous growth）。然而，在这一连续过程中生长速度不完全相同，呈非匀速性生长（allometric growth），形成不同的生长阶段（distinct stages）。如出生后的第一年是第一个生长

高峰，第二年后生长速度逐渐趋于稳定，青春期生长速度又加快，为第二个生长高峰。整个儿童期体格生长速度曲线呈一个横“S”形（图 2-1）。

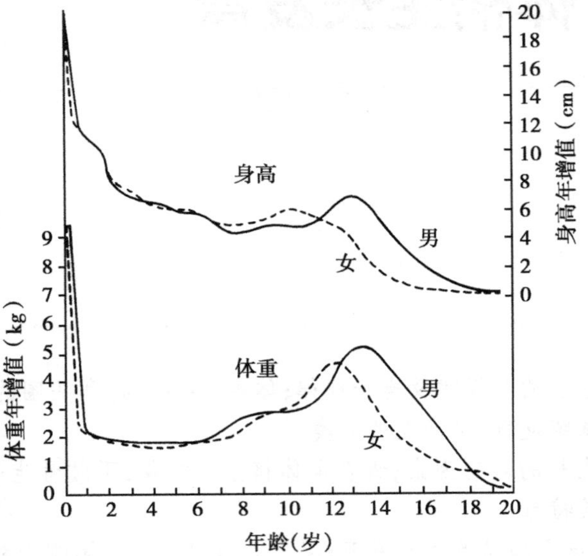

图 2-1　男女孩身高、体重生长速度曲线

（二）生长的程序性

控制生长发育的基因在人类进化中起重要作用，使生长按一定的程序进行（programmed development）。如中枢神经系统于受精 3 周末开始形成；心脏和消化系统在受精后 4 周出现；胎儿 5 周肢体开始分化为上肢、下肢；6~8 周的胎儿手指、足趾发育。就身体各部形态发育而言，遵循躯干先于四肢，下肢先于上肢，肢体近端先于远端的程序。因此，2 个月时胚胎的头长占总身长的 1/2，出生时头与身长的比例为 1∶4，成人头长仅占身高的 1/8（图 2-2）。

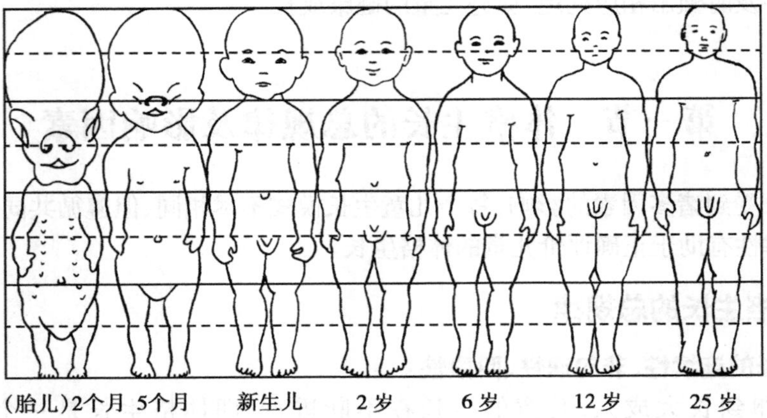

图 2-2　头与身长的比例

儿童时期各器官系统发育先后、快慢不一，即发育不平衡（different rates in different system），也遵循生长程序性的规律。如神经系统发育较早，生后2年内发育最快，2.5~3岁时脑重已达成人脑重的75%左右；6~7岁时脑的重量已接近成人水平。儿童期淋巴系统生长迅速，青春期前达顶峰，以后逐渐降至成人水平。生殖系统在青春期前处于静止状态，青春期迅速发育。其他系统及组织，如呼吸、循环、消化、泌尿、肌肉及脂肪的发育与体格生长平行（图2-3）。

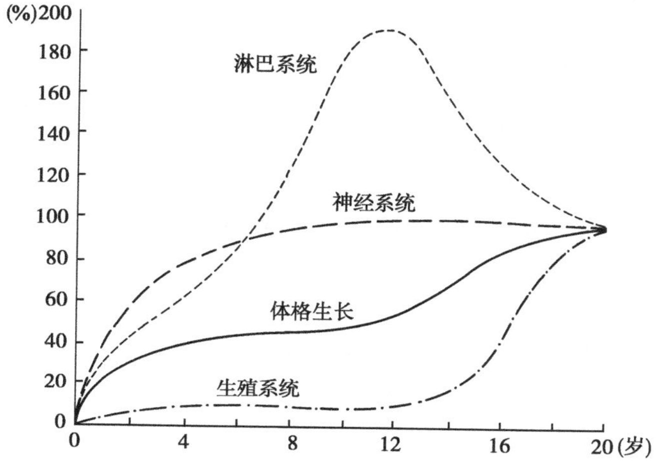

图2-3　各系统器官发育不平衡

（三）个体差异

生长发育虽然按一定的总规律发展，但在一定范围内受遗传与环境的影响。因此，儿童体格生长存在个体差异（individual variation）。如同性别、同年龄的儿童群体中，每个儿童的生长水平、生长速度、体型特点等都不完全相同，即使是同卵双生子之间也存在差别。因此，连续性观察对于全面了解儿童的生长状况非常有帮助，应避免将"正常值"作为评价的依据或单纯将一个儿童与其他儿童进行比较。评价时必须考虑个体的不同影响因素，才能作出正确的判断。

二、影响体格生长的因素

体格生长受到遗传的调控及环境的影响。

（一）遗传因素

遗传是影响体格生长的重要因素，决定儿童正常生长发育的特征、潜力及趋向。如皮肤头发的颜色、面型特征、身材高矮、体型、性成熟的早晚等主要受遗传的影响。性别是影响体格生长的因素之一，如除青春前期外，女童的平均身高、体重均较同龄男童低；女童进入青春期的年龄较男童约早2年。遗传性疾病，如代谢缺陷病、染色体畸变可直接严重影响儿童生长过程。

（二）环境因素

1. 营养　营养素是儿童体格生长的物质基础。儿童处于迅速成长阶段，需不断从外界摄取各种营养素，包括宏量营养素和微量营养素，以满足生长需要。宫内或生后早期营养不良不仅影响体格生长，同时也可影响重要器官发育，如脑发育不良；宫内营养不良、小于胎龄儿（small for gestational age，SGA）和大于胎龄儿（large for gestational age，LGA）成年后发生胰岛素抵抗、肥胖、糖尿病、高脂血症、动脉粥样硬化、高血压等代谢性综合征以及其他慢性疾病的概率将增加。

2. 疾病　任何引起生理功能紊乱的急、慢性疾病均可直接影响儿童的体格生长，如急性腹泻、肺炎所致儿童体重下降；某些内分泌疾病可严重影响儿童的体格生长，如生长激素缺乏症、甲状腺功能减退症等；遗传代谢性疾病，如黏多糖贮积症、苯丙酮尿症儿童不仅行为发育异常，同时体格生长迟缓，苯丙酮尿症还伴有智力低下；遗传性骨骼疾病，如软骨发育不全导致儿童矮小；严重心、肝、肾脏疾病儿童导致生长发育迟缓。

3. 母亲情况　胎儿生长与母亲的生活环境、营养、疾病、情绪等密切相关。妊娠期母亲身体健康、营养丰富、心情愉快、环境舒适，则胎儿发育良好。若母亲妊娠期吸烟、酗酒、感染、使用药物，可致胎儿畸形或先天性疾病。

4. 自然环境　良好的生态环境，如充足的阳光、新鲜的空气、清洁的水源、植被丰富等自然环境有益于儿童健康生长。

5. 社会环境　与国家或地区经济发展水平有关，包括医疗保健服务水平与可及性、教育质量与可及性等。一般经济发达地区的儿童体格生长水平明显优于经济落后地区。获得完善的医疗保健服务、良好的教育体制和生存环境等，对于促进儿童的生长发育有积极的作用。

6. 家庭环境　健康的生活习惯、科学的护理、正确的教养和体育锻炼等，是保证儿童生长发育达到最佳状态的重要因素。父母受教育的程度、母亲对养育的认知、和睦的家庭气氛、父母稳定的婚姻关系等也对儿童生长发育起着不容忽视的作用。

遗传影响儿童体格生长，但遗传潜力的发挥主要取决于环境条件，即儿童生长水平是遗传与环境共同作用的结果，遗传决定生长发育的可能性，环境决定生长发育的现实性。

（胡　燕）

第二节　体格生长

一、体格生长的常用指标

衡量体格生长的指标通常选择有代表性、易于测量、可用数值表示、便于作统计分析处理的计量指标。常用的指标有体重、身高（长）、头围、胸围等。体格生长的常用指标为连续变量，通常呈正态或偏正态分布。

二、出生至青春期前体格生长规律

（一）体重的增长

体重（weight）是身体各组织、器官系统、体液的综合重量。其中骨骼、内脏、体脂、体液为主要成分。体脂和体液重量易受疾病影响，故体重易于波动。与其他体格生长指标相比，体重是最易获得的，是反映儿童生长与近期营养状况的重要指标。

出生体重与胎龄、性别及母亲妊娠期营养状况有关。一般说来，早产儿体重较足月儿轻、男童出生体重大于女童。我国2005年9市城区调查结果显示男婴平均出生体重为(3.33±0.39)kg，女婴为(3.24±0.39)kg，与世界卫生组织2006年的参考值相近(男3.3kg，女3.2kg)。出生体重受宫内影响大，出生后的体重增长则与营养、疾病等因素密切相关。

部分新生儿在出生数天内由于摄入不足、胎粪及水分的排出，可致体重暂时性下降，又称生理性体重下降。一般下降值为原有体重的3%~9%，约在生后3~4日降至最低点，以后逐渐回升，多在第7~10日恢复到出生时的体重。早产儿体重恢复较迟。如新生儿体重下降超过10%或至第2周仍未恢复到出生体重应考虑喂养不足或病理原因所致。如果生后及时合理喂哺，可减轻甚至避免新生儿生理性体重下降发生。

青春期前儿童体重的增长速度随年龄的增加而逐渐减慢，是一个非匀速过程。如生后3月龄内婴儿体重增长约30g/d，3~4月龄间体重增长约20g/d，以后增长速度减慢。我国2005年调查资料显示生后3~4月龄的婴儿体重约等于出生体重的2倍；12月龄时体重约为出生体重的3倍。故生后第一年是生后体重增长最快的时期，为第一个生长高峰。生后第二年体重增加约2.5~3kg，即2岁时体重约达出生体重的4倍(12~13kg)；2岁后至青春前期儿童体重增长减慢但较恒定，年增长值约为2~3kg。

临床儿科须根据儿童体重计算药量及静脉输液量，可按公式进行粗略估算。有条件测量体重时，仍用实际体重计算。

体重粗略估计可选公式：

3~12月龄：体重(kg)=［年龄(月)+9］/2

1~6岁：体重(kg)=年龄(岁)×2+8

7~12岁：体重(kg)=［年龄(岁)×7−5］/2；

或体重(kg)=年龄(岁)×3+2

儿童体重的增长为非匀速的，存在个体差异。故评价儿童体格生长时应更重视儿童自身体重速度的变化，不可用公式进行评价；也不宜将人群均数(所谓“正常值”)当作“标准”进行评价。

(二) 身材的增长

身材(stature)包括身长(高)、顶臀长(坐高)指标等。

1. 身长(高)(length or height)　即头顶至足底的垂直距离，包括头、脊柱、下肢长度的总和。多数1~2岁的儿童因站立位不稳测量不易准确，故婴幼儿应仰卧位测量，称为身长；3岁后的儿童应立位测量身高。卧位测量值与立位测量值相差约0.7~1cm。

生命早期身高(长)的增长规律与体重基本相似。儿童身长增长随年龄增加逐渐减缓，出生时身长平均为50cm，3月龄时身长61~63cm，增长约11~13cm；1岁时约为出生时身长的1.5倍，即75~77cm。出生后第一年身长增加约25~27cm，是生后增长最快的时期，为第一生长高峰。生后第二年身长增长速度逐渐减慢，平均年增长约10~12cm，即2岁时身长为85~87cm。2~6岁身高增长每年平均约6~8cm，此后到青春期前每年增长速度较稳定，约5~7cm。若2岁后身长(高)每年增长低于5cm，为生长速度缓慢。

2岁后身高估计公式：2~12岁：身高(cm)=年龄(岁)×7(cm)+77cm

或选用公式：2~6岁：身高(cm)=年龄　×7+75(cm)

7~10岁：身高(cm)=年龄　×6+80(cm)

除非测量错误，短期的疾病或营养问题不影响身高（长）增长；长期的、严重营养问题可影响婴幼儿身长增长；年长儿身高发育主要受种族、遗传、内分泌等因素影响。身长的增长较体重稳定，以身长评价儿童体格发育更为准确。

2. 顶臀长（坐高）（crown-rump length or sitting height） 指头顶到坐骨结节的垂直距离，反映脊柱和头部的增长。与身长（高）测量体位一致，婴幼儿应卧位测量顶臀长，年长儿坐位测量坐高。

3. 指距（span） 为两上肢左右平伸时两中指间的距离，反映上肢长骨的增长。正常儿童指距小于身长（高）1~2cm。

（三）头围的增长

头围（head circumference，HC）即头的最大围径（从眉弓至枕骨结节），反映脑和颅骨的发育程度。胎儿期神经系统领先发育，故新生儿出生时头围较大，平均为34~35cm。与体重、身长（高）增长规律相似，婴儿3月龄时头围较出生时增长6~7cm左右，约等于后9个月增长的总和，即1岁时儿童的头围约为45~47cm；第二年头围增长约2cm，2岁时头围约为47~49cm；5岁时头围约50~51cm，15岁时接近成人水平，约53~54cm。故监测2岁内儿童头围的增长有非常重要的临床价值。儿童头围的大小、头型与遗传、疾病有关。

（四）胸围的增长

胸围（chest circumference，CC）为平乳头下缘经肩胛骨下角绕胸一周的长度，反映胸廓、胸背部肌肉、皮下脂肪和肺的发育。

胸围在第一年增长最快。出生时胸围较头围略小1~2cm，约32~33cm；1岁时胸围约等于头围，即出现头、胸围生长曲线交叉；1岁后胸围发育开始超过头围；1岁至青春期前胸围应大于头围（约为头围 + 年龄 –1cm）。头、胸围生长曲线交叉年龄与儿童营养状况、胸廓发育情况有关。如我国2005年调查结果显示儿童头胸曲线交叉约为15月龄，提示我国儿童胸廓生长较落后。除营养因素外，可能与不重视爬行训练和胸廓锻炼有关。

婴儿胸短，胸廓呈桶状，即冠状径与矢状径为1.07∶1；随身体的站立、肋骨下降使胸廓伸长、横径增大，胸廓冠状径与矢状径逐渐达成人的1.4∶1。6月龄~2岁儿童胸廓发育迅速，2~10岁发育缓慢，青春期又迅速发育出现性别差异。

（五）上臂围的增长

上臂围（upper arm circumference，UAC）反映上臂肌肉、骨骼、皮下脂肪和皮肤的发育情况。婴儿期上臂围增长迅速，1~5岁儿童上臂围增长速度减慢，约1~2cm。WHO建议在无条件测量体重和身长的情况下，可用上臂围值筛查5岁以下儿童的营养状况，如上臂围值>13.5cm为营养良好；12.5~13.5cm为营养中等；<12.5cm为营养不良。

（六）身体比例与匀称性

生长过程中身体各部分呈一定比例（body proportions）发育。

1. 头与身长（高）的比例 与神经系统脑发育一致，胎儿、婴幼儿头颅生长领先，脊柱、四肢生长较晚，即头、躯干、下肢长度的比例在生长过程中发生变化（图2-2）。

2. 体型匀称（weight by stature） 反映体型（形态）发育状态，常以两个体格指标间关系表示，如身高 / 体重（weight for height，W/H）、胸围 / 身高（身高胸围指数）、体重（kg）/ 身高（cm）× 1 000（克托莱指数）、体重（kg）/ 身高（cm）^{2} × 10^4（考伯指数）、年龄的体重指数（body mass index for age，BMI/Age）等。临床工作中，<2岁的儿童常采用身长 / 体重表示一定身长的相

应体重范围；2 岁后的儿童采用 BMI/ 年龄间接反映身体的密度与充实度（详见第四章第一节体格生长评价）。

3. 身材匀称（trunk-leg ratio） 以身体上部（顶臀长、坐高）与身长（高）的比值表示，反映下肢的生长情况。身体上部（顶臀长、坐高）占身高的比例随年龄增长逐渐降低，由出生时的 0.67 下降到 14 岁时的 0.53（表 2-1）。下肢发育正常儿童的身体上部（顶臀长、坐高）/ 身长（高）比值≤人群参考值为身材发育匀称。如正常 2 岁儿童的顶臀长 / 身长应≤ 0.60。若在确定测量无误的情况下，一个 2 岁儿童的顶臀长 / 身长 >0.60，提示该儿童顶臀长 / 身长的比值停留在幼年状态，亦即身材发育不匀称，应排除影响下肢生长的疾病。

表 2-1 2005 年 9 市城区男女儿童坐高与身高比例

	出生		3 月龄		6 月龄		12 月龄		2 岁		4 岁		6 岁	
	男	女	男	女	男	女	男	女	男	女	男	女	男	女
坐高(cm)	33.5	33.2	41.7	40.7	44.8	43.9	48.8	47.8	54.7	54.0	60.7	59.9	66.6	65.8
身高(cm)	50.4	49.7	63.3	62.0	69.8	68.1	78.3	76.8	91.2	88.9	106.0	104.9	120.0	118.9
坐高 / 身高（%）	66.5	66.8	65.9	65.6	64.2	64.5	62.3	62.2	60.0	60.7	57.3	57.1	55.5	55.3

4. 指距 正常时，指距应略小于身高。若指距大于身长（高）1~2cm，对诊断长骨发育异常有参考价值，如蜘蛛样指（趾）症（马方综合征）。

三、青春期的体格生长规律

青春期是童年到成人的过渡期。受性激素影响，青春期体格生长出现生后的第二个高峰，尤其是身高增长迅速，称为身高增长高峰（peak of height velocity，PHV）。PHV 开始和持续时间有性别及个体差异。男童 PHV 出现时间较女童约晚 2~3 年，且每年身高的增长值大于女性，故男童的最终身高比女童高。

青春期生殖系统开始发育，女童以乳房发育（约 9~11 岁）、男童以睾丸增大（约 11~13 岁）为第二性征标志。第二性征出现的个体差异较大，现有研究显示儿童第二性征出现年龄有提前趋势。儿童青春期前的 1~2 年中生长速度减慢，第二性征出现后 1~2 年达 PHV，持续 1 年左右，后生长速率逐渐减慢。一般，PHV 使男童身材增加约 7~12cm，平均 10cm；女童为 6~11cm，平均 9cm。青春期男童身高增长约 28cm，女童约 25cm。女童约于 18 岁、男童约于 20 岁时身高停止增长。因生长期相同（7~10 年），故 PHV 提前者，身高发育停止的时间也提前；PHV 延后者，身高发育较慢，但最终身高仍可达正常范围。男童骨龄为 15 岁、女童骨龄 13 岁时，已达最终身高的 95%。青春期儿童体重、肌肉、内脏等亦迅速增长，如体重年增长达 4~5kg，持续约 2~3 年。青春期儿童生殖系统开始发育并出现第二性征，男、女儿童体形发生了显著改变。由于耻骨和髂骨下脂肪堆积使女童臀围增大，呈“△”；男童肩部增宽、下肢较长、肌肉增强形成“▽”样体态（图 2-4）。

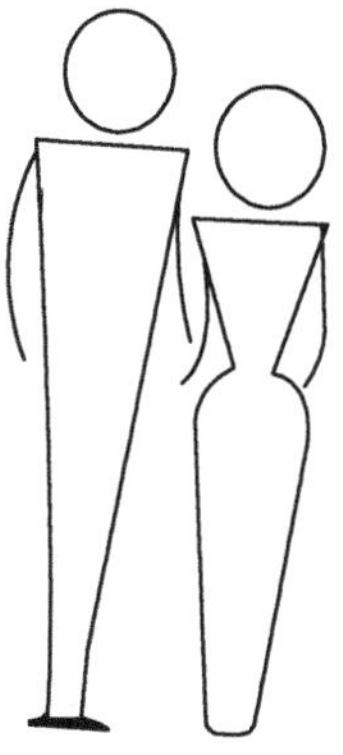

图 2-4 青少年男女体态特点

【附】体格测量的方法(为保证测量值的准确,宜重复测量 2~3 次,取平均值)介绍如下:

1. 体重测量　测量儿童体重宜采用杠杆秤(砝码、游锤、杠杆)或中式木杆式钩秤(秤杆、秤砣)。婴儿体重测量采用盘式杠杆秤(砝码、游锤、杠杆)或中式木杆式钩秤,最大载重为 10~15kg,精确到 0.01kg;幼儿采用坐式的杠杆秤或中式木杆式钩秤,最大称重范围为 20~30kg,精确到 0.05kg;学龄前儿童采用立式的杠杆秤,最大称重范围为 50kg,精确到 0.1kg;学龄儿童可用立式的杠杆秤,最大称重范围为 100kg,精确到 0.1kg(图 2-5,表 2-2)。近年来电子秤也得到普遍应用,尤其是对新生儿及婴儿早期的测量较为准确。

测量前应校正秤的“零”点,放置与所测儿童年龄的体重接近的砝码值;称量时调整游锤至杠杆正中水平,将砝码及游锤所示读数相加,以 kg 为单位。

体重测量应在儿童排空大小便、裸体或仅穿内衣的情况下进行或设法减去衣服重量。婴儿称体重时可取卧位;婴幼儿坐位测量;年长儿童立位测量时两手自然下垂,避免摇动或接触其他物体,以免影响准确性。使用钩秤时注意防止秤砣砸伤儿童。测量者应记录儿童测量时的表现,如“婴儿晃动,约 4.5kg”。

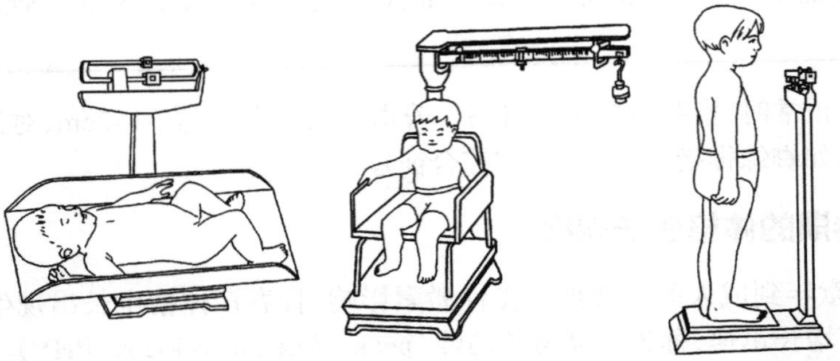

图 2-5　体重测量工具

表 2-2　体重测量工具的选择

年龄(岁)	测量工具	最大称重范围(kg)	精确度(kg)
<1	盘式杠杆秤	10~15	0.01
1~3	坐式杠杆秤	20~30	0.05
3~7	立式杠杆秤	50	0.1
>7	立式杠杆秤	100	0.1

2. 身长(高)测量

(1) 身长测量:婴幼儿用标准的量床(头板、底板、足板、量床两侧刻度),需 2 位测量者。婴幼儿脱鞋、袜、帽仰卧于量床底板中线,助手将儿童头扶正,使目光向上,头顶接触头板;主测量者位于儿童右侧,左用固定婴儿双膝使下肢伸直,右手移动头板、足板使其贴紧两足跟部；量床两侧刻度的读数一致时读刻度，精确到 0.1cm（图 2-6）。如婴儿双下肢不等长，则分别测量。

（2）身高测量：采用身高计（测量板、平台、立柱刻度）或固定于墙壁上的立尺或软尺。宜清晨进行。被测儿童仅穿背心和短裤，取立正姿势站于平台，头部保持正中位置，平视前方，挺胸收腹，两臂自然下垂，足跟靠拢，脚尖分开约 60°；头、足跟、臀部和两肩胛间同时接触立柱后，测量者手扶测量板向下滑动，使测量板与头部顶点接触，测量者目光与读数同一水平面时读测量板与立柱刻度交叉数值，精确到 0.1cm（图 2-7）。

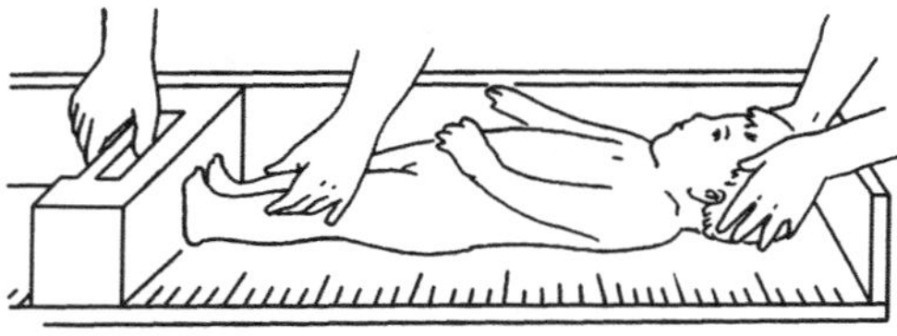

图 2-6　身长的测量方法

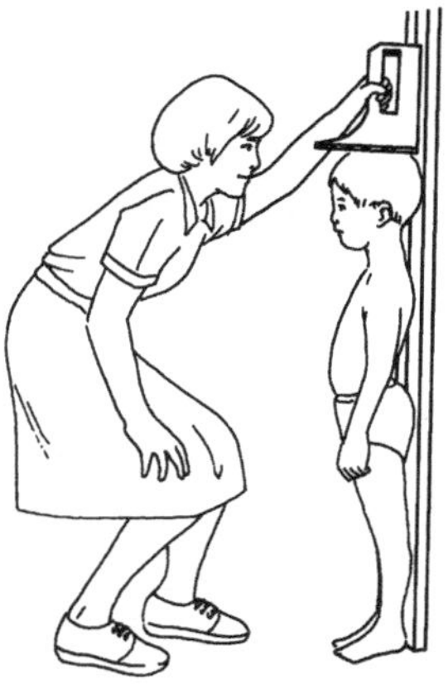

图 2-7　身高的测量方法

3. 顶臀长（坐高）测量

（1）顶臀长测量：测量工具与对测量者要求同身长测量。被测婴幼儿脱鞋、袜、帽仰卧于量床底板中线，助手将儿童头扶正，头顶接触头板；主测量者位于儿童右侧，左手握住儿童小腿，骶骨紧贴底板，使膝关节弯曲，小腿与大腿成直角，大腿与底板垂直；移动足板贴紧臀部，量床两侧的读数一致时读刻度，精确到 0.1cm（图 2-8）。

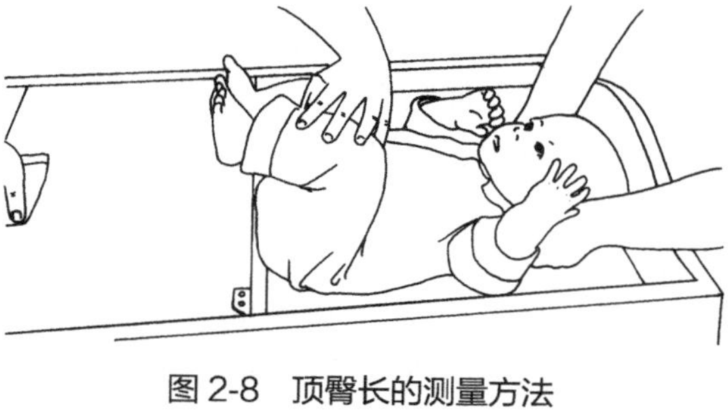

图 2-8　顶臀长的测量方法

（2）坐高测量：采用坐高计（坐板、测量板、立柱刻度零点与坐板同一平面）或固定于墙壁上的立尺或软尺（高度合适的板凳、立尺或软尺零点与板凳同一平面）。被测儿童坐于坐高计的坐板或高度合适的板凳上，先身体前倾，骶部紧贴立柱或墙壁，然后端坐挺身，使躯干与大腿、大腿与小腿成直角，两脚向前平放在地面，下移测量板与头部顶点接触，精确到 0.1cm（图 2-9）。

4. **头围测量** 采用无伸缩性的软尺测量。被测儿童取坐位，测量者位于儿童右侧或前方，左手拇指固定软尺零点于儿童头部右侧眉弓上缘处，软尺紧贴头部皮肤（头发），经右侧耳上、枕骨粗隆及左侧眉弓上缘回至零点，读与零点交叉的刻度，获得最大头周径，精确到 0.1cm（图 2-10）。

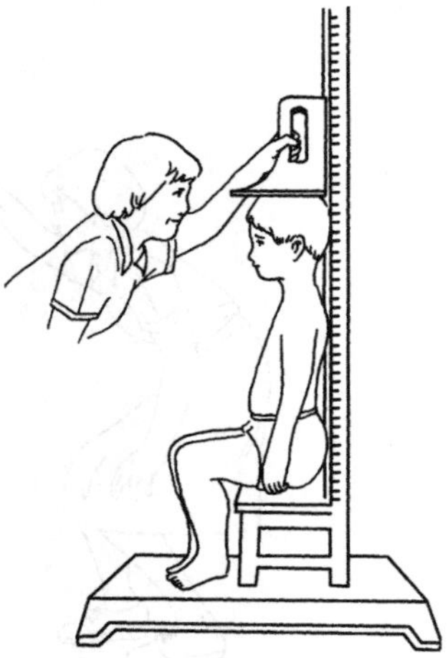

图 2-9 坐高的测量方法

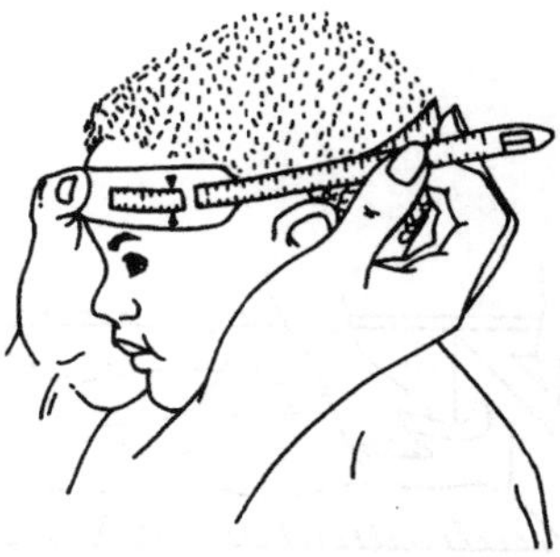

图 2-10 头围的测量方法

5. **胸围测量** 采用无伸缩性的软尺测量。卧位或立位测量。被测儿童两手宜自然下垂，目光平视前方。测量者位于儿童前方或右侧，左手拇指固定软尺零点于儿童右侧乳头下缘（乳房已发育的女童以右胸骨中线与第四肋交叉处为固定点），右手持软尺贴儿童胸壁，经右侧腋下、肩胛下角下缘、左侧腋下、左侧乳头回至零点，读与零点交叉的刻度，取平静呼、吸气的中间读数，精确至 0.1cm。

6. **腰围测量** 采用无伸缩性的软尺测量。受试者直立、双足分开 30cm、双臂环抱于胸前，以腋中线肋骨下缘和髂嵴连线中点的水平位置为测量点，在双侧测量点作标记，使皮尺下缘通过双侧测量点测量腰围，在正常呼气末读数，精确度为 0.1cm。

7. **指距测量** 宜采用直脚规或无伸缩性的软尺测量。儿童立位，两手平伸，手掌向前，向两侧伸直，双上臂长轴与地面平行，与身体中线垂直。被测儿童一手中指指尖顶住规的固定脚后，调节活动脚内侧紧靠另一手的中指指尖，活动脚所指的刻度即为指距；或用软尺测量双上臂平伸后两指尖距离，精确到 0.1cm。

8. **上臂围测量** 采用无伸缩性的软尺，立位测量。被测儿童两手自然平放或下垂。测量者位于儿童左侧，固定软尺零点于左侧肩峰至尺骨鹰嘴连线的中点，贴皮肤绕臂一周，读与零点交叉的刻度，精确到 0.1cm。

9. **皮下脂肪测量** 采用皮褶卡钳测量（钳头面积 6mm × 15mm，压强约 $15g/cm^2$）。测量时右手握钳，左手用拇、示指捏起测量部位的皮肤和皮下脂肪，捏时两指的距离为 3cm，使脂肪与下面的肌肉充分离开，然后用皮褶卡钳测量皮褶厚度，精确至 0.5cm（图 2-11）。可在上臂中部、肩胛下角、腋中线、髂上、小腿中部和腹壁等处测量。多用上臂中部、肩胛角下的皮褶厚度，腹壁处的皮下脂肪的测量已少用。常用的测量部位：

（1）肩胛下角（背部）：取左肩胛骨角下稍偏外侧处，皮褶自下侧至上中方向，与脊柱成 45°；

（2）三头肌部：左上肢在身体侧面放松下垂，肩峰与鹰嘴连线的中点上，皮褶方向与上臂的长轴平行。

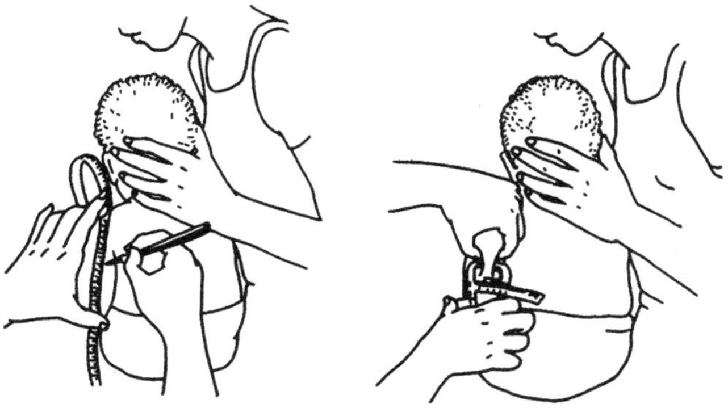

图 2-11 三头肌部皮褶厚度的测量方法

（胡 燕）

第三节 与体格生长有关的其他系统的发育

一、骨骼发育

（一）颅骨发育

头颅主要由枕骨、额骨、顶骨和颞骨组成，由具有弹性的纤维组织连接。颅骨间小的缝隙称为骨缝，包括额缝、冠状缝、矢状缝和人字缝；大的缝隙称为囟门。出生时可及骨缝，额缝常在 2 岁内骨性闭合，其余骨缝多在 20 岁左右骨性闭合。后囟是由两块顶骨和枕骨形成的三角形的间隙，出生时接近闭合，6~8 周龄完全闭合。位于两块额骨与两块顶骨间形成的菱形间隙为前囟（图 2-12）。骨缝和囟门可缓冲颅内压力。因此，除头围外，囟门和骨缝的发育可判断颅骨和大脑的发育情况。

分娩时婴儿头颅通过产道，故出生时骨缝稍有重叠。生后 2~3 个月龄婴儿随颅骨重叠逐渐消失，前囟较出生时大，之后逐渐骨化缩小至闭合。出生时前囟约 1.5~2cm（对边中点连线的距离）（图 2-13）。前囟是最后闭合的囟门。前囟大小与闭合年龄个体差异较大，如正常儿童前囟可在 0.6~3.6cm 范围。有研究报道正常儿童前囟可在 4~26 月龄间闭合，平均闭合年龄为 13.8 月龄；约 1% 的婴儿 3 月龄时前囟已闭合，38% 的婴儿 12 月龄闭合，24 月龄时 96% 的儿童前囟均闭合（图 2-14）。3 岁后闭合为前囟闭合延迟。前囟大小的临床意义应结合头围、行为发育等其他临床表现进行鉴别。

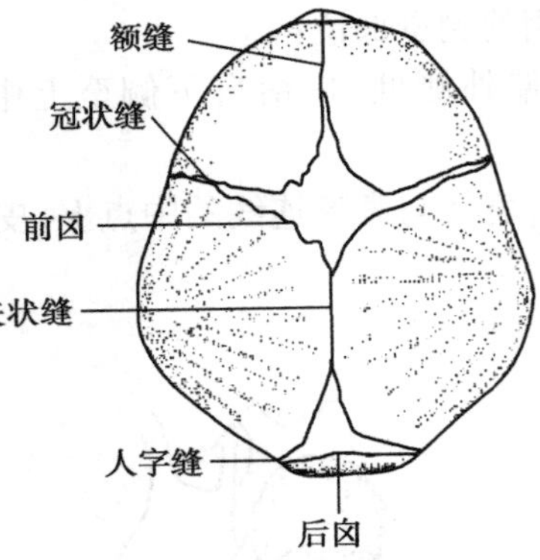

图 2-12 囟门与骨缝

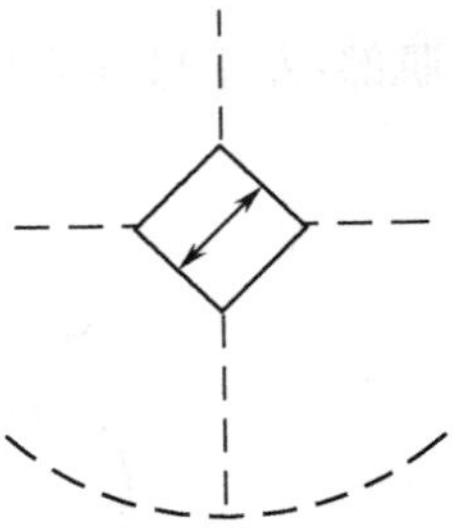
图 2-13 前囟大小的测量

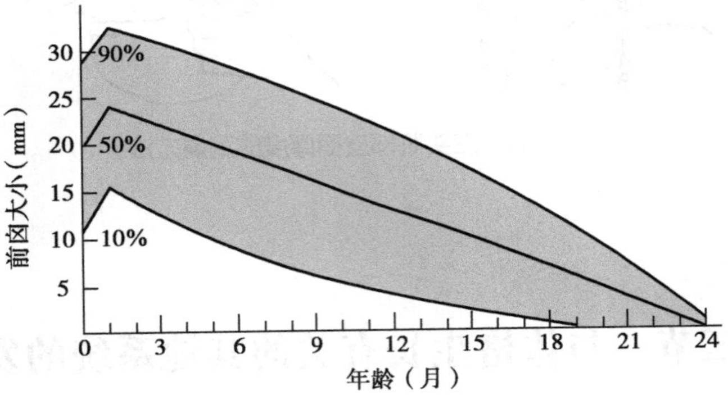

图 2-14 前囟大小的变化趋势

前囟的大小、张力、闭合时间是某些疾病的体征之一，特别是前囟的张力是重要的临床体征。若前囟过小或闭合过早伴头围小、发育迟缓，提示有脑发育不良、小头畸形；前囟过大伴头围增长过快，应排除脑积水；或闭合延迟伴发育迟缓、矮小则应考虑甲状腺功能减退症可能；前囟张力增高提示颅内压增高；严重脱水时前囟凹陷。前囟大小、闭合时间是人群调查统计学分析的结果。出生时前囟比较大的儿童，前囟闭合年龄也就比较迟。关键是有无其他的临床表现，需要综合判断分析。

颅骨发育先于面骨。1~2 岁后面部骨骼开始迅速发育，表现为面、鼻骨变长、下颌骨向前凸出、下颌角倾斜度减小。额面比例变化导致脸形改变，由婴儿时期圆胖脸形变为儿童期增长的脸形（图 2-15）。

（二）脊柱的发育

脊柱由肌肉和韧带连接椎骨组成。脊柱的发育反映椎骨的生长过程。出后第一年脊柱的发育先于四肢，以后四肢的增长快于脊柱。脊柱 4 个弯曲在胎儿时已经形成最初的结构。出生时已有扁平弓的胸曲和腰曲以及骶骨凹和腰部与骶部之间的曲折。以后脊柱弯曲的形成是由于坐、抬头和站立。即婴儿 3~4 月龄左右抬头动作的发育使颈椎前凸，形成颈曲；约 6~7 月龄婴儿会坐后，胸椎后凸形成胸曲；12 月龄左右儿童开始行走，腰椎前凸逐渐形成腰曲。脊柱生理性弯曲帮助脊柱吸收、缓冲运动过程中产生的压力，有利于身体保持柔韧性和

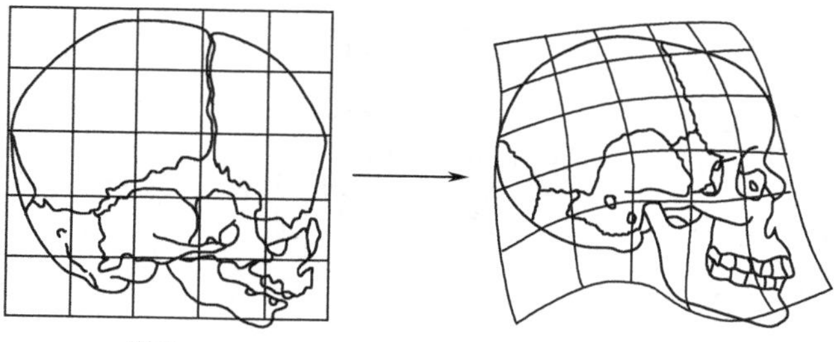

图 2-15　从出生到成人头颅及面部的改变

平衡。儿童 6~7 岁时脊柱生理性弯曲被韧带固定。儿童不正确的站、立、行、走姿势和骨骼疾病均可影响脊柱的正常形态。椎骨的生长完成后，椎间盘的形成使青春后期儿童躯干继续增长。

（三）长骨发育

骨发生于中胚层的间充质。长骨的生长是一较长的过程。从胚胎早期间充质向骨原基分化起始，到成人期骨发育成熟即干骺端骨性融合后，长骨即停止生长，约 20 年。骨的发生有膜内成骨（intramembranous ossification），如顶骨、额骨、部分锁骨形成；软骨内成骨（endochondral ossification），如四肢长骨、躯干骨及颅底骨。长骨干骺端的软骨逐渐骨化和骨膜下成骨作用使长骨增长、增粗。

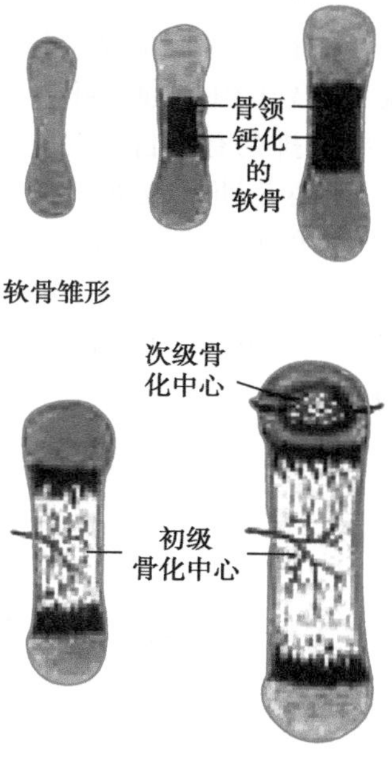

图 2-16　初级骨化中心形成

胎儿时期软骨雏形中段初级骨化中心（primary ossification center）形成（图 2-16）；次级骨化中心（secondary ossification center）出现因骨而异，可在出生前、出生后数月或数年的时间。次级骨化中心出现的部位在骨干两端的软骨中央。次级骨化中心的发生过程与初级骨化中心相似，但骨化从中央呈辐射状向四周进行。长骨干骺端次级骨化中心是出生后长骨增长的重要部位，随年龄增长按一定顺序和解剖部位有规律出现，反映长骨的生长发育成熟程度。如出生时腕部尚无骨化中心，仅股骨远端和胫骨近端出现次级骨化中心。4~6 个月龄婴儿腕部出现头状骨及钩状骨，2~3 岁出现三角骨，4~5 岁出现月状骨、舟状骨及大、小多角骨，桡骨远端的骨化中心多于 12 个月时出现，尺骨远端的则为 6~8 岁出现，9~13 岁时出现豆状骨（图 2-17）。6~8 岁前腕部骨化中心数约为“年龄（岁）+1”。临床上可通过 X 线检查将各年龄儿童次级骨化中心出现的时间、数目、形态变化及融合时间经人群调查统计学分析的结果制订骨龄标准图谱，判断骨骼发育情况。如常用的 Greulich-Pyle 图谱，采用左腕部 X 线检查，计算腕骨、掌骨、指骨的次级骨化中心发育来推测骨龄。若临床上考虑婴、幼儿有骨发育延迟时应增加膝部 X 线检查。

骨的成熟与生长有直接关系，骨龄反映的发育成熟度较实际年龄更为准确。正常骨化中心出现的年龄有较大个体差异，骨龄没有性别差异，但有一定的正常值范围。骨龄在生理年龄加或减 2 个标准差的范围内都是正常的。

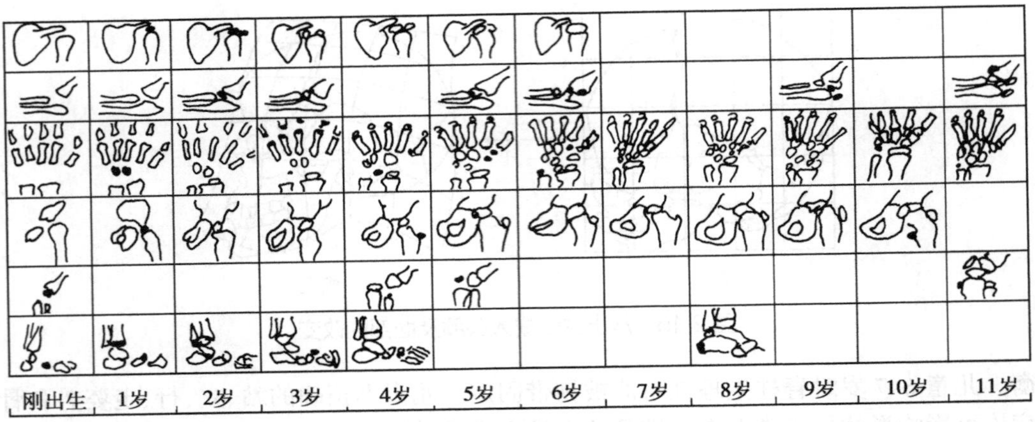

图 2-17 次级骨化中心出现顺序

骨的发育受遗传基因的表达、内分泌激素作用以及营养因素的影响。骨龄的测量在临床工作中有重要意义，如生长激素缺乏症、甲状腺功能减退症的儿童骨龄明显落后于实际年龄；真性性早熟和先天性肾上腺皮质增生症的儿童骨龄提前，最终身高不能达到遗传赋予的潜力。临床上判断骨龄延迟时应慎重，还应结合临床综合分析。

身材的增长主要与长骨的生长，尤其是下肢骨的生长有关。儿童生长的不同时期下肢线性排列的生理演化有一定的过程（图 2-18）。有学者研究胫骨股骨夹角的发育，证实下肢力线性排列有一自然变化过程（图 2-19），即新生儿膝关节为屈位外展、外旋状使下肢呈“O”形，至婴儿期下肢仍可有约 15° 的膝内翻，常在 18 月龄左右改善；至 2~3 岁幼儿又可出现约 15° 的膝外翻；7~8 岁后儿童下肢线性排列发育接近正常成人水平（男性膝外翻 7°，女性 8°）。故儿童生长的不同时期出现的膝内翻或膝外翻均为生理性下肢力线性排列变化，应与疾病状况下的下肢畸形鉴别。若超过生理界限值或不对称下肢畸形，需除外骨骼或神经肌肉疾病。

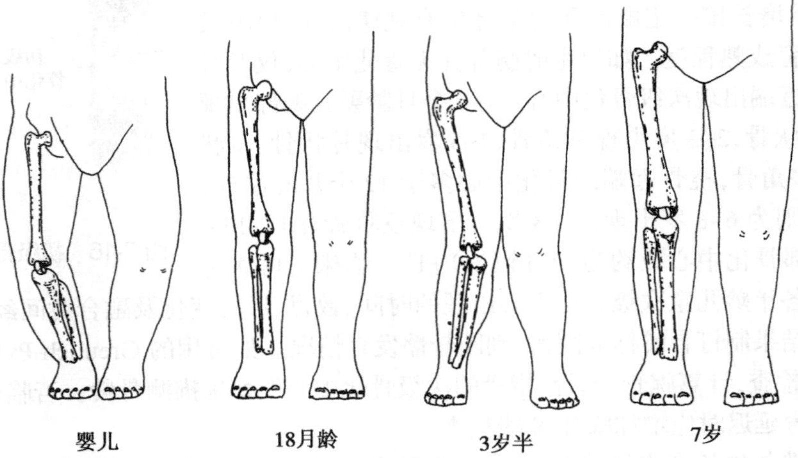

图 2-18 生长期儿童下肢线性排列的生理演变过程

二、牙齿的发育

牙齿的发育(dental development)与骨骼有一定的关系,但因其胚胎来源不完全相同(牙齿来源于外、中胚层),故发育速度也不平行。牙齿的发育包括矿化、萌出和脱落。人一生中有两副牙齿,即乳牙(deciduous teeth)和恒牙(permanent teeth)。

出生时乳牙已完全矿化,只是牙胚隐藏在颌骨中,被牙龈所覆盖。多数婴儿4~10月龄时乳牙开始萌出。乳牙共20枚,约在3岁内出齐。萌牙顺序为下颌先于上颌、由前向后进行,即下正中切牙、上正中切牙、上侧切牙、下侧切牙、第一乳磨牙、尖牙、第二乳磨牙(图2-20)。乳牙萌出时间、萌出顺序和出齐时间个体差异很大(表2-3)。若13月龄后仍未萌牙称为萌牙延迟。萌牙延迟的主要原因可能是特发性的,也可能与遗传、疾病及食物性状有关。

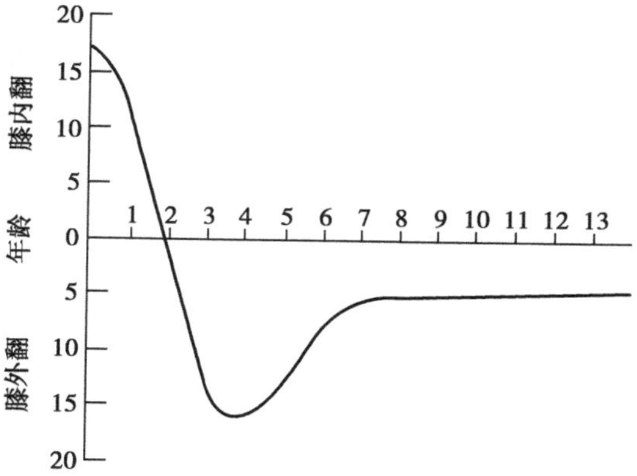

图2-19　生长期胫骨股骨角的发育情况

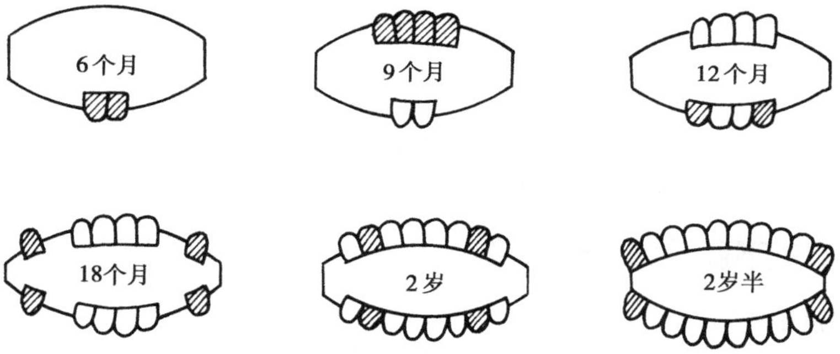

图2-20　乳牙萌出顺序

表2-3　乳牙萌出和脱落表

部位	乳牙名称	萌出时间	脱落时间
上颌	中切牙	8~12月龄	6~7岁
	侧切牙	9~13月龄	7~8岁
	尖牙	16~22月龄	10~12岁
	第一磨牙	13~19月龄	9~11岁
	第二磨牙	25~33月龄	10~12岁
下颌	第二磨牙	23~31月龄	10~12岁
	第一磨牙	14~18月龄	9~11岁
	尖牙	17~23月龄	9~12岁
	侧切牙	10~16月龄	7~8岁
	中切牙	6~10月龄	6~7岁

恒牙的矿化从新生儿时开始，18~24 月龄时第三恒磨牙已矿化。6 岁左右在第二乳磨牙之后萌出第 1 恒磨牙；7~8 岁时乳牙一般开始脱落而代之以恒牙，换牙顺序与乳牙萌出顺序相同；12 岁左右出第二恒磨牙；17~18 岁以后出现第三恒磨牙（智齿），也有终生不出智齿者（表 2-4）。恒牙共 32 个，一般于 20~30 岁时出齐。第一恒磨牙对颌骨的形态发育及牙齿的排列起重要作用。第二乳磨牙的存在则扶持前者的位置，故必须注意对乳磨牙的保护。

表 2-4 恒牙萌出时间及顺序

恒牙名称	出牙年龄（岁）	
	上腭	下腭
第一磨牙	6~7	6~7
中切牙	7~8	6~7
侧切牙	8~9	7~8
第一双尖牙	10~11	10~12
尖牙	11~12	9~11
第二双尖牙	10~12	11~13
第二磨牙	12~13	12~13
第三磨牙	17~22	17~22

萌牙为生理现象，但可伴有低热、流涎、烦躁及睡眠不安等症状。健康的牙齿生长与蛋白质、钙、磷、氟、维生素 C、维生素 D 等营养素和甲状腺素有关。咀嚼运动有利于牙齿的生长。牙齿发育异常时应考虑外胚层发育不良、甲状腺功能减退症等。

三、肌肉、皮下脂肪的生长发育

（一）肌肉系统的发育

儿童时期肌肉系统发育不成熟，其生长发育基本与体重增加平行。生后最初几年肌肉发育较缓慢，且因婴幼儿皮下脂肪发育旺盛，较难确定肌肉的发育程度。4~5 岁后肌肉的增长加快，青春期性成熟时肌肉的发育迅速，尤其是男性肌肉发达。肌肉的发育存在明显的性别差异，男性肌肉占体重的比例明显高于女性。肌肉组织总量的增加表现为男童的体态比女童壮实且肌肉力量高于女童。男童肌力在 14 岁后几乎是女童的 1 倍。

肌肉的发育程度与营养状况、生活方式及运动量有密切的关系。因此为儿童提供均衡的营养、进行被动或主动性运动等可促进肌肉的发育。目前肌肉力量、耐力和柔韧性已成为衡量青少年身体素质（physical fitness）的内容之一。肌肉发育异常可见于重度营养不良、进行性肌营养不良及重症肌无力等。

（二）脂肪组织的发育

脂肪组织主要由脂肪细胞、少量纤维母细胞和细胞间胶原物质组成，包括棕色和白色脂肪两种。棕色脂肪随年龄增长而减少，故儿童和成人的脂肪主要是白色脂肪，分布于皮下和内脏，占正常成人体重的 15%~20%。脂肪组织的发育表现为脂肪细胞数目的增加和体积的增大。人体脂肪细胞数目增加主要在胎儿后期 3 个月、生后第 1 年和 11~13 岁三个阶段；通常在1岁末达高峰,2~15岁时再增加5倍。脂肪细胞体积的增大从胎儿后期至出生时增加1倍,以后增加速度减慢,青春期时脂肪细胞体积又再增加。出生时人体脂肪组织占体重的比例为16%,1岁时为22%,以后逐渐下降,5岁时为12%~15%。青春期脂肪占体重的比例有明显性别差异,女童平均为24.6%,比男童高2倍;男童腹壁或腹腔内的脂肪沉积增加了约5倍,而女童增加约3倍。

人体脂肪的50%分布于皮下组织中,故测量躯干、四肢不同区域的皮下脂肪厚度不仅可以反映全身脂肪量,还可间接计算体成分、体密度,有助于判断肥胖与营养不良的程度。目前认为MRI和CT是确定腹部皮下和内脏脂肪组织含量的金标准。

人体内的脂肪有一定的生理功能,过多的脂肪储存可增加肥胖、高血脂、心脑血管疾病等慢性疾病的危险性。

四、生殖系统发育

分胚胎期性分化和青春期生殖系统发育两个阶段。胚胎期性分化主要包括性决定和性分化,涉及诸多相关基因的级联调控机制,如*SRY*、*SOX9*、*DAX-1*、*AMH*、*SF-1*及*WT-1*等基因。胎儿6周之前性腺的发育有两种可能性,即可发育成睾丸,也可发育成卵巢。位于Y染色体短臂的*SRY*基因作用使原始性腺分化为睾丸,胎儿8~12周形成附睾、输精管、精囊、前列腺芽胚。女性具备两条X染色体,无*SRY*基因,胎儿12周后原始未分化性腺逐渐分化为正常卵巢、输卵管及子宫。人类性别决定于受精卵中性染色体的组成,凡结合成XY型的受精卵发育成男性,XX则为女性。

青春期发育是在下丘脑-垂体-性腺轴(HPG轴)的调节下,促黄体激素释放因子(LRF)分泌增加,垂体分泌促卵泡激素(FSH)和促黄体生成素(LH)增多,性腺及第二性征开始迅速发育。

(一)青春期分期

评价第二性征发育特点(secondary sex characteristics)可以将青春期性成熟分期表示。目前各国多采用Tanner性成熟五期分法(表2-5,图2-21,图2-22)。

表2-5 性发育过程的分期

分期	乳房	睾丸、阴茎	阴毛
Ⅰ	婴儿型	婴儿期	无
Ⅱ	出现硬结,乳头及乳晕稍增大	双侧睾丸和阴囊增大,阴囊皮肤变红、薄、起皱纹;阴茎稍增长	少数稀疏直毛,色浅
Ⅲ	乳房和乳晕更增大,侧面呈半圆头	阴囊皮肤色泽变深;阴茎增长、增粗,龟头发育	变粗、毛色变深,见于耻骨联合处
Ⅳ	乳晕和乳头增长,侧面观突起于乳房	阴茎增长、增粗、龟头发育	如同成人,但分布面积较少
Ⅴ	呈成人型乳房	成人型	成人型

青春期持续7~10年,即:①青春前期(约2~3年):女童9~11岁,男童11~13岁;体格生长加速,第二性征出现(性发育为TannerⅡ~Ⅲ期)。②青春中期(约2~3年):出现生长发育

的第二个高峰期(PHV),第二性征全部出现(性发育为 Tanner Ⅲ~Ⅳ期)。③青春后期(约 3~4 年):体格生长停止,生殖系统完全成熟(性发育 Tanner Ⅴ期)。

青春期开始、持续的时间及第二性征出现的顺序有很大的个体差异。性早熟指女童在 8 岁前,男童在 9 岁前出现第二性征,即青春期提前。多数性早熟为特发性性早熟,部分与肿瘤有关。若女童 14 岁、男童 16 岁后仍无第二性征出现,为性发育延迟,多与遗传及疾病有关。

(二) 性发育过程

1. 男性性征发育　包括男性第二性征及生殖器官的形态、功能的发育,顺序为睾丸、阴茎、阴囊、阴毛、腋毛、胡须、喉结、变声。男性出现排精标志性功能发育成熟。

(1)生殖器官:男性生殖器官包括睾丸、附睾、阴茎。睾丸是男性重要的生殖器官和内分泌腺。青春期前睾丸仍保持婴儿状态,容积 <3ml,长径 <2cm;组织学上尚未分化、增殖,功能上处于静止状态。10 岁后睾丸开始发育,到 12~15 岁时增长加快。睾丸增大同时生殖系统增殖、分化,附睾、精囊、前列腺伴随着睾丸发育出逐渐成熟。遗精是男性青春期的生理现象,较女性月经初潮晚约 2 年。青春中期睾丸体积达 10ml 后,55.3% 男童出现首次遗精,精子产生。出生到青春期前阴茎和阴囊增长缓慢,阴茎 <5cm,青春期末可达 12cm。青春期的阴囊皮肤泛红、变深、皱褶增多且松弛。青春期男性生殖器官发育从Ⅱ期到Ⅴ期需要 1~5 年,平均 3 年。

(2)第二性征:男性第二性征发育为阴毛、腋毛、胡须及喉结出现。睾丸的增大是男童青春期发动的最初征象,但因不如女童乳房增大易被发现而常被忽略。阴毛的生长则常会被注意,往往作为男性青春期发动的最初特征。阴毛生长也可分为五个阶段(图 2-21)。其他男性第二性征如喉结、胡须等随之出现。约 2/3 男童青春发育中期可有乳房增大,持续 18~24 个月后自然消退,可能系青春发育初雄激素分泌不足。部分男孩在 16~18 岁时出现痤疮,提示雄激素水平较高。

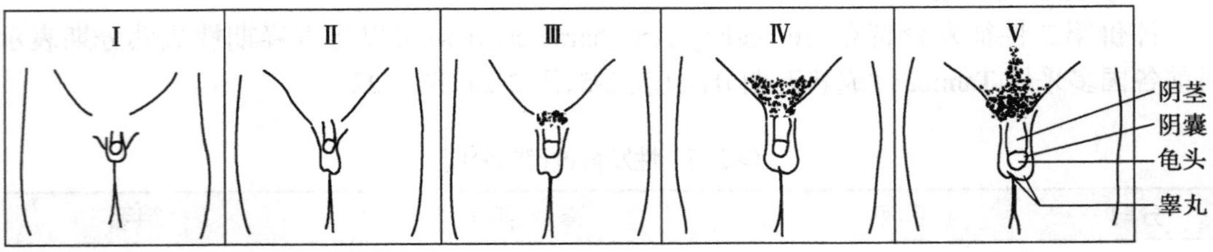

图 2-21　Tanner 分期:男性生殖系统发育

2. 女性性征发育　包括女性第二性征及生殖器官的形态、功能的发育,顺序通常为乳房、阴毛、腋毛生长。月经初潮是女性生殖功能发育的主要标志。

(1)生殖器官:包括卵巢、子宫。青春期前卵巢发育缓慢,青春期后开始迅速发育,性功能从静止状态开始活动。子宫重量和长度在青春期前稍有增加,10 岁后迅速增长,卵泡开始发育,16~20 岁时重量达 23g,长度 5.5cm。成熟的卵巢大小约 4cm × 3cm × 1cm,重约 10~16g。子宫内膜的厚度在初潮前无明显变化;临近初潮时,子宫黏膜上皮产生大量分泌物,内膜增厚,并呈现功能上的周期性变化。多数女童乳房发育 2 年左右或生长高峰后出现月经初潮。初潮出现时卵巢尚未完全成熟,随着卵巢的成熟,性功能发育逐渐成熟。阴道长度随年龄而变化,青春期时阴道变长变宽,黏膜增厚而出现皱襞,分泌物增多并呈酸性反应。外生殖器从出生至 7 岁前无明显变化;8~9 岁后,阴唇因脂肪沉着而隆起,出现阴毛并有色素沉着,逐渐向成人型过渡。

(2)第二性征:包括乳房、阴毛、腋毛。乳房发育是第二性征中出现最早的征象,开始年龄为 9~14 岁。阴毛、腋毛出现时间与乳房发育时间接近。腋毛的生长可分三阶段,即青春前期,无腋毛生长,相当于Tanner Ⅰ~Ⅲ期;第二阶段相当于Tanner Ⅳ期,出现少量黑色短毛;第二阶段相当于 Tanner Ⅳ~ Ⅴ期,腋毛多,达成人阶段(图 2-22)。

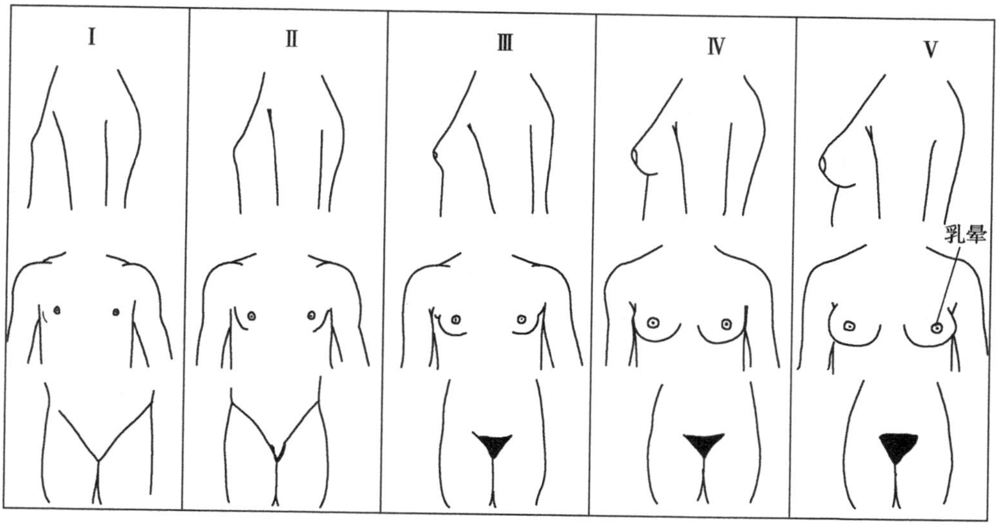

图 2-22 Tanner 分期:女性生殖系统发育

(胡 燕)

第四节 早产儿体格生长

一、早产儿体格生长的特点

早产儿由于提早出生,中断了宫内的生长模式,各组织器官均未发育成熟,难以适应宫外环境,生活能力低,极易发生病理状况,使早产儿的生长与足月儿显著不同。了解早产儿体格生长的特点,才能正确地评估其宫外的生长状况;同时可有针对性地指导家长,以促进早产儿接近或追上足月儿的生长。

(一)出生时评估

1. 胎龄评估 出生时的评估需要有较准确的胎龄估计。胎龄指胎儿在宫内的发育时间,多以周龄表示,反映胎儿的成熟度。一般可以从母亲末次月经时间、超声检查胎儿双顶径和股骨长等信息判断胎龄。出生后可以早产儿的外表特征和神经系统检查判断胎龄。早产儿出生时的胎龄不同,外表特征和神经系统检查存在明显差异。生后立即进行胎龄评估,判断其宫内发育的成熟度,对早期监测早产儿各器官的功能起到重要的作用。

2. 分类 早产儿以出生体重分为低出生体重儿(low birth weight, LBW) (<2 500g)、极低出生体重儿(very low birth weight, VLBW) (<1 500g) 和超低出生体重儿(extremely low birth weight, ELBW) (<1 000g); 按胎龄分早期早产儿(very preterm births) (<32 周), 中期早产儿(moderately preterm) (32~33 周 $^{+6}$) 和晚期早产儿(late preterm infants) (34~36 周 $^{+6}$)。

与足月儿一样, 根据胎龄和出生体重的关系可分为小于胎龄早产儿、适于胎龄早产儿和大于胎龄早产儿。

3. 生长评估 据出生体重、身长、腹围、头围以及股骨长度可以获得胎儿宫内生长信息, 临床常采用 PI(ponderal index) 指数以及身长(cm)/头围(cm) 比例来反映胎儿宫内生长发育状况。PI 计算出生体重与身长的关系, 类似体重指数(BMI), 即 $PI=\frac{\text{出生体重(g)}}{\text{出生身长(cm)}^3}\times 100$。胎儿宫内体重、身长受影响程度的不同使 PI 值不同。正常宫内胎儿身长(cm)/头围(cm)之比约为 1.36。多数早产儿的宫内体格生长适宜, 为适于胎龄儿。

部分小于胎龄儿(small for gestational age, SGA)受母亲、胎盘和胎儿本身因素的影响致胎儿生长受限(fetal growth restriction, FGR)。SGA 根据 PI 指数和身长/头围之比分为匀称型和非匀称型:

匀称型: 体重、身长和头围受到同等程度的影响, PI>2.0 (胎龄 ≤ 37 周); 身长/头围 >1.36, 多发生于孕早期, 与遗传因素和宫内感染等有关, 显示早产儿生长潜能降低, 脑发育亦受限。

非匀称型: 身长和头围影响不大, 但低体重明显, 皮下脂肪薄, PI<2.0 (胎龄 ≤ 37 周), 身长/头围 <1.36, 多发生于孕晚期, 与母亲营养不良或高血压等有关, 提示早产儿生长潜能受限, 但脑发育尚可。

(二) 出生后早期早产儿的生长

出生后早产儿生理性体重下降可达出生体重的 10%, 甚至更多。胎龄越小、出生体重越低恢复体重的时间越长, 极不成熟的早产儿需 2~3 周。早产儿生后住院早期若病情基本稳定、肠内外营养合理的情况下, 早产儿理想的生长应达到正常胎儿在宫内的生长速率, 即 15~20g/(kg·d)。但若早产儿出生后环境变化大, 或受到并发症和疾病因素的影响, 导致营养摄入不足, 会使部分早产儿偏离正常的生长轨道, 造成宫外生长迟缓(extrauterine growth retardation, EUGR), 即早产儿出院时或达足月 (胎龄 40 周) 时体重、身长或头围仍低于同胎龄的第 10 百分位。

(三) 早产儿追赶性生长

早产儿早期的生长常常偏离正常轨道, 出现生长迟缓。去除不利因素后, 早产儿可出现超过相应月龄的速度加快生长的现象, 生长水平回复到原有的轨道, 称为追赶性生长。早产儿追赶性生长的最佳时期是生后第一年, 尤其是前半年。第一年是早产儿脑发育的关键期, 第一年的追赶性生长直接关系到神经系统预后。因此, 追赶性生长不仅是体重达到原生长轨道, 身长的增长影响远期, 甚至成年期最终的身高, 头围的追赶性生长预示良好的神经系统结局。如果出院后喂养得当、有充足均衡的营养摄入、无严重疾病因素的影响, 多数适于胎龄的早产儿能在 2~3 年内达到追赶性生长, 但部分超低出生体重儿可能所需时间较长。

二、早产儿体格生长的影响因素

影响早产儿生长的因素中有些是暂时性影响，有些则持续终生。了解这些影响因素，才能创造条件去规避风险或最大限度地减少其危害，促进早产儿理想的生长。

（一）胎龄和出生体重

胎龄和出生体重是影响早产儿生长的主要因素。胎龄越小，出生体重越低，宫内的营养储备越少，出生后并发症越多，对生长的影响越大。许多随访研究显示胎龄 <28 周或出生体重 <1 500g 的早产儿是生长迟缓的高风险人群，生长迟缓往往伴神经系统落后。

（二）小于胎龄儿

受遗传、母体和胎儿本身因素的影响，部分生长受限的胎儿出生时是小于胎龄儿，生后虽有追赶性生长，但有相当一部分仍落后于同龄儿，直至青春期。落后的程度常与胎儿生长受限程度密切相关，即胎儿生长受限越明显，追赶性生长越慢。

（三）营养摄入

营养摄入是否充足和均衡始终是影响早产儿生长的重要因素。由于许多营养物质的储备是在胎儿期最后 3 个月完成的，而早产儿的宫内储备少，出生后又受各种因素的影响使营养摄入不足，从而导致其生长迟缓。蛋白质和能量摄入不足、营养障碍性疾病如缺铁性贫血、维生素 D 缺乏、微量元素缺乏等均会使早产儿的生长受到不同程度的影响。

（四）疾病因素

出生早期的并发症及严重程度、应用肾上腺皮质激素、婴幼儿期反复呼吸道感染、消化不良或腹泻等疾病均影响早产儿的追赶性生长。

（五）母亲因素

母亲低体重和矮身材、孕期合并症、孕期营养不良及胎盘与脐带异常情况等均会使胎儿生长受限。如不良因素发生于孕前或孕早期则对胎儿的影响更大，有些早产儿出生后的生长始终落后于同龄儿。

（王丹华）

第三章　神经心理发育与行为发展

学习目标

1. **掌握**　儿童神经心理发育与行为发展里程碑。
2. **熟悉**　原始反射出现和消失的时间；儿童神经心理发育与行为发展的过程和表现；青春期认知发展、情绪与情感发展、意志特征、社会性发展；影响儿童心理、行为发展的遗传因素和环境因素。
3. **了解**　睡眠发育；不同年龄阶段观察和研究儿童神经心理发育与行为发展的重点；青春期心理矛盾状态；儿童教养原则。

第一节　神经系统解剖生理特点

神经系统是由三大部分组成：中枢神经系统（central nervous system，CNS），它由脑和脊髓组成，头盖骨和脊柱对其有很好的保护作用；外周神经系统（peripheral nervous system，PNS）包含中枢神经系统以外的神经元，如脑神经及神经节、脊神经及神经节，连接大脑和脊髓；自主神经系统（autonomic nervous system，ANS）由一些 CNS 和 PNS 的神经元组成，包括支配平滑肌、心肌、腺上皮细胞等的神经元。本节重点讨论脑、髓鞘、神经反射以及睡眠的发育特点及其神经生物学基础。

一、脑的发育

在儿童的生长发育过程中，神经系统发育最早，速度最快。神经系统的发育决定着儿童神经心理行为的发展。脑的发育是神经系统发育的关键。脑的发育包括形态结构的发育及功能的成熟，主要表现为神经细胞体积的增大和突触数量的增加。

（一）神经管的发育

神经管（neural tube）来源于神经外胚层。胚胎发育早期，外胚层细胞变长变扁平，神经外胚层形成神经板。神经板闭合形成管状物，即神经管。神经管随后发育成中枢神经系统。神经管的前端和后端，在胚胎发育早期未闭合，分别称为前神经孔和后神经孔。胚胎第 25 天左右，前神经孔闭合，胚胎第 27 天左右，后神经孔闭合，形成完整的神经管。神经管前端逐渐膨大，发育为脑部，后端逐渐变细，发育成脊髓。脑部的左右两侧将发育出一对球型突起，即眼泡。脑部可区分出三个原始脑泡，即前脑泡、中脑泡和后脑泡。胚胎第5周时，前脑泡将分出两个次级脑泡，即端脑和间脑；中脑泡不分裂，形成中脑；后脑泡也分出两个次级脑泡，即后脑和末脑。最终形成5个继发性脑泡（图3-1）。

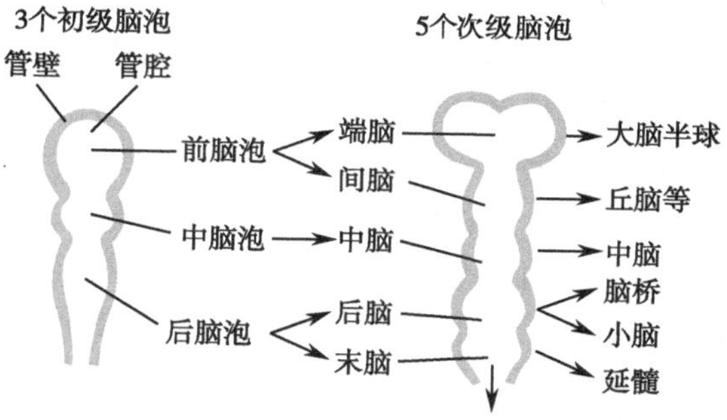

图3-1 脑泡发育示意图

（二）脑曲的发育

胚胎第5周左右，大脑迅速生长。由于神经管壁发育的不平衡性，脑部逐渐形成了三个脑曲，中脑区域形成一个凸向背侧的弯曲，称为中脑曲；后脑和脊髓交界处产生的凸向背面的弯曲为颈曲。在胚胎第6周左右，后脑部形成一个凸向腹侧的脑曲，即脑桥曲。最初原始的脑与脊髓有着相同的基础结构，脑曲使脑的结构变得复杂。颈曲使后脑和脊髓区分开来，第一颈神经就位于颈曲。脑桥曲将发育的脑桥分成了头部和尾部。尾部发育为延髓，而头部发育成桥脑和小脑。

（三）脑沟回的发育

胚胎5周左右可辨别前、中、后脑及两个大脑半球，胚胎8周时大脑半球已形成。胎儿18周时大脑神经元细胞逐步分化增生，可见沟、回和裂。发育最早的脑沟是海马沟，其次是顶枕沟、距状沟的发育。胎儿24周左右，中央沟和外侧裂逐渐形成。新生儿时大脑已形成主要的沟回，但是较浅，发育尚不成熟（图3-2）。与基础生命活动相关联的中脑、脑桥、延髓及脊髓发育较早成熟，其他部分细胞分化较差，树突较少。脑回的发育程度一般与大脑皮质内外层的生长状态密切相关。

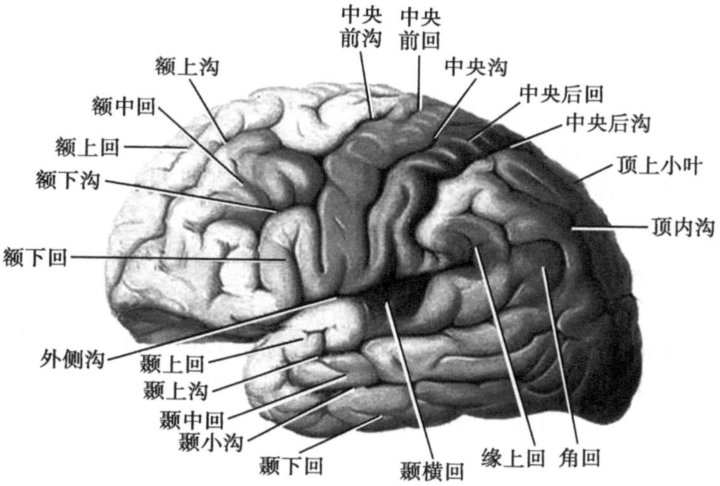

图3-2 大脑半球主要沟回示意图

（四）大脑的结构发育

脑主要分为大脑、小脑及脑干。大脑的内部结构包括表层的一层皮质（皮层）、皮质下的白质（髓质）、白质深部的基底神经节及侧脑室。皮层是高级神经活动的基础，主要由神经元胞体组成。新生儿的皮质较薄，树突较少，神经元细胞分化不成熟；3 岁时神经元细胞分化基本成熟；8 岁时神经元细胞分化水平接近成人。大脑皮层细胞的发育遵循由深到浅的规律，即最早迁移并成熟的神经元细胞位于最深层，最晚迁移并成熟的神经元细胞位于最浅层。白质主要由神经纤维组成，联络大脑回、左右半球及皮质和皮质下的中枢。接近脑底部的灰质核团为基底神经节。多数学者认为出生后大脑皮层的神经元细胞数目与成人相同，数目不再增加。生后神经元细胞体积逐渐增大，树突数目增多，髓鞘形成与功能逐渐成熟。脑细胞有两个增殖高峰期，胎龄 15~20 周是神经元细胞增殖的第一个高峰期，第二个增殖高峰期在胎儿后期至生后 5~6 月龄。大脑皮层的神经元细胞增殖可持续至生后 5 月龄，而小脑皮层的增殖可到 1 岁。胎儿 28 周时神经纤维从深部白质进入浅表的皮质。出生时神经纤维较少、轴突和树突较少，因而神经细胞间的联系较少；2 岁时神经纤维逐渐向水平、切线及斜线方向延伸，从而形成了复杂的神经网络。大脑半球的发育过程中联络两侧半球间的纤维联合区域逐渐形成。胼胝体是最大的半球间的纤维联合区域。胼胝体的发育符合从前到后的规律，即先形成胼胝体的膝部，然后是体部和压部。

（五）脑发育的生化改变

儿童的大脑蛋白质相对含量高，脑苷脂、磷脂及类脂质含量相对较少。蛋白质占成人大脑组织的 27%，类脂质占到成人大脑组织的 66.5%；婴儿脑组织中，蛋白质占 46%，类脂质仅占 33%。儿童基础状态下的脑组织耗氧量也相对大，占全身总耗氧量的 50% 左右，成人的仅为总耗氧量的 20%。因儿童脑组织处于生长发育阶段，耗氧量较大。

（六）脑功能的发育

1. 大脑（cerebrum） 大脑皮层细胞高度分化，是人体各功能体系的最高中枢。皮层的各个区域均与特定的功能相关联。例如额叶与躯体运动、语言发音及高级思维活动相关；颞叶与记忆、语言、听觉与知觉相关联；枕叶与视觉、头眼运动等有关；顶叶主要是与躯体感觉、肢体精细运动、计算、语言等相关。大脑有一个重要的系统即边缘系统（limbic system），由皮质结构和皮质下结构组成。皮质结构包括海马、齿状回、扣带回、海马回、海马沟回、脑岛以及额叶眶后部等。边缘系统可调节内脏与躯体的功能，与学习记忆、辨认、睡眠、情绪、动机等密切相关。新生儿的皮层下中枢（如丘脑、苍白球）发育较为成熟，而大脑皮层及新纹状体还发育不成熟，因此新生儿常出现皮下中枢占优势的表现，如兴奋与抑制易扩散、不自主动作、肌张力高等。以正中的半球间裂为界，大脑被分为左右两个半球。两个大脑半球有对称性表现和不对称性表现。例如两个半球在活动协调、适应环境的感觉及运动功能方面是对称的，而两个半球也存在分解 - 合成或时间 - 图像的一些高级功能的不对称，即存在大脑优势（cerebral dominance）现象。即左半球擅长于处理以时间顺序安排的分解刺激加工的信息，如语言、语法技巧；右半球优势在于对合成刺激加工的信息的处理，如对形象思维、旋律及三维物体的感知。不同功能向一侧半球集中是儿童脑发育的重要特征。大脑半球的功能差异源于其解剖形态上的不对称。例如语言综合所必需的核心区域位于左侧大脑半球第一颞回上的表面后部即颞面，左半球的颞面较右半球大 40% 左右。左右大脑半球功能的不对称性存在个体差异。一般小婴儿右脑发育领先于左脑，与大运动及感知觉先发育有关。婴儿先是左利手，随着左脑优势的建立而转为右利手。大脑优势是相对的，如左半球也有非词语性认知功能，而右半脑也有简单的语言活动功能。左侧大脑半球在语言活动功能上占优势与遗传有关，也与后天训练相关，如习惯用右手（右利手）。通常左利手的人左右两个大脑半球的皮层相关区域都可能称为语言活动中枢。当大脑半球一侧优势还未完全建立时，脑损伤的功能恢复比建立大脑优势后恢复快。婴幼儿期左侧大脑半球受损所致的语言功能障碍的严重程度与右侧半球受损所致的语言障碍程度无明显差别，因左侧大脑半球优势尚未建立。10~12 岁的学龄期儿童，若左侧大脑半球受损，可以代偿性地在右侧半球建立语言中枢，而已建立左侧大脑半球语言优势的成年人，则在左半球受损时无法在右半球建立代偿性的语言中枢。

2. 小脑(cerebellum) 胎儿期小脑发育较慢，生后 6 月龄达到生长的高峰，15 月龄时小脑的大小接近成人水平。小脑对躯体运动的调节起到重要作用，与前庭核、脑干网状结构等一起参与调节肌肉本体感觉、前庭器官等的放射活动，维持身体平衡和动作协调。2~3 岁前小脑发育不成熟，随意运功和共济运动较落后；6 岁左右小脑发育达到成人水平。

3. 脑干(brainstem) 脑干由延髓（medulla oblongata）、脑桥（pons）、中脑（medulla）和间脑（diencephalon）组成，位于脑的中下部，上接大脑，下连脊髓，连接 12 对脑神经。延髓是呼吸循环调节中枢；脑桥参与呼吸节律及肌肉运动的控制；中脑与反射活动相关，如瞳孔对光反射，视、听反射中枢都位于中脑；间脑分为丘脑、丘脑上部、丘脑下部、丘脑底部和丘脑后部五个部分，其中丘脑为皮质下的感觉中枢，丘脑下部是自主性神经的调节中枢脑干网状结构(reticular formation of brain stem)参与意识、觉醒与睡眠周期、肌张力、心率、血压等诸多方面的调节。出生时脑干已发育较好，管理呼吸、循环等维持生命的中枢已经发育较为成熟。

二、髓鞘发育

神经纤维髓鞘化是有绝缘作用的髓磷脂鞘（myelin）包裹神经纤维的过程。神经纤维髓鞘化受 β_1 整合素的调节。中枢神经系统中，髓鞘由起源于神经上皮的少突胶质细胞组成。少突胶质细胞的质膜包绕轴突，形成多个层(图 3-3)。周围神经系统中，神经元的轴突由施万细胞（Schwann cells）形成的髓鞘包绕（图 3-3)。神经纤维髓鞘化使神经元之间的信号转导速率显著提高。神经纤维髓鞘化完成后神经传导功能才完全成熟。神经传导系统的发育一般始于胎儿第 7 个月，神经纤维逐渐从白质进入到皮层。出生时进入皮层的神经纤维较少，生后迅速增加。髓鞘的形成时间在神经系统的不同部位各不相同，脑神经先于脊神经，感觉神经纤维（传入）先于运动神经纤维。出生时，听神经的神经纤维髓鞘化程度高，生后 3 周视神经才完全髓鞘化；1.5 周岁时脑神经基本完成髓鞘化。出生后，环境刺激可促进脑神经发育，如早产儿的视神经发育通常早于同生命龄的胎儿。大多数神经纤维髓鞘化在胎儿或婴儿期就已经开始，一直持续到 10 岁左右才结束。如出生时脊髓脑干传导通路的髓鞘化基本完成，4 岁时脊神经完全髓鞘化。支配上肢、躯干及下肢肌肉运动的脊神经髓鞘化使儿童运动发育呈现出从上至下、由近及远的规律。皮层脑干束及皮层延髓束在生后 5 个月 ~4 岁间逐渐髓鞘化。2 岁时脑白质神经纤维髓鞘化基本完成，与灰质明显区分开来。3 岁时右脑神经纤维髓鞘化基本完成。6~7 岁所有皮质传导通路的神经纤维髓鞘化完成。8 岁左右联络皮层（具有接收信息和运动调节功能）的神经纤维髓鞘化基本完成。与注意力相关的网状结构的神经纤维髓鞘化至青春期才完成。胼胝体的髓鞘化则到 21 岁左右完成。由于皮层的神经纤维髓鞘化晚，因此在婴幼儿期，外界刺激引发的神经冲动传入大脑的速度慢，易于泛化，不易在大脑皮层形成明显的兴奋灶。

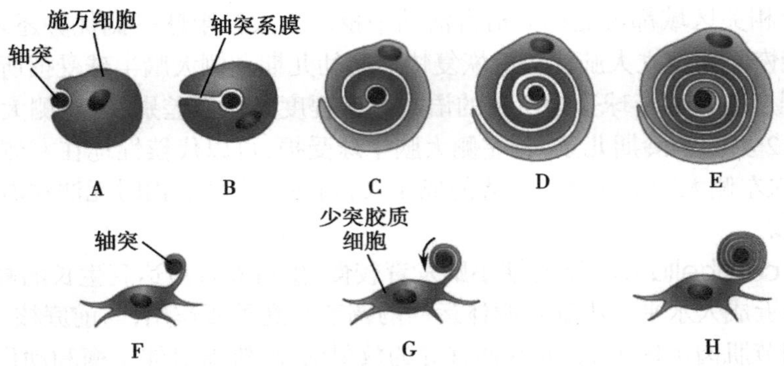

图 3-3 神经纤维髓鞘化示意图

三、神经反射

正常儿童的生理反射分为两大类，一是终生存在的反射，如浅反射、腱反射；二是为儿童时期特有的暂时存在的反射，是出生时脊髓固有反射，为脊髓尚未受到大脑高级中枢调控时出现的一些特有的非条件反射（unconditioned reflex）或原始反射（primary reflex）。为确保新生儿对内部器官和外部条件的适应，新生儿的主要活动属于非条件反射。儿童还存在一些防御性的非条件反射，例如角膜反射、瞳孔反射、吞咽反射等。

（一）原始反射

随着大脑皮层的发育，婴儿的原始反射逐渐消失。若新生儿未能引出原始反射或婴儿原始反射到了相应时限不消退，提示婴儿可能存在神经发育异常或颅内疾病（表 3-1）。

表 3-1 原始反射出现及消失的月龄

反射名称	反射出现的月龄	反射消失的月龄	反射名称	反射出现的月龄	反射消失的月龄
觅食反射	出生	4~7	拥抱反射	出生	4~5
吸吮反射	出生	4~7	颈强直反射	出生	3~4
握持反射	出生	2~3	踏步反射	出生	2~3

1. 觅食反射（rooting reflex） 手指或母亲乳头轻触婴儿面颊部，婴儿将头转向刺激侧，唇撅起，似“觅食”。2~3 周习惯哺乳后母亲乳头轻触婴儿面颊，婴儿可不再出现“觅食”动作，表现为直接吸吮。此反射生后即可引出，4~7 月龄时消失。

2. 吸吮反射（sucking reflex） 用洁净的橡皮奶头或手指尖放入婴儿口内，婴儿出现吸吮动作。常与觅食反射同时出现。此反射生后即出现，4~7 月龄时消失。

3. 握持反射（palmer grasping reflex） 用手指或是笔触及婴儿的手心时，婴儿手指屈曲，紧紧握住不放，甚至可以使整个身体成悬挂状态。此反射生后即可引出，2~3 月龄后消失。

4. 拥抱反射（moro reflex） 婴儿仰卧位，检查者拉婴儿双手使其肩部离开检查台面，保持头未离开台面，然后突然抽手，婴儿先表现为上肢伸直并外展，随后上肢再屈曲内收，呈“拥抱”姿势。有时可伴有婴儿的啼哭。此反射生后即可引出，一般 4~5 月龄后消失。

5. 颈强直反射(neck tonic reflex) 又称颈肢反射。婴儿仰卧位，检查者将婴儿的头转向一侧，则与婴儿颜面同侧的上下肢伸直，对侧上下肢屈曲。此反射生后即可引出，3~4月龄消失。

6. 踏步反射(walking reflex) 检查者用手托住婴儿腋下，使其身体直立并前倾，婴儿足背触及检查台时可出现交替伸腿动作。此反射生后即可引出，2~3月龄时消失。

(二) 条件反射

条件反射(conditioned reflex)是脑的高级神经活动的基本方式。条件反射建立在非条件反射的基础上，是在出生后经过反复的刺激逐渐形成的。一般最先建立的条件反射与进食相关，如婴儿每次以固定的姿势进食，这种姿势便会刺激婴儿的视觉、听觉、味觉、嗅觉、触觉、本体感觉等。到2周左右，婴儿逐渐建立与哺乳姿势相关联的条件反射。2岁之前婴儿主要依赖第一信号系统(现实的具体信号，如食物的外形和气味、声音、光等)建立条件反射，2岁后第二信号系统(现实的抽象信号，如语言、文字等)将很好地参与到建立条件反射的过程中。随着条件反射的建立与累积，儿童可以建立良好的生活习惯，增强综合分析能力，促进智力发展。目前认为条件反射的建立与稳定亦存在个体差异。

四、睡眠发育

睡眠(sleep)是一种复杂的生理和行为过程，是人对外部环境和局部刺激敏感性减弱的可逆状态。睡眠使身心处于自然的休息状态，正常的睡眠时间和节律是评判儿童神经心理行为发育水平的重要指标。与觉醒状态相比，睡眠时机体对内外环境刺激的敏感性降低，肌张力减低，神经反射减弱，体温下降，心跳减慢，新陈代谢速率减慢，复杂的高级神经活动如学习记忆等暂时中止。睡眠生理从婴儿期到儿童期变化迅速。

(一) 睡眠时相

睡眠由快速眼动睡眠(rapid eye movement，REM)和非快速眼动睡眠(non-rapid eye movement，NREM)组成。

1. 快速眼动睡眠(REM) REM是睡眠过程中一种周期性的激动状态。自主神经系统活动增强，表现为心率和呼吸频率的增加、血压升高、脑血流增加等。人处于REM时，脑电图呈现出低电压快波(类似于觉醒状态的脑波)，颈部肌张力下降，脊髓反射被抑制，出现频繁的快速眼球运动。绝大多数人在REM时做梦，并且易被唤醒。

2. 非快速眼动睡眠(NREM) NREM时相脑与身体都处于休息状态，表现为呼吸浅而规律，肌张力下降，闭眼，无快速眼球运动。心率、血压及新陈代谢率均降低。根据脑电波的特征，对应于睡眠由浅入深的过程，一般将NREM时相分为3期(表3-2)。

(1) N1期睡眠：为清醒和睡眠的过渡期，脑电图背景为低波幅混合频率波，4~7Hz占优势，呼吸慢而规则，心率下降，眼球转动变慢，身体逐渐放松。

(2) N2期睡眠：较N1期入睡深，脑电图表现为频率慢于N1期的低波幅混合频率波，出现K综合波或睡眠纺锤，通常无眼球运动，身体放松。

(3) N3期睡眠：深睡期，脑电图表现为慢波，以δ波为主，慢波活动频率在0.5~2Hz，此期无眼球运动，脑与身体完全处于休息状态，在这一阶段肌张力明显减低，难以被唤醒，各项生命指标多在稳定的低水平活动。

（二）睡眠周期

在睡眠中大脑高级神经处于休息状态，睡眠周期为 REM 与 NREM 时相周期性更替。在儿童的不同年龄及发育阶段，睡眠周期的循环数、持续时间等均不相同（表 3-2）。

表 3-2　不同年龄阶段的睡眠时相组成

睡眠时相	婴儿	儿童	青少年
REM	50%	25%~30%	20%~25%
N1 期睡眠	<5%	<5%	<5%
N2 期睡眠	25%~30%	40%~45%	45%~55%
N3 期睡眠	20%	25%~30%	15%~25%

正常成人入睡时首先进入 NREM 时相的Ⅰ阶段浅睡眠，10 分钟内进入Ⅱ阶段睡眠，30~45 分钟进入深睡眠（Ⅲ阶段），然后进入到 REM 时相。正常成人整夜有 REM-NREM 交替 4~6 次，即 4~6 个睡眠周期，每个睡眠周期平均为 90 分钟左右。正常成人整夜有 6 小时左右 NREM 期和 2 小时左右的 REM。REM 时相中觉醒，可清晰回忆梦境中发生的事情，而在 NREM 时相中觉醒，则不能回忆梦境。前半夜 NREM 时相Ⅲ阶段的持续时间较长；后半夜 REM 时相的持续时间较长。新生婴儿则从 REM 开始入睡，REM 占据总睡眠的 50%，随着年龄的增长，逐渐向成人入睡模式过渡（表 3-2）。

（三）儿童睡眠发育

新生儿的总睡眠时间最长，可达 16~20 小时 / 天，随着年龄的增长，总睡眠时间逐渐减少，日间睡眠时间也逐渐减少，学龄期基本无日间小睡（短时间睡眠），青少年期形成比较固定的每日 8~9 小时的睡眠（图 3-4）。

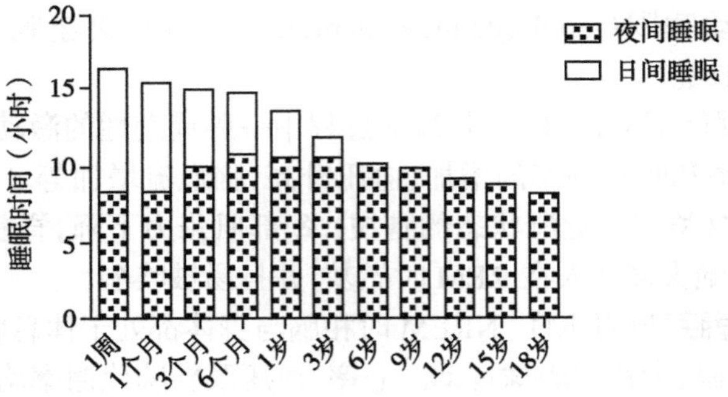

图 3-4　不同年龄儿童的睡眠时间

1. 婴儿期睡眠　胎儿后期开始出现 REM 和 NREM 时相，但是界限不完全清晰。新生儿的睡眠由活动睡眠（active sleep，AS）、安静睡眠（quiet sleep，QS）和不定型睡眠（indeterminate sleep，IS）组成。不定型睡眠不能准确地划归到 REM 或 NREM 睡眠时相，是睡眠发育不成熟的标志。活动睡眠相当于 REM，而安静睡眠相当于 NREM。活动睡眠时伴有显著运动活动，如周期性的呼吸、快速眼球活动等。正常新生儿 REM 时相占到总睡眠时间的 1/2。早产儿的 REM 睡眠时间更长。正常新生儿的睡眠周期约为 50 分钟，

3~4 小时的连续睡眠后可有 1~2 小时的清醒期，母乳喂养的婴儿清醒时间较长。新生儿昼夜睡眠时间基本相等。

婴儿在 1~2 月龄时开始可随外界光线强度变化调整睡眠时相。2~3 月龄时是婴儿建立昼夜睡眠时相的关键时期。婴儿 3 月龄时开始从 REM 时相入睡调整为从 NREM 时相入睡。6 月龄时 REM 睡眠时间逐渐缩短，NREM 睡眠时间延长，总睡眠时间缩短至 13~14 小时。3~6 月龄的婴儿开始出现深睡眠（NREM 时相Ⅲ阶段）。9 月龄时可连续睡眠约为 6~8 小时。6~12 月龄时开始活动睡眠多在后半夜出现，这种模式一直延续到成年。1 岁时日间可有 1~2 次的短时间睡眠（小睡），平均每日睡眠时间为 15 个小时。家长需让婴儿形成自己的昼夜睡眠规律，学习自我安定入睡，通过再安定或自我安定进入到深睡眠（NREM 时相Ⅲ阶段），有益于婴儿醒后自己再入睡。

夜醒（night waking）是婴儿睡眠中常见的现象，也是对婴儿自身的一种保护机制，婴儿在睡眠中若出现温度不适、呼吸不畅、饥饿等危害婴儿健康的情况时，触发夜醒。婴儿睡眠发育存在个体差异，因婴儿的睡眠发育成熟度不同，夜醒的发生情况也不同。但随年龄增加，持续存在的夜醒往往是由于父母不恰当地睡眠安抚习惯导致的行为性失眠的症状之一。

2. 幼儿期睡眠　通常幼儿日间有 1 次短时间睡眠，每日总睡眠时间约为 12~14 小时。约 30% 的幼儿会出现不同程度的睡眠问题，例如，分离焦虑（separation anxiety）可导致幼儿出现夜间恐惧。因此，每日规律地上床入睡对建立幼儿的睡眠规律十分关键。

3. 学龄前期睡眠　睡眠周期模式已接近成人，已建立约 90 分钟 REM-NREM 睡眠周期。总睡眠时间缩短至 11~12 个小时。日间的短时间睡眠现象随年龄增长逐渐消失。

4. 学龄期睡眠　昼夜睡眠结构已趋于稳定，夜间睡眠时间固定，日间基本无短时间睡眠现象。总睡眠时间缩短至 9~11 个小时。在学龄期，学习或家庭生活的作息是影响学龄期儿童睡眠模式的关键因素。

5. 青少年期睡眠　睡眠生理发生明显变化，深睡眠（NREM 时相Ⅲ阶段）和 REM 睡眠时间均缩短。青少年期的夜间睡眠时间约为 8~10 小时。多种因素影响青少年期的睡眠模式，如昼夜节律、外界环境、文化差异等。充足的睡眠是青少年成长发育的保障。

（四）睡眠障碍的预防

睡眠不充足及睡眠质量不佳均可影响儿童的正常生活以及神经功能，尤其是学习及记忆强化的功能，以及一些前额叶皮质的功能，包括注意、工作记忆以及一些执行功能等。睡眠不充足以及片段化睡眠还可以导致儿童情绪及情绪调节异常，如易怒、消极等。儿童睡眠发育过程中会有许多睡眠障碍存在，包括睡眠期发作性相关疾病（婴儿期）、异态睡眠、婴儿猝死综合征（sudden infant death syndrome，SIDS）、昼夜节律紊乱（青春期）、睡眠呼吸暂停（sleep apnea，SA）等。重视儿童睡眠发育，采取适当措施可预防儿童睡眠障碍的发生，确保儿童的正常睡眠发育。一般性措施包括：①恒定的环境噪声、光线强度和温度的卧室；②在白天给予充足的食物和水，进行适量的社交和体育活动；③避免摄入咖啡因；④较为固定的睡眠时长；⑤规律的就寝和唤醒时间；⑥卧室不摆放电视等娱乐设施；⑦让儿童有安全感；⑧培养儿童的自我安抚能力；⑨父母的关爱。

（姜玉武）

第二节 神经心理发育与行为发展

心理发育是一个动态且复杂的发育过程，出生前已经开始启动，正常情况下按照一定的发育水平和发育轨迹进行。神经心理发育研究的焦点在于大脑与行为之间的关系，神经心理学家通过对婴幼儿及儿童的行为评估来分析其大脑发育的特点。神经心理发育评估的范畴非常广泛，包括儿童的感知觉、运动、语言、社会适应性、认知、情绪情感等多个维度。尽管神经心理与行为发育贯穿整个儿童及青少年生长发育阶段，但不同年龄阶段观察和研究的重点不同，如婴幼儿阶段关注的重点常常是感知觉、大运动、精细运动、语言及言语、社会性及自理能力的发育等，而随着年龄的增加、发育的日渐成熟，注意、记忆、思维、想象等逐渐占据神经心理发育评估的重点。

一、感知觉发育

感觉（sensation）是通过各种感觉器官从外界环境中选择性地取得信息的能力，是儿童心理发育的基础。知觉（perception）是对整体事物的知觉活动，依靠大脑皮层参与，对复合刺激物的整体反应知觉活动。正常感知觉器官和中枢神经系统是发育的基本条件。

（一）视觉发育

胎儿32~34周视觉（vision）发育，新生儿已有视觉感应功能，瞳孔有对光反应。由于对晶状体形状的调节功能和眼外肌反馈系统发育不成熟，新生儿可有眼球震颤现象。安静状态下新生儿可短暂注视物体，15~20cm距离视物最清楚。婴儿1月龄出现头眼协调，头可跟随移动的物体作水平方向转动90°；3~4月龄时头眼协调好，头随物体水平转动180°，喜看自己的手，能辨别彩色和非彩色的物体（图3-5，图3-6）；6~7月龄时目光随上下移动的物体作垂直方向的转动，并可改变体位协调动作，能看着下落的物体，喜欢红色；8~9月龄开始出现视深度，即通过视觉估计对象的距离，能看到小的物体；18月龄时对图画有兴趣可以区别各种形状如正方形、圆形、三角形；2岁时视力达到0.5，能区别垂直线与水平线，逐渐学会辨别红、白、黄、绿等颜色；3岁左右开始说出颜色名称，认识圆形、方形和三角形；4~5岁时认识椭圆形、菱形、五角形等，视深度充分发育，视力达到1.0，能阅读书本和黑板上的符号和文字。儿童6岁时视深度已发育，此前因判断视深度不正确而常常撞到东西。学龄前儿童如视觉异常可出现动作不协调或易摔跤。

（二）听觉发育

听觉（audition）与儿童智能、语言理解及表达和社交能力发育有关。胎儿20周左右听觉系统开始发育，胎儿后期听觉已比较灵敏。新生儿出生时鼓室无空气，听力差，3~7日龄的新生儿听觉已相当良好，50~90dB的声音可引起呼吸改变，能区别90dB和104dB的声音；能分辨母亲声音与他人声音；新生儿还能区分声音高低，出生2~3日龄的新生儿已能区分高低不同的音调。婴儿2月龄时能辨别不同的语音。研究证实，哺乳时当婴儿首次听到新的语音，吸吮加快，但重复几次后，吸吮减慢；更换新的语音后，婴儿吸吮又加快，提示2月龄婴儿的听觉习惯化已形成。3~4月龄婴儿头可转向声源（图3-7）。6月龄婴儿已能区别父母声音，叫名字已有应答，能对发声的玩具感兴趣。7~9月龄婴儿头眼协调转向声源并注视，区别语

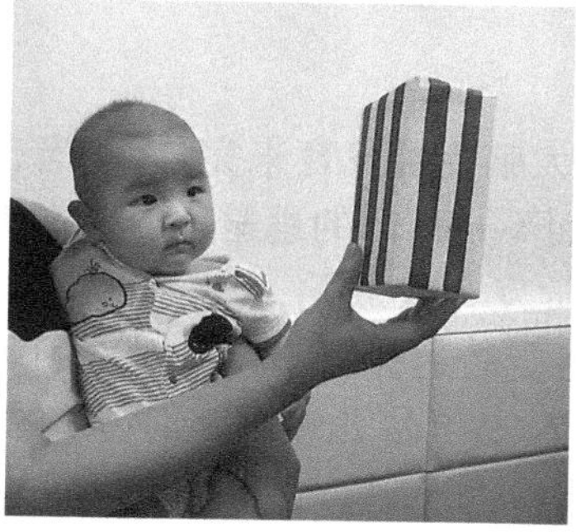

图 3-5　3~4 月龄婴儿能辨别黑白条图

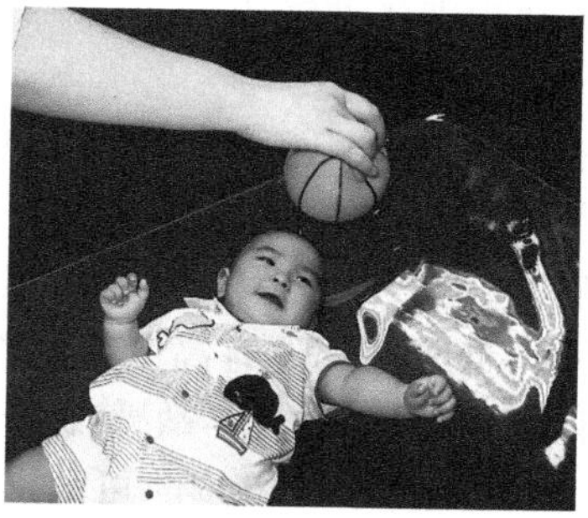

图 3-6　3~4 月龄婴儿头眼协调好

言的意义（图 3-8）；8~9 月龄开始婴儿出现视深度感觉，能看到小物体；10 月龄婴儿两眼可迅速地转向声源看，对铃声及人的声音有应答。18 月龄幼儿开始区别不同声响，如犬吠声与汽车喇叭声，24 月龄时则对声响度区别较精确。3 岁的幼儿对声音的区别则更精细，如能辨别“er”与“e”，4 岁时能区别“f”与“s”或“f”与“th”。学龄期儿童能对连续的言语进行信息处理，并利用情景解释听觉信号并在发音上较学龄前儿童更为正确。儿童听觉的发育持续至少年期。

婴幼儿听力筛查可用发声的简单工具或听力器进行行为测试，如 5 月龄婴儿可用游戏测听方法，即婴儿听到声音变化时，以玩具奖赏；年长儿可用秒表、音义或测听器测试。脑干听觉诱发电位可较精确判断儿童的听觉。

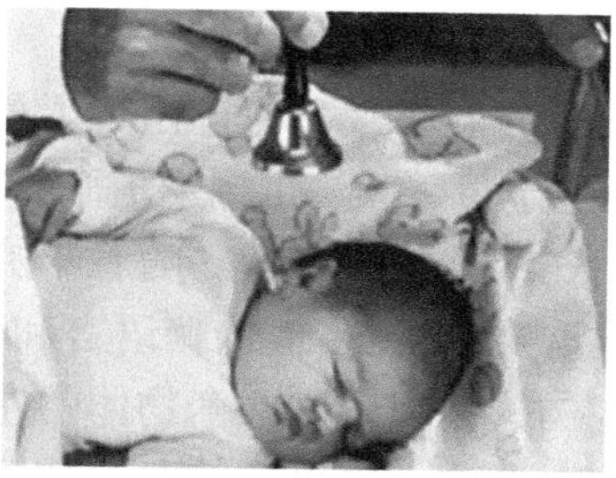

图 3-7　新生儿对铃声的反应

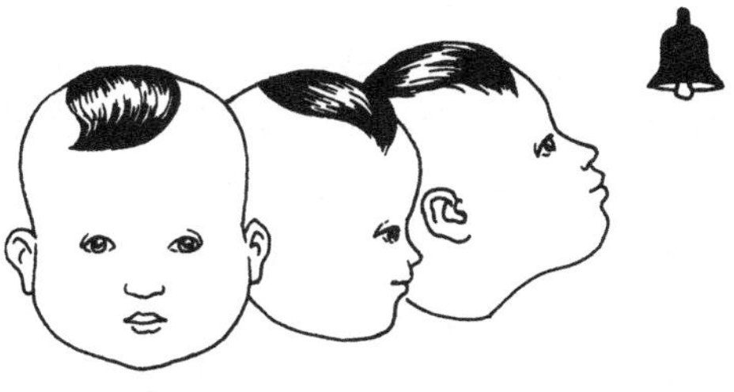

图 3-8　7~9 月龄婴儿头眼协调转向声源

（三）嗅觉和味觉

1. 味觉（taste）　味觉主要有 5 种，即咸、甜、苦、酸、鲜。味蕾在胎儿 7~8 周时开始发育，出生时味觉发育已很完善。出生 2 小时的新生儿已能分辨出甜味、酸味、苦味和咸味，出现不同的面部表情。4~5 月龄婴儿对食物轻微的味道改变已很敏感，能区别食物的味道。一般婴儿喜欢甜味的食物，幼儿后对食物产生个人的偏爱。

2. 嗅觉（olfaction）　嗅觉的适宜刺激物是气味，鼻腔上部黏膜中的嗅细胞遇到有气味的气体产生神经冲动，沿嗅神经传入大脑皮层额叶区而引起嗅觉。出生时嗅觉发育也已成熟，能辨别出多种气味，具有初步的嗅觉空间定位能力。生后 1~2 周已可识别母亲与其他人的气味，3~4 月龄婴儿能区别愉快与不愉快的气味，7~8 月龄能分辨出芳香的刺激，2 岁左右能很好地辨别各种气味。

（四）皮肤感觉

皮肤感觉包括痛觉、触觉、温度觉及深感觉。新生儿大脑皮层发育未完善，对痛、温度、触觉刺激不能定位；受冷热刺激所引起的是全身性运动，而不是局部的逃避反射。新生儿虽然有痛觉，但较迟钝，第2个月后逐渐改善；新生儿的触觉发育较成熟，尤其在眼、前额、口周、手掌、足底等部位有高度敏感性；前臂、大腿、躯干的触觉较迟钝。出生时对冷的刺激比热的刺激更敏感，对热不敏感，甚至被热水袋烫伤也无反应。2~3岁儿童可辨别物体的属性，如软、硬、冷、热等；5~6岁时可区别体积和重量不同的物体。

深感觉是指感受肌肉、肌腱、关节和韧带等深部结构的本体感觉，感受关于位置、力量、方向和身体各部位动作的信息。

（五）知觉发育

知觉是人体对各种物质属性的综合反映。生后各种知觉功能发育逐渐成熟，其中主要的是视觉、听觉和触摸觉。学龄前儿童能区别各种色调明度，并懂得各种颜色的名称，逐渐发展对物体的大小、轻重、粗细和软硬等属性感知觉，始有空间方位知觉，如3岁儿童能分辨上下方位，4岁开始辨认前后，5岁以自身为中心辨认左右方位，但不能分辨他人的身体左右。儿童对时间的认知较空间方位的认知晚。4岁儿童的时间概念需要依靠具体事例发展，如早晨起床，晚上睡觉；4~5岁儿童则逐渐有认识一日内时间顺序，如早、午、晚。5~6岁儿童始逐渐掌握周内时序、四季节等概念。

学龄儿童知觉能力的发展主要体现在身体定位、空间和时间认识三方面。躯体知觉方面能更恰当地对身体需要作出反应，如能清楚地表达头、腹部等身体部位的不适感，能用手的触觉估计物体的形状、大小和轻重。随着躯体的位置觉和运动能力的提高，如自觉地调整在运动、书写等活动中的姿势，能走晃动着的独木桥。

空间知觉方面的发展与视觉和运动的发展密切相关。儿童在2~3岁时已出现了最初的空间知觉。学龄儿童能察觉更复杂、更详细的空间环境中的定位关系，如能模仿画2个或2个以上具有一定位置关系的几何图形，12岁的儿童能画出三维立体的图形。随着年龄的增长，实际的知觉和视觉分析在精细的空间判断上变得不再重要，而更多地依赖语言和概念。7~9岁儿童能初步掌握左右方向的相对性，如分辨他人的左右，但在辨别两个物体的左右关系时常有错误。9~11岁儿童能比较灵活地、概括地掌握左右概念。因事物的左右方位与儿童本身具有相对性，儿童从具体的方位知觉到方位概念需经过一段较长时间训练。正常儿童一般在9岁后不再出现空间知觉导致的阅读和书写错误，如“d”与“b”、“p”与“q”、“9”与“6”不分。

儿童时间知觉的发展落后于空间知觉。因时间无法直接感知，儿童需借助于直接反映时间流程的媒介物来认识时间。我国的研究表明5岁儿童时间知觉不准确，往往用事物的空间关系代替时间关系。6岁儿童对短时距知觉的准确性和稳定性有所提高，并开始区分时间与空间，但发展尚不完全。7岁儿童开始学习利用时间标尺，但主要是利用外部时间标尺（如钟表），基本能够区分空间与时间关系，掌握相对性的时间概念，如昨天早晨、明天晚上；8岁儿童能主动利用时间标尺，判断时间知觉的准确性和稳定性接近成人，能比较准确地再现时距。

观察是一种有目的、有计划的比较持久的知觉过程，是知觉的高级形态。观察力的发展从无目的观察组件转为有目的观察,观察时间逐渐延长。6 岁儿童能清楚认识物体整体,7~8 岁儿童既能看到部分又同时看到整体,但尚不能将部分与整体连接起来。8~9 岁的儿童能明确认识物体的部分与整体的关系,实现部分与整体的统一。

二、运动发育

运动发育包括大运动(gross motor)和精细运动(fine motor)。大运动是儿童适应周围环境进行的日常活动和游戏的全身活动能力,是身体对大动作的控制,使儿童能够在周围环境中活动,如抬头、坐、爬、站、走、跑、跳等。精细运动是手及手指等部位小肌肉或肌肉群的运动,指较小的动作活动,如伸手够物、抓握物品、涂画、叠方积木、翻书、写字等。运动发育与脑功能的发育密切相关。运动发育从无意动作及原始反射引入,或需原始反射的退出。如踏步反射有助日后的学步,不对称的紧张性颈反射则阻碍婴儿翻身,握持反射干扰婴儿的随意握物动作。运动发育与脑的形态、功能发育部位、神经纤维髓鞘化的时间与程度有关。随着脊髓的髓鞘化,婴儿从抬头到能翻身、爬行、走等,即运动发育遵循自上而下,由近至远,从不协调到协调,先正向动作、后反向动作的生长发育规律(图 3-9)。运动发育是婴幼儿能力发展中较早出现的行为,可作为行为发育评估指标。如神经髓鞘化过程推迟,儿童可出现运动发育迟缓。运动迟缓发生原因不同,应仔细鉴别。

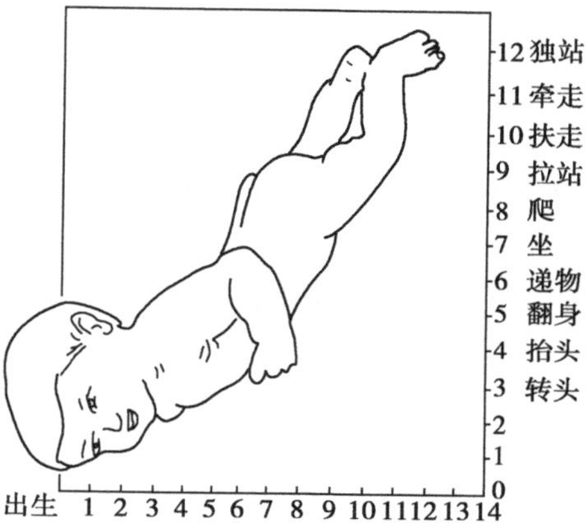

图 3-9　自上而下运动发育规律

(一)平衡与大运动

估计 <3 月龄婴儿运动状态时,可观察婴儿俯卧时抬头与竖颈能力、踢足的力量、握持和拥抱反射的对称性;3~4 月龄后观察婴儿握持、拥抱反射等原始反射消退情况;婴儿 6~7 月龄后则观察坐、站、走、跑动作能力与出现的月龄。

1. 抬头(lift head)　颈后肌发育先于颈前肌,故婴儿最先出现的是俯卧位抬头。新生儿俯卧位时能抬头 1~2 秒,3 月龄婴儿抬头约 45°,已较稳;5~6 月龄婴儿俯卧抬头 90°。3~4 月龄婴儿扶坐时竖颈稳,并能自由转动(图 3-10,图 3-11)。

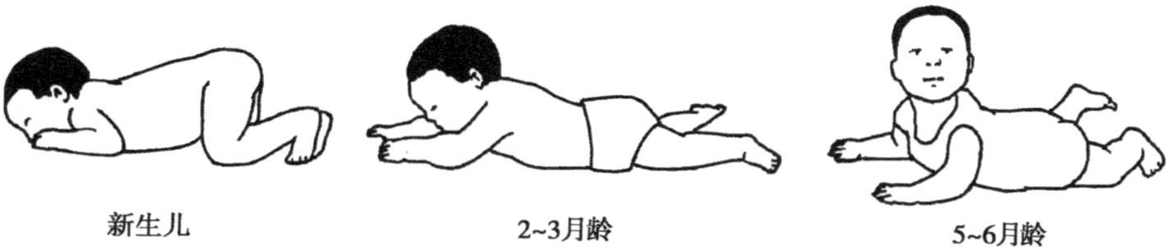

图 3-10　俯卧抬头姿势发育

2. 翻身(roll over)　不对称颈紧张反射消失后,翻身动作发育。1~2 月龄婴儿可伸展脊柱从侧卧位到仰卧位。4~5 月龄时可较有意地以身体为一体从侧卧位到仰卧位,但无身体的转动。5~6 月龄时能从仰卧位翻至侧卧位,或从俯卧位至仰卧位。7~8 月龄婴儿可有意伸展上肢(或下肢),继而躯干、下肢(或上肢),分段转动,连续从仰卧至俯卧位,再翻至仰卧位。

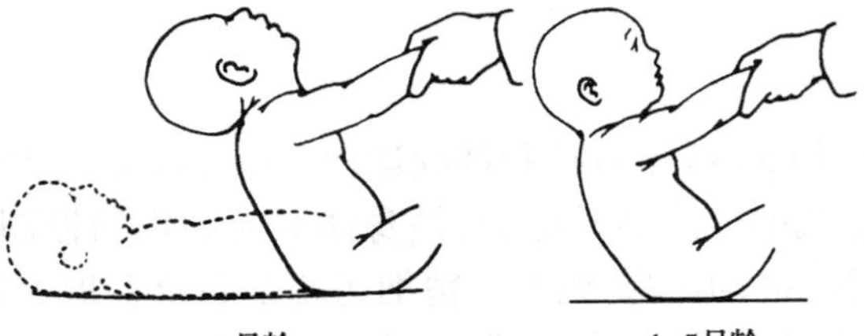

图 3-11 竖颈姿势发育

3. 坐(sit) 新生儿腰肌无力,至 3 月龄扶坐腰背呈弧形。4 月龄婴儿扶坐时能竖颈,6 月龄时能靠双手支撑,稳坐片刻。7 月龄坐稳,双手可玩玩具,但活动范围较大时身体向侧面倾斜失去平衡,此时开始发展向前伸手的保护性反应。8~9 月龄婴儿已能坐稳,背部竖直,左右转动,当活动范围较大时,双手伸出维持身体倾斜时的平衡。1 岁左右儿童身体倾斜时出现向后伸手的保护性反应(图 3-12)。1 岁后的幼儿能自己爬上椅子,转身坐下。1.5 岁后的幼儿可独坐小凳,可弯腰拾物。

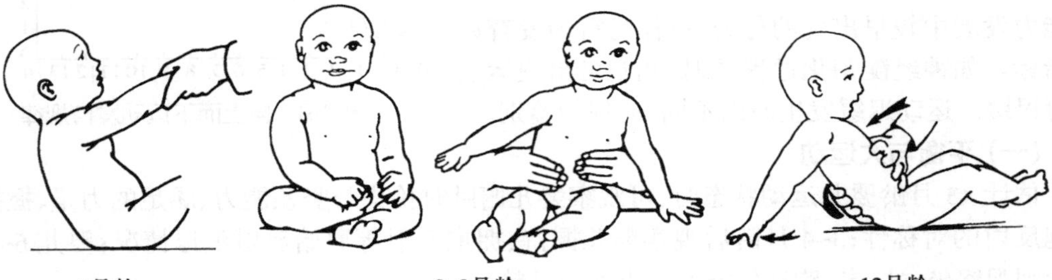

图 3-12 坐姿发育

4. 匍匐、爬(creeps) 新生儿俯卧位时已有反射性的匍匐动作;2 月龄俯卧时能交替踢腿,是匍匐的开始;3~4 月龄婴儿可用手撑上身数分钟。7 月龄婴儿俯卧时,可后退或原地转;8 月龄时能匍匐运动。9 月龄婴儿已可跪爬,并能伸出一侧手向前取物;10 月龄后儿童熟练爬行。

5. 站(stance)、走(walk)、跳(jump) 新生儿双下肢直立时稍可负重,出现踏步反射和立足反射。婴儿 5~6 月龄扶立时双下肢可负重,并上下跳;8~9 月龄时可扶站片刻;10~12 月龄能独站片刻和扶走;18~24 月龄会跑和倒退走;24~30 月龄可单足站立 1~2 秒,原地并足跳;3 岁时会上下楼梯,并足跳远,单足跳;4 岁能沿直线走;5~6 岁能在宽的平衡木上走,会脚跟对着脚尖走直线,还会跳绳、溜冰,自 3~4 级的台阶上跳下。初走时先足尖着地,髋、膝、肘部微屈曲,以维持重心。走地较稳时则表现双臂下摆、足跟 - 足尖行走(表 3-3)。

表 3-3　大运动里程碑

平均年龄（月龄）	大运动里程碑	平均年龄（月龄）	大运动里程碑
1	俯卧位抬头	8	爬行，爬到坐位转换，拉着站起来
2	俯卧位抬胸	9	四处爬行
3	俯卧位肘部支撑抬头	11	牵手行走
4	俯卧位腕部支撑抬头，俯卧位翻到仰卧位	12	独自行走
5	仰卧位翻到俯卧位，支撑下坐	15	会跑
6	独坐		

（二）精细运动

精细运动与上肢正中神经、尺神经、桡神经自上而下的髓鞘化进程关系密切，从上臂粗大活动逐渐向下发展至手部的精细运动功能。新生儿两手握拳很紧，随着非对称颈紧张反射的逐渐消失和视觉功能的提高，3 月龄婴儿握拳反射消失，可胸前玩手，看到物体时全身乱动，并企图全手抓扒物品。4 月龄时用手掌握物；5 月龄时大拇指参与握物，抓物入口。6~7 月龄能独自玩弄小物品，出现物品换手与捏、敲等探索性动作。9 月龄时拇、示指拾物（图 3-13），喜撕纸；16 月龄用笔乱涂，学用匙。18 月龄能叠 2~3 块积木，拉脱手套或袜子；2 岁儿童可叠 6~7 块积木，一页一页地翻书，拿住杯子喝水，模仿画垂直线和圆。3~4 岁则会使用一些“工具性”玩具，如用小锤子敲打小柱钉、玩泥胶、拧开瓶盖等。4~5 岁儿童能自己穿鞋带，剪纸；5~6 岁儿童用笔学习写字、折纸、剪复杂图形（表 3-4）。

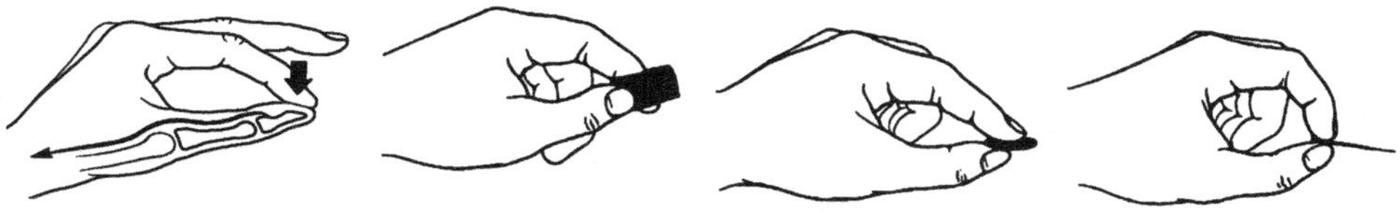

图 3-13　拇、示指拾物发育

表 3-4　精细运动里程碑

年龄（月龄）	里程碑	年龄（月龄）	里程碑
4	松拳，手过身体中线	16	模仿涂鸦
5	伸手抓物，物品从一个手换到另一个手	18	自主涂鸦
6	拇指参与抓取较大的物品	21	可以用 3 块立方体叠高
8	拇指参与抓取较小的物品	24	可以用 4 块立方体水平面排火车
9	不熟练运用拇、示指捏起小的物品	30	给 4 块立方体火车加囱
11	熟练运用拇、示指捏起小的物品	36	模仿画圆，可以画出人的头及另外某一部分
12	有意识地放开物品		

三、语言发育

语言(language)是人类在充分的语言环境刺激的作用下特有的一种高级神经活动,是学习、社会交往、个性发展中一个重要的能力。儿童语言的发育是儿童全面发育的标志。语言信号通过视、听感受器接受,传入中枢分析器(语言感受中枢、言语感受中枢、阅读中枢、书写中枢),语言运动表达中枢产生语言(图 3-14)。因此,评价儿童语言发育需评价听觉、发音器官及大脑功能。

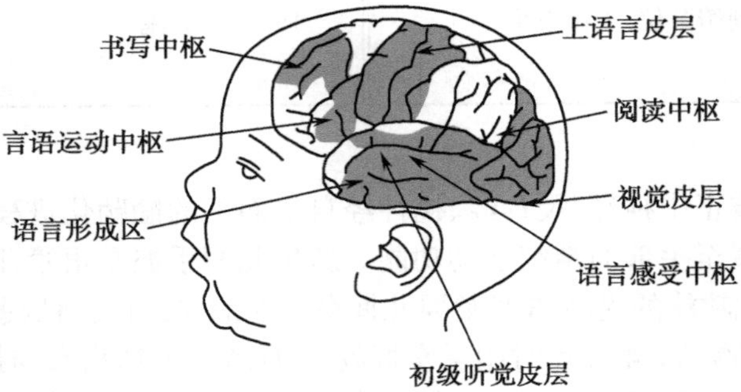

图 3-14 语言皮质代表区的功能

语言发育经过前语言阶段及语言阶段。会话的能力是先理解后表达,先名词、动词、后代名词、形容词、介词、助词。2 岁能理解约 400 个字,3 岁时约 1 000 个字,4 岁约 1 600 个字。1.5 岁以后词汇量迅速发展,2~3 岁时增加更快,5~6 岁后减慢。语言发育由于受生物因素和环境的影响,个体差异很大。如 1.5 岁幼儿不会说,或 2 岁幼儿词汇量少于 30 个,或 3 岁时词汇少于 50 个,或构音不清等情况属语言、言语发育迟缓。

语言发育进程:

1. 语言前期(发音与学语,0~12 月龄) 婴儿表达语言继理解语言而发展,一般须经过 3~4 个月。婴儿通过视觉、触觉、体位感觉等与听觉的联系,开始理解一些日常用品(如杯子、电灯)的名称,成人对婴儿发音及时、恰当的应答,多次的反复,使婴儿逐渐理解语音的含义。语音由于词义的联系被储存于记忆中。当语言具有特殊意义时,听觉中枢与发音运动中枢间建立起联系通路,婴儿可有意发音,即出现最初的口头语言(图 3-15)。3~4 月龄婴儿反复咿呀作声;8 月龄时,发声已有辅音和元音的组合。12 月龄时会使用 1 个字,同时用姿势表示意思,如挥手表示再见、用手指点图片等。当婴儿说出第一个有意义的字时,意味着婴儿真正开始用语言与人交往。

2. 初语言期 幼儿使用词语表示已经知道的事物,可用简单词语与他人交流,但体现了以自我为中心的特点。12~18 月龄的幼儿单词词汇增加到 20 个;18~24 月龄时词汇量骤增进入词语爆发期并且出现 2 个单词组合的阶段。如果幼儿熟悉某一事物时,交流中能基本按照规律组合词语,出现短句;当词汇增加到数百个,模仿能力增加,交流中的话题增多,显示较好的灵活性。24~36 月龄幼儿词汇量明显增多,用词较恰当,并能用特殊的方式表达自己的情绪、希望、兴趣等,能在交流中应用已学词汇,例如能表达自己的意图和事物的数量。3 岁儿童能说出自己的姓名、年龄、性别,认识常见的物品、图画,遵循连续的 2~3 个指令。

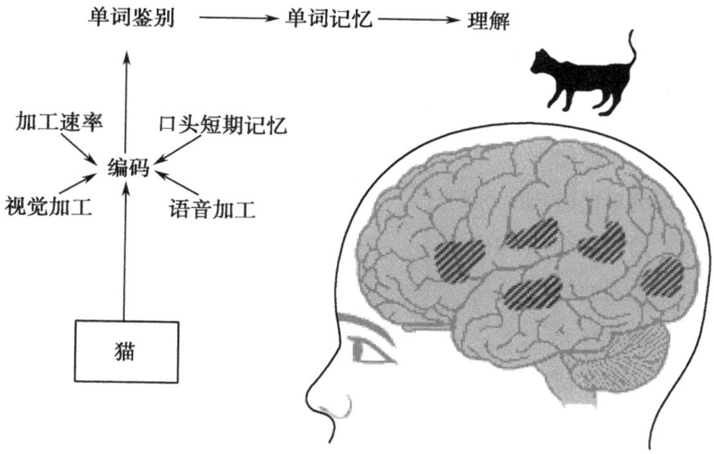

图 3-15　语言形成过程

3. 语言期　学龄前儿童开始出现更复杂的语言形式，出现介词（在……上面、下面等）、代词（你、我、他或她）、条件句（如果……那么）、连接词（因为……所以，但是）。儿童更为熟练地表达自己的意图和意思，可在不同的情境下使用适当的语言交流。学前期儿童会讲故事，遵循 3 个以上连续的指令，懂得期待未来发生的事，如“明天我们去……”；对问题“谁、何处、什么”能够作出应答，但对问句“怎样、为什么”难以回答，喜欢问为什么。儿童 4 岁时即使在陌生人面前说话也清晰易懂，表达复杂事情时出现说话不流利，常常被父母误认为是“口吃”。

学校环境要求学龄期儿童几乎全部以语言表达，例如教师传授知识、布置作业、回答问题、与同学交往等。要求儿童在大的群体中遵守“轮流”的规则，适当地、灵活地使用语言，在适应学校环境后发展语义，即儿童学习与学业有关的新词语，获得新的信息和指令，掌握特定的学科，保证学业的成功。7~8 岁儿童能使用抽象语言思考问题，其语言能力与学习成绩密切相关。12 岁儿童认知和语言能力基本达成人水平（表 3-5）。

表 3-5　语言发育进程

年龄（月龄）	接受语言发育	表达语言发育
1	对声音敏感	
2	社会性微笑	
3		咕咕的声音
4	对声音可以定位	笑
6	自己名字	尖叫、咿呀学语、不同哭声
8		无意识叫“baba”“mama”
10	懂得“不”	
12	家庭成员名字 熟悉物品名称 简单词组，如“再见”“没了” 简单需要，如“给我……”	用手势，如指物、摇头 两个字，如“妈妈”“爸爸”

续表

年龄(月龄)	接受语言发育	表达语言发育
15	家庭成员名字和熟悉物品名称 身体部分 简单词组,如“不要” 简单指示(不用手势)	用手势 两个字,除“妈妈”“爸爸”外
18	人、物名,图片 身体部分 简单指示(不用手势)	用手势 15~20 个字 2~3 个字 知家庭成员
24	人、物名,图片 身体部分(至少七部分) 简单指示(不用手势)	用手势 词汇量扩大 2~3 个字 不流利 知生人(25%)
36	几乎所有物品名称 方位 “2”的概念 性别区分 2~3 个指示	正确用词,如单复数、发音、介词 2~4 个字句子 短语 流利 知生人(75%)
48	区分颜色 “相同”与“不同”观念 2~3 个指示	过去时 短语 描述故事、事情 知生人(100%)

四、个人 - 社会能力发育

个人 - 社会能力是儿童在生长发育过程中获得的自理能力和人际交往能力,包括自我服务、认识自己、适应环境、学会与他人交流等,又称社会适应性技能(social adaptive skill)。儿童个人 - 社会能力是神经、心理发育的综合表现,与儿童智力发育、独立生活能力与社交能力有关。

新生儿已有与成人交往的能力,如对母亲声音、触摸可引起注视、听、安静、愉快表情;哭是引起成人反应的主要方式。2~3 月龄婴儿以笑、停止啼哭、伸手等行为以及眼神和发音表示认识父母;3~4 月龄开始出现社会反应性的大笑;对母亲声音表示愉快。6 月龄时始认生;9~10 月龄喜欢照镜子,喜玩躲猫猫游戏,是认生的高峰。12~18 月龄幼儿会指或说出要的东西,受挫折时发脾气,模仿扫地或擦桌子;18 月龄的幼儿逐渐有自我控制能力,成人在附近时可独自玩耍。2 岁幼儿可初步建立自我照顾能力如自我进食、如厕训练;学习收拾玩具，喜欢听故事、看图画和看电视，喜欢奔跑、推拉等大运动的游戏。儿童 3 岁时逐步建立自己的生活规律，生活经验使儿童开始懂得安全危险，学习遵循游戏规则，发脾气减少；能和小朋友一起玩简单的游戏，如扮演“做家长”，学妈妈做家务、爸爸修理家具等。儿童 4 岁时能与年龄较大的小朋友一起玩有想象力的游戏，能穿脱衣服和鞋子等，具有一定的独立性；开始意识到自己的责任，愿意帮助别人，能承认错误。儿童 5 岁时喜欢与幼儿园朋友交往，喜欢玩“扮演角色”的游戏，如扮演熟悉的人物如医生、警察、邮递员、消防队员等，也喜欢玩有比赛性质的游戏；开始懂礼貌，遵守群体规则；帮助成人做简单的家务。儿童 6 岁时开始注意自己的仪容，遵守公共卫生的规则，遵守交通规则，遇到困难时会向老师或父母寻求帮助，学习遵守课堂纪律，逐渐学会控制冲动，用语言表达情绪，学习基本的交流技巧（表 3-6）。

表 3-6　社会适应能力里程碑

年龄（月龄）		年龄（月龄）	
	进食能力		**如厕能力**
5	可抱奶瓶	31~33	白天不遗尿（女童）
10	抓食入口	34~37	白天不遗尿（男童）
15	使用勺子	34	解便时使用卫生间或便盆（女童）
15	用杯子喝水	39	解便时使用卫生间或便盆（男童）
30	用筷子进食		
48	会用刀子切食物		
	穿衣能力		**社会 / 游戏能力**
10	成人帮助穿衣	1.5	社交式微笑
24	穿或脱去部分衣服	4	大笑
48	穿好全部衣服	10	躲猫猫或玩拍手游戏
48	系好纽扣	12	单人游戏（自己玩耍）
48	正确穿鞋子	24	平行游戏（与其他儿童一起，但各玩各的）
60	系鞋带	36	参加互动游戏

五、认知发展

认知（cognition）是指人获得和使用知识的过程，属于行为发育范畴。认知发育从感知开始到理解，以后涉及思维、记忆。根据皮亚杰的认知发展阶段论，儿童的认知发展经历四个连续的阶段，即感知运动阶段（0~2 岁）、前运算阶段（2~7 岁）、具体运算阶段（7~12 岁）和形式运算阶段（12~15 岁）。

婴幼儿思维为有直觉行动性（intuition-action），即思维与对事物的感知和儿童自身的行动分不开，缺乏计划性和预见性。根据皮亚杰的认识发生论，儿童在感知运动阶段（0~2 岁）依靠感知动作适应外部世界，构筑动作格式，开始认识客体永存性（object permanence），幼儿后期出现智慧结构。如 8 月龄婴儿客体永存观念初步形成（思维萌芽标志），即客体消失后婴儿依然认为是客体存在的。客体永存性的建立是婴幼儿认知活动发展的基础(图 3-16)。12~18 月龄婴儿学习有目的地通过调节手段来解决新问题,如尝试拖动毯子取得玩具(图 3-17)。

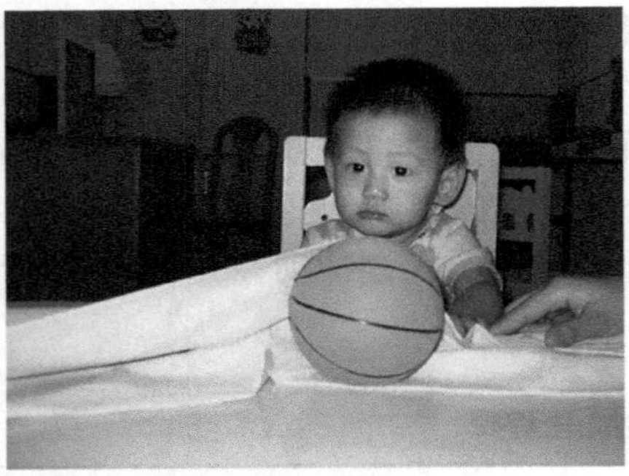

图 3-16 找被布蒙玩具

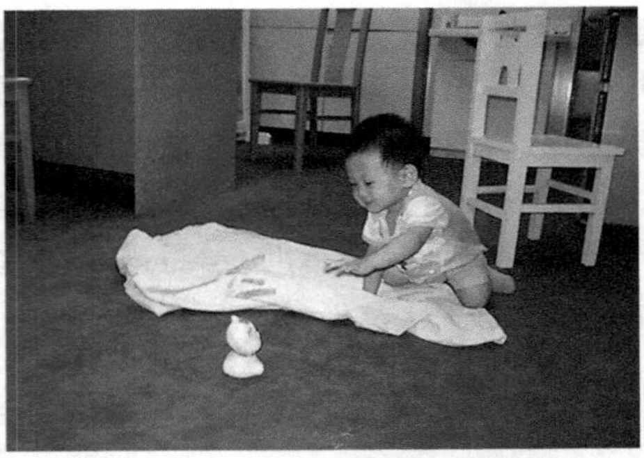

图 3-17 拖动毯子取得玩具

想象是随着语言的发展而产生的,1.5~2 岁儿童出现了想象的萌芽,主要是通过动作和口头言语表达出来的,2~3 岁是想象发展的最初阶段,但想象是没有目的的即兴发挥,比较零散,内容简单、贫乏。

2 岁左右的幼儿象征性思维开始,即幼儿能处理简单的新问题,在心理内部将几个动作联合起来以产生所期望的结果,而不再是仅仅依靠外在的行为尝试。如儿童取毯子上的物体不再是靠反复地尝试错误,而是可以运用内在的思维活动,想象物体的位置以及动作和动作结果,最终形成解决问题的方法。

2~4 岁阶段为前概念或象征性思维阶段,即凭借象征格式在进行思维。如进行各种象征性游戏。儿童语言和象征性思维的发展是认知发育质的飞跃。

按照皮亚杰的研究学龄前儿童的认知发育是前运算阶段(pre-operational stage),认知主要是出现了符号功能或象征性功能。所谓符号,即事物的代表。语言就是一种符号,儿童用语言表达需求,传递信息。心理表象也是一种符号,属于个人头脑中的,例如儿童想起“猫”,头脑中立即浮现“猫”的表象。动作姿势也是一种符号,如儿童两手掌合放在头的一侧示意睡觉。符号功能的产生代表儿童认知能力新的发展水平。因此,学龄前儿童用词语和表象相结合的方式思考问题,使思维带有概括性和间接性,是一种表象性思维。

符号功能的出现使儿童有了新的行为模式。儿童可以凭借各种符号进行各种象征性游戏,用词语表示某个人或某物,用一种事物代表另一种事物,在头脑中进行想象。模仿、语言、扮演游戏角色、理解图片、绘画、搭模型等活动和技能都体现学龄前儿童认知功能的发展特点。4~7 岁儿童属于前运算阶段的直觉思维时期。直觉思维是思维来自知觉的事物的显著特征,即感知对儿童的行为的影响超过事实;同时思维具有“自我中心”特征,即看待事物完全是从自己的角度出发。事实上,学龄前儿童并非完全以自我为中心。如 3 岁的儿童已能认识到他人有自己的内心想法,他人的需要或情绪与自己可不同。4~5 岁时开始理解他人的想法,意识到错误信念等,能进行简单的抽象思维和推理。

皮亚杰理论认为学龄儿童认知发育是具体运算阶段，认知活动更多随意性和自觉性。儿童的思维融合前一阶段的表象格式，表现出守恒性、可逆性和系统性，形成群体结构和事物关系的逻辑运算能力，但依然受到具体事物的限制，纯粹的语言逻辑推理有困难，因而为具体运算。

形式运算阶段指的是儿童摆脱具体事物的束缚，能通过概念、命题和假设进行运算，思维具有抽象性，因而又称抽象思维阶段。思维（thinking）是客观事物在人脑中概括的、间接的反映，是借助语言实现的，属认知的高级阶段，人类认知活动的核心。学龄期儿童的抽象概念思维得以发展，并随年龄增加不断提高。所谓抽象概念思维是运用概念，通过判断、推理的思维形式达到对事物本质特征和联系的认识过程。学龄儿童到青春期的儿童思维发展的目的性、方向性、灵活性以及评判性得以加强，在此基础上逐步发展了独立思考的能力（表3-7）。

表3-7 认知发育的里程碑

年龄	里程碑	简介
4~8月龄	早期客体永存	眼睛会跟随掉落离开视线的物体，探寻部分隐藏的物体
9~12月龄	客体永存	寻找完全被隐藏的物体
9月龄	因果联系建立	意识到她或他的活动可引起另一活动或与某一应答相关
12~15月龄	了解物品功能	了解物品的用途
18月龄	代表性游戏	在别人或玩偶身上假扮使用某一物品的功能，如给娃娃杯子喝水
2~3岁	象征性游戏	假扮游戏时把一个物体象征为另一物体，如游戏中把一根细长棍想象成牙刷
3~5岁	学前技能	知道字母、数字、形状、颜色
6~12岁	逻辑思维	理解物质守恒，多步骤解决问题；意识到对同一问题可有不同观点
>13岁	抽象思维	会假设，抽象思维，总结出结论

六、注意发展

注意（attention）是人的心理活动集中于一定的人或物，是感知认识过程的开始。注意分无意注意和有意注意。无意注意是自然发生的，不需要任何努力。有意注意是自觉的、有目的的注意，需要一定的努力，两者在一定条件下可以相互转化。

婴儿注意的发生表现在开始能比较集中注意某一个新鲜事物，但很不稳定，以无意注意为主，表现在对周围事物、对别人的谈话、对事物的变化等方面的无意注意。1~3岁婴儿的注意时间在逐渐延长，如1.5岁的儿童对有兴趣的事物只能集中注意5~8分钟，1岁9个月已能集中注意8~10分钟，2岁能集中注意10~12分钟，2.5岁能集中注意10~20分钟。随年龄增长，儿童注意的事物增多，范围也越来越广，如已能注意自己的内部状态和周围人们的活动；由于大脑神经系统抑制能力和第二信号系统的发展，注意转移能力和注意分配能力也有较大发展，但仍不大成熟。近3岁左右，儿童有意注意开始出现。

学龄前期儿童注意的特点仍以无意注意为主，有意注意正在发展中。学龄前期儿童注意的稳定性提高，可较长时间地将注意集中在感兴趣的事物上，如图画书、电视等；注意的范围扩大，如3岁儿童只注意事物外部较鲜明的特征、事物间的关系，5岁后儿童能够注意事物的内部状态、因果关系，逐渐发展注意的策略使用，即从事一项活动时，能逐渐有计划地分配注意以指导自己的行动方向。

学龄期儿童的注意发展以有意注意为主，主要表现在能控制自己的注意去适应任务的要求（注意的分配和转移），更有计划地获取有关信息，提高活动的效率。

注意的时限与年龄有关，如5~7岁儿童能集中注意的平均时间15分钟左右，7~10岁为20分钟，10~12岁为25分钟左右，12岁以后为30分钟。注意的持久性与儿童自身的神经活动特点、兴趣、被注意信息的强度、连续性等有关。如儿童有明确的要求，并积极参加紧张的操作活动，注意能保持较长时间。

注意的范围随年龄不断发展，如学生在同一时间内能观察到更多的教材内容或事物。学龄初期注意的分配发展比较缓慢，如6~7岁儿童不能同时听讲、记笔记与思考问题。学龄期儿童注意的转移能力发展较快，逐渐能根据任务的要求主动地转移注意，指向不断变换的任务目标。

七、情绪、情感发展

情绪（emotion）是个体的生理或心理需要是否得到满足的心理体验和表现，是一种原始简单的感情，外部表现显著，其表现程度的个体差异由遗传和早期环境质量所决定。情绪含有表性、体验和生理的结构成分，如喜、怒、哀、乐、同情、愧疚、焦虑等各种表现。情感（feelings）是人的内在体验，是人所特有的一种高级复杂的情绪，在情绪发展的基础上产生，与社会需要相联系。情绪、情感统称为感情（affect）。

婴儿时约有8~10种基本情绪，如愉快、兴趣、惊奇、厌恶、痛苦、愤怒、惧怕、悲伤等。每种情绪有不同的内部体验和外部表现，各有不同的适应功能。新生儿可表现痛苦、厌恶和最初的自发性微笑。1~6月龄的婴儿看人脸发出社会性微笑，逐渐从看人脸笑发展到见熟人笑。3~4月龄的婴儿开始有愤怒和悲伤情绪。5~7月龄婴儿出现惧怕情绪。6~8月龄时婴儿见到陌生人出现害羞或焦虑，与母亲分离时悲伤；1岁时见到新奇事物可表现惊奇。1.5岁左右的儿童可表现不安、内疚、自豪、嫉妒等情绪；2岁左右能清楚地表达骄傲和同情；2~3岁的儿童开始认识到情绪与愿望满足的关系。3~4岁儿童能用语言、动作等方式控制自己的情绪，如电视内容情节紧张时蒙住眼睛，或自我安慰缓解焦虑，改变行动躲避不愉快的情绪发生等。但学龄前儿童易情绪冲动或发脾气，对成人的要求常回答“不”。5~6岁儿童自我情绪的控制能力增强，可有意识地抑制不合要求的愿望或行动，有一定抗诱惑或延迟满足要求的能力，遇到挫折较少哭闹或发脾气；能理解与处理自己或他人的意愿和情绪，如可用较复杂的语言与成人协商达到改变成人的意见或要求的目的。学龄期儿童产生更多的情绪体验，情感的内容不断扩大和丰富，如出现美感、挫折感、幽默感、集体感等，同时道德感、理智感、责任感、义务感、集体荣誉感等高级情感发展。

儿童的情绪情感发展与早期经历密切相关。依恋（attachment）是婴儿寻求、保持与母亲或抚养者间身体与感情亲密联系的倾向，主要表现为微笑、啼哭、追随等。依恋发展主要分为4个阶段：

1. 前依恋阶段(出生至6周龄) 婴儿出生即有内在行为,如哭、笑等情绪反应能吸引母亲的注意,有助于婴儿依恋情结发展;当婴儿用手抓、凝视母亲脸庞时,母亲有相应反应,可使母婴关系更亲近。

2. 依恋开始形成阶段(6周龄至6~8月龄) 婴儿开始能对熟人和陌生人分别作出不同的反应,如对父母或家人显示依偎亲近,对陌生人则表现警觉或焦虑不安的情绪。

3. 依恋形成阶段(6~8月龄至18月龄) 6~8月龄婴儿出现的分离焦虑是一种心理现象,15月龄达到高峰。即婴儿对父母或家人依恋,离开依恋者时表情痛苦或哭闹,表现出的分离恐惧。

4. 互惠关系形成阶段(>18月龄) 随言语功能发展,2岁儿童逐渐理解母亲离开的原因,分离恐惧减少;开始使用"谈判"策略,如提要求"回来给我买棒棒糖"而不再追随母亲。3岁前的儿童感到有依恋者在时愉快、安全,能安心地玩耍,即使在陌生的环境中也能克服焦虑和恐惧情绪。

儿童依恋主要有安全型、回避型和反抗型三种类型,少数为紊乱型(表3-8)。

表3-8 依恋的分型

类型	主要表现
安全型(secure)	母亲在旁边时儿童能安静地玩耍,并不总是依偎在母亲身边;对陌生人敏感;当母亲离开时,表现苦恼、不安情绪,母亲回来后会立即寻求与母亲的接触。安全型依恋儿童易抚慰,能很快安静下来继续游戏。约65%~70%者属安全型依恋儿童
回避型(avoidant)	儿童不太在乎是否母亲在自己身旁,母亲离开不表现出紧张或忧虑,母亲回来也不予理会,或仅表现为短暂高兴;不拒绝陌生人的接近,如安慰。回避型依恋的儿童未形成与母亲的依恋,又称"无依恋的儿童",约占儿童的20%
反抗型(ambivalent)	对母亲的离开儿童表现极度反抗,哭闹不安;母亲回来后儿童可寻求与母亲短时接触,但立即又表现反抗,未把母亲作为安全的依靠。如儿童刚被母亲抱着又挣扎下来,或拒绝拥抱,甚至发怒;不易让儿童重新回去游戏,自己玩时又不时地朝母亲看。反抗型依恋的儿童占10%~15%
紊乱型(disorganized)	儿童接近父母又很快离开,仿佛"分不清方向";儿童的行为紊乱或有自我破坏性

八、意志的发展

意志(will)是自觉地克服困难来完成预期的目的、任务的心理过程。随着学龄儿童的学习活动逐渐成为其主导活动,对儿童的意志努力提出了更高的要求,促使儿童的意志品质迅速发展起来。学龄儿童的意志自觉性水平较低,易受暗示性,有一定独断性。儿童对自己行动的因果及意义缺乏认识,不能自己提出活动的要求,不能独立调节、支配自己的行动以实现某种有目的的行动。因而儿童易形成任性、执拗或过分依赖成人的不良品质。学龄儿童意志自制力还比较薄弱,不善于控制和支配自己的言语、动作和情绪。学龄儿童意志的果断性有了初步的发展,但受知识经验和智力发展水平的限制,尚缺乏理智的思考和果断处理问题的能力,尤其是早期学龄行动往往受外界因素或情绪因素影响。

学龄儿童的意志坚持性逐步发展。主要与儿童延迟满足能力的发育有关,即不需立即的奖励或激励而能坚持完成困难任务的能力提高。学龄儿童对任务的坚持性逐渐增强,开始有意识地排除与自己行动目的不一致的主观诱因的干扰,做到有始有终。交给儿童的任务应经过努力可以达到,否则儿童屡遭失败或挫折,可挫伤儿童的信心与耐心。学龄儿童延缓疲劳的能力提高,可较长时间集中精力进行有目的的活动,有利于意志坚持性提高。

九、个性和性格发展

个性(personality)是个人处理环境关系与他人不同的习惯行为方式和倾向性,是比较稳定的各种心理特征的总和,包括思维方式、情绪反应和行为风格等。因人的心理特点不同,存在不同的个性,表现在兴趣、能力、性格、气质等方面的差异。个性中最重要的心理特征是性格,其次是能力。个性品质在个人成就中起主导及决定作用。

性格(character)是人后天生活环境中形成的心理特征,是指对己、对人、对事物比较稳定的态度。性格一旦形成就具有相对稳定性。埃里克森认为性格是人在解决内在动力与外在环境发生冲突时的牢固行为方式。埃里克森的"心理社会发展"学说认为儿童性格发育经历五个阶段,每一阶段都有一对待解决的心理-社会矛盾,各阶段矛盾(冲突)解决的状态决定下阶段或将来性格发展的倾向性。

1. 信赖与不信赖(婴儿期) 当生理需要(如吃、抱等)得到及时满足时,婴儿产生信赖感;而婴儿的基本生理需要得不到满足,婴儿产生对人和世界的一种不信任感和不安全感。

2. 自主与困惑(幼儿期) 幼儿有一定的生活自理能力,能听懂部分成人语言。当幼儿自我实现得到满足和鼓励时,扩展了认识范围,培养了独立能力,幼儿自主性得到发展;若自主力受到限制,幼儿则产生困惑。

3. 积极和内疚(学龄前期) 儿童能按父母要求引导自己的行为,即产生行为的主动性。当儿童主动行为失败会产生失望和内疚。成人的态度对发展自信心非常重要。

4. 勤奋和自卑(学龄期) 儿童勤奋学习,取得成就,得到表扬,会更加努力勤奋学习;相反,如果学业失败,成人批评,则儿童形成自卑感。

5. 自我认识和角色混乱(青春期) 埃里克森认为个人对自己体格、智能、情绪等品质感到满意,有明确的意志和目标,并得到成人的认可时,认为已达到了个人身份的建立。青少年的体格发育变化,认知能力及社会的要求改变,如处理感情问题、伙伴关系、职业选择、道德价值等问题不当时可产生身份紊乱。此期主要发展身份感。

儿童性格形成过程中外界环境,特别是父母正确的教育方法影响儿童性格的形成(表3-9)。

表3-9 父母教育方式与儿童性格的关系

父母教育方式	儿童性格
民主	独立、大胆、机灵,善与别人交往、协作,有分析思考能力
过于严厉、常打骂	顽固、冷酷无情、倔强或缺乏自信心及自尊性
溺爱	任性、缺乏独立性、情绪不稳定、骄傲
过于保护	被动、依赖、沉默、缺乏社交能力
父母意见分歧	警惕性高,两面讨好,易说谎,投机取巧
支配性	顺从,依赖,缺乏独立性

十、气质

气质（temperament）是个体对体内、外刺激以情绪反应为基础的行为方式，是个性心理特征之一。气质是人格发展的基础，与生俱来，受遗传控制，不易随环境改变。气质是性格的核心，性格虽非由遗传决定，但遗传可通过气质影响性格。气质主要表现在心理活动的强度（情绪、意志）、速度（操作、适应）、稳定性（情绪、注意）、灵活性（反应性）和指向性（内、外向，兴趣）等方面，包括活动水平、节律性、趋避性、适应性、反应强度、心境、注意广度与坚持度、注意分散度、反应阈等9个气质特征（维度、因子）。

儿童气质分型：

1. 容易型（easy，E）　生物功能的规律性强，易接受新的事物和陌生人，情绪多为积极，情绪反应的强度适中，适应快为特点。该类型儿童易于抚养，占儿童的40%。

2. 困难型（difficult，D）　生物功能不规律，对新的事物和陌生人退缩，适应较慢，经常表现出消极的情绪且情绪反应强烈为特点。该类型儿童难以抚养，约占儿童的10%。

3. 启动缓慢型（slow up to warm，S）　对新事物和陌生人的最初反应退缩，适应慢，反应强度低，消极情绪较多为特点。约占儿童的15%。

4. 中间型（intermediate）　有中间近易型（intermediate-low，IE）和中间近难型（intermediate-high，ID）。

儿童气质进行评定可采用不同年龄儿童气质评定量表或问卷。我国已引进全套Carey系列气质量表，并建立了地区和全国常模。

儿科医师对儿童问题的预防、诊断和治疗过程应考虑儿童气质的不同，如儿童的睡眠、饮食、注意、多动等问题中，爱哭闹的儿童不一定就是躯体问题，好动的儿童不一定就是注意缺陷多动障碍（儿童多动症），可能有气质因素所致。此外，肠绞痛、外伤、事故、某些慢性躯体疾病、发育障碍等均可能涉及气质因素。

（江　帆）

第三节　青春期心理行为发展

儿童从青春发育开始到成人有一较长时期的过渡，称青春期（adolescence）。青春期是儿童发育过程的特殊时期。青春期的青少年经历体格第二次生长高峰、第二性征发育，直至停止身高生长、性发育成熟。但青少年心理、行为发育不成熟，社会经历不足与生理的变化、成熟不平行，心理冲突和心理危机是青少年的某种心理发展阶段特征。青少年如果缺乏引导或问题处理不当，容易出现迷茫、混乱以及偏差，例如学业失败、吸烟、怀孕、抑郁和自杀、品行问题等发生率都比青春期之前要高。认识青少年心理行为的发展特点，正确处理、研究青少年的特殊问题，对促进青少年的健康生长十分重要。

一、认知发展

青少年知觉的有意性和目的性较学龄初期儿童强，观察水平也有了很大的提高。有意记忆、逻辑记忆发展，即能自觉主动、有目的地对具体信号或抽象信号的意义的理解记忆，在语言及抽象思维的充分发展的基础上可通过推理、概括，认识事物本质特征达到记忆。记忆能力从 8 岁到 16 岁，随年龄增长而逐年发展。注意的集中性和稳定性近于成人，可保持有意注意 40 分钟。思维变化是青少年期认知发展的核心。皮亚杰认为，11~15 岁的青少年思维能力进入形式运算阶段（formal operational stage），表现出能进行抽象逻辑性的形式推理，具有系统解决问题以及假设性演绎推理的能力。青少年的思维表现出比较强的创造性和批判性，喜欢进行丰富的、奇特的幻想，喜欢别出心裁、标新立异，具有较强的求知欲和探索精神。独立学习的能力明显增强，在学习中不愿意依赖教师和教科书，而是更主动地寻求不同的学习方法和知识来源，但青少年思维发展易产生片面性和表面性。

二、情绪与情感发展

青春期高级情感继续发展，身体迅速发育、性激素分泌增加以及学习、升学和就业中的问题凸现，这些因素均会影响青少年的情绪、情感。同时，随着自我控制和自我调节能力的提高，青少年逐渐减少童年期较为明显的外露性情绪特征，内心的体验有所加深和延缓，隐蔽性增加；意志力和人格倾向性地发展，并逐渐与自己的前途和理想联系。青少年由于经验不足，充满理想，当一些愿望不能实现时易产生挫折感。随着来自学校和同伴关系的压力的明显增多，比原来更多地体验到消极情绪。

青少年的情爱更加深刻而且内容广泛，发展了包括爱父母和家人、爱同伴、爱集体、爱祖国等，以及随着性成熟而产生的性爱，而且爱憎鲜明。爱情是青年期最为特别的情感体验。由于性的成熟和亲密感的需要，以及性别角色的发展，使青年出现初恋的情感。青少年对友谊、爱慕和思恋的情感情谊较为真挚而不稳定。

三、意志特征

青少年初期意志发展的基本特点是意志对行为的控制更加主动和自觉，并能更有效地控制和调节内部的心理状态和心理过程。意志是自觉地克服困难来完成预期目标、任务的心理过程，对人事业成功起决定作用。意志行动是一个复杂过程，需要意志力量克服较多内心冲突。青少年初期意志发展不成熟，意志行动不稳定。随着学习环境对意志调节能力的锻炼以及责任感的发展，青少年逐渐对动机、行动目的及其后果的认识更加自觉，开始行动之前能思考，约束自己的行为，自觉地遵守纪律。

四、社会性的发展

（一）青少年自我意识发展

青少年的自我认识、自我评价能力较童年期发展到了一个新的阶段，产生强烈的独立愿望，更乐于和同龄人交往。重视同龄人对自己的评价，逐渐忽视成人的意见，不希望父母参与决定自己的行动，希望有自己的体验。外在方面，青少年更加注意自己的容貌、体态以及举止、言行。内在方面，青少年越来越关注自己的个性特点、观念、道德、信仰等，寻找自己的榜样或偶像，设计出自我的标准，并经常进行自我反省和调整，保持自我处于自我完善的方向，如果对目前的自我不满也会重新设立自我的标准。

自尊感是社会评价与个人的自尊需要之间相互关系的反映，包括自我尊重和受社会尊重两个方面。青少年自尊感发展，但心理冲突和心理危机使青少年易产生违拗心理，即出现自尊感走向极端的现象。青少年的自我评价和自我体验的发展为自我控制的发展奠定了基础。青少年的自我控制能力较差，随着年龄的增大，生活经验与社会经验的不断丰富，其心理的独立性不断增强，开始体现以内部动力为主的特点，但其稳定性和持久性还不够理想。青少年自我概念逐渐分化，能够以子女、学生、朋友等不同身份评价自己，可根据不同的场合来主动调整自己的角色，使自己被他人接受。后期的青少年逐渐能较严肃地对待价值观和人生态度等问题。当获得社会的认同时，青少年就能够对个人价值、信仰独立作出决定，顺利地度过青少年阶段。

（二）青少年的道德发展

道德属于社会意识形态的范畴，是一种社会现象。品德是社会道德现象在个体身上的体现，是个人依据一定的道德准则行动时所表现出来的某些稳定的倾向和特征。初期青少年的道德认知较具体，行为较单一。随着道德实践的增多，认知能力的提高，青少年逐渐形成抽象性的道德原则或道德观，产生某种道德情感和行为。青少年的道德认知达到了中等或高级水平，道德行为与道德认知的一致性也比小学阶段的儿童有了很大提高，大多数青少年能自觉遵守纪律、乐于助人，但这并不意味不会出现说谎、违纪等不道德的行为。道德行为是否出现也与当时处境中的其他一些因素有关，诸如要付出的代价、习惯、责任感、同伴压力以及自我保护的动机等。如果感到帮助同伴需要付出很大代价，可能会放弃自己的道德准则。

道德行为受道德认知、道德情感支配和调节。道德行为又对道德认知的巩固和发展，以及对道德情感的加深和丰富起促进作用。青少年的初期，道德动机和道德行为还可能不一致，往往发生违背道德标准的行为。应加强青少年道德行为的培养，帮助青少年确定自我意识、价值观，促进道德认识、情感和行为稳定地发展与成熟。可通过完成学习任务、遵守纪律、执行委托的任务以及校外文明行为等锻炼青少年的道德意志。青少年的道德动机和道德行为培育需要学校、家庭和社会积极配合，帮助青少年的社会化，以新的角色进入社会，为发展到成年期做好准备。

五、青春期心理矛盾状态

（一）逆反心理和行为的盲从性

青春期独立意识、成人感的出现，使青少年在心理上渴望别人认同自己的成熟，能够尊重和理解自己。由于社会和生活经验的不足，再加上经济不能独立，青少年不得不从父母那里寻求帮助，父母的权威性又迫使其依赖父母。这种独立性与依赖性的矛盾，使其对父母在生活上过多的照顾或干预产生厌烦情绪。青少年在行为和社会交往等方面都希望按照自己的意愿行事，对行为后果的考虑欠慎重，带有明显的幼稚性，因此盲从性较大。如对一些事情的判断不愿意听从父母的意见，对父母、学校以及社会的一些要求、规范常产生抗拒态度和行为，容易与家长和老师发生冲突，产生种种逆反心理。青少年心理和行为上的盲从性，可导致不良后果的发生。

（二）人格问题

青春期是人格障碍的多发期。有人格障碍的青少年由于在人格结构和人格发展方面偏离正常，形成了特有的行为模式，因而很难适应正常的社会生活，甚至可能在不良情绪支配下出现违法越轨的行为。如果不及时进行疏导，这些人格问题会影响青少年的情绪以及人际关系,有些还可能会发生伤害自己的行为,或因挫折为逃避现实而做出极端举动。

(三) 性生理成熟与心理不成熟的矛盾

现代社会生活环境优越,青少年生理发育较过去趋于早熟。青春期男女少年随着身心的不断发育,对性的发育产生好奇、不安,甚至恐惧心理,由于缺乏性知识,便产生一种神秘感,表现对性的渴求和兴趣。青少年对异性的兴趣也发生了变化,行为却表现为先疏远后趋近的过程。如果青少年缺乏正确的、科学的性知识,易形成一些不健康的观念和性行为。但由于我国对青少年青春期性教育开展的相对滞后,学校、家长和社会舆论的约束、限制,使青少年在情感和性的认识上存在既渴求又不好意思表现的矛盾状态,环境的压制可使青少年产生好奇心及逆反心理,发生过早性行为及意外妊娠。

(江 帆)

第四节 心理、行为发展的影响因素及儿童教养方法

一、心理、行为发展的影响因素

(一) 遗传

遗传(genetic)的因素不仅决定脑组织结构的形成,还影响脑以何种方式对环境作出选择和反应。遗传控制从胚胎到青少年的脑发育、智力潜力等神经心理、行为发展。遗传使儿童神经心理发育有较大差异。

(二) 环境

良好的胎儿环境,包括母亲的营养、良好的心理状态,避免疾病、酒(乙醇)、烟草以及放射线暴露,良好的家庭环境等,使胎儿神经系统正常发育,是出生后儿童神经系统发育和心理行为发展的基础。

儿童从生活的环境(家庭、学校、社会等)获得的经验,尤其是早期经验使儿童神经系统发生重要的修饰,即保留重要功能的神经元和连接方式,改善脑结构和脑功能影响儿童神经系统发育和心理行为发展。

家庭环境是儿童接触的第一社会环境,家长教育儿童的态度、情绪、个性品质和文化修养与儿童的心理行为发展密切相关。如家长利用儿童环境中各种条件对儿童生活能力的早期的训练可促进认知发育。经常暴露在紧张事件中家庭的儿童缺乏安全感,易产生焦虑和行为问题。儿童学习解决与父母、老师和同伴之间矛盾的过程就是儿童发展的过程,儿童学习交往朋友机会多,有利于儿童的社会行为发展。

二、儿童教养原则

儿童脑功能潜力很大,尤其是神经系统迅速发育的早期阶段,如能及早充分利用环境刺激神经系统发育,对儿童智能潜力的发挥十分重要。

儿童与环境相互作用的过程中通过自我调节,产生一种内在动力和欲望以解决心理与环境不平衡状态——即产生需要。因此,需要是人心理发展的动力。美国心理学家马斯洛将人的需要概括为生理(吃、穿、睡)、安全、社交、自尊、自我实现的五种需要。婴儿必须满足

生理和安全两种需要后才能发展其他的需要。当儿童的某种需要尚未发展时，过早训练不会成功。

1. 教育和训练适合儿童发育年龄 采用较儿童发育规律及顺序略为提前的方法（皮亚杰理论），对婴幼儿进行感知、运动、语言、认知发展、情绪意志品德等方面的训练和培养，有目的、有计划启蒙。当输入的信息与儿童大脑认知结构一致时，儿童可适应，但不能促进儿童心理发展。当输入信息与儿童大脑认知结构无关或超过儿童接受能力时（如 1 岁婴儿学算术），儿童无法适应，也不能促进儿童心理发展。只有输入的信息与儿童大脑认知结构略有不符，如儿童已有数的概念，尚不会计算时可教学简单计算，儿童可产生学习的动力或需要，而激发儿童强烈学习兴趣，以促进儿童心理发展。故儿童在原有认知结构和行为模式基础上逐渐丰富已有知识结构、改造获得新知识结构的过程是儿童脑发育成熟和适应环境的过程。因此，按儿童发育水平与规律教育和训练是成功的关键。如果增加儿童的恐惧感使学习困难，早期的启蒙教育和训练将会导致失败。

2. 正确应用儿童学习理论

（1）经典条件反射：巴甫洛夫的条件反射理论，认为条件反射（唾液分泌）不是与生俱来的，是后天学得的，一定是在条件刺激（铃声）与非条件刺激（肉）反复多次相结合出现后才能建立起来，条件反射有泛化、辨别等规律，受非条件刺激的影响增强或消退。小婴儿可利用条件反射产生原理培育良好的生活习惯，如睡眠习惯。条件反射形成是将条件刺激与无条件刺激多次结合，当单独给条件刺激即可出现无条件刺激所致的反射活动。

（2）操作性条件反射：强调个体从操作活动中自己获得奖罚，操作性行为是一种自发的行为，其出现与环境发生的某些后果有关，或者说是作用于环境并产生效果的手段或工具，如婴儿啼哭可引来母亲抚爱的行为最初是偶然碰上出现的反应，因通过多次反复实践均能得到同一反应而得到加强，就变成了自发的行为，即操作性行为。将行为效果促进操作行为发生的现象称作强化作用，积极的强化使能满足个体愿望的反应增加，消极的强化使个体去除或逃离不愉快结果的反应增加。基于操作性条件反射的行为治疗方法有三种，分别是正性强化、负性强化与惩罚。采取鼓励性刺激为正性强化儿童行为，如奖赏、取消惩罚或父母的亲昵，使儿童体会自己的行为是好的行为，可再重复。间断性正性强化儿童行为的效果比每次都给正性强化更好，作用持久。正性强化法可用于儿童品格、良好行为培养的方法。其次是负性强化反应，即为减弱儿童某些不良行为应采取不鼓励性刺激，即消极强化儿童行为，如惩罚或取消原有的许诺，让儿童知道自己的行为未得到成人的支持，此方法多用于纠正儿童不好的行为习惯或发脾气行为。惩罚是在儿童出现不好行为时立即给予的处罚，但是大声责骂或体罚可伤害儿童的心理。常用"暂停"（time-out）惩罚。"暂停"方法适用于学龄前儿童，即在儿童玩或者进行自己喜欢的游戏过程中出现一些不良行为时，成人立即把儿童带离，停止儿童继续玩或停止游戏一段时间，表示家长对儿童行为的不认同。"暂停"玩耍的时间是 1 岁约 1 分钟，即 4 岁儿童的时间为 4 分钟。

3. 正确运用权威 家长应对儿童严格要求、讲道理，在儿童心目中有权威性。

（1）一致性：成人之间，包括家长、家人、教师对儿童的要求、态度、言行、教育方法应一致；不宜任意对儿童做不兑现的许诺，否则等于成人自己给儿童做说谎的示范。

（2）预见性：预防儿童不良行为发生，如幼儿园应有足够的玩具避免儿童争夺，妥善放置易碎物品(如花瓶),防止儿童摔破而受责备。儿童乱翻抽屉时若强行让儿童停止,儿童违拗行为得不到满足而哭闹,如换种方式“咱们一起关抽屉还是你自己关?”既可制止儿童乱翻抽屉行为,也不失家长的尊严。

(3)榜样作用或以身作则:儿童不好的行为和好的行为都可通过学习获得。因此,儿童教育过程注意采用有目的的、积极的学习过程,避免成人不良行为影响。

(江 帆)

第四章　生长发育评价

04章

学习目标

1. **掌握**　儿童生长发育评价的基本内容和方法；早产儿生长评价的标准；儿童心理测验的目的和评价。
2. **熟悉**　生长评价结果的解释及临床意义；早产儿生长评价时矫正年龄的方法；智能、智商和发育商的定义，心理测验方法分类（诊断和筛查）。
3. **了解**　体格发育调查的基本方法及参照标准的制定及选择；常用心理测验方法的适用年龄和特点。

第一节　体格生长评价

儿童处于快速生长发育阶段，不仅身体形态及各部分比例变化较大，而且不同年龄阶段也有不同的发育规律和特点。了解与正确评价儿童生长发育状况，及早发现问题，给予适当的指导与干预，对促进儿童的健康生长十分重要。

一、体格生长调查

体格发育调查是运用人体测量学的技术和方法，通过观察和测量个体或群体儿童的身体形态指标，研究体格发育的规律和影响因素。将所获得的测量数据进行统计学分析和处理，可以研究制定儿童体格发育的评价标准（或参照值）、规划卫生保健措施，为客观、准确地评价儿童生长发育水平和营养状况提供科学依据。

（一）基本内容及方法

体格发育调查最基本和常用的调查指标是身高和体重。此外，根据临床工作需要及研究内容可选择其他体格发育指标，如头围、胸围、上臂围、腰围、腹围、皮褶厚度、坐高、足长、上部量、下部量等。调查研究有两种基本方法：

1. 横断面调查（cross-sectional study）　即现状调查，是指在某一时间段，选择特定的地区、有代表性的对象，进行一次性的群体大规模测量。横断面调查相对容易实现，耗资少，资料获取迅速，可以在短期内获得大量的数据资料，了解调查人群的生长发育水平和营养状况。

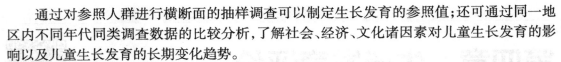

通过对参照人群进行横断面的抽样调查可以制定生长发育的参照值；还可通过同一地区内不同年代同类调查数据的比较分析，了解社会、经济、文化诸因素对儿童生长发育的影响以及儿童生长发育的长期变化趋势。

2. 纵向或追踪调查（longitudinal study） 即前瞻性调查，是选择较小数量的观察对象，在一个较长的时间内进行定期的、连续多次的测量，跟踪了解儿童生长发育的动态变化规律，观察各项发育指标之间的相互关系、不同个体间生长速率的差别以及各种因素对生长发育的影响。纵向调查的测量年龄及时间范围要求相对严格，耗时长，需大量人力物力，观测对象容易丢失，故多用于科研工作。

（二）调查数据的表达

1. 数值表格 测量数值以标准差或百分位数的形式用数字表格列出（附录 1），供查询使用，但篇幅大、不够直观。

2. 生长曲线（growth chart） 将不同年龄的体格测量数值按离差法或百分位数法的等级绘成曲线图（图 4-1~ 图 4-4）。优点是简便直观，不仅能快速、准确判断儿童的生长水平，还能对儿童某项指标进行定期纵向观察，了解变化趋势。

（三）标准值或参照值

1. 制定 评价个体儿童或群体儿童的生长发育状况需要与参照值或标准值比较。大多数的参照值是通过横断面调查即相对有代表性、大样本的群体调查所获得的数据基础上经过统计学处理后制定的。如果要评价个体儿童的生长速度，需要通过纵向调查获得生长速率的参照值。

生长标准有现实标准和理想标准之分。现实标准又称现状标准或参照值（reference），是描述性的，反映所代表人群生长发育的现实水平；而标准是前瞻性的，预示个体儿童最佳生长的目标值。但在实际应用中，参照值与标准值之间很难界定。理想标准（standard）应来自健康的、营养良好的、护理周到的儿童；测试的数据要精确；研究人群应该足够大。标准应该反映近期的生长方式，如果可能还应代表儿童的遗传和种族方式。因此，目前所实际应用的标准均不能满足理想标准的所有条件。2006 年，世界卫生组织（WHO）颁布的 5 岁以下儿童生长标准被认为最接近理想标准。

2. 常用的生长参照值 使用不同的儿童生长标准或生长参照值可得出不同的结论，因此正确选择和使用儿童生长标准或生长参照值是非常重要的。需要了解所用参照值或标准是如何制定的，如代表的人群、数据的表达方式等，才能根据使用目的正确选择。一般对个体儿童的评价，最好选择本国或本民族的生长标准，而在群体儿童的评价中，也可采用国际生长标准以便进行不同人群或国家间的比较。

（1）世界卫生组织儿童生长标准（附录 2）：20 世纪 70 年代末 WHO 采用美国国家卫生统计中心（NCHS）生长参照值作为 WHO 标准（NCHS/WHO）推荐国际使用。1993 年，WHO 经全面评估后认为 NCHS 儿童生长标准存在诸多缺陷，必须重新制定新的国际儿童生长标准。自 1997~2003 年 WHO 进行了多中心生长参照标准研究，将一项从出生 ~24 个月的纵向随访研究与一项 18~71 个月幼儿的横断面调查结合，生长数据来自巴西、加纳、印度、挪威、阿曼和美国的 8 440 名健康的母乳喂养婴幼儿。于 2006 年颁布新的 5 岁以下儿童生长标准。5~10 岁的体重、5~20 岁的身高及 BMI 生长参照值仍然根据美国的数据，经过适当修正后制定。

中国0~3岁男童身长、体重百分位曲线图

姓名：______　性别：________　出生日期：_____年___月___日

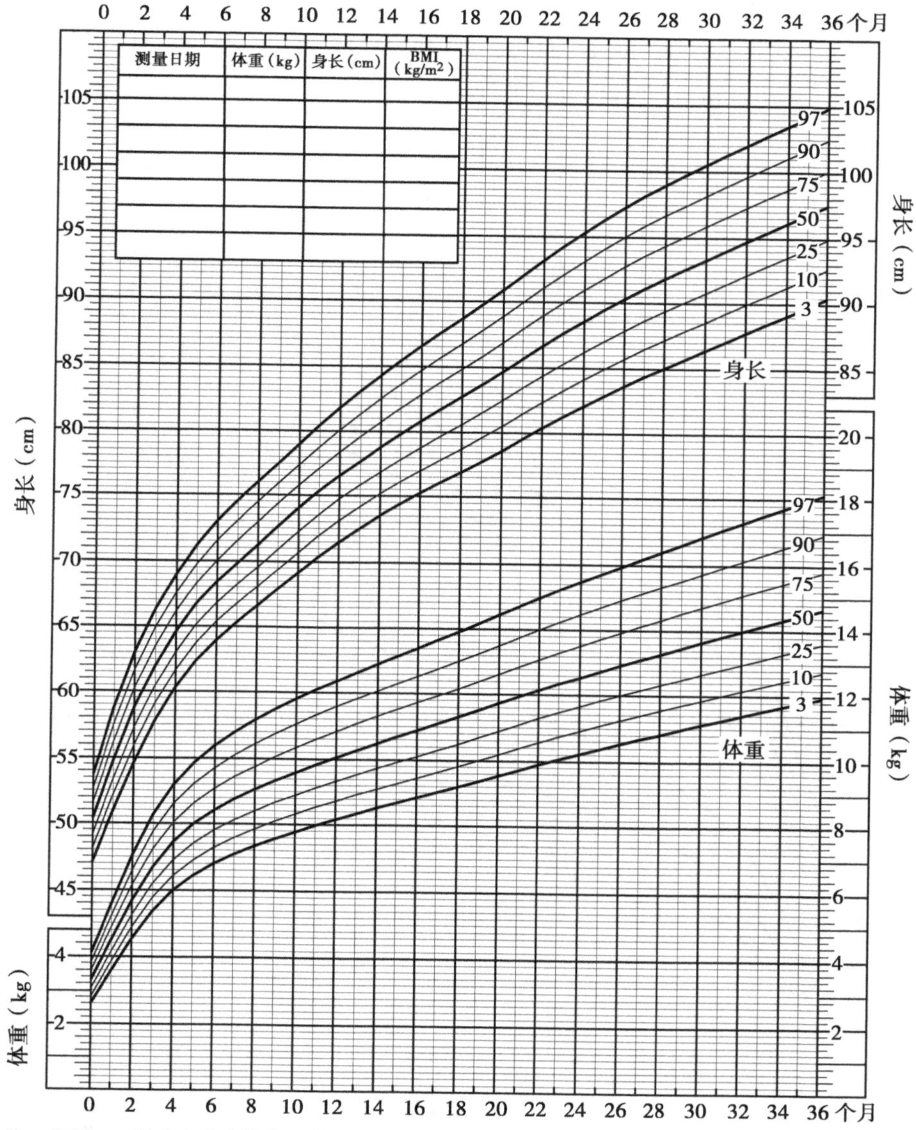

注：根据2005年九市儿童体格发育调查数据研究制定　　参考文献：中华儿科杂志，2009年3期

首都儿科研究所生长发育研究室 制作

图 4-1　中国 0~3 岁男童体重、身长生长曲线

中国0~3岁女童身长、体重百分位曲线图

姓名：______ 性别：________ 出生日期：_____年___月___日

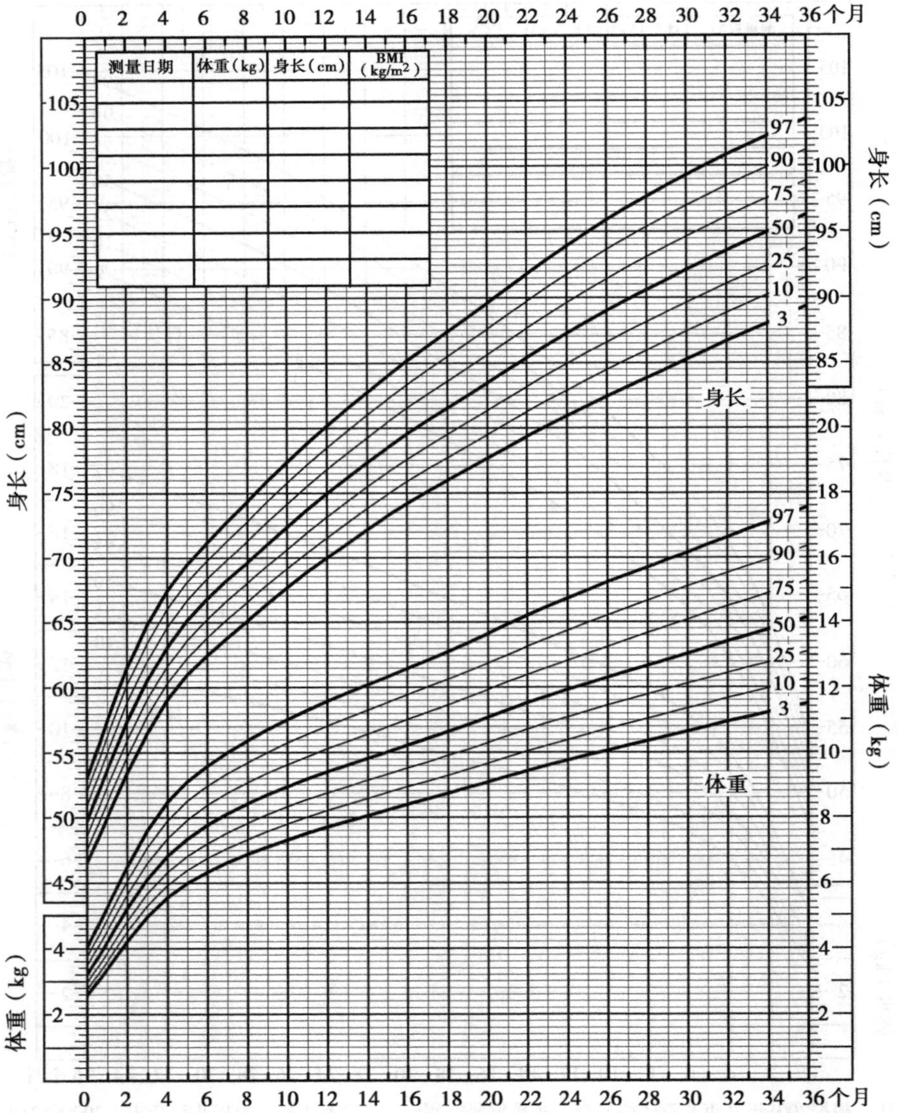

注：根据2005年九市儿童体格发育调查数据研究制定 参考文献：中华儿科杂志，2009年3期

首都儿科研究所生长发育研究室 制作

图 4-2 中国 0~3 岁女童体重、身长生长曲线

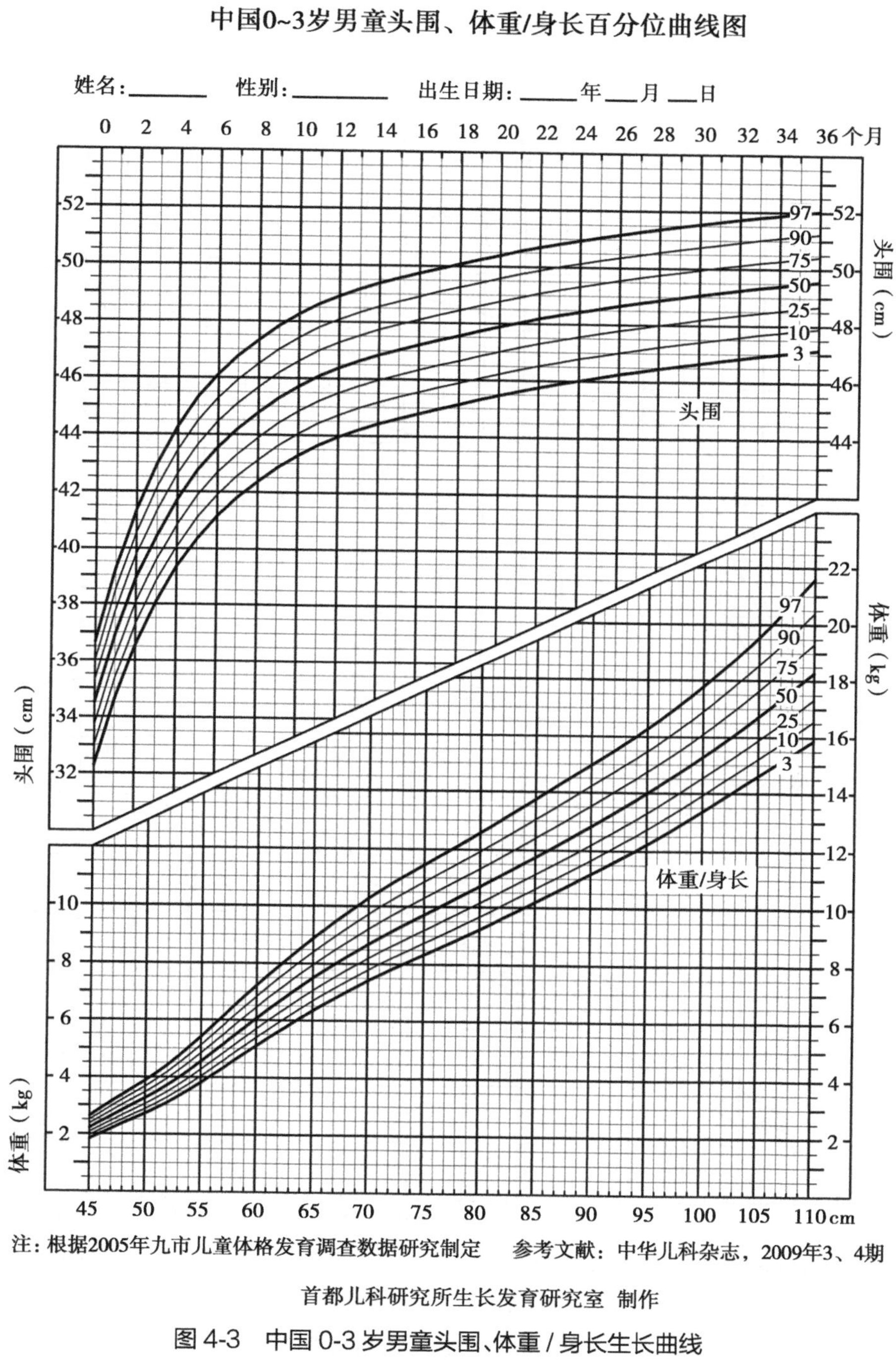

图4-3　中国0-3岁男童头围、体重/身长生长曲线

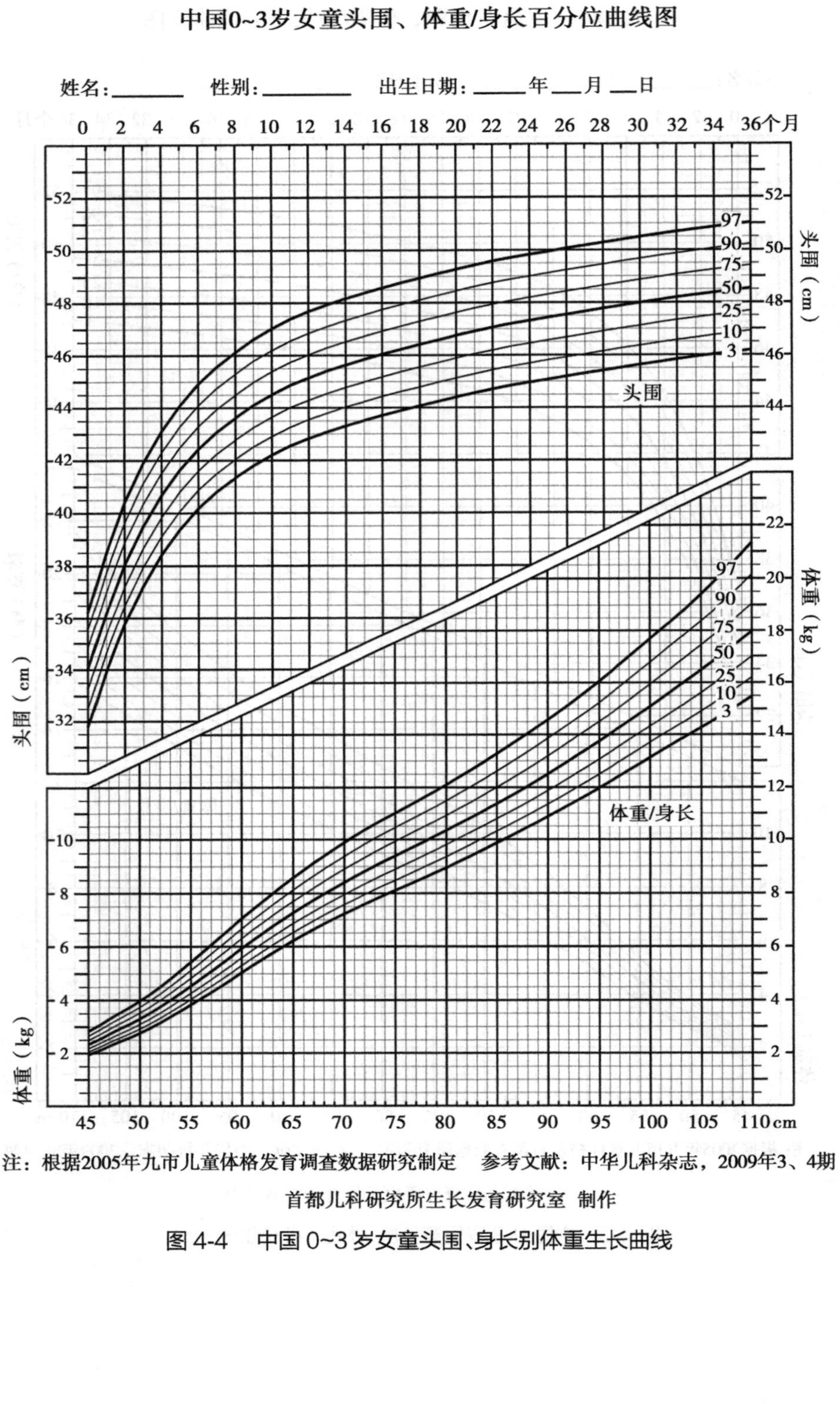

图 4-4　中国 0~3 岁女童头围、身长别体重生长曲线

(2)美国CDC生长参照标准：1978年开始推荐NCHS生长标准作为美国的国家标准，该数据主要来自1946~1976年的调查。2000年，美国CDC重新修订NCHS标准，如数据完全使用美国国家营养调查数据（NHANES Ⅱ、NHANES Ⅲ），增加了BMI，年龄段有所延长，增加了第3和第97百分位，增加了对应百分位曲线的Z值曲线以及身长和身高的平滑衔接等内容。2010年9月，美国CDC推荐2岁以下婴幼儿采用WHO的0~24个月生长标准，2~20岁保持不变。一些没有自己国家生长标准的美洲国家也在使用美国的标准。

(3)中国儿童生长参照标准：我国自1975年开始严格按统计学设计，每隔10年在北京、哈尔滨、西安、上海、南京、武汉、广州、福州、昆明九大城市进行1次儿童体格发育调查。2005年的调查结果显示中国儿童的生长水平近30年来有了明显的提高，已接近或超过WHO 2006年标准。根据2005年调查数据制定的0~18岁儿童青少年的生长参照标准值(附录1)及标准化生长曲线（图4-5）已广泛用于临床、预防保健及科研工作。

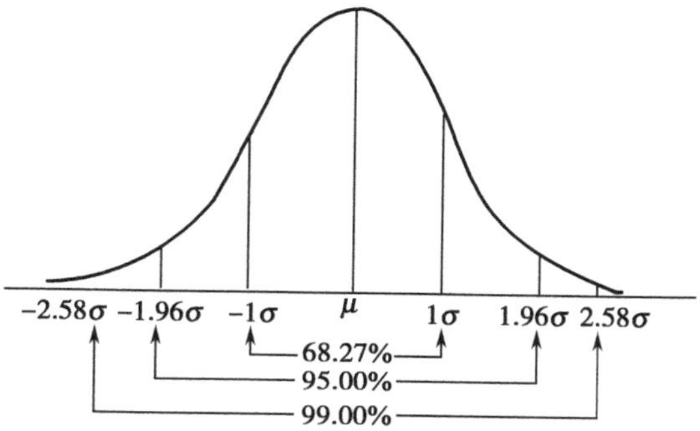

图4-5　标准差分布

（四）标准值/参照值的统计学表示方法

1. 均值离差法（标准差法）　用标准差（SD）表示变量值与平均值（$\overline{X}$）间距，反映样本变量值的分布状况。均值离差法适用于呈正态分布的数据，以均值（$\overline{X}$）± 标准差（SD）来表示。$\overline{X}\pm 1SD$ 包括样本的68.3%，$\overline{X}\pm 2SD$ 包括样本的95.4%，$\overline{X}\pm 3SD$ 包括样本的99.7%（图4-5）。在离差法基础上可计算标准差的离差法（SDS）或Z积分（Z score，Z值 $=X-\overline{X})/SD$，$\overline{X}$和SD分别代表参照人群相应指标的平均值和标准差，X为实际测量值）。Z积分可用于不同质人群间比较，用偏离该年龄组标准差的程度来反映生长情况，结果表示也较精确。其中Z值可为0、正值或负值。Z值为“0”，表示该儿童实际测量值等于参照人群值；Z值为“正值”表示该儿童实际测量值大于参照人群值；Z值为“负值”表示该儿童测量值小于参照人群值。*SDS*或Z积分的优点是将每个儿童的测量值标准化，可比较不同年龄、不同性别儿童生长水平；*SDS*或Z积分可帮助判断各项生长指标与可能影响因素间的定量关系；对儿童进行追踪观察，用*SDS*可判断个体或一组儿童在参照人群中所处位置的变化。*SDS*是一种相对值，需要附加计算，因此常用于科研工作。

2. 百分位数法　是将某一组变量值（如体重、身高）按从小到大的顺序排列，将最小值与最大值分为100个等份，每一等份为一个百分位。按从小到大顺序确定各百分位的数值，即百分位数。当变量值呈现非正态分布时，百分位数能更准确地反映出所测数值的分布情况。一般采用第3、第10、第25、第50、第75、第90、第97百分位数。

体格发育评价中两种方法都广泛应用。当变量呈正态分布时，百分位数法与离差法的相应数相当接近。如正态分布时百分位数的 $P50^{th}$ 相当于离差法的均值，$P3^{rd}\sim P97^{th}$（包括样本的94%），相当于均值 ±2 标准差（包括样本的95%）（图4-5）。实际工作中样本常呈不完全正态分布，故两种方法的结果略有差别。百分位与标准差的关系如下：$P97^{th}=\overline{X}+1.881SD$，$P90^{th}=\overline{X}+1.282SD$，$P75^{th}=\overline{X}+0.675SD$，$P50^{th}=\overline{X}$，$P25^{th}=\overline{X}-0.675SD$，$P10^{th}=\overline{X}-1.282SD$，$P3^{rd}=\overline{X}-1.881SD$。

3. 中位数法　当样本变量为正态分布时中位数等于均数与第50百分位数。若样本变量为不完全正态分布时，选用中位数而不是算术平均数作为中间值。因此时样本中少数变量分布偏在一端，用均数表示则对个别变量值影响大。故用中位数表示变量的平均水平较妥。

实际工作中可用中位数计算中位数百分比。即以中位数值定为100%，然后计算相当于中位数不同百分比的绝对数值。如参照值中2岁组男童的体重中位数为12kg，则2岁组男童体重中位数的90%为10.8kg，中位数的60%是7.2kg；2岁男童 $-2SD$ 的体重为9.6kg，相当于该中位数的80%。身高、身高的体重计算方法相同。

4. 界值点的选择（cut-off point）　通常离差法以 $\overline{X}\pm2SD$ 为正常范围，包括样本的95%；百分位数法以 $P3^{rd}\sim P97^{th}$ 为正常范围，包括样本的94%，相当于 $\overline{X}\pm2SD$；Z 积分以 ±2 以内为正常范围。

二、体格发育评价

（一）评价结果表示

1. 等级表示　一般是利用均值加减标准差或直接用百分位数表进行分级，根据工作内容可将测量数值分三等、五等、六等级。三等级划分法以测量数值在 $\overline{X}\pm2SD$ 内为“中”，大于 $\overline{X}+2SD$ 为“上”，小于 $\overline{X}-2SD$ 为“下”；五等级划分法将测量数值分为上、中上、中、中下、下（表4-1）；六等级划分法则将测量数值分为上、中上、中高、中、中低、中下、下。

表4-1　五等级划分法

等级	离差法	百分位数法
上（异常）	$>\overline{X}+2SD$	$>P97$
中上	$\overline{X}+(1SD\sim2SD)$	$P75\sim P97$
中	$\overline{X}\pm1SD$	$P25\sim P75$
中下	$\overline{X}-(1SD\sim2SD)$	$P3\sim P25$
下（异常）	$<\overline{X}-2SD$	$<P3$

2. 计算测量值生长速度的评价（纵向测量值分析）　需计算两次连续测量值的差，再与参数中相同年龄的数值差比较，如生长速度的评价；评价儿童身材匀称度时需计算坐高与身高的比值或体重指数（BMI）等。

（二）评价内容

正确评价儿童体格生长状况（assessment of growth），必须采用准确的测量用具、标准化的测量方法及适宜的参照标准，并进行定期纵向监测。评价内容包括生长水平、生长速度以及匀称程度三个方面。

1. 生长水平（growth level） 将某一年龄时点所获得的某一项体格生长指标测量值与参照值比较，得到该儿童在同年龄、同性别人群中所处的位置，即该儿童生长的现实水平。评价结果以等级表示。生长水平包括所有单项体格生长指标，如体重、身高(长)、头围、胸围、腰围、上臂围等。

生长水平评价的优点是简单易行、直观形象，能准确地反映个体或群体儿童所达到的生长水平，但不能反映儿童生长的变化过程或“轨道”。

有些单项测量，也有生长水平的意义，如骨龄反映发育成熟度。体格测量值也可以用发育年龄来代表生长水平或成熟度。如一个 2 岁男孩身高 76cm，其 2 岁时的身高发育水平为下等，身高的发育年龄相当于 1 岁。

2. 生长速度（growth velocity） 对某一单项体格生长指标进行定期连续测量（纵向观察）所获得的该项指标在某一时间段中的增长值，即为该项指标的生长速度。将此速度值与参照人群的速度标准进行比较，就能判断出一个儿童在一段时间内生长的状况即生长趋势，结果以正常、下降（增长不足）、缓慢、加速等表示。

纵向观察儿童生长速度可掌握个体儿童自身的生长轨迹，体现遗传、环境因素对生长的影响。以生长曲线图观察儿童生长速度最简单、直观，能早期发现生长的偏离情况，亦便于给家长解释。定期体检是生长速度评价的关键。生长速度正常的儿童生长基本正常。建议常规测量的时间及频率：<6 月龄的婴儿最好每月一次，6~12 月龄每 2 个月一次，1~2 岁每 3 个月一次，3~6 岁每半年一次，6 岁以上每年一次。高危儿童宜适当增加观察次数。

3. 发育匀称度（proportion of body）

(1) 体型匀称（weight by stature）：人体各项发育指标之间存在一定的内在联系，可应用回归分析方法来研究之间的相互关系。

实际工作中常选用体重 / 身高（体重 / 身长）表示体型（形态）发育的比例关系，即代表一定身高（身长）的相应体重增长范围。将体重 / 身高实际测量值与参照人群值比较（附表1），结果以等级表示。体型匀称度也可用指数法，即将两项或两项以上指标联系起来用数学公式表示人体各部分之间的比例和相互关系，判断儿童营养状况、体型和体质。指数法多用于科研工作、教学工作及儿童体质评价。常用的指数有：①克托莱指数（Quetelet index）或身高体重指数：以相对体重来反映人体的密度和充实度，或每厘米身高的体重，计算式为[体重(kg)/ 身高(cm)] × 1 000；②体重指数（body mass index，BMI）：是体重、身高的测量指数，计算式为[体重(kg)/ 身高(m)^2]，其含义是单位面积中所含的体重数。儿童、青少年期脂肪细胞随年龄、性别变化，因此BMI有年龄、性别的特点；③考伯指数(Kaupindex)：多用于婴幼儿，计算式为[体重(g)/ 身高(cm)^2]，意义同体重指数；④劳雷尔指数（Roherer index）：多用于学龄儿童，计算式为[体重(kg) / 身高(cm)^3 × 10^7]，表示每单位体积的体重，反映了人体的营养和充实程度；⑤身高胸围指数：胸围(cm) / 身高(cm) × 100，表示胸围与身高之间的比例关系，与儿童的胸廓发育及皮下脂肪有关，可反映体型的粗壮或纤细。

(2) 身材匀称（trunk-leg ratio）度：以坐高（顶臀高）/ 身高（长）的比值反映下肢发育状况。按实际测量计算结果与参照人群值计算结果比较。结果以匀称、不匀称表示。身材匀称度的评价结果可帮助诊断内分泌及骨骼发育异常等疾病。

（三）评价结果的解释

评价儿童体格发育与年龄、性别、疾病、遗传等因素有关，儿科医生正确解释评价结果不仅需要生长发育基础知识，还需积累临床经验；同时应区别个体儿童与群体儿童评价方法。人体测量是粗略的评价方法，不能代表机体功能的测定，结论应谨慎；应避免过分解释测量资料，如简单、片面地只将测量结果异常作为“营养状况”的同义语，或病因诊断。儿童体格测量结果应结合其他临床表现、体格检查、实验室检测结果综合判断。

解释的关键：①定期、连续测量比一次数据更重要；②正常儿童各项指标的测量数值如体重、身长、头围应大致位于相近的百分位；③均值或 $P50^{th}$ 不是儿童生长应达到的目标，多数儿童体重和身长（高）的发育会稳定地沿着自己的生长轨道（channel）进行，即多次的测量值应位于同一条百分位线附近，允许一定的波动；体重或身长百分位线低于均值或 $P50^{th}$ 的婴儿，在 2 岁之前可出现“回归”现象，即向均值或 $P50^{th}$ 方向迁移；④儿童生长曲线从原稳定的生长轨道偏离 2 条主百分位线，提示生长紊乱；⑤评价纯母乳喂养婴儿的生长应考虑与配方乳喂养的婴儿不同，避免不必要的检查、或用配方乳补充、过早引进固体食物等(表 4-2)。

表 4-2 儿童体格测量结果的临床意义

测量指标	结果描述	过程描述	提示临床意义
身高 / 年龄 $<P3^{rd}$，$-2SD$	矮小或生长迟缓	身高低于相应年龄；或生长迟缓状态	描述性(不一定是病理状态)；提示与年龄有关的营养问题或遗传、代谢、内分泌疾病
体重 / 身高(<2 岁) $<P3^{rd}$，$-2SD$ 或体重指数(>2 岁) $<P5^{th}$	消瘦	体重低于相应身高；或消瘦状态	描述性；提示体重低(丢失或未增)
体重 / 身长(<2 岁) 或体重指数(>2 岁) $>P97^{th}$，$+2SD$	超重 超重	体重高于相应身长； 体重增加过快，或相对身高的体重增长不足	描述性；提示高危肥胖
体重 / 年龄 $<P3^{rd}$，$-2SD$	低体重	体重低于相应年龄；与相应年龄比，体重增长不足或体重丢失	描述性； 提示生长迟缓和 / 或消瘦
体重 / 年龄 $>P97^{th}$，$+2SD$	过重	体重高于相应年龄； 或体重增长过多；	需结合身高分析
头围 / 年龄 $<P3^{rd}$，$-2SD$	小头	头围增长缓慢；	小头畸形；或遗传性
头围 / 年龄 $>P97^{th}$，$+2SD$	头大	头围增长过速；	颅内疾病；或遗传性

（四）不同年龄阶段体格生长评价要点

由于不同生长阶段的生长速度、身体成分和成熟程度不同，评估方法与结果解释不尽相同，尤其是婴儿期和青春期的生长评价较为复杂。

1. 婴儿期　受出生体重和出生胎龄影响，不同出生体重儿在婴儿期的生长模式与正常足月儿不同，因此，婴儿期的生长评价需要考虑出生体重和胎龄。对于早产低体重儿的生长评价在初生及新生儿期需要采用不同胎龄新生儿的生长标准；婴儿期早产儿的年龄经过胎龄校正后(即胎龄至 40 周),才能与足月儿的生长标准进行比较来确定其实际的生长水平。有关胎龄校正的时间,目前尚缺乏一致性,一般界定至 2 岁。

2. 青春发育期　青春发育期的生长评价较为复杂,因为青春期开始的时间、生长的高峰速率、性成熟的早晚以及父母的遗传因素等都存在巨大的个体差异,而目前国内外的生长标准几乎都来自于一次性横断面调查,其缺点是不能反映青春期开始的时间、生长突增及早熟、晚熟的问题,因此单独根据年龄的身高进行生长水平的评价往往出现偏差,需要结合骨龄、第二性征发育、父母的遗传身高等因素进行综合评价。

三、体格生长评价在儿童保健工作中的应用

正常的生长发育是儿童期乃至成人期身心健康的根本保证,促进儿童正常的生长发育是儿童保健工作的基本内容。儿童体格生长评价的临床应用广泛(请参考本书附图 1-1~附图 1-7)。

1. 生长发育监测(growth monitoring promotion,GMP)　由于有家长、社会的参与,生长监测被认为是现代医学模式转变的主要方式,是儿童保健工作的最基本、最重要的内容。GMP 是对儿童进行定期纵向的体格测量,观察儿童的生长速度,筛查、管理高危儿童(如早产儿、小于胎龄儿、营养不良儿等)。因此,GMP 可有效降低儿童常见病的发生率、死亡率。同时,GMP 不仅促进基层儿童保健工作的开展,也是一种健康教育手段,不断提高家长与社会的自我保健能力。生长发育监测的主要指标是体重、身高(身长)、3 岁以下头围。

2. 营养状况分析

(1)营养不良(malnutrition):临床上用人体测量方法筛查儿童营养不良,诊断需结合临床表现、体格检查、血液生化(详见第七章第一节营养素缺乏的分类)。

(2)超重(overweight)或肥胖(obesity):最常用的指标是体重 / 身高和年龄的体重指数(BMI)(详见第七章第四节超重与肥胖)。

(3)身材矮小(生长迟缓):诊断及病因筛查儿童身高(身长)低于同年龄、同性别正常儿童的 -2 个标准差或第 3 百分位以下为矮小。多数矮小儿童属于正常生长变异,约 10% 可能是病理性的。病因诊断需采集详细病史、家族史、儿童的生长发育史、既往生长速度、全面的体格检查及有关的实验室检查(详见第五章第一节体格生长偏离)。

(4)神经系统疾病筛查:头围是筛查婴幼儿脑发育或神经功能异常的常用指标。头围过大或过小提示神经系统发育异常(详见第五章第一节体格生长偏离)。

(5)性早熟(precocious puberty):筛查青春期前儿童身高的生长速度明显增加伴第二性征出现,提示可能性早熟。性成熟为第二性征出现的年龄较正常人群相应性征初现的平均年龄提前 2 个标准差以上即为性早熟。临床上将女孩 8 岁以前出现第二性征(乳房发育)或 10 岁前月经初潮,男孩 9 岁前开始青春发育界定为性早熟。

四、早产儿体格生长评价

早产儿(preterm)的生长评价是衡量其营养状况的基本方法。

1. 评估标准　迄今为止尚无“正常”早产儿的生长标准。目前国际上评价早产儿生长多采用 2013 年修订的 Fenton 早产儿生长曲线(图 4-6)。

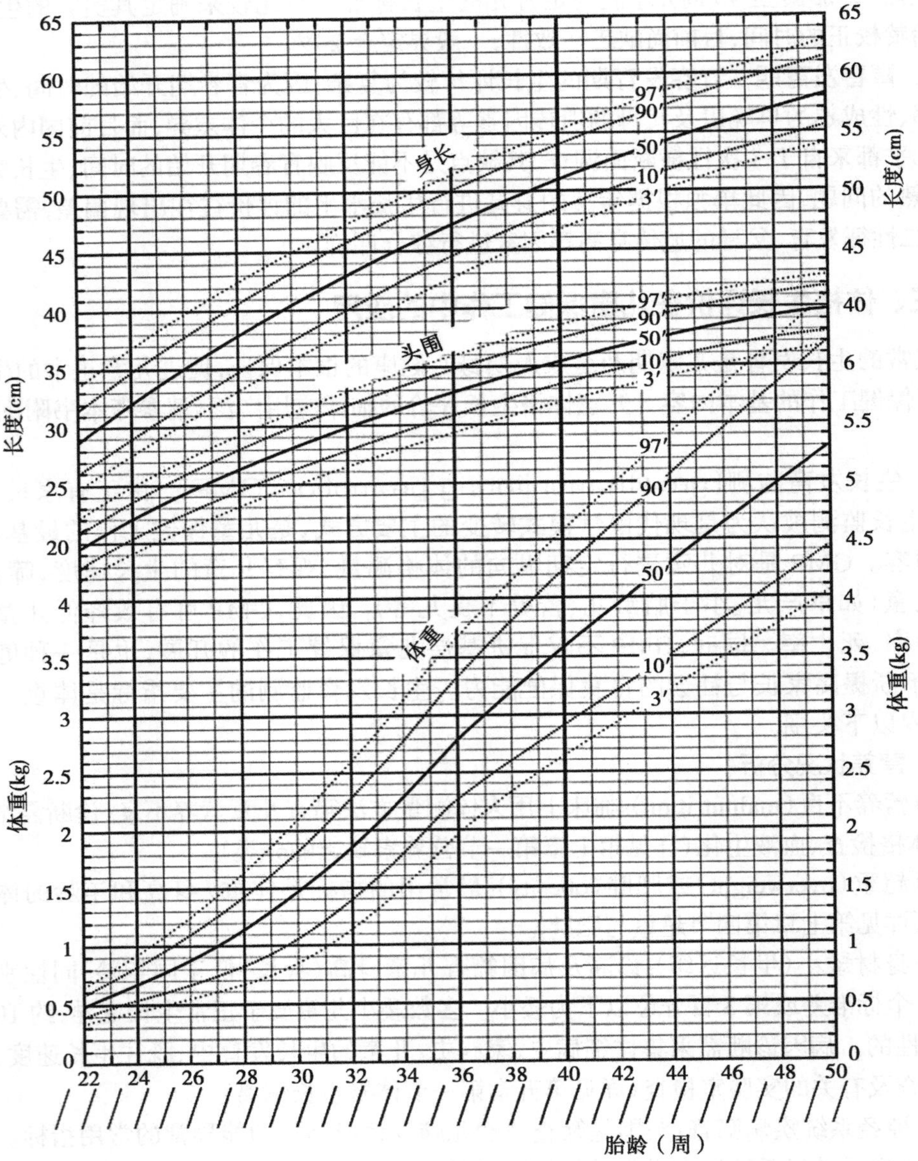

图 4-6 Fenton 的早产胎儿 - 婴儿生长曲线

早产儿早期的生长也可参照正常胎儿在宫内的生长速率，即 15~20g/(kg·d)。胎儿在宫内的生长是非匀速的，因此评估不同胎龄早产儿生长速率需要参考胎龄（表 4-3）。

表 4-3 胎儿宫内的生长速率[g/(kg·d)]

胎龄(周)	<28	28~31	32~33	34~36	37~38	39~41
体重增长	20	17.5	15	13	11	10

注：引自 Lapillonne A, O'Connor DL, Wang D, et al. Nutritional recommendations for the late-preterm infant and the preterm infant after hospital discharge. J Pediatr. 2013, 162 (3 Suppl): S90-100

2. 胎龄矫正　早产儿体格生长发育的评价应根据矫正后的胎龄，即以胎龄 40 周（预产期）为起点计算生理年龄，矫正胎龄后再参照正常婴幼儿的生长指标进行评估。如胎龄 32 周的早产儿实际年龄为 3 月龄，以胎龄 40 周计算，该早产儿矫正后的生理年龄为 1 月龄。评价该早产儿时应与 1 月龄正常婴儿的生长标准来进行比较。出生胎龄 28 周以上者矫正至 2 岁，出生胎龄 28 周以下者矫正至 3 岁。

3. 评价方法　目前国际上对早产儿体格生长的评价通常采用的方法是在胎龄 40 周以前按照 Fenton 生长曲线或胎儿宫内生长速率进行评估，胎龄 40 周以后则按矫正年龄参照正常婴幼儿的生长标准进行评估。

正常胎儿在宫内的生长速率参照值属于纵向比较，Fenton 宫内生长曲线和我国不同胎龄新生儿的生长参照值属于横向比较。纵向比较反映早产儿个体的生长趋势，横向比较则反映个体早产儿与同胎龄早产儿群体间的差异。早产儿出院后的生长评价可参照 2005 年九省市儿童体格发育调查制定的中国儿童生长标准，如进行国际比较需采用 2006 年世界卫生组织儿童生长标准附录 1，附录 2。

评估早产儿生长状况时要注意全面衡量其体重、身长和头围各项指标及其关系。理想的生长不仅是体重的增长，还包括身长（线性生长的指标）和头围（提示神经系统发育状况的指标），体格发育的参数在一定程度上反映早产儿的营养状况。早产儿体格生长评价与正常婴幼儿体格生长一样，需要进行单次测量的生长水平评价，更要随访早产儿的生长趋势或生长速度。根据早产儿生长曲线的动态变化对其进行客观的评价，进行有针对性的干预和指导。

（李 辉　王丹华）

第二节　神经心理发育和智能测评方法

一、概述

儿童神经心理发育水平表现在感知、运动、语言及心理过程等各种能力及性格方面，对这些能力及性格特点的检查统称为心理测验。婴幼儿期心理测验常称为发育测验或发育评估。

（一）心理测验的发展

我国隋唐科举考试中的帖经和对偶相当于目前西方言语测验中常见的填字和类比，被中外学者公认为世界最早的心理测验的实践。19 世纪欧洲在工业成功后发展了科学的心理测验。首先倡导测验运动能力的是英国生物学家和心理学家高尔顿爵士（Francis Galton）。高尔顿爵士受到达尔文进化论思想的影响，在研究遗传问题的过程中认识到人类在感觉和运动方面存在着个体差异，通过许多简单的测验证实天才的遗传性。美国心理学家卡特尔（JM Cattell）在高尔顿工作基础上，编制多种测验，并于 1890 年发表《心理测验与测量》一文，首次提出“心理测验”的术语。20 世纪后，有关心理和心理社会发育测验的研究取得重要发展。Binet 和 Simon（法国，1905~1911 年）产生了世界上第一个儿童智力测验——比奈 - 西蒙量表，20 世纪 40 年代心理测试进入全面发展期，发展了一批重要的心理测验方法，如韦克斯勒智力量表、明尼苏达多项人格问卷等。之后陆续有各种智力测验量表问世。目前，这些测验量表在国内外儿科临床广泛应用并多次修订完善。我国儿童心理行为测试的发展经历较长时期，特别是在 20 世纪 80 年代，我国心理学家和儿科医生根据本国传统文化致力于编制适合中国儿童心理测验量表。尽管如此，目前国内使用的儿童心理行为量表仍多源于西方发达国家。

（二）心理测验方法的可行性检验

心理测量依据心理量表对人类心理活动进行描述、测验和量化。有效的心理测量量表须具备以下基本要求：

1. 标准化（standardization） 是根据客观、合理的方法和步骤进行编制的测验方法。即心理测量的项目或内容是选择有代表性、能够反映人的心理行为特征的问题或任务，按统计学抽样和测试规则测查样本，并通过统计学方法分析处理，建立心理发育的正常值，又称常模（norm）。不同国家和地区引用某一心理测量量表时，应重新标准化。心理测量方法的标准化提高了测验的科学性，保证测验的有效性和可靠性。

2. 信度（reliability） 即测验方法的可信程度，代表测验方法的稳定性。常用的有两人信度和再测信度。两人信度是比较两个测试者对同一儿童的测试结果，再测信度是比较同一儿童，测试间隔一定时间的两次测试结果。如两种信度结果符合率达 90%，相关率为 0.8，表示测验方法可信度高。

3. 效度（validity） 将测验方法与经典测验方法比较，检验测验方法本身在设计上有无针对性。效度越高，说明测得的结果越能代表该方法所要测量的某种心理行为的真正特征。

（三）心理测验量表的种类

常用的儿童心理测验方法包括发育量表、智能测验、适应行为、成就测验、神经心理测验和人格测验等多种类别。国内所采用的量表多是将国外量表结合国内情况略加修改，再予以标准化（表 4-4）。

表 4-4 常用儿童心理测验

测验名称	适用年龄	我国应用情况
发育量表		
丹佛发育筛查测验（DDST）	2 个月龄 ~6 岁	中国标准化常模
盖塞尔发育诊断量表（GDDS）	1 个月龄 ~6 岁	中国标准化常模
贝利婴儿发育量表（BSID）	1 个月龄 ~3 岁半	中国标准化常模
早期语言发育量表（ELMS）	0~35 月龄	区域标准化常模
Peabody 运动发育量表（PDMS-2）	0~5 岁	中国标准化常模
全身运动质量评估（GMs）	0~4 月龄	无中国标准化常模
智能量表		
绘人测验	5~9.5 岁	中国标准化常模
图片词汇测验（PPVT）	4~9 岁	区域标准化常模
学前儿童能力筛查（50 项测验）	4~7 岁	中国标准化常模
中小学团体智力筛选测验	小学 3 年级 ~ 高中 2 年级	区域标准化常模

续表

测验名称	适用年龄	我国应用情况
瑞文测验(CRT)	5~75 岁	中国标准化常模
韦氏学前儿童智能量表(WPPSI)	4~6.5 岁	中国标准化常模
韦氏儿童智能量表(WISC)	6~16 岁	中国标准化常模
麦卡锡儿童智能量表(MSCA)	2.5~8.5 岁	中国标准化常模
格里菲斯精神发育量表(Griffiths)	0~8 岁	中国标准化常模
斯坦福 - 比奈智能量表(S-B)	2~18 岁	中国标准化常模
适应行为量表		
新生儿行为评定量表(NBAS)	0~28 日龄	无全国标准化常模
儿童适应行为评定量表	3~12 岁	中国标准化常模
婴儿 - 初中生社会生活能力量表	6 月龄 ~15 岁	中国标准化常模
Achenbach 儿童行为量表(CBCL)	4~16 岁	中国标准化常模
Conners 儿童行为量表	3~17 岁	中国标准化常模
孤独症评定量表(ABC)	8 月龄 ~28 岁	无中国标准化常模
婴幼儿孤独症筛查量表(CHAT)	18 月龄	无中国标准化常模
人格测验		
明尼苏达多项人格问卷(MMPI)	14 岁 ~ 成人	中国标准化常模
艾森克人格个性问卷(EPQ)	7 岁 ~ 成人	中国标准化常模
洛夏测验(Rorschach Test)	5 岁 ~ 成人	中国标准化常模

儿童心理测验量表依其作用和目的又可分为筛查性和诊断性(表 4-5)。筛查性测验如 DDST、绘人测验等,简便、快速、经济,可以大致筛出正常与异常(可疑)儿童,但不能判断儿童异常的程度。如筛查测试异常或可疑,需重复测试,结果仍异常或可疑,应进行诊断性测试。诊断性测试方法如盖塞尔发育诊断量表、韦氏儿童智能量表等,测试内容全面而复杂,测验结果能较精确和客观地反映人心理行为发育水平,可作为评价儿童发育水平的重要依据之一。筛查性测试和诊断性测验结果均不能作病因诊断。

表 4-5 儿童智能(发育)筛查法与诊断法的区别

	筛查法	诊断法
测验目的	了解被测儿童发育程度,将智力发育可疑有问题的儿童筛查出来	对智力发育有问题的儿童做全面评估
量表特点	方法简单	设计严谨,方法复杂
测查时间	10~15 分钟	1~2 小时
结果判断	正常或可疑、异常	智商或发育商
适用对象	正常儿童、高危儿以及可能有问题的儿童	筛查结果有问题的儿童、需要早期干预或科研对象

（四）心理测验的基本要求

测试结果的可靠性与测试过程的严谨态度密切相关，儿童心理评估需严格按指导手册和规范操作进行。

1. 测试者的要求

(1) 资格认定：测试者具有儿童生长发育基础与临床知识和儿童心理学理论知识，经过严格系统的心理测验培训，并获得心理测验师资格。

(2) 测试方法选择：根据应用目的和要求，选择公认的、简便有效的测验方法。尽量使用自己熟悉的量表。并且要严格按照相应的心理测验指导手册进行。

(3) 与受试儿童建立友好、信任的关系：测试者根据儿童的年龄、性别、性格、情绪、经历以及心理问题等调整交流方式。测试过程中注意儿童的情绪状态、注意力集中程度、对指导用语理解程度、其他影响测试的外来因素等。

(4) 正确解释测试结果：由于测试的结果受到测试者态度、测试环境、受试儿童的健康和情绪等因素的影响，所得的结果仅为潜在能力粗略的反映，不能凭测试结果轻易下结论。必须结合测验的具体情况，合理的解释测试结果。

(5) 保密原则：测试人员对测试资料、工具、测验程序、记录纸张和指导语等物品要注意保管。不能将心理测试方法和评分标准公开宣传和介绍，防止知情者预先练习而失去测验的意义。注意测验结果属儿童的隐私，未经特殊许可，不能随便议论或向他人或学校公布测试结果。

2. 受试儿童的要求　要求受试儿童在测验时无急性疾病，如发热等。测试时精神状态如常，儿童应无饥饿感，排空大小便。根据情况可适当允许中间休息、走动、喝水、上厕所等。原则上测试时避免父母或老师在身边。如儿童难以离开父母，可允许母亲或父亲一人在旁，但要告诫家长不要给儿童任何指导或暗示。

3. 测试环境的要求　儿童心理测验的场所应该光线柔和、安静、温度适宜。房间相对封闭，布置简单，色调单一，以免使儿童注意力分散。使用的桌椅高低大小要适宜、舒适。测试开始后应避免他人进出测试房间。

4. 测试工具的要求　儿童心理测试方法设计中有较多玩具和图片作为测试工具，为保证结果的可靠性与一致性，应统一制作测试工具。

总之，测试者具有健全的人格和良好的专业水平以及受试儿童的合作，才能正确地应用心理测试，最大限度地发挥心理测验的作用。此外，心理测试如同其他医学检查方法一样存在一定的局限性，测试结果仅仅表明发育障碍的程度，没有诊断疾病的意义，不可替代其他学科的检查。结果的解释时应结合受试儿童的病史、体格检查和实验室检查结果，综合分析，谨慎结论。

（五）心理测验在儿童保健中的应用

1. 生长发育的监测　评价儿童生长发育过程中心理和行为发育水平，及时发现神经心理发育的偏离，并进行早期干预训练。

2. 辅助神经发育障碍儿童的诊断和鉴别诊断　如精神发育迟滞、儿童孤独症、多动注意障碍等疾病的诊断。

3. 辅助评价疗效和判断预后　如评估康复训练的效果，指导进一步的训练。

4. 早期教育　神经心理评估项目本身就可以作为训练的内容，促进儿童早期大脑的发育。

二、发育和智能测验方法

(一) 智能、智商和发育商

1. 智能(intelligence) 关于智能的本质尚存在争议。多数学者认可 Wechsler 关于智能的定义。Wechsler 认为智力是认识世界和应付环境变化的能力,即个体对客观事物进行合理分析、判断、有目的地行为和有效地处理周围事物的综合能力,是各种才能的总和,以及个体从受教育中获得的能力。智能偏重于认知方面的能力,如感知、注意(观察)、记忆、思维(分析、理解、推理、判断、概括等)、想象(创造)、语言和操作技能等,思维(抽象)是智能的核心。动机、兴趣、意志、气质、性格为人的非智力因素。

2. 智商(intelligence quotient,IQ) 是智能数量化单位。智商原是以智龄(mental age,MA)的概念为基础的。Binet 首先提出智龄的概念,即儿童智力发育达到的某个年龄的水平。心理测验结果显示的儿童的智龄可高于或低于实际年龄(chronological age,CA),智龄不直接反映实际年龄儿童的不同智能水平。因此,Terrnan 在 1916 年修订 Stanford Binet(S-B)量表时提出了以 MA 与 CA 的百分比来表示智商 IQ,即 IQ=(MA/CA)×100,所得结果称之为比值 IQ。例如,当 MA=12,CA=10,IQ=120。

实际应用中发现,IQ 分布标准差不稳定,不同年龄的 IQ 无法比较。不同年龄的儿童有相同 IQ,但意义并不相同。1960 年,Wechsler 提出离差 IQ 概念,即用一种标准记分法(standard score)表示 IQ,设该年龄组的得分均值为 100,标准差为 15(斯坦福 - 比奈量表为 16),得公式:

$$IQ=100+15\times(X-M)/S$$

离差智商是以某人在同龄组中的相对位置来代表此人的智能水平。因此,可以进行不同年龄儿童离差智商的比较。比值智商的概念已不多用。

IQ 只表示智能发育水平,但不是心理发育水平的唯一重要指标。心理测验所得的 IQ 值在 12~14 岁以前直线上升,以后上升程度减慢,17 岁左右达到顶点。

3. 发育商(developmental quotient,DQ) 婴幼儿中枢神经系统和感知、运动、语言发展迅速,且趋成熟,因此可用发育测验评价其神经心理的发展,了解被测儿童神经心理的发展所达到的程度,结果用发育商(DQ)表示。

(二) 筛查性测验

1. 丹佛发育筛查测验(Denver development screening test,DDST) 1967 年,美国儿科医师弗兰肯伯格(WK Frankenberg)和心理学家道茨(JB Dodds)在美国丹佛市制定 DDST(图 4-7),1975 年修改,项目由易到难、从左下到右上梯形排列,易于理解与操作。20 世纪 70 年代末,由我国北京和上海儿科工作者修订 DDST,已在儿童保健临床上广泛应用(图 4-8)。

(1)适宜年龄:2 月龄 ~6 岁(实际应用 <4.5 岁)。

(2)目的:儿童智能发育水平的监测,可作为高危儿童发育筛查工具。

(3)测试内容:量表包括 105 个项目,国内修订的 DDST 共 104 项。按照测试内容分布于四个能区,即个人 - 社会、精细动作 - 适应性、语言和大动作。每个项目用一条横条代表,横条安排在一定的年龄范围之间(图 4-8)。每一横条上用 25%、50%、75% 和 90% 的标记,分别代表正常儿童通过该项目的百分比数。横条内有“R”者表示这个项目允许向家长询问而得到结果(当然尽可能通过检查得出结果)。横条内注有 1、2、3…是提示该项目测试时需参考注解。表的顶线与底线均有年龄标记。

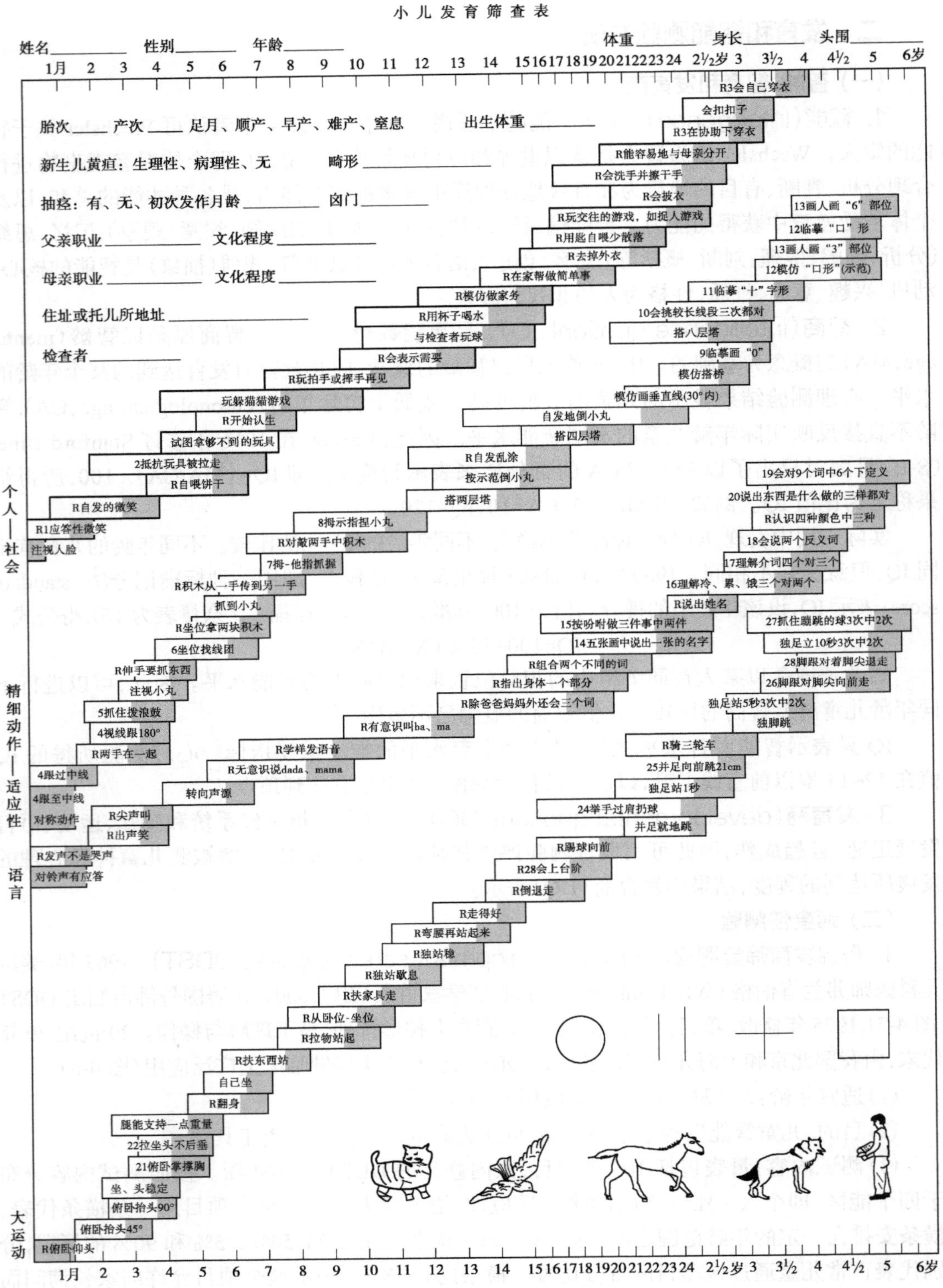

图 4-7 DDST 发育筛查量表

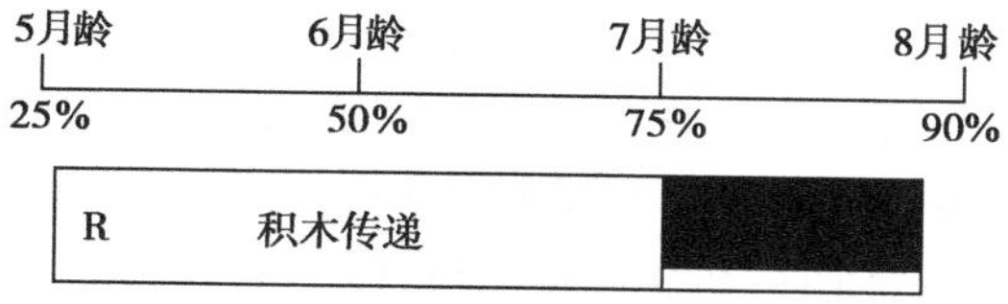

图 4-8　DDST 项目评定方法举例

（4）测试工具：测试工具需标准化，即统一制作。DDST 测试工具包括：①红色绒线团（直径约 10cm）1 个；②黄豆若干粒（或类似葡萄干大小的糖丸）；③细柄拨浪鼓；④ 8 块正方形木块，每块边长 2.5cm（红色 5 块，蓝色、黄色和绿色各 1 块）；⑤无色透明玻璃瓶 1 个，瓶口直径为 1.5cm；⑥小铃 1 只；⑦小皮球 1 个（直径为 7~10cm）；⑧红铅笔 1 支；⑨白纸 1 张。

（5）测试前准备：告知陪同的家长 DDST 是发育筛查，儿童如果有些项目不能正确完成时，家长不必紧张，家长应如实地反映询问的项目内容。测试成功与否与儿童能否合作密切相关。测试时儿童体位舒适，双手能接触到检查工具。测查前必须准确计算出儿童的年龄。先确定儿童出生年、月、日，用测查日期减去儿童出生日期得出实际年龄。早产儿需用筛查日期减去预产期，计算出矫正年龄，如一 4 月龄的 34 周胎龄的早产儿，纠正胎龄后的生理年龄为 2 月龄 [+15]。连接测试表顶线和底线上相同的年龄线，并在顶线上写明测试日期。

（6）测试程序：每个能区的测试自年龄线左侧开始，至少做 3 个项目，然后向右测试，切年龄线的所有项目都要检查。开始时可选其中易于完成的项目，使儿童有继续测试的信心。每个项目可重复 3 次。

注意：检查者对询问的项目不能暗示。测试过程中检查者要观察儿童的行为、注意力、自信心、有无神经质或异常活动、与家长的关系等，每个项目的评分记录在横条的 0% 处，以“P”表示通过；“F”表示失败；“R”表示儿童不肯做；“NO”为儿童无机会或无条件表演。总评时“NO”不予考虑。

（7）结果判断：如在年龄线左侧的 3 个项目未通过，用红笔标记“F”示该项发育延迟。年龄线上的项目未能通过时，仅仅用“F”表示，不能认为发育延迟，不用红笔标记。测试结果有异常、可疑、正常及无法解释四种。

1）异常：2 个或更多的能区有 2 项或更多的延迟（红色“F”）或 1 个能区有 2 个或更多项迟缓，加上另 1 能区或多个能区有 1 项延迟（红色“F”），且该能区切年龄线的项目均为“F”。

2）可疑：一个能区有 2 项或更多的延迟（红色“F”）或一个能区或更多能区有一项延迟（红色“F”），该能区切年龄线的项目均为“F”。

3）无法解释：评为“NO”的项目太多，结果无法评定。

4）正常：无上述情况。

如果第一次测试结果为“异常”“可疑”或“无法解释”的儿童，2~3 周后应予以复试。如果测试结果仍然为异常、可疑或无法解释时，而且家长认为检查结果与儿童日常表现相一致，应作诊断性测试，以确定是否发育异常。

1981 年，Frankenberg 对 DDST 再次修改，精简测查项目，称 Denver Ⅱ。Denver Ⅱ要求先测查年龄线左侧的 3 个项目，4 个能区共 12 个项目，可缩短筛查时间。如 12 个项目全部通过，评定结果为正常。若 12 个项目不是全部通过，则按照前述方法，切年龄线的项目都要检查，再作出结果判断。作者还将筛查项目制成问卷，供家长填写，问卷不合格者再进行测试，也可缩短测试过程。Denver Ⅱ 目前在国内尚未进行标准化。

2. 绘人试验（human figure drawings，HFD） 1926 年，美国心理学家 Goodenough 发展绘人法作为儿童智力筛查方法，并进行了标准化。1979 年，上海第二医科大学进行修订和中国标准化。

(1) 适宜年龄：5~9.5 岁。

(2) 目的：儿童认知水平的筛查。

(3) 测试内容：测试时给儿童一张白纸、一支铅笔和一块橡皮，要求儿童按照自己想象画一个站立的全身正面的人像（图 4-9）。

(4) 结果判断：评定方法有各家的标准。国内已有采用改良的日本小林重雄评分法（50 分）的常模。计分内容包括身体部位、各部位比例、表达方式（线或面）等。绘图结构不良、细节变形和随意涂改构图等，都提示可能存在认知水平、手眼协调、精细动作控制以及情绪等方面的问题。

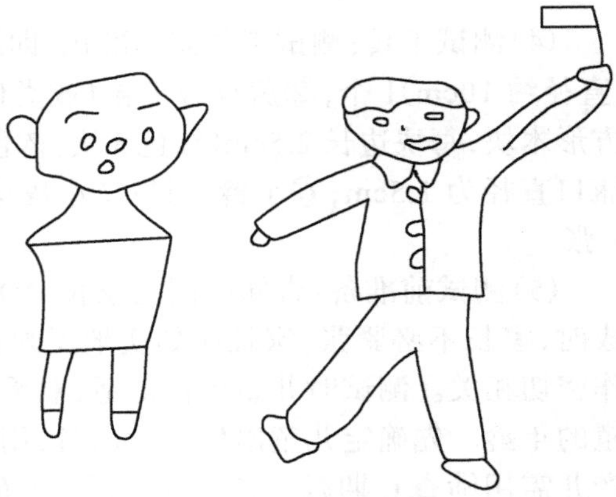

（1）　　（2）

图 4-9 绘人试验评分

(1) 男童，实际年龄 7.5 岁，画人得分 15 分，绘人智龄 4.7 岁，绘人智商 63；(2) 女童，实际年龄 5.5 岁，画人得 22 分，绘人智龄 7.4 岁，绘人智商 114

HFD 方法简单，易为儿童所接受。儿童绘人能力取决于神经系统的成熟程度，较少取决于画人的技巧。因此，测试结果与儿童智力水平呈显著正相关。但绘人测验的智商相对粗糙，不能反映儿童各方面能力特征和差异。

3. 图片词汇测验（peabody picture vocabulary test，PPVT）

(1) 适宜年龄：4~9 岁。

(2) 目的：测试儿童听觉、视觉、知识、推理、综合分析、注意力及记忆力等。

(3) 测试内容：测验由 150 张图片组成，每张印有 4 幅不同的图画，每组图按照所表达的词义由易到难排列。主试者读其中一个词，要求被试者指出其中的一幅图（图 4-10）。根据我国文化特点，上海市予以修改为 120 张图片。

(4) 结果判断：要求受试儿童听到或看到一个词时能正确地表示该组图画中符合词义的一张，答对 1 张计 1 分，测到连续 8 张中有 6 张答错时测试停止。将答对分相加得到一个分数，查表得智龄、智商和百分位数。

该测验属于一般智力筛查，15 分钟即可完成。因其不用操作和言语，故适用于某些特殊情况，如有语言障碍、注意力分散或胆小的儿童。测试结果并不能全面反映儿童智力水平，主要侧重言语能力。

4. 学前儿童能力筛查（简称“50 项”） 该方法是美国儿科学会（AAP）第九医院所订的“入学准备试验”，我国智能迟缓与智能测试协助组已修订和标准化。

(1) 适宜年龄：4~7 岁。

(2) 目的：了解儿童一般智力发育水平，可作为儿童入学的参考。

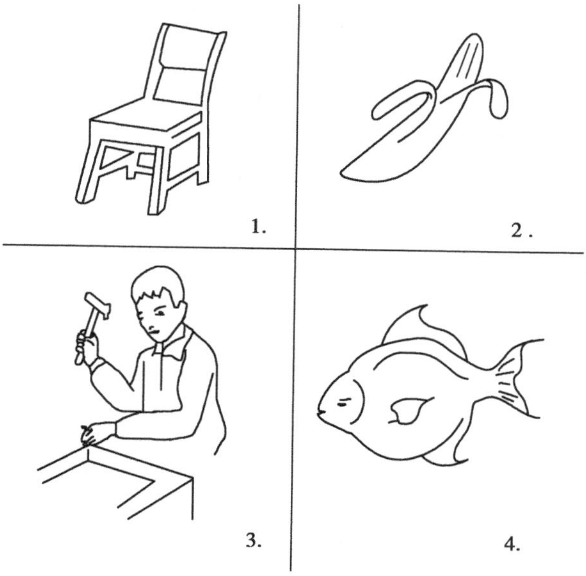

图 4-10 图片词汇测验

(3)测试内容:问题和操作两大类共 50 项测验题,包括自我认识能力 13 项,如说出姓名、家庭住址,指出身体部位等;运动能力 13 项,如独脚站、穿衣裤、用筷子等;记忆能力 4 项,如复述数字、故事内容等;观察能力 6 项,如指出图画缺损部分;思维能力 9 项,如日期概念、左右概念等;常识 5 项,如认识颜色、指出食物来源等。

(4)结果判断:每答对一题给 1 分,总共 50 分。根据所得的总分查表得智商,以此值评估儿童智力正常(可以上学)、异常(不能上学)和可疑(基本可入学)。

本测验项目简单易行,评分标准易掌握,并具有较好的信度与效度,可供临床医师、儿童保健医师和幼教工作者使用。

5. 瑞文测验(combined raven's test,CRT) 由英国的 JC Raven 于 1938 年创制。是一种非文字的智力筛查方法,主要测试推理能力。20 世纪 80 年代,我国引进瑞文测试。张厚粲及全国 17 单位组成的协作组进行全国常模修订,1989 年,李丹、王栋等分别完成彩色型和标准型瑞文测验板中国修订版,1996 年,王栋再次修订。

(1)适宜年龄:5~75 岁,个别测试或团体测试。

(2)目的:测验一个人的观察力及清晰思维的能力。

(3)测验内容:标准型渐进矩阵图,共由 A、Ab、B、C、D、E 六个单元共计 72 幅图构成。每个测题由一张抽象的图案或一系列无意义的图形构成一个方阵,要求被测人从呈现在下面的 6 小块(或 8 小块)供选择的截片中选择一块正确的匹配给整体结构图片。

(4)结果判断:该量表儿童常模分城市版和农村版两套,评分为二级评分,即答对得 1 分,否则为 0 分,最高分 72 分。计分时将所得分数相加得到原始分,再根据儿童的实际年龄换算出量表分,最后求得 Z 值、百分位和智商。

本测验指导用语简单,对有语言障碍的受试者或语言交流不便的情况下,可以用手势或移动图片来表示。也适用于各种跨文化的比较研究。我国目前几种瑞文测试版本测得 IQ 值高于韦氏量表 IQ 一个等级(约 10 分)。

6. 其他　我国自己设计的儿童智能筛查测验量表（DST，上海），已经制定了全国常模，适于6岁以下的儿童。测试表由一般情况和正式测验两部分组成。测试部分包括运动能区、社会适应能区和智力能区，共有120个项目。根据3个能区测试得分计算出发育商（DQ），根据智力能区的得分计算出智力商数（mental index，MI）。此外，根据国外儿童发育量表修订的西南儿童智能体格测定表（重庆）以及0~6岁儿童神经心理发育量表（北京）等也在国内儿科临床使用。

（三）诊断性测验

1. 贝利婴儿发育量表（Bayley scales of infant development，BSID）　贝利（N Bayley）是美国加州伯克利婴儿发育研究所的儿童心理学家，1930年发表加州1岁婴儿量表，之后对这个量表进行了修订，并取名为"贝利婴儿发育量表"。1969年发表第1版，1993年和2006年进行了2次修订，欧美国家和亚非国家多已引用或修订BSID为自己国家的常模。我国目前使用的是根据1969年版制订的中国修订版，已广泛用于临床发育检查。

（1）适宜年龄：1月龄~3.5岁。

（2）目的：婴幼儿心理发育水平的检查，确定发育迟缓程度以及干预后的效果，也用于研究儿童神经心理发育。

（3）测验内容：量表包括三部分内容：①智能量表（178项）：检测感知觉、记忆、学习、解决问题、早期对数的概念、初步的语言交流、初步的抽象思维活动等；②运动量表（111项）：主要测量翻身、爬、坐、立、走、跑、跳等大动作能力，以及双手和手指精细动作的操作技能等；③婴儿行为记录表（30项）：评价儿童个性发育的各个方面，如情绪、注意程度、社会行为以及目标定向等。

（4）结果判断：每个条目分通过和未通过来评分。将各个量表的条目通过分数累计得出运动量表分数及精神发育量表分数，查表得总量表分。据此判断婴幼儿智力发育水平和偏离常态的程度。智能及运动量表总分在115分及以上为加速完成，85~114分为正常范围，70~84分为测试轻度延迟，69分及以下为测试明显延迟。

贝利婴幼儿发育量表评估全面，操作简单、易评分，有较高的信度和效度，国际上应用广泛。贝利婴幼儿发育量表监测结果可评估婴幼儿心理发展水平，亦可随访可疑发育延迟婴幼儿，鉴别正常与异常，帮助制订综合干预措施。

2. 盖塞尔发育诊断量表（Gesell developmental scales，GDS）　盖塞尔（Gesell）是美国著名儿童心理学家，他和同事从1916年开始，系统地研究儿童行为模式和发育变化的阶段性，直到1940年正式发表了盖塞尔发育量表，1974年修订。我国于1985年、1992年对1974年美国修订的盖塞尔量表进行了标准化。

（1）适宜年龄：1月龄~6岁。

（2）目的：评价和诊断婴幼儿神经系统发育及功能成熟情况。

（3）测验内容：盖塞尔认为儿童行为发育具有一定的顺序和年龄规律，每一种行为模式标志着一定的成熟阶段。据此，盖塞尔规定婴幼儿发育的关键年龄为4周、16周、28周、40周、52周、18个月、2岁、3岁、4岁、5岁、6岁，将不同年龄阶段新出现的行为作为检查项目与诊断标准。测试内容包括适应性行为、大动作、精细动作、语言和个人-社会性行为5个方面。

（4）结果判断：根据测验结果得出每个能区的成熟年龄水平，然后代入发育商数（DQ）公式中得出DQ值。一般情况下，适应性的成熟水平可代表总的发育水平。如果DQ在85分以下，表明可能有某些器质性损伤，DQ 在 75 分以下，表明有发育落后。

盖塞尔量表具有较强的专业性，能较准确地判断儿童的发育水平。测验项目较多，费时较长（60 分钟），需要专业人员来进行。

3. 韦氏学前及初小智力量表（Wechsler-preschool and primary scale of intelligence，WPPSI）和韦氏儿童智力量表（Wechsler intelligence scale for children，WISC） Wechsler 智力量表是国内外使用最为广泛的儿童智力测定量表。WISC 是美国 David Wechsler 于 1949 年主持编制的一套儿童智力测验量表。1974 年修订版（WISC-R），1991 年再次修订（WISC-Ⅲ）。在最新的韦氏儿童智力量表第 4 版（WISC-Ⅳ）修订中，研究者吸收了当代智力理论认知心理学以及神经心理学的最新成果，使智力量表结构更加合理，其功能和效率也得到了很大提高。我国于 1986 年分别在北京和长沙完成韦氏幼儿智力量表（WPPSI）和韦氏儿童智力量表（WISC-R）的修订，前者称为韦氏幼儿智力量表中国修订本（C-WYCSI），后者称为中国修订韦氏儿童智力量表（WISC-CR）。1991 年，长沙学者对 WISC-R 做进一步的修订，称中国韦氏儿童智力量表（C-WISC）。目前，第 4 版中文版由京美心理测量技术开发有限公司修订，已在中国内地及中国香港、中国澳门地区正式发行和应用。

（1）适宜年龄：WPPSI 适用于 4~6.5 岁，WISC 适用于 6~16 岁。

（2）目的：主要测查儿童的一般智力水平、言语和操作智力水平，以及各种具体能力，如知识、计算、记忆、抽象思维等。WPPSI 和 WISC 是智力评估和智力低下儿童诊断的主要依据。

（3）测试内容：WPPSI 主要包括言语和操作两个分量表和 11 个分测验。言语量表包括常识、词汇、算术、理解、类同及背诵语句；操作量表包括动物房、画图填缺、迷宫、几何图案和木块拼图案等。WISC-Ⅳ在原有版的基础上做了重大修改（表 4-6）。全测验包括 14 个分测验（10 个核心分测验，4 个补充分测验），构成 4 个合成分数：言语理解指数，知觉推理指数，工作记忆指数和加工速度指数。

表 4-6 WISC-Ⅳ的量表结构

言语理解	知觉推理	工作记忆	加工速度
词汇	积木	背数	译码
类同	图画概念	字母 - 数字排序	符号检索
理解	矩阵推理		
（常识）	（填图）	（算术）	（划消）

（4）结果判断：将各分测验得分累加得分数后转换为量表分，然后将各分量表分值分别相加得言语量表分、操作量表分和全量表分，最后查表可得言语智商（VIQ）、操作智商（PIQ）和总智商（FIQ）。总智商为受试者总智力的估计值，分测验量表分反映了受试者各个方面智力水平。一般人群智商的平均范围在 85~115 分之间，115 分以上为高于平均智力，70 分以下则考虑智力低下。WISC-Ⅳ测量结果不再采用言语智商和操作智商这两个术语，而以总智商和言语理解、知觉推理、工作记忆、加工速度四个指数考察儿童的认知能力，并提供指数之间、分测验之间以及不同加工过程之间的差异比较，可以确定儿童认知的优势和弱势。

韦氏智力量表测查将多种能力集中测验，从而可进行多层次能力和特征比较以及智力结构的剖面分析，结果相对精确，适合临床使用。但测验时间较长，结果分析解释也比较复杂，需要受过专门训练的专业人员按测验手册规定的标准方法实施。

4. 斯坦福 - 比奈智力量表（Stanford-Binet intelligence scale，S-B） S-B 表由法国心理学家 Binet 和 Simon 于 1905 年编制出版，是最早的智力量表之一。以后美国斯坦福大学的 Terman 修订称斯坦福 - 比奈智力量表（S-B）。该量表经多次修订后，1986 年作了第 4 次修订，简称 SB4。我国为 SB 第 1 版的修订本，称“中国比奈量表”。

(1) 适宜年龄：2~18 岁。

(2) 目的：测评一般智力水平或用于对精神发育迟滞作出判断和程度分类。

(3) 测验内容：与韦氏量表一样，强调对智能进行综合判断分析。量表包括 4 个分量表和 15 个分测验：①言语推理；②抽象、视觉推理；③数量推理；④短时记忆。此量表每一年龄段设一组难度相近的测验项目，年龄越大测验项目难度越大。测试时，先测验词汇，根据词汇测验结果和实际年龄查表选择其他测验的起始水平，再根据实际年龄决定实测几个分测验，一般做 8~13 个分测验。

(4) 结果判断：S-B4 采用离差智商形式（智商标准差为 16），全部测验结果均用标准年龄分表示，各分测验的标准年龄分由分测验分数转换而来，再由分测验标准年龄分转换成四个分量表标准年龄分和一个全量表标准年龄分。全量表标准年龄分作为总智能水平的估计值，而分量表标准年龄分反映儿童言语、抽象思维、数量和记忆等方面的能力水平。

S-B4 是一全新的测验，在国外临床上与韦氏智力量表等同称为两套主要智力评估工具。目前我国尚未修订，其效价和适用性还有待进一步研究。

(四) 适应性行为评定

适应性行为指人适应外环境赖以生存的能力，即个人处理日常生活和承担社会责任达到他的年龄和所处社会文化条件所期望的程度。目前研制的适应性行为评估工具种类繁多，可以评估具体的行为如多动 - 冲动，也可以评估抽象的行为如性格；有评估单一症状如焦虑，也可以是总体倾向如外向性障碍；根据量表的使用，可分为父母用、教师用、儿童自评以及观察者用。

1. 新生儿行为评定量表（neonatal behavioral assessment scale，NBAS）

1973 年，由美国著名儿科医师 TB Brazelton 制定 NBAS，是目前适用于新生儿的行为量表。有研究显示 NBAS 结果可提示婴儿性格和中枢神经系统发育水平。

(1) 适宜年龄：0~28 日龄，早产儿需矫正胎龄。

(2) 目的：评价新生儿行为发育水平。结果异常者提示脑损伤，需进一步检查与监测。

(3) 测验内容：包括 28 项行为和 18 项反射。

行为项目包括：①相互作用：非生物视觉定向、听觉定向及视觉定向，生物性视觉定向、听觉定向及视觉定向，醒觉状态、怀抱反应、安慰性微笑；②状态控制：对光、咯咯声、铃声、针刺重复刺激、使自己安静活动、建立速度、激动高峰、激惹性、状态稳定性；③运动能力：一般肌张力、运动成熟性、运动活动性、手到口能力、防御运动、拉成坐位；④生理应激反应：震颤、惊跳、皮肤颜色稳定性。

18 项反射：包括足抓握、手抓握、踝阵挛、巴宾斯基征、站、自动走、放置、侧弯、爬、眉间反射、紧张性头眼偏斜、眼球震颤、张力性颈反射、拥抱反射、觅食（加强）、吸吮（加强）、左右侧的上肢及下肢被动运动。

另有 9 个补充项目可供任意选择。

(4)结果判断:每项行为检查中有 9 个分度。评分标准有:未引出(0 分)、反应低下(1 分)、反应中等(2 分)、反应增强(3 分)。

每个项目要求新生儿在不同的状态下评估,因此检查、观察过程强调新生儿状态。婴儿应在正常状态下测试,如穿衣、穿衣、盖被、睡眠、喂哺后。检查房间宜内安静、光线较暗,室温为 22~28℃。完成检查约需 30 分钟。

2000 年,北京协和医院鲍秀兰教授根据 NBAS 制定了中国新生儿 20 项行为神经评分法(NBNA),测试仅需 10 分钟完成,目前在国内普遍应用。

2. 婴儿 - 初中学生社会生活能力量表　1988 年,由北京医科大学左启华等人根据日本"S-M 社会生活能力检查"量表修订并建立了我国的常模,而日本的 S-M 社会生活能力评定又是在美国 Vineland 社会成熟量表基础上修改制订的。1995 年,北京医科大学张致祥对量表做了修订及再标准化工作。在确定发育迟缓 / 智力障碍诊断与分级时必须结合社会生活能力的评定。

(1)适宜年龄:6 月龄 ~15 岁。

(2)目的:评定儿童社会生活能力,协助发育迟缓 / 智力障碍的诊断。

(3)测验内容:全量表分 6 个能力、132 个项目:①独立生活能力:包括进食、衣服脱换、穿着、料理大小便、个人和集体清洁卫生情况如洗脸、刷牙、洗头、梳头、剪指甲、打扫和装饰房间等;②适应能力:包括走路、上阶梯、过马路、串门、外出玩耍、经常去的地方、独自上学、认识交通、遵守交通规则、利用交通工具到陌生的地方去等;③作业能力:包括抓握东西、乱画、倒水、准备和收拾餐具以及使用工具如刀、剪、电器的技能;④交往能力:包括言语反应、言语表达和理解、日常言语应用技能,如叫名转头、懂得简单指令,说出自己的姓名,看并能理解简单文字、小说,写便条、日记,查字典等;⑤参加集体活动:包括游戏、和同伴玩耍、参加班级文体活动等;⑥自我管理:包括独立性、自律、自控和关心别人等,如坚持自己独自干,不随便拿别人东西,控制自己不提无理要求,有计划的购物,关心老人和儿童,独立制订学习计划等。

132 个项目从易到难排列。量表测试 6 月龄 ~15 岁儿童,设 7 个年龄测试点:6 月龄 ~、2 岁 ~、3.5 岁 ~、5 岁 ~、6.5 岁 ~、8.5 岁 ~、10.5 岁 ~。检查时从相应的年龄阶段开始评估。如连续 10 项通过,则认为这以前的项目均已通过,可继续向后检查,直至连续 10 项不能通过时终止。

(4)结果判断:询问家长判断,通过一项计 1 分,132 个项目 132 分。据测试结果所得分查表得标准分。标准分结果评定:适应性行为非常优秀(13 分)、优秀(12 分)、高常(11 分)、正常(10 分);适应性行为边缘(9 分)、轻度低下(8 分)中度低下(7 分)、重度低下(6 分)、极度低下(≤ 5 分)。

该量表操作简单,容易培训,费时少,是智力低下的必备量表,也是监测和流行病学调查的有效工具。但量表跨度大,两端项目少。

3. Achenbach 儿童行为量表(Achenbach child behavior checklist,CBCL)　CBCL 是美国心理学家 Achenbach 等研制的儿童行为评定量表,1976 年问世,1983 年、1991 年二次修订。该量表已在国际上广泛应用,具有较好的信度和效度。内容包括父母评定、教师评定和青少年自评三套量表。父母评定量表即 CBCL。上海于 1988~1991 年在全国 22 个城市进行了 CBCL 中国标准化取样，制定了中国城市儿童常模。

(1)适宜年龄：4~16 岁

(2)目的：筛查儿童的社会能力和行为问题

(3)测试内容：量表分三个部分：第一部分是一般项目，包括姓名、性别、年龄、父母职业等。第二部分为社会能力：①参加运动情况；②参加活动情况；③参加课余爱好小组情况；④课余爱好及家务劳动；⑤交友情况；⑥与家人及伙伴相处情况；⑦在校学习情况等。第三部分为 113 项行为问题，是量表的主要部分，父母根据儿童近 6 个月表现填写。按年龄(4~5 岁、6~11 岁、12~16 岁)、性别设置 6 个常模量表。每个常模含 8~9 个因子，即分量表。如 11 岁男童的常模包括分裂症样、抑郁、不合群、强迫 - 冲动、躯体化诉述、社交退缩、多动、攻击性行为、违纪行为等 9 个分量表。

(4)结果判断：第二部分社会能力评分：①～④项需要分别评价参加的项目数及数量、质量；⑤项包括伙伴人数和玩的次数；⑥项包括与家人及伙伴相处和独处情况；⑦项包括学校学习成绩，是否为特殊班级、是否留级、有无学校问题等。各项总分即为社会能力总分的分数查表获标准化常模分数，低于界值分者提示存在社会能力问题。第三部分 113 项行为问题评分：每一项社会行为评分为 0~3 分，即无行为问题(0 分)，有时有(1 分)，经常出现或明显(2 分)。各分量表的项目分数相加得粗分。查表获标准化常模分数，高于界值分者提示存在行为问题。将儿童各分量表分描记在行为问题剖析图分析，可形象地反映出该儿童行为问题的特点。

该量表内容全面，能够发现不同性别、年龄段的不同行为问题。但 CBCL 内容较多，评分复杂，须经专门培训。目前，电脑自动计分系统，但获得可靠的结果仍需要家长提供正确的信息。

Achenbach 在父母用儿童行为量表的基础上制定了教师用量表(teachers report form，TRF)。自 1986 年问世以来，已被广泛用于儿童行为的评估，但在我国应用甚少。1991 年，作者再次修订。TRF 在评价学校成就、适应能力及外显性问题时，有较好的效度，对儿童行为的评价与儿童阅读、写作、注意力集中的相关较父母高。1996 年，苏林雁等根据 1991 年的新版本在湖南省城乡采样，制定了 CBCL 和 TRF 区域性常模。青少年自评量表(youth self report，YSR)适用于学龄儿童(11~18 岁)自我行为的评定，目前尚无全国常模。

4. Conners 儿童行为量表(Conners child behavior checklist)　Conners 制定的儿童行为量表包括父母症状问卷(parent symptom questionnaire，PSQ)、教师用量表(teacher rating scale，TRS)与简明症状问卷等三种形式，主要用于评估儿童行为问题，特别是儿童注意缺陷多动障碍(ADHD)。适用于 3~17 岁儿童，是美国使用最广泛的一种儿童量表。该量表于 1969 年编制，1978 年修订，我国临床也已应用。2001 年，儿童行为评定量表全国协作组建立了父母症状问卷、教师用量表的中国城市儿童常模，并检验了其信度和效度。

(1) Conners 父母症状问卷：最后修订版本有 48 项条目，包含焦虑、冲动 - 多动、心身问题、学习问题和品行问题等 5 个因子。基本概括了儿童少年常见的行为问题，也可协助中枢兴奋剂与行为矫正等对儿童注意缺陷多动障碍的疗效评定。结果评定采用四级评分法：没有——0 分；偶尔出现——1 分；经常出现——2 分；频繁发生——3 分。分量表分数 = 单项总分 / 条目数。分量表分数 $>\bar{X}+2SD$ 提示儿童存在行为问题。

(2) Conners 教师用量表：最后修订版本有 28 个项目，包括多动、注意力缺陷 - 冲动和品行问题3个因子，包括了儿童在校的常见问题。此量表的评分方法同Conners父母症状问卷。

(3) Conners 简明症状问卷：常用于筛查 ADHD 儿童，父母和老师均可应用，仅需 1~3 分钟即可完成，仍采用四级评分法(0、1、2、3 分)。问卷总分 >15 提示儿童多动性障碍。

5. 中国儿童气质量表(Chinese child temperament scale，CCTS) 从 20 世纪 70 年代至 90 年代，Carey 和 McDevitt 等依据 Thomas 和 Chess 的儿童气质理论陆续发展成 Carey 儿童气质的系列评估问卷。CCTS 在 1996 年由西安交通大学第二医院儿童行为及发育儿科研究室姚凯南教授带领团队，根据美国 Carey 的气质量表编制的。在原版翻译为中文的过程中，为了减少量表的种族和文化偏倚，结合我国的文化背景的基础上进行了修订的，并在全国进行标准化常模。协作组于 1997 年结束了 4 个年龄段中国气质量表的标准化工作，分别制定了常模。形成 4 个年龄阶段的量表。分别为中国婴儿气质量表(Chinese infant temperament scale，CITS)、中国幼儿气质量表(Chinese toddler temperament scale，CTTS)、中国学龄前儿童气质量表(Chinese preschoolers temperament scale，CPTS)、中国学龄儿气质量表(Chinese school child temperament scale，CSTS)。

(1) 适用年龄：CITS 适用于 4~8 个月；CTTS 适用于 1~3 岁；CPTS 适用于 3~7 岁；CSTS 适用于 8~12 岁。

(2) 目的：评价儿童的气质。

(3) 测试内容：每个量表均由九个气质维度组成，每个维度包含不同数量的题目。CITS、CTTS、CPTS、CSTS 包含的题目分别为 95、97、100、100 九个气质维度分别为：活动水平、节律性、趋避性、适应性、反应强度、心境特点、持久性、注意分散、反应阈。

(4) 结果判断：根据气质理论和九个气质维度的得分情况，分为 5 个类型。平易型(easy，E 型)亦称随和型或容易抚育型、麻烦型(difficult，D 型)也称困难型、发动缓慢型(slow up to warm，S 型)也称缓慢型、中间型包括中间偏平易型(intermediate low，Ⅰ-E 型)和中间偏麻烦型(intermediate high，Ⅰ-D 型)。

该量表目前多数采用计算机软件操作，家长和抚养人根据屏幕提示的指导语进行填写，很大程度上节省了测试评价的时间。

6. 孤独症行为量表(autism behavior checklist，ABC) 由 Krug 等在 1978 年编制。原作者使用的样本年龄段为 8 个月 ~28 岁，研究显示该量表的评定者信度为 94%，重测信度为 95%。我国于 1989 年引进 ABC 量表，试用后发现该量表在不同年龄段、不同性别的使用方面无差异。

(1) 适宜年龄：8 个月 ~28 岁。

(2) 目的：筛查和辅助诊断孤独症。

(3) 测验内容：共 57 个条目，涉及孤独症患者的感觉、行为、情绪、语言、生活自理等多方面的症状，可总结为 5 个因子：感觉 S(9 个条目、共 30 分)、交往 R(12 个条目，共 35 分)、躯体运动 B(12 个条目、共 28 分)、语言 L(13 个条目，共 31 分)和生活自理 S(11 个条目，共 25 分)。每个条目根据其在量表中不同的负荷给予不同的分数，从 1 至 4 分不等；任何一条目，只要有该项表现、不论症状轻重，就可以得该项分数，最后根据所有条目的总得分评定结果。

(4) 结果判断：总分小于 53 分为筛查阴性，总分在 53~67 为筛查阳性，总分大于等于 68 分可辅助诊断孤独症。量表总分越高，孤独症行为症状越严重。

该量表要求儿童的父母或者与其共同生活达2周以上的人进行评定，评定大约需要10~15分钟。

7. 婴幼儿孤独症筛查表(checklist forautism in toddlers，CHAT) 由S.Baron-Cohen、J.Allen和C.Gillberg于1992年编制。

(1)适用年龄：18个月。

(2)目的：幼儿的孤独症筛查。

(3)测试内容：分两部分。A部分：询问父母，共9个项目。全部由父母或者主要监护人回答"是"/"否"。B部分：评定者观察，共5个项目。由专业人员观察、测试后回答"是"/"否"。其中A5、A7、B2、B3、B4为核心条目，主要为评估联合注意(joint attention)和装扮游戏(pretendplay)。

(4)结果判断：明显高危儿童的标准：5个关键项不能通过，包括有意向性用手指：A7和B4，眼凝视：B2，玩的意向：A5和B3。

一般高危儿童的标准：5个关键项不能通过，包括有意向性用手指：A7和B4，不满足明显高危儿童的标准(如B2、A5和B3，至少通过一项。)

该量表简单明了，操作方便，易于掌握，可以用作社区筛查使用。

8. 改良婴幼儿孤独症量表(modified checklist for autism in toddlers，M-chat) 由美国的Robins等根据本国实际情况、并为了增加量表的敏感度，经由CHAT原作者同意，将CHAT改编而成。中文版M-CHAT由北京大学附属六院刘靖教授等经原作者同意后翻译引进，并对其评分方法进行了修订。中国香港的Virginia Wong等将CHAT和M-CHAT翻译成中文并组合修订成CHAT-23.

(1)适用年龄：18~24月龄。

(2)目的：筛查婴幼儿孤独症。

(3)测试内容：共23个条目，包括17个普通条目和6个核心条目，核心条目分别为2、7、9、13、14和15，反映的症状为：社会交往(对别的孩子感兴趣吗、会模仿吗)、联合注意(会用示指指东西吗、你指东西孩子会看吗)、其他(孩子会拿东西给你看吗、叫孩子有反应吗)。

(4)结果判断：量表每个条目均采用"是/否"来评估，条目11、18、20、22为逆向条目，选择"是"为阳性，其余条目选择"否"则判为阳性。6个核心项目中有两项阳性即为可疑组，或者所有项目中三项阳性即判为可疑组。

该量表由看护者根据儿童的情况予以填写，由于量表条目少，家长一般在10分钟内就可以完成评定。M-CHAT中文版简化了该量表的结果判定过程，使量表的评分方法变得简单便捷，有利于临床应用和推广。

9. 儿童期孤独症评定量表(childhood autismrating scale，CARS) 由Schoplen等1988年编制，卢建平、杨志伟等人在2004年修订。

(1)适用年龄：2岁以上。

(2)目的：用于孤独症儿童言语、行为、感知觉等方面的观察评定。

(3)测试内容：包括人际关系、模仿能力、情感反应、感知觉能力、语言及非语言交流等情况。

(4)结果判定：该量表每项按1~4级评分，4级为最重一级，每级评分意义依次为"与年龄相当的行为表现”“轻度异常”“中度异常”“严重异常”。量表最高分 60 分，总分低于 30 分则评为非孤独症。总分等于或高于 36 分，并且至少有 5 项的评分高于 3 分，则评为重度孤独症。总分在 30~36 分，并且低于 3 分的项目不到 5 项，则评为轻 - 中度孤独症。

该量表共 15 项，由专业人员进行评定。

（李晓南）

第五章　生长偏离与发育障碍

学习目标

1. **掌握**　头围、身高(身长)、体重及性四项发育指标异常的诊断标准及影响因素；儿童心理障碍和喂养障碍的定义及其临床表现特征、诊断和治疗；孤独症谱系障碍的定义和早期警示指标；儿童虐待与忽视、注意缺陷多动障碍、学习障碍的定义、临床表现、诊断；儿童常见睡眠障碍的诊断及治疗原则；言语和语言障碍的定义；智力障碍与全面发育迟缓的基本概念、诊断标准及诊断治疗流程。
2. **熟悉**　喂养障碍的病因和预防；孤独症谱系障碍的临床表现和诊断标准；注意缺陷多动障碍的病因和发病机制；儿童常见睡眠障碍的病因；言语和语言障碍的病因、临床表现及诊断要点。
3. **了解**　群体和个体儿童体格生长偏离率调查的概念及意义；儿童常见心理行为障碍流行病学；喂养障碍的评估；孤独症障碍的干预治疗原则；儿童虐待与忽视的原因、防范和干预；喂养障碍的预后；学习障碍发生的神经心理机制及相关的治疗干预；常见睡眠障碍的发病机制及预后；言语和语言障碍的治疗原则。

第一节　体格生长偏离

一、儿童体格生长偏离率调查

1. 群体儿童体格生长偏离率的调查　即调查儿童人群横断面水平，统计界值点以外的生长或生长偏离(growth deviation)儿童的百分率，即流行强度。调查结果只是统计学的结果，反映被调查儿童人群的生长水平状况，不代表其中个体儿童的生长情况，亦不代表任何病因，无临床诊断意义。调查结果可进行国家、地区间或同一地区不同年代比较，反映该国家或地区经济、文化、健康、医疗保健总体水平，为政府、社区制定宏观政策提供依据。

2. 个体儿童发育偏离原因的调查　是针对儿童的发育问题进行病因分析、疾病诊断与治疗。根据病史、体检、实验室检查等进行综合分析。个体发育宜采用纵向跟踪调查。纵向跟踪儿童的生长可发现有两种偏离情况：①虽然在界点以内生长，但是由于生长速度的改变，使儿童的生长改变原有百分位(轨道)>2 个主百分位线(相当 >2SD)(图 5-1)；②界值点以外的生长(图 5-2)。纵向跟踪儿童的生长可以鉴别是在自己生长轨道中的正常波动(±1SD)(图 5-3)还是低水平的正常生长(图 5-4)。

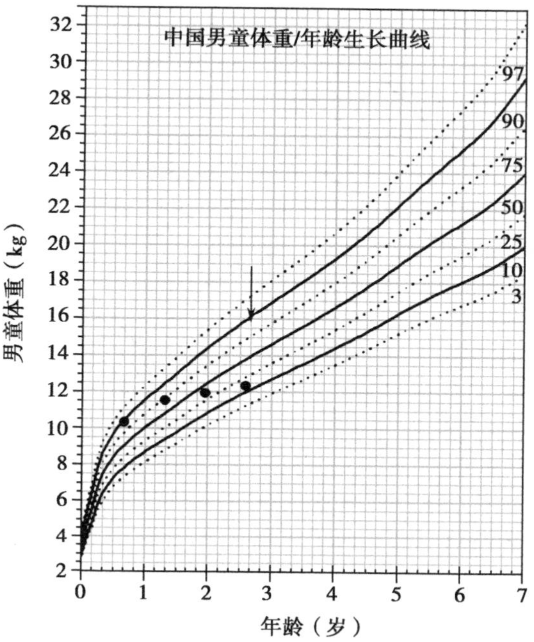

图 5-1 体重生长轨道发生偏离 >2 个主百分位线

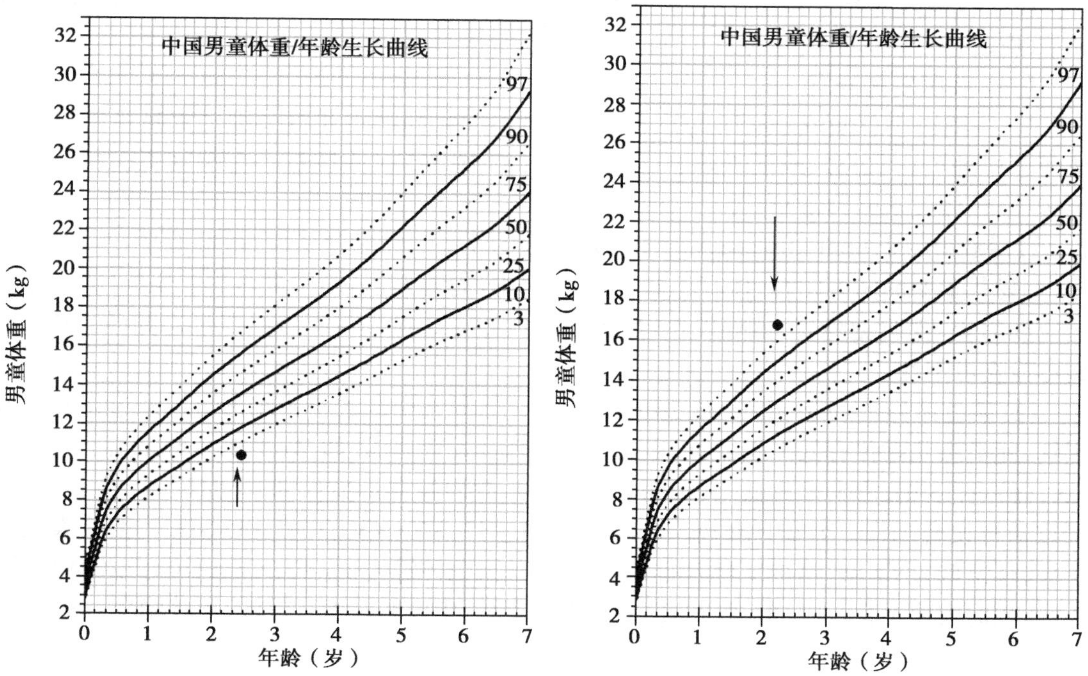

图 5-2 界值点以外的生长

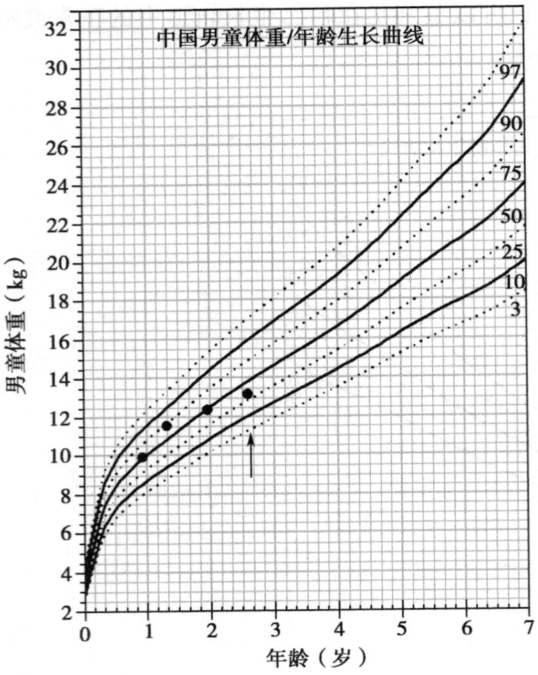

图 5-3　生长的正常波动

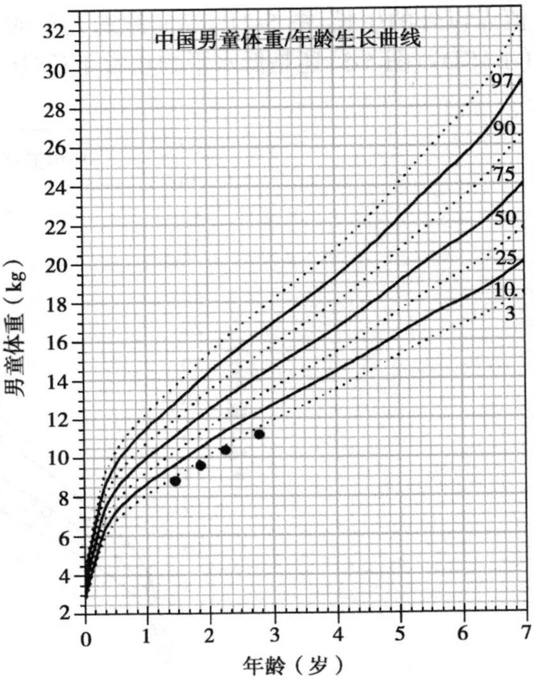

图 5-4　低水平的正常生长

二、体格生长偏离与鉴别

由于各种因素的影响，有些儿童在生长发育过程中会出现头围、体重和身高（长）的发育异常，应进行早期诊断及鉴别。

（一）头围发育异常

1. 头围过小（microcephaly）　头围小于同年龄、同性别儿童头围正常参照值的均值减两个标准差（<–2SD）或低于第 3 百分位以下者（图 5-5）。头围过小与颅脑疾病和遗传性疾病（染色体或基因异常）有关。

（1）颅脑疾病（brain diseases）：颅脑疾病引起的小头畸形常呈尖颅、前额低平、颅缝窄、前囟小，婴儿早期前囟即闭合，伴有不同程度的认知发育异常、运动发育落后或姿势异常、社会适应能力差、视听觉障碍、癫痫发作等，头部 CT 或 MRI 检查可有脑组织形态异常，TORCH 病毒检查可阳性。

（2）染色体异常（chromosome disorders）：染色体异常引起的小头畸形可以通过特殊面容区别，此类患儿常伴有低出生体重、生长迟缓和精神发育迟滞，如 Wolf-Hirschron 综合征（46，XX，4p）（图 5-6），出生体重低，头小而长，前额突，颅面发育不良（下颌小而后缩），生长迟缓，严重精神发育迟滞。常染色体部分三体综合征[（47，XX（XY），+del（14）（q22）]婴儿表现为小头，耳位低，小下颌，精神发育迟滞，隐睾。环状染色体综合征[46，XY，r（10）]出生体重低，小头，颅面发育不良，耳位低，眼发育异常，生长迟缓，中度精神发育迟滞，可伴隐睾。

（3）基因异常（genetic disorders）：基因引起的小头畸形出生时头围就小，头形多为圆形，如 Cornelia De Lange 综合征（图 5-7），小头，一字眉（连眉），弓形眉，眉毛浓，小耳位低，生长迟缓，精神发育迟滞，外生殖器发育不良，隐睾等，多数为常染色体显性遗传（散发），与 *NIPBL*、*SMC1A* 及 *SMC3* 基因异常有关。

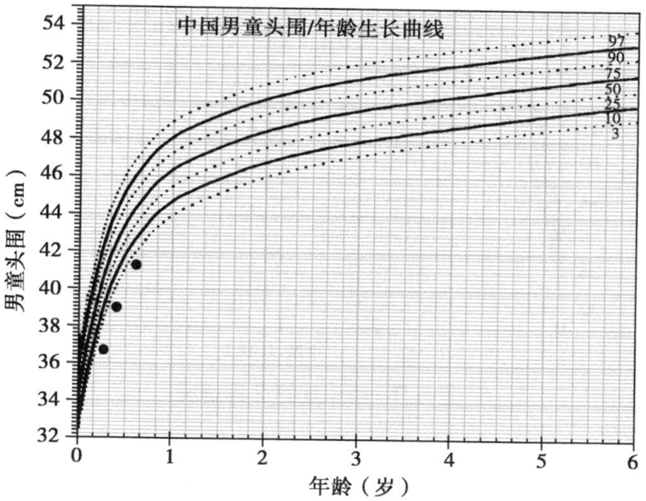

图 5-5　小头畸形

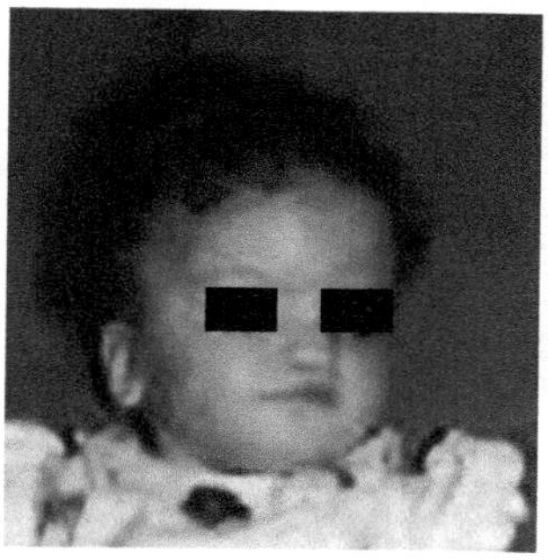

图 5-6　Wolf-Hirschron 综合征

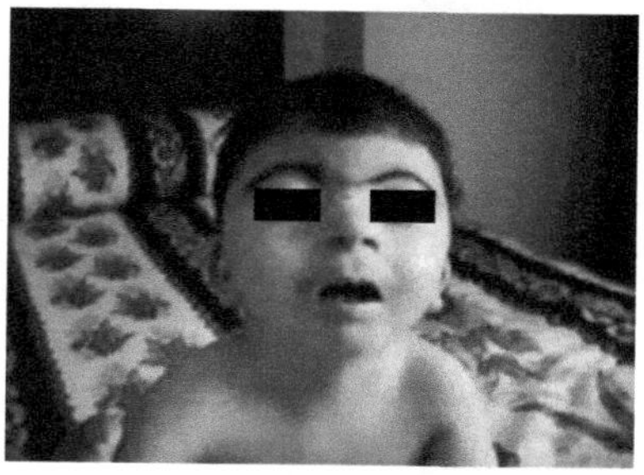

图 5-7　Cornelia De Lange 综合征

2. 头围过大或巨头症（macrocephaly）　头围大于同年龄、同性别儿童头围正常参照值的均值加两个标准差（>+2SD）或超过第 97 百分位以上者（图 5-8）。头围过大可见于正常的家族性头大、脑积水、严重佝偻病、脑肿瘤和某些遗传性疾病。

（1）家族性头大（familial macrocephaly）：正常的头围大与双亲或双亲之一头围大有关（图 5-9）。

（2）脑积水（hydrocephalus）：出生时头围正常，2~3 月龄后头围迅速增大，前囟饱满，颅缝大而宽，严重时双眼呈“落日征”（图 5-10），头部 B 超和 CT 可明确诊断。

（3）颅内肿瘤（brain neoplasms）：颅内肿瘤的儿童也会引起头围增大，由于婴儿早期前囟未闭合，因此颅内压增高的表现如呕吐、抽搐、视力下降等症状不明显，需要提高警惕。

（4）遗传性疾病：软骨发育不全（achondroplasia，ACH）（图 5-11）和黏多糖（mucopolysaccharidosis，MPS）（图 5-12）也可表现为头大，但有特征性面容。

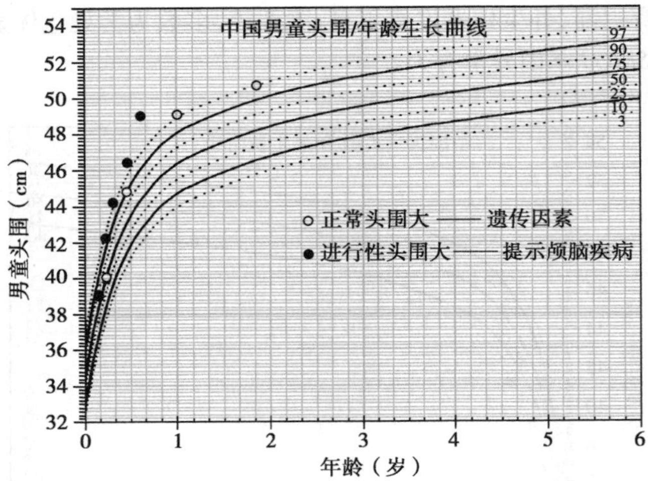

图 5-8　巨头症的 2 种情况

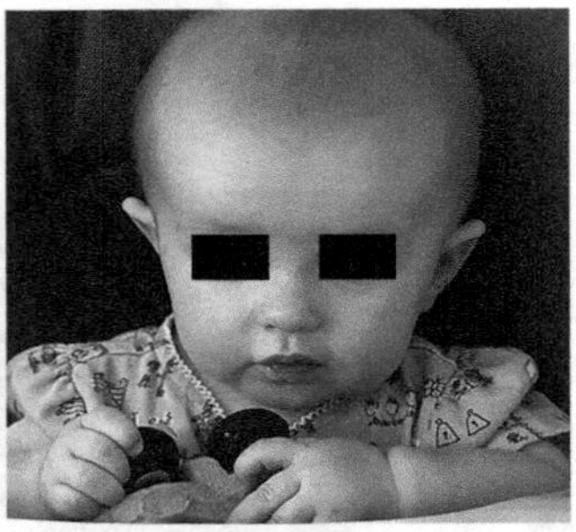

图 5-9　家族性头大

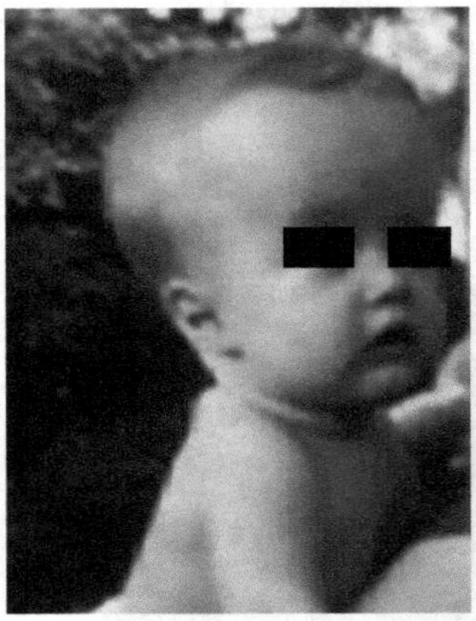

图 5-10　脑积水

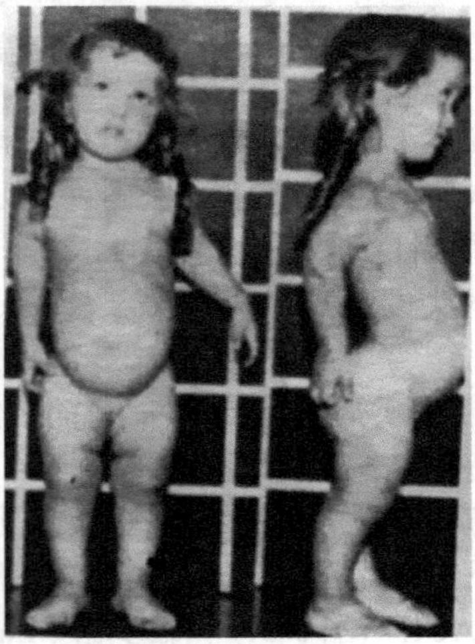

图 5-11　软骨发育不全综合征

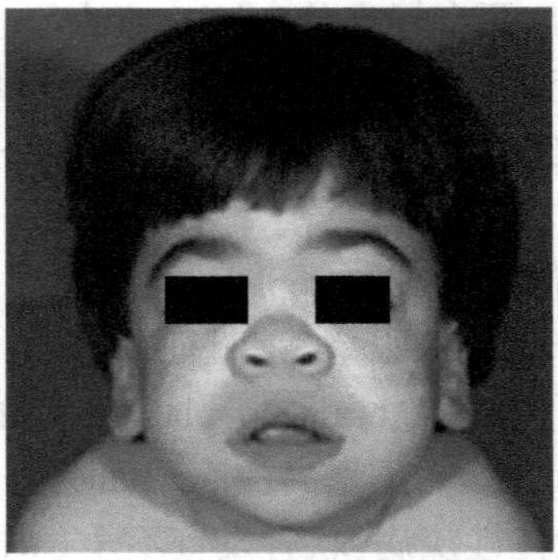

图 5-12　黏多糖病

（二）身高（长）发育偏离

1. 身材矮小（short stature）　身高（长）小于同年龄、同性别儿童身高（长）正常均值减2个标准差（<–2*SD*）或低于第3百分位以下者。根据矮小的原因有以下疾病需要鉴别：

（1）特发性矮小（idiopathic short stature，ISS）：病因不明的身材矮小，是儿童期身材矮小的最常见原因，包括家族性矮小和体质性发育延迟。

1）家族性矮小（familial short stature，FSS）：出生时身长体重正常，身高增长速度近似正常儿童或稍缓，常在第3百分位数左右。家族中父母身高均矮或有一人矮（父亲身高≤156cm；母亲身高≤146cm），骨龄与年龄相称（图5-13），智力和性发育正常，可以采用生长激素（growthhormone，GH）治疗。

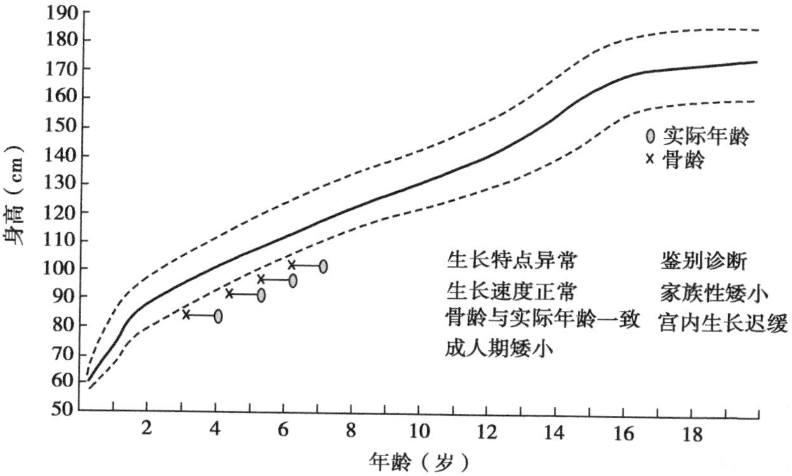

图5-13　均匀性身材矮小儿童身高与骨龄

2）体质性发育延迟（constitutional growth delay，CGD）：正常生长发育的变异，伴或不伴青春期发育延迟。多有家族性，男童多见。出生时身高与体重正常，生后生长发育速度为正常的低限，骨龄落后1~2年，第二性征发育与身高发育一致，可出现延迟（图5-14），最终身高仍在正常范围，无需特殊处理。

（2）小于胎龄儿（small for gestational age infant，SGA）：小于胎龄儿是指出生时体重和/或身长低于同胎龄儿第10百分位数（或低于同胎龄儿的第3百分位或2个标准差，欧洲标准）。大部分SGA在2~4岁时能赶上正常儿童的身高水平，但也有少部分（8%~10%）SGA仍生长缓慢，在第3百分位以下。临床上多数SGA表现为身材匀称，体重、身长和头围成比例减少，消瘦，骨龄可能延迟，不伴畸形。少数SGA为Russell Silver综合征（图5-15），除出生体重低、三角形脸和身材矮小外，还表现为肢体不对称如头部、躯干与四肢骨骼的左右不对称，其中以四肢最明显，伴有精神发育迟滞和多发畸形，7%~10%患者为第7号染色体为母源性单亲二体UPD（uniparental disomy）有关，38%以上为染色体11p15印记区缺陷或结构异常。

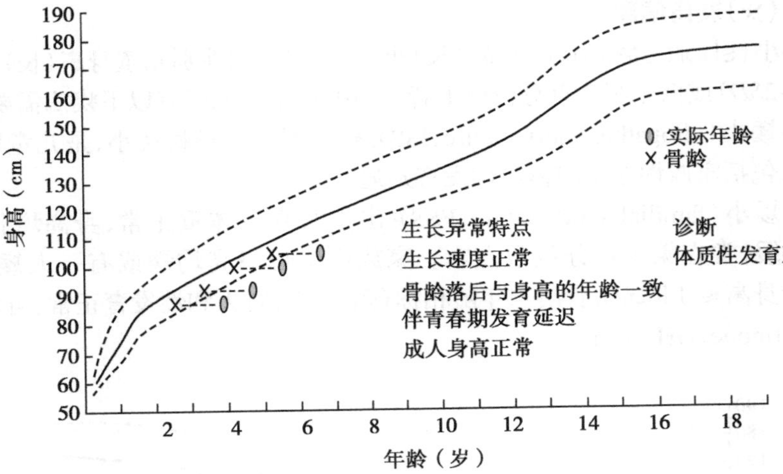

图 5-14 均匀性身材矮小儿童身高与骨龄

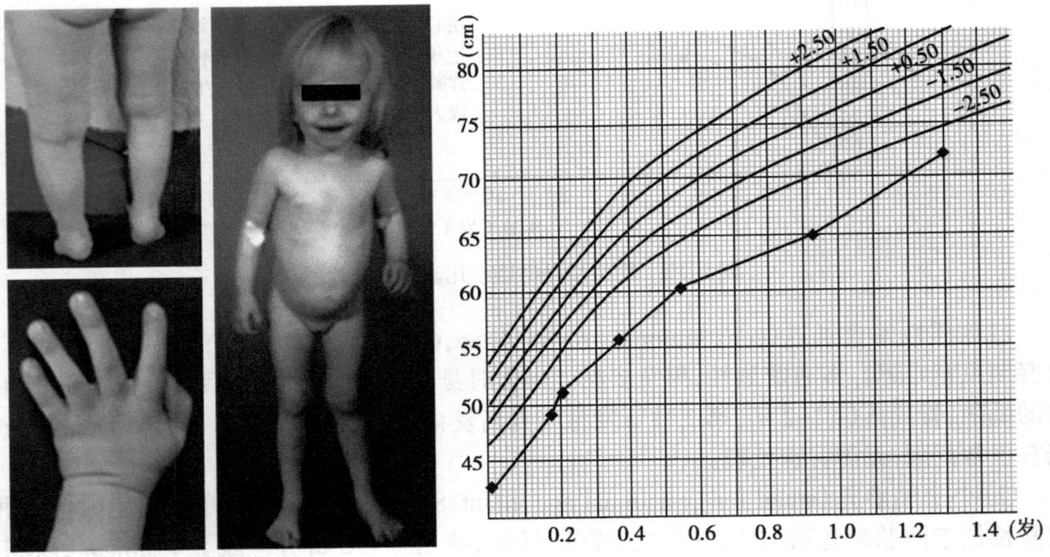

图 5-15 Russell-Rilver 综合征

(3) 严重营养不良（malnutrition）：矮小一般在边缘值，骨龄可以落后。

(4) 内分泌疾病：

1) 生长激素缺乏症（growth hormone deficiency，GHD）：以男性多见，是由于垂体或下丘脑结构或功能障碍所致的部分或完全性生长激素缺乏。出生时身高和体重均正常，大多在 1 岁以后出现生长速度减慢，面容幼稚，脸圆胖，匀称性矮小，骨龄发育显著延迟，多数伴青春期发育延迟（图 5-16，图 5-17），智能发育正常，可以使用 GH 替代治疗。

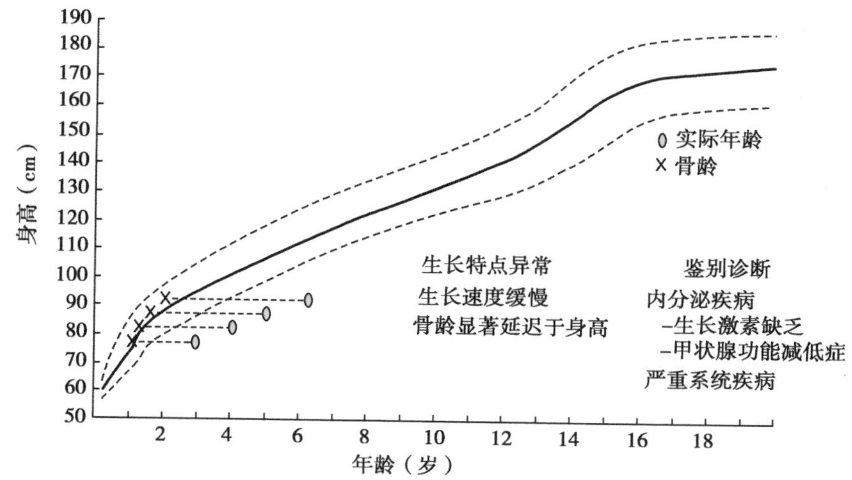

图 5-16 内分泌疾病身材矮小儿童身高与骨龄

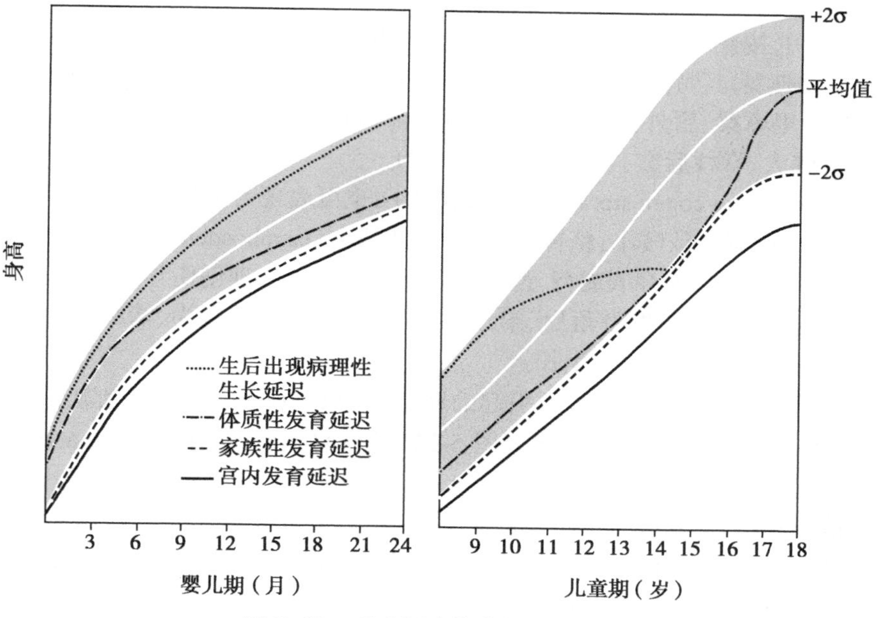

图 5-17 儿童矮小的生长曲线特点

2）甲状腺功能减退症（hypothyroidism）：生长缓慢，身体比例不正常，四肢短躯干长，黏液性水肿面容，眼距宽、鼻梁宽平、舌大而宽、表情淡漠（图 5-18），皮肤粗糙，骨龄发育严重延迟，智力低下。甲状腺功能检测可以确诊，用甲状腺素替代治疗。

（5）染色体异常：

1）先天性卵巢发育不全：又称 Turner 综合征（Turner syndrome，TS），是最常见的性染色体畸变疾病，是女童矮小的最常见原因之一。主要表现是身材矮小，性发育呈幼稚状态及原发性闭经。体检可发现：颈蹼、肘外翻、发际低、盾状胸、乳头间距增宽、无

第二性征；大部分 TS 儿童智力正常(图 5-19)。染色体检查可以确诊，GH 治疗可以改善身高。

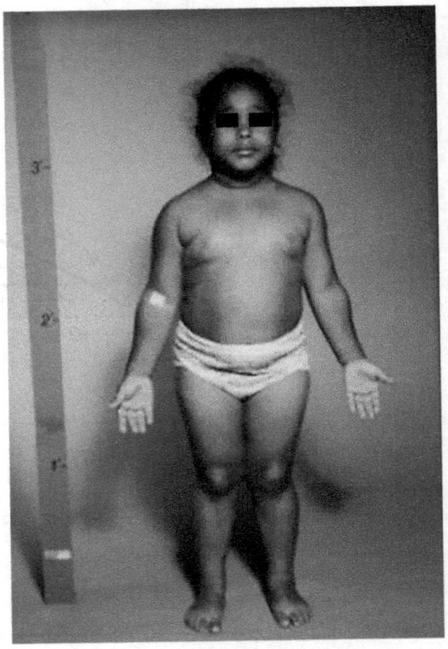

图 5-18 先天性甲状腺功能减退症

2) 唐氏综合征(Down syndrome)：又称为 21 三体综合征和先天愚型。患儿面容特殊，如眼距宽、小眼裂、双眼外上斜、鼻梁低平、伸舌(图 5-20)，生长迟缓，智力发育障碍，可伴有多发畸形。染色体检查可确诊，尚无特殊治疗方法。

3) Prader-Willi 综合征：主要表现为矮小、肥胖、性功能不全和智力发育障碍，为 15 号染色体长臂近中央关键区缺失或异常。

(6) 基因异常：如 Laron 综合征多由生长激素受体(growth hormone receptor，GHR)基因突变所致，主要临床特征为生后严重的生长落后伴特殊面容(图 5-21)。

(7) 遗传代谢病：

1) 黏多糖病：黏多糖病是一种以黏多糖代谢障碍为特点的遗传代谢病，按黏多糖代谢产物和临床表现共分为 8 型，其中 I 型最典型，其特点为身材矮小、头大、面容丑陋、两眼间距增宽、塌鼻梁、唇外翻、舌伸出、表情迟钝、角膜混浊、腹膨隆、肝脾大、脊柱后突、智力低下(图 5-12)。

2) 糖原累积病(glycogen storage disease，GSD)：也可表现为生长迟缓。

(8) 精神心理因素所致矮小：精神、心理障碍性矮小(psychosocial shore stature)儿童由于受挫如父母离异、被父母遗弃或虐待、遭遇突发事件等精神心理创伤导致 GH 暂时分泌不足，主要表现为生长迟缓、骨龄发育落后、第二性征发育延迟，伴有行为、情绪以及睡眠等问题。改善生活中的不利因素后可正常生长。

(9) 骨骼发育异常：骨骼发育异常引起的矮小多为不匀称性矮小，包括软骨发育不全、成骨不全症(osteogenesis imperfecta，OI)(图 5-22)及脊柱骨骺发育不良(spondyloepiphyseal dysplasia，SED)等。

(10) 其他：心肝和肾等慢性疾病等。

2. 身(长)高(tall stature) 身高(长)大于同年龄、同性别儿童正常均值加 2 个标准差(>+2*SD*)或超过第 97 百分位以上者。

(1) 家族性高身材：人的身高主要取决于遗传因素，如父母身高(父身高 196cm，或母亲 183cm)，子女一般也较高。

(2) 性早熟(precocious puberty)：是指儿童在青春期以前与年龄不相称地过早出现第二性征，同时伴有身高提前生长，多见于女孩。临床上将性早熟分为中枢性性早熟(真性性早熟)、外周性性早熟(假性性早熟)和不完全性性早熟三类。

(3) 染色体异常(chromosome disorders)：Klinefelter 综合征(先天性睾丸发育不全症)主要症状为身材高大，四肢长，第二性征发育差，有女性化表现如乳房发育，部分患儿有智力低下或精神异常，睾丸小而质硬，97% 患儿不育。

乳距宽

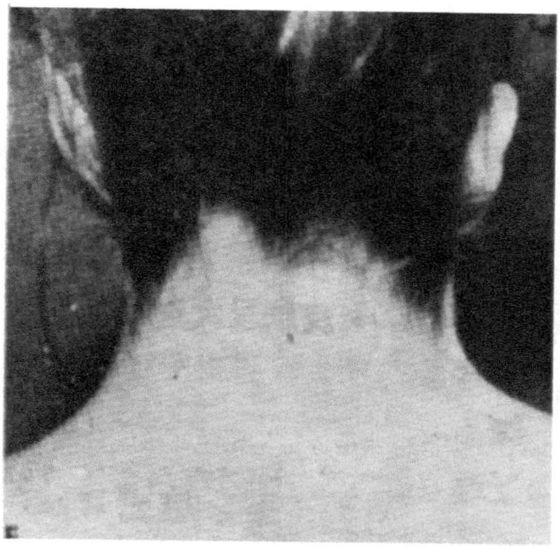

后发际低，颈蹼

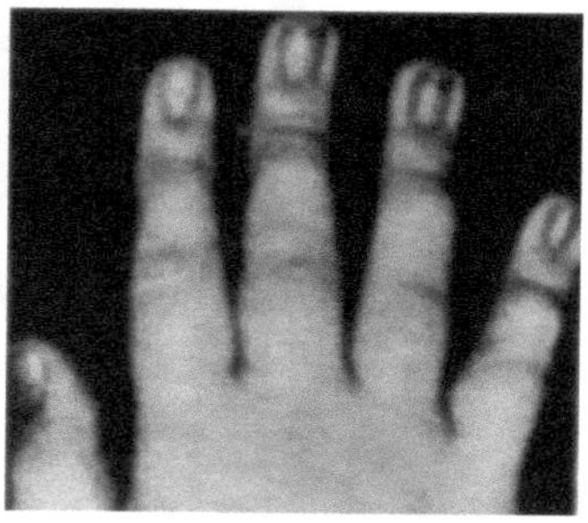

指甲窄，陷于甲床

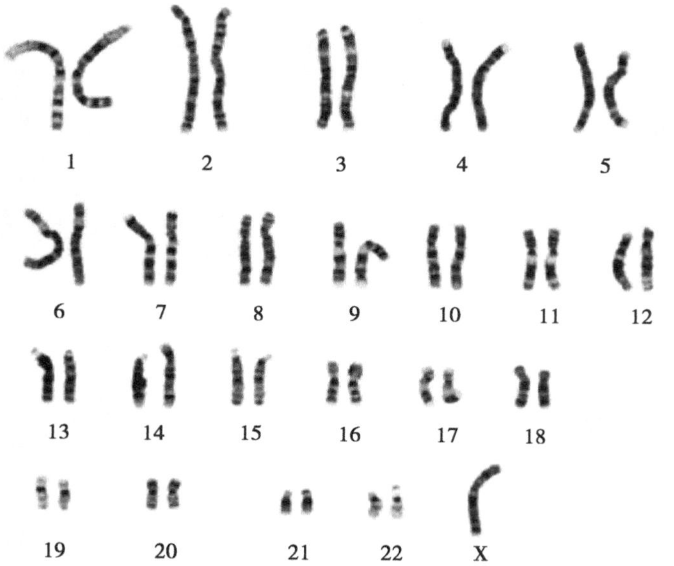

染色体核型分析

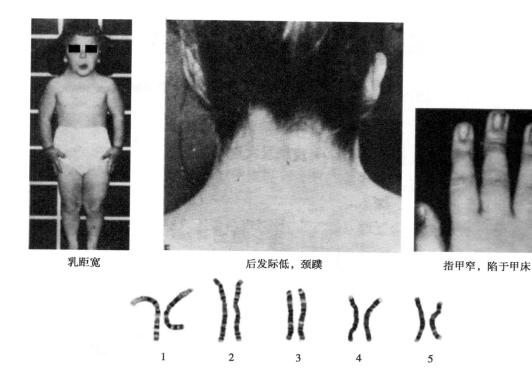

图 5-19　Turner 综合征体征与染色体核型分析

（4）基因异常（genetic disorders）：

1）马方综合征［蜘蛛样指（趾）综合征或马方综合征］：该病是以管状骨细长、蜘蛛样指/趾、眼晶状体移位及先天性心脏病为特征的一组综合征。肢体细长，手和膝过度伸展，智力正常。本病系常染色体显性遗传性结缔组织疾病，与原纤维蛋白基因（fibrillin-1，*FBN1*）异常有关（图 5-23）。

2）巨人症（gigantism）和肢端肥大症（acromegaly）：由于垂体 GH 分泌过多所致。青少年因骨骺未闭形成巨人症；青春期后骨骺已融合则形成肢端肥大症；该病与芳基烃交互蛋白质基因（*AIP*）异常有关，*AIP* 基因异常可以引发垂体肿瘤导致 GH 分泌过多。

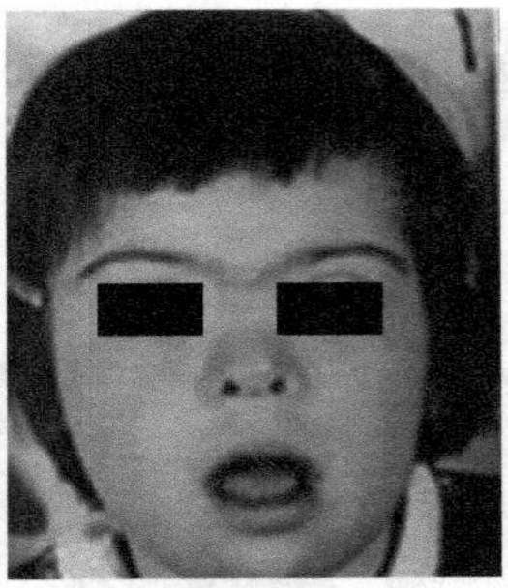

耳小，外眼角上斜，
伸舌，鼻梁低平

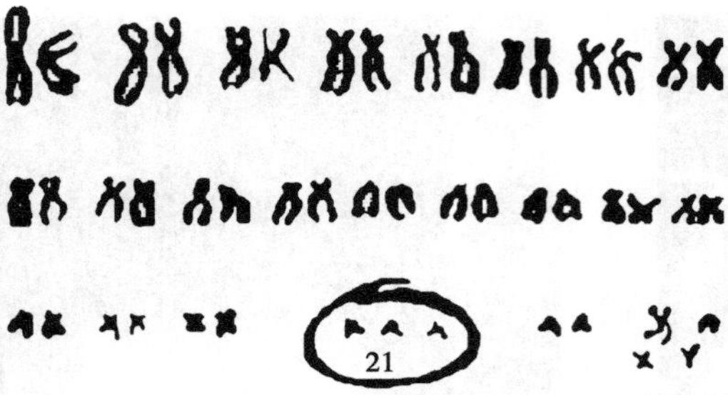

三倍体
染色体核型分析

图 5-20　唐氏综合征体征与染色体核型分析

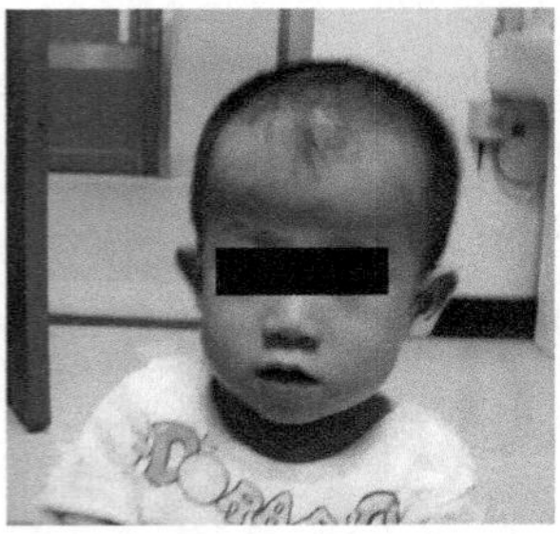

图 5-21　Laron 综合征

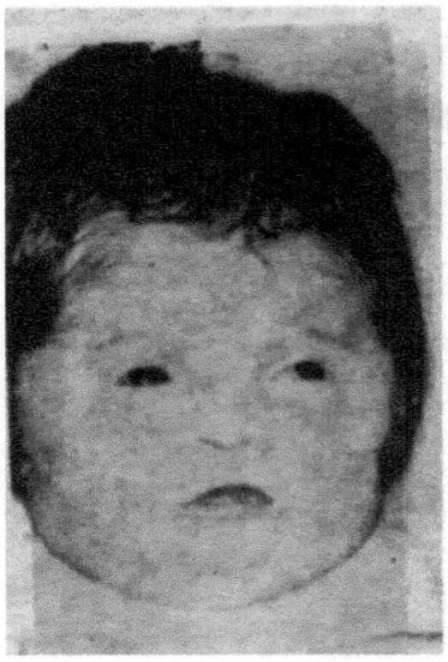

眼眶浅，鼻梁低平

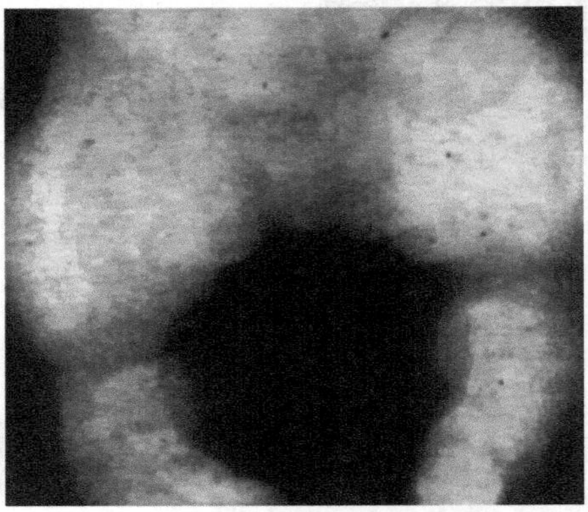

长骨短粗，角度弯曲

图 5-22　成骨发育不全

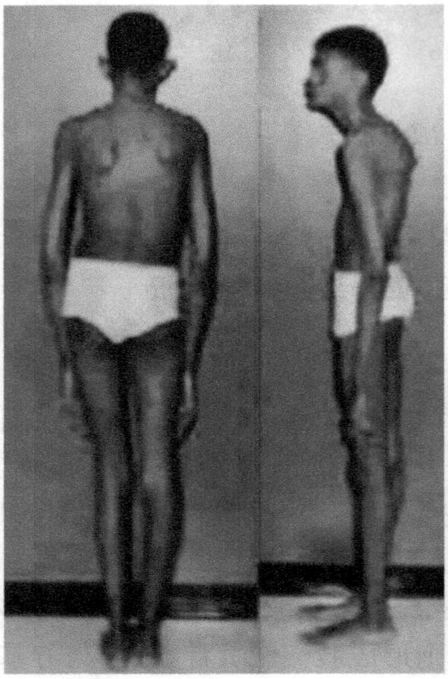

四肢细长，指距>身长

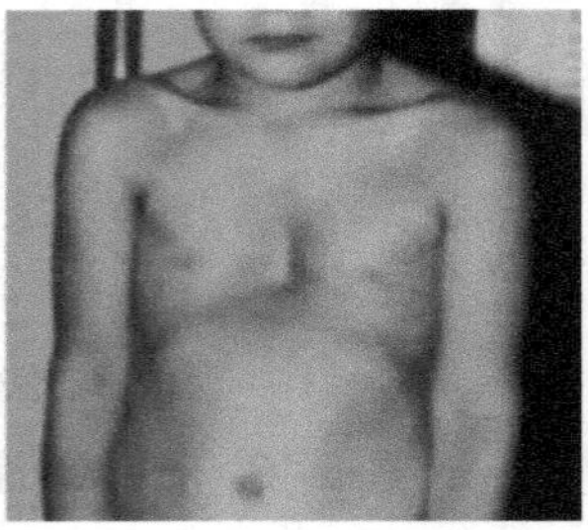

漏斗胸

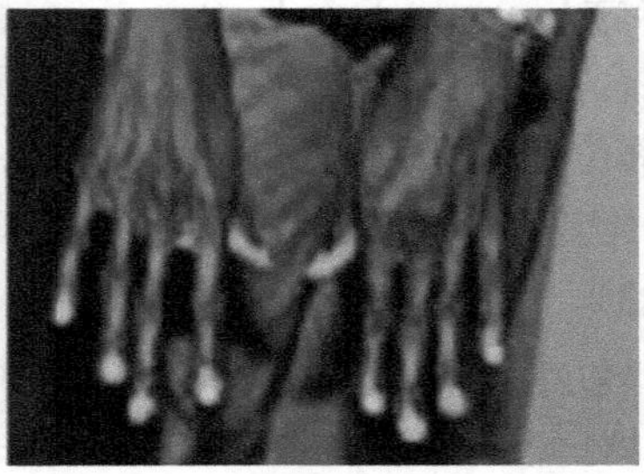

蜘蛛样指

图 5-23　蜘蛛样指(趾)综合征(马方综合征)

（三）体重发育（偏离）异常

1. 低体重（underweight） 体重低于同年龄、同性别儿童体重正常参照值的均值减两个标准差（<-2SD）或低于第 3 百分位以下者。

（1）身材矮小：儿童体重与身高的发育平行，如家族性矮小。

（2）营养不良：如宫内营养不良婴儿和生后营养不良儿童（图 5-24）。

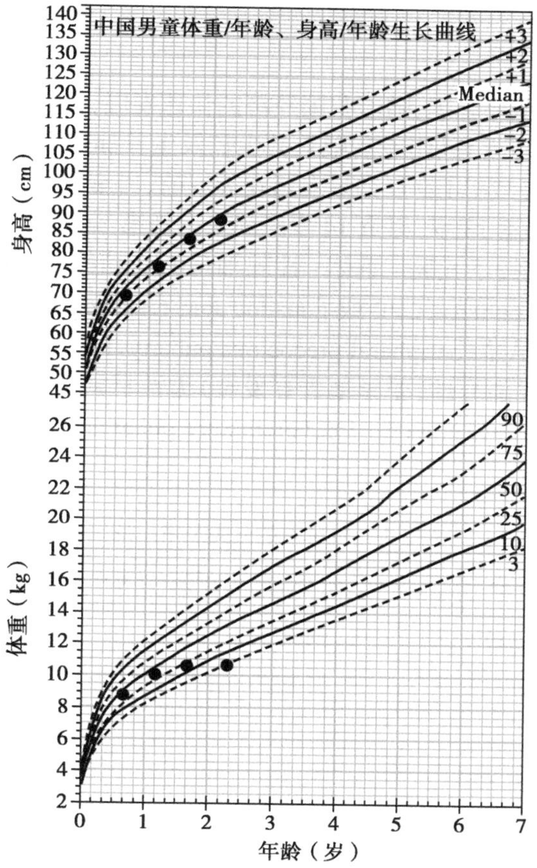

图 5-24 体重增长不足

（3）疾病因素：严重心肾疾病，慢性消耗性疾病，如结核病、反复呼吸道感染、肠寄生虫病、慢性消化不良以及慢性肝炎等，致使消化吸收功能降低及蛋白质、能量消耗增加。也可见于恶性肿瘤，如白血病、淋巴肉瘤等晚期消瘦。还可见于某些内分泌或代谢异常性疾病，如糖尿病、慢性肾上腺皮质功能减退等。

（4）精神因素：不良的生存环境、长期的神经心理压抑、受虐待等可使儿童的精神长期处于紧张状态、负担过重或受到压抑而影响食欲，或儿童缺乏母爱和适当的刺激而导致体重不增或下降。青春期女孩可因生理、心理上的变化，引起神经性厌食，致体重降低。

2. 超重/肥胖（overweight/obesity） 是指体重/身长在同性别、同年龄儿童参考值的 $P85^{th}$~$P97^{th}$ 为超重，超过 $P97^{th}$ 为肥胖；或者用年龄的体重指数（body mass index，BMI）评

价，指体重(kg)/身高的平方(m^2)，BMI 在同性别、同年龄儿童参考值的 $P85^{th}$~$P95^{th}$ 为超重，超过 $P95^{th}$ 为肥胖。

(1)营养失衡：因摄入能量过多使身体有过多脂肪，致体重发育超过身高发育速度(详见第七章第四节营养素过多)。

(2)疾病因素：如严重心肾疾病所致水肿，病理性体重增加；继发性肥胖如库欣综合征、丘脑、垂体和性腺等疾病；某些综合征如 Prader-Willi 综合征、Laurence-moon-Biedlz 综合征和 Alstrom 综合征等。

(四) 性发育偏离

性发育是青春期的重要表现，随着我国经济的快速发展，性发育越来越受到关注。女童的性发育主要表现在乳房发育、阴毛和腋毛的生长及生长加速等。正常女童青春期发育的年龄在 10~12 岁，男童在 12~14 岁。如果女童在 8 岁前，男童在 9 岁前出现第二性征的发育异常为性早熟。反之，女童 13 岁、男童 14 岁时尚未出现第二性征则考虑青春期发育迟缓。

1. 性早熟　性早熟按下丘脑 - 垂体 - 性腺轴(HPG)功能是否提前发动分为中枢性性早熟(central precocious puberty，CPP 或 gonadotropin releasing hormone，GnRH 依赖性、真性、完全性)和外周性性早熟(peripheral precocious puberty，PPP 或非 GnRH 依赖性、假性)两类。不完全性性早熟(或部分性、变异型青春发育)为性早熟的变异，包括单纯性乳房早发育(premature thelarche)、单纯性阴毛早现(premature pubarche)和单纯性早初潮(premature menarche)等(表 5-1)。

表 5-1　性早熟的分类及常见病因

中枢性性早熟(CPP)	外周性性早熟(PPP)	不完全性性早熟
1. 特发性性早熟：女孩常见(80% 以上)	1. 性腺肿瘤	1. 单纯性乳房早发育
2. 继发性性早熟： 中枢神经系统异常 肿瘤或占位 中枢神经系统感染 获得性外伤 先天发育异常	2. 肾上腺疾病	2. 单纯性阴毛早现
3. 其他疾病	3. 外源性	3. 单纯性早初潮
	4. 其他	

(1)中枢性性早熟(CPP)：由于 HPG 轴提前启动所致，性发育的过程与正常青春期发育的顺序一致，但是由于年龄的提前，同时可能伴有骨骺融合过早，虽然早期身高较同龄儿高，但成年后反而较矮。

1)诊断依据：①第二性征提前出现；②血清促性腺激素水平高达青春期水平，血清促黄体生成素(LH)基础值可作为初筛，如果 >5.0IU/L，即可确定其性腺轴已发动，不必再行促性腺激素释放激素(GnRH)激发试验。GnRH 可使促性腺激素分泌增加，其激发峰值可作为诊断依据。用免疫发光法诊断 CPP 的 LH 激发峰值 >5.0IU/L、LH/FSH 峰值 >0.6。GnRH 激发试验方法：常规用 GnRH(戈那瑞林)每次 2.5μg/kg 静脉注射，于 0 分钟、30 分钟、60 分钟、90

分钟和 120 分钟时采血测血清(LH)和卵泡刺激素(FSH)浓度;③性腺增大:女童在 B 超下见卵巢容积 >1ml,并可见多个直径 >4mm 的卵泡;男童睾丸容积≥ 4ml,并随病程延长呈进行性增大;④线性生长加速;⑤骨龄超越年龄 1 年或 1 年以上;⑥血清性激素水平升高至青春期水平。

以上诊断依据中①②③条是最重要而且必备的条件。如果就诊时的病程很短,则 GnRH 激发值可能与青春前期值相重叠,达不到以上的诊断切割值。对此类患儿应随访其第二性征发育和线性生长加速情况,必要时应复查以上检查。

2)治疗目的:①抑制或减慢性发育进程,避免女孩过早月经初潮,以及由此带来的社会心理问题;②抑制骨骺成熟,改善成人期最终身高。治疗的药物为促性腺激素释放激素类似物(GnRHa)。GnRHa 的推荐剂量为 80~120μg/kg,每 4 周 1 次。GnRHa 的疗程至少需要 2 年,一般建议患儿骨龄在 11.5 岁(女)或 12.5 岁(男)时停药。近年对治疗较晚的患者或预测成年身高显著低于遗传靶身高的患儿,或在应用 GnRHa 后生长速率明显减速者,可联合应用生长激素治疗。

(2)外周性性早熟(PPP):HPG 轴尚未启动,性早熟的发生是外周源性如性腺、肾上腺或外源性所致。女孩常有误服含雌激素的药物或食物,不规则阴道出血和乳房发育不对称。男孩如果仅第二性征明显,而睾丸未见增大应注意肾上腺疾病(肾上腺皮质增生症、肾上腺肿瘤等)。

(3)部分性性早熟:指单纯性乳房早发育,单纯性阴毛早现和单纯性早初潮等,其中单纯性乳房发育比较多见。其特点为孤立性的单侧或双侧乳房发育,不伴乳头和乳晕发育;也无乳晕着色增深等其他性发育;生长速率及骨龄正常,性激素中的 E 与 LH 以及子宫与卵巢均处于青春发育前水平;具有自限性,可于数月或数年后自行消退,少数可持续到青春期,也有部分患者发展成中枢性性早熟。其发病机制不明,可能与血液循环中雌激素水平增高或乳腺组织对雌激素敏感性增加有关。

2. 青春期发育延迟(delayed puberty) 青春期发育延迟按发病机制可分为低促性腺激素性发育不良(hypogonadotropic hypogonadism)、高促性腺激素性性发育不良(hypergonadotropic hypogonadism)和体质性青春发育延迟等(表 5-2)。

表 5-2　青春期发育延迟的分类

低促性腺激素性发育不良	高促性腺激素性性发育不良	体质性青春发育延迟
中枢神经系统异常	染色体异常	男孩多见
肿瘤	Klinefelter 综合征	常有家族史
CNS 感染后	混合性性腺发育不良	
其他继发性损伤(外伤、放射)	Tuner 综合征	
先天发育异常	Xq 缺失	
GnRH,LH/FSH 及其受体基因突变		
Kallmann 综合征		
多垂体前叶激素缺乏		
DAX-1 基因缺陷		

续表

低促性腺激素性发育不良	高促性腺激素性性发育不良	体质性青春发育延迟
其他异常	性激素合成和作用异常	
Prader-Willi 综合征	LH/FSH 抵抗	
Laurence-Moon-Biedl 综合征	假性甲状旁腺功能减退Ⅰa 型	
慢性器质性疾病	性激素合成 / 作用通路催化酶的单基因缺陷	
神经性厌食		
消瘦		
过度活动		
甲状腺功能减退症		
	雄激素抵抗综合征	
	Noonan 综合征	
	性分化异常	
	46XX 或 46XY 性腺发育不良	
	睾丸退化综合征	
	性分化基因缺陷	
	其他获得性病变	
	放疗、化疗后	
	自身免疫性性腺病	
	外伤血管性扭转	

(1) 低促性腺发育不良：由于中枢神经系统、下丘脑或垂体病变引起促性腺激素分泌减少所致，可以是孤立性的缺乏，也可以是垂体多种促激素缺乏的一部分。该病与遗传和环境因素有关，目前已发现 20 多种致病基因，同时环境内分泌干扰物等因素也参与和促进该病的形成。其主要特征为性征缺失和不育。治疗的目的是诱发和维持第二性征，诱导生殖功能形成。常见的疾病包括柯曼（Kallmann）综合征、Prader-Willi 综合征、Laurence-Moon-Biedl 综合征和多垂体激素缺乏症。

1) 柯曼（Kallmann）综合征：较常见的常染色体隐性遗传病，系 *KAL1* 基因突变所致，临床表现除了有小阴茎、小睾丸或隐睾等性器官发育不全以外，还伴有嗅觉障碍。部分患者还可伴有其他缺陷，如感音神经性耳聋、小脑功能不全，唇裂、腭裂、肾畸形等。睾酮、FSH 和 LH 低下。

2) Prader-Willi 综合征（PWS）：系父源染色体 15ql1-q13 区域印记基因的功能缺陷所致。除性腺发育不良以外，还伴有智力低下、矮小、肥胖及特殊面容（如杏仁眼、小嘴、薄上唇等）。婴幼儿时喂养困难（易出现营养不良），肌张力低下，2~4 岁后好转，并开始出现贪食至肥胖。FSH、LH、孕酮、睾酮水平低下。GH 治疗可以改善身高和脂肪代谢异常。

3) Laurence-Moon-Biedl 综合征：又称为性幼稚视网膜炎多指综合征，为常染色体隐性遗传，系 *PNPLA6* 基因异常所致。男性多见，除了有性发育不良之外，还伴有智力低下，色素性视网膜炎，肥胖和多指（趾）畸形等。

4) 多垂体激素缺乏症：该病为两种以上垂体前叶激素分泌减少，引起相应靶腺功能低下。除性腺功能低下外，生长激素缺乏可导致生长迟缓、骨龄落后，促甲状腺激素缺乏导致生长迟缓、智力低下、畏寒、食欲缺乏、黏液性水肿，促肾上腺皮质激素缺乏导致呕吐、腹泻等。垂体激素检测可以帮助诊断。

(2)高促性腺激素性发育不良

1)Tuner综合征：又称先天性卵巢发育不全综合征，是由于全部或部分X染色体完全或部分缺失所致。典型的临床表现中除了第二性征缺乏或闭经以外还有身材矮小及特殊的躯体特征(颈短、颈蹼、第四或第五指的掌骨短等)，有时可伴有不同程度的智力低下，性激素水平检测LH和FSH增高，以FSH增高明显，雌激素水平低。治疗主要是改善成人终身高及性征发育。改善成人终身高可用重组人生长激素，剂量为0.15IU/(kg·d)，睡前皮下注射。青春期时(一般从12岁)开始用雌激素进行替代治疗，一般开始时先给雌激素诱导乳房及子宫发育，逐步加量至乳房和子宫有较满意的发育后(12~24个月)才与孕激素联合应用，采用贯序疗法建立人工周期。

2)Klinefelter综合征：又称先天性睾丸发育不全综合征，系体内多了一条额外X染色体所致，常见核型为47XXY，是男性不育的常见原因之一。除了男性第二性征不明显以外，还伴有体型瘦高、乳房女性化(40%)，心理行为异常(性格孤僻，智能发育落后)等。性激素水平检查睾酮低，LH和FSH升高。治疗主要改善性格和智力以及男性性发育和性功能。一般11~12岁开始用雄激素治疗，逐渐增加剂量。

(3)体质性青春期发育延迟(constitutional delay of puberty，CDP)：是正常青春发育的一种变异类型，男孩多见，常有家族史。出生时身长和体重正常，学龄期逐渐偏矮，青春期前生长速率明显变缓，青春发育延迟，青春期发动后则有正常的青春期生长加速，最终身高可达遗传靶身高，故绝大多数患儿不需要治疗。对男生年龄达到14~15岁和女性年龄达到12~13岁而仍无明显性征出现者，或者由于青春期发育延迟造成患者和家长严重精神负担，焦虑不安，影响学习与生活者可考虑用小剂量性激素诱导性发育，疗程为3~6个月。

(麻宏伟)

第二节 神经心理、行为发育障碍

一、概述

儿童心理障碍(mental disorder)指在儿童期因某种生理缺陷、功能障碍或不利环境因素作用下出现的心理活动和行为的异常表现，主要从个体的行为、认知、情感或躯体几个方面所表现的症状模式来界定。因此，它包含以下几个特征：①儿童(个体)本身忍受不同程度痛苦体验，如恐惧、焦虑或悲伤；②个体在行为上显示不同程度的功能损害，包括躯体的、情感的、认知的和行为等方面的功能；③这些困难和障碍有可能进一步加重个体的损害，如伤残、疼痛、失去自由甚至死亡。

联合国儿童基金会(UNICEF)报道全球范围儿童青少年心理障碍发生率约为20%；美国精神卫生研究所(1990)报告全美18岁以下儿童中17%~22%患有可诊断的心理、行为和发育障碍。我国对22个城市4~16岁儿童进行调查(1994)结果，心理行为问题检出率为

12.97%。流行病学资料表明，男性心理障碍发生率高于女性，尤其是外向性障碍（如冲动、攻击、破坏、敌视），表明男性具有外向性障碍易感素质。流行病学资料不仅记录儿童心理障碍的类型与疾病程度，也是开发心理卫生服务与干预的根本依据，只有对儿童心理行为问题的流行病学地方性的评估，才能够针对性和有效地指导当地心理卫生服务的开发。然而，世界卫生组织（WHO）报告，全球只有不到1/3的国家建有对儿童心理卫生服务总体负责的政府组织，说明没有相应的政策与法规，儿童心理卫生服务的开展将受到限制。研究表明，成人精神障碍的50%起病于14岁之前。因此，WHO倡议将心理卫生工作纳入初级卫生保健，以人群需要为根据，强调社区与家庭的积极参与，需要专业或受过一定培训的人员与政府和非政府组织合作推进。通过幼儿园和学校心理卫生工作及预防保健措施尽早全面地开展儿童心理卫生服务，早期发现和治疗儿童期各种心理行为问题，对提高国民整体素质具有重要意义。

儿童心理障碍或异常的原因主要是遗传与生物学因素、家庭因素和社会环境因素交互作用的结果（表5-3）。

表5-3　主要导致儿童心理行为障碍的高危因素

生物学因素	家庭因素	社会环境因素
1. 高危出生史 2. 早产、低出生体重 3. 营养不良 4. 出生缺陷 5. 遗传疾病 6. 原因未明的先天易感素质 7. 发育迟缓 8. 出生后疾病影响 9. 慢性疾病 10. 体弱儿童 11. “难养”气质类型	1. 家境贫困 2. 养育者更迭（如丧亲、父母离异、父母再婚） 3. 家庭成员重病症 4. 虐待、忽视和遗弃 5. 单亲家庭 6. 育儿环境恶劣 7. 缺乏科学育儿知识、迷信 8. 母子早期分离 9. 领养和寄养 10. 缺乏同胞竞争	1. 教育和卫生条件差 2. 贫困和贫民区成长 3. 环境污染 4. 都市化速度过快 5. 竞争和学习压力 6. 校园暴力与欺侮 7. 社会不良风气 8. 战争、动乱、灾害 9. 种族与文化冲突 10. 电视、网络传媒影响 11. 移民或迁徙（包括流动人口）

常见儿童心理障碍或异常按表现形式大致可分为：

1. 学习问题　如学校（幼儿园）适应困难、自控能力低下、学习障碍（困难）、注意缺陷多动障碍、智力低下或边缘智力状态、部分抽动症儿童等。多发生在小学阶段的学生。

2. 情绪问题　儿童情绪障碍的界定较困难，初期主要表现为情绪不稳定、紧张焦虑、孤僻抑郁、强迫行为、过度任性、屏气发作、冲动、暴躁易怒、胆小退缩、恐惧发作等，严重时发展为儿童情绪障碍或心境障碍，可引致自杀。

3. 品行问题　男童多见，如攻击、斗殴、毁物、偷窃、撒谎、逃学、家庭暴力、离家出走等，严重时可为品行障碍；青春期后的品行问题可发展为违法犯罪，结识或加入不良青少年团伙等。

4. 心身疾病　多为心理因素导致的躯体表现，包括发生神经性厌食、神经性呕吐、肥胖、消化性溃疡、睡眠障碍、高血压、哮喘、过敏性疾病、偏头痛、腹痛等。

5. 不良习性行为刻板　动作行为、抽动症、吮指、咬指甲、习惯性交叉擦腿、手淫、口吃、偏食、电视或电脑过度使用等。

6. 孤独症谱系障碍（autism spectrum disorders，ASD） 病因迄今不明，且发病率有上升趋势，易导致患儿终身残疾。

7. 青春期心理行为问题　常发生于青春发育期，如吸烟、酗酒、纵火、攻击行为、家庭暴力、性乱、药物依赖、网络成瘾、出走、违法犯罪、自杀等；青春期不当行为还可导致少女怀孕、性疾病传播等。

8. 儿童虐待（abuse）、忽视（neglect）与非意外性创伤　指父母、监护人或其他年长者对儿童施以躯体暴力和性暴力，造成儿童躯体与情感的伤害，甚至导致死亡，或对儿童的日常照顾、情感需求、生活监护、医疗和教育的忽视现象。

儿童心理行为问题的治疗干预须注意以下三个关键点：①对儿童少年心理行为问题的诊断或界定必须慎重，要围绕问题儿童所表现的行为、认知、情绪或生理症状来判定，且描述和界定是对行为而不是对人，避免给儿童贴上“标签”；因为儿童所表现的行为问题可能是适应异常或特殊环境的一过性表现，如慢性疾病、遭受虐待、创伤经历、考试焦虑、分离焦虑等；最终还须专业医师根据医学观察和权威诊断标准(如 DSM-Ⅳ、DSM-5 或 ICD-10）做出诊断；②发展中的儿童的心理和行为具有可塑性和易感性特点，亲子关系、同胞关系、伙伴关系及师生关系在其行为塑造中起着关键的作用，因此，儿童心理问题的干预则必须考虑和协调这些关系，如对养护者、教师的咨询与指导；③必须考虑“问题”儿童自身的能力特点和背景，特别是其适应环境的能力和发展性能力（如阅读障碍的儿童很可能具有音乐、舞蹈或体育方面的天赋），也须考虑儿童的传统文化、信仰、语种及价值观（如少数民族）等。儿童发展性能力包括不同年龄阶段的基本任务（表 5-4），可作儿童行为引导的参考，它涵盖了儿童的最基本行为 - 品行（conduct）或社会行为（social behavioral），是成功适应社会的基础。

表 5-4　儿童青少年发展任务示例

年龄段	发展任务
婴儿期～学龄前	母子依恋 语言 认识和区分自我与环境 自我控制与服从
儿童中期	学校适应（按时上学，恰当举止） 学业成就（如识字、阅读书写、计算） 与同伴和谐相处（被接纳，交朋友） 遵守纪律的品行（遵守社会规则，有道德，亲社会行为） 成功过渡到中学
青春期	学业成就（接受更高教育或职业技能培训） 参加丰富的课外活动（体育、社团或公益活动） 结交同性或异性朋友，且关系密切 形成自我认同感和内聚感（cohesive sense）

总之，儿童心理发展的特点和异常行为具有多样性，优势和不足常常共存，很多行为问题或障碍并不是由简单清晰的因果关系所导致。因此，儿童心理行为障碍的病因是复杂多样的，同样的心理障碍也可能表现形式不同（如品行障碍既可以表现攻击和诈骗，也可表现

偷窃和毁物),导致特定障碍的途径是多样的、交互的,而非线性静态的。

儿童心理障碍中的约 20% 可持续至成年期,并且会影响到他们的社会适应、婚姻、人际交往、就业乃至人格等,有的可演化为严重的成人期精神障碍。长期的心理问题不仅影响儿童或成人的生存质量,也会给经济和社会管理方面带来巨大负担,如康复治疗投入、司法介入、生产力丧失、家庭功能失调、长期的干预治疗等。须强调,只要积极建构适宜的儿童生存环境与条件,他们的健康适应能力就会提高,可以预防和克服主要的心理障碍。

二、常见儿童心理行为问题

(一) 吮手指

吮手指(sucking fingers)是指反复自主或不自主地吸吮自己手指的行为。正常 0~4 个月龄婴儿吸吮触碰到唇周的任何物件,是一种正常生理反射,7 月龄时增强,8 月龄高峰状态,2 岁后逐渐消退。4 岁后的吮手指是行为偏异。

多在孤独、疲倦、沮丧、思睡、饥饿时发生,分离焦虑、疾病时次数增加。若强行制止,则易起到负性强化作用。对婴儿吸吮手指不必强行制止,对较大儿童则宜采取适当忽视、分散注意力或不吮指时给予表扬和鼓励方式,达到逐渐消除。儿童长期孤独、缺乏玩具,将吸吮手指作为一种自慰的方式,可逐渐发展为行为偏异的吮手指,甚至啃咬指甲。4 岁后儿童顽固性吸吮手指可影响下颌发育,导致牙列排列异常,甚至错颌畸形而影响咀嚼、吞咽或发音,应进行行为治疗。

(二) 咬指甲

5 岁以后反复出现的自主或不自主的啃咬手指甲行为,也是顽固性吮手指行为的延续,严重者还会啃咬脚趾。

该症为一种常见而持久的缓解心理压力方式,多在情绪紧张不安、心理压力大、焦虑、恐惧时发生。约 50% 学龄儿童出现咬指甲(nail biting),继后随年龄增长而逐渐消退,少数持续到 18 岁以后。10 岁后多见男性儿童、青少年咬指甲行为,且有家庭内多发倾向。

咬指甲程度轻重不一,大多情况是使指甲顶端凹凸不平,不能覆盖指端,儿童极少修剪指甲。重者甲周皮肤出血,还可导致甲床炎、甲沟炎、指甲脱落或手指端变形。应告知家长,责骂、惩罚通常都无效,反致症状加重;应找出令儿童情绪困扰的原因、消除焦虑、缓解压力则可减轻或消除这种行为。对较严重的咬指甲儿童,可采用厌恶疗法矫治。

(三) 夜间磨牙

夜间磨牙(nocturning grinding)指夜间入睡后咀嚼肌仍较强有力持续地非功能性收缩,使上下牙列产生磨动,并发出磨牙声音的行为。通常发生在眼球快速运动睡眠期(REM 睡眠)。约 15% 的 3 至 17 岁儿童有此表现,男孩较女孩更多见,常有家族内多发倾向。

病原因尚未明确。认为磨牙与日间焦虑、各种心理压力、紧张恐惧有关。与磨牙有关的疾病因素包括:中耳渗液、过敏性鼻炎、肛门瘙痒、蛲虫感染、慢性腹部疾患、神经系统疾病以及口腔疾患等。

可引起日间咀嚼肌紧张、颞下颌关节痛、紧张性头痛、面部的疼痛和颈部僵硬。长期磨牙可引起牙和支持组织的损害和咀嚼肌疼痛。

处理:对于疾病引起的磨牙应以治疗原发病为主。而对无明显器质性病变引起者,则应仔细查明困扰儿童情绪的原因,并及时给予解除,使其磨牙行为自行停止。对于顽固者可进行行为治疗和生物反馈治疗。

（四）习惯性交叉擦腿

习惯性交叉擦退（habitual rubbing thigh）也称摩擦癖，指反复用手或其他物件摩擦自己外生殖器的行为。6 月龄婴儿即可出现，但多见于 2 岁以后，幼儿至学龄前比较明显，上学后逐消失。至青春期后可演化为主观性的自慰行为，即手淫。男孩多于女孩。

初始原因：①外阴局部刺激引起的瘙痒，如外阴部炎症、湿疹、包皮过长、包茎、蛲虫感染等常常引起局部瘙痒，继而在此基础上发展成习惯动作；②有的儿童因寂寞而玩弄外生殖器，或大人逗玩小儿生殖器，使儿童逐渐养成习惯动作，这种情况多见于男孩；③不良的生活环境、儿童情绪紧张和焦虑等可引发或加剧这种行为，他们将此作为缓解焦虑和自慰的一种手段。

表现为：①在家长怀抱中内收两腿交叉摩擦，或双腿夹裹被子、枕头、衣物来挤压生殖器，并有两颊泛红、表情紧张、两眼凝视、轻微出汗、气喘等，过后困倦、思睡。②女孩可伴外阴充血，男孩可出现阴茎勃起。③制止会引起不满和反抗哭闹。④年龄稍长儿童则直接用手抚弄生殖器，或双腿骑跨硬物上摩擦生殖器；有时将小物件塞进阴道、尿道而引发生殖器伤害。多在临睡前或清晨醒后出现。诊断上须与颞叶癫痫或顿挫型癫痫相鉴别。

处理：告知家长切勿训斥或恐吓，对于偶发行为应予忽视，或分散其注意力。治疗或消除阴部刺激原因，内裤要宽松。培养儿童上床即睡、睡醒即起的习惯。行为治疗适于顽固性手淫，还可适时地进行早期性教育。

（五）屏气发作

屏气发作（breath holding spell）是指因发脾气或需求未得到满足而剧烈哭闹时突然出现呼吸暂停的现象。一般发生于 6 个月至 3 岁左右的婴幼儿。3~4 岁以后逐渐减少，6 岁以上很少出现。

表现：①愤怒或需求未满足时爆发，剧烈哭叫后旋即呼吸暂停，伴有口唇发紫、全身强直、角弓反张，意识短暂丧失和抽搐发作，稍过肌肉弛缓、恢复原状，哭出声来；②一般持续时间 30 秒至 1 分钟，严重时持续 2~3 分钟。有些持续发作可发展为暴怒发作（temper tantrum）；③贫血会增加屏气发作的频率；④父母易出现焦虑，过度呵护与关注儿童。这种教养态度易使儿童任性，常提不合理要求，不能满足时大发脾气、大喊大叫、哭闹不止、满地打滚、攻击、撕扯衣服、揪发撞头，父母劝说乞求无效，儿童甚至扬言以死相胁。

处理：诊治须与癫痫发作区别。为父母提供咨询指导，解决亲子关系和儿童与环境间的冲突，发作时不宜惊恐焦虑，在注意安全的前提下，不予理睬。重点是父母保持一致教养态度，避免表现过度焦虑。症状严重时，考虑服用苯巴比妥或苯妥英钠减少发作，并预防脑乏氧引发的损害。

（六）遗尿症

遗尿症（enuresis）指儿童 5 岁以后反复发生、不适宜不自主的排尿，而又无明显的器质性病因。

约 10%~15% 的 5~7 岁儿童出现遗尿，男孩多见，有些可持续至成年期。一般分为原发性和继发性遗尿症两类，前者约占全部遗尿症的 80%。

表现：清醒时虽有尿意，但不能控制而尿裤，或在睡眠中经常性尿床，有的同时伴有遗粪症。具有家族遗传性，有些因幼时训练排尿习惯不当所致；更多则因心理和社会紧张因素导致。多见于性格偏于焦虑内向的儿童，感受压力时往往还会出现日间尿频现象，并常伴有情绪问题、注意力不集中、抽动障碍、睡行症或多动性障碍等问题。

处理：给予心理支持的同时训练掌握排尿规律，而不应训斥或羞辱。还可辅以行为疗法和药物治疗。

（七）拔毛癖

拔毛癖（trichotillomania）为反复不自主地捻转、拔除自身体毛的行为。常见捻转和拔头发，其次是眉毛，也有的拔睫毛、鼻毛、胡须、腋毛、腿毛、阴毛等；有的还会吞吃拔除的毛发，故也称拔毛食发癖（trichotillophagimania）。多发生于学龄儿童，女童多见，部分可持续至成年期。该症是儿童期强迫症的一种表现形式，与紧张焦虑、生活事件、学习压力引致的情绪困扰有关，多为下意识缓解紧张的一种方式。拔毛常在紧张（遭批评、听课、做作业、考试）、无聊或就寝时发生，可伴有吸吮手指或捻头发，反复揪拔固定部位毛发，可致毛发稀疏或大片光秃，起初易被误诊"斑秃"或其他皮肤病。情绪紧张时行为加剧，拔除毛发后有满足或紧张减轻感。也发生在睡前、阅读或看电视时。诊断须排除皮肤病引起的脱发。建立良好的亲子关系，增进儿童的安全感，消除心理压力，避免早期超负荷的教育训练，增强儿童自我控制能力。采用阳性强化法、厌恶疗法和习惯行为矫正。症状顽固者可用抗焦虑或抗抑郁药如地西泮、氯丙咪嗪治疗。

（八）撞头

撞头（head banging）是反复摇晃头部并用头撞击硬物的行为，多见于发育迟滞或孤独症儿童，正常儿童发生率约 5%~15% 之间；婴儿 8~9 月龄可出现撞头，4 岁后逐渐减少，男童多见。以各种方式和位置撞击头部，如摇动头部撞击墙面、床栏或其他硬物，严重时致撞击部位瘀伤或形成瘢痕。撞头与高兴或紧张情绪的释放有关，常发生在就寝或睡眠中醒来时；发作可持续数分钟以上，可伴有吸吮手指或咬指甲行为。父母过度焦虑和关注易强化儿童撞头行为。为防止意外，宜在儿童常发生撞头处安装防护软垫。对精神发育迟滞或孤独症则需对症治疗，亦可配合心理、行为治疗，必要时可戴保护性头盔。

（九）攻击行为

攻击行为（aggression）指因欲望得不到满足时采取有害他人或毁物的行为。包括对他人的敌视、语言攻击、身体侵犯、伤害和破坏性行为等。儿童在 2 岁时产生物主意识，有了占有感，而出现真正的指向性攻击行为，一般发生在 3、4 岁，入小学后明显减少。表现为易发脾气或被激怒，出手打人、推人、咬人、踢人、抢东西（如玩具）和骂人等。男童多见，且倾向身体攻击，而女童倾向语言攻击。持续性攻击行为可导致人际关系紧张、社会适应困难和反社会人格障碍等。攻击性儿童多来自过度溺爱、娇纵或惩罚过多的家庭。攻击行为还可能还来自于模仿和学习，养育者的无视、忽略甚至赞赏会强化攻击行为。防治在于，指导养育者提高修养，以身作则，避免打骂体罚儿童，教会儿童控制或适度宣泄不良情绪，培养儿童的同情心和助人为乐的态度。通过奖励方法来训练儿童学会等待和对需求的耐受性。儿童发脾气时采用"冷处理"方式，暂时不予理睬，或通过其他活动来分散其注意力；也可采取"隔离法"，让其独自在一个房间里待一会儿，面壁思过和反省，直至平静下来。

（十）异食癖

异食癖（pica）以持续性嗜食非食物物质为特征，且非其他精神障碍所致的一种进食障碍。可见于各年龄段儿童，但以幼儿期多见，农村多于城市。病因尚不清楚，可能与营养失调或体内缺乏某些微量元素有关。身心发育迟滞或精神障碍儿童也易发生异食癖，缺乏关爱和缺乏母子依恋的儿童也易出现。表现为抠挖墙上或地上泥土吞食，或吞食墙纸、油漆、布块、沙子、毛发等；且具有顽固而持续性特点，若加以阻止，则常常偷食。还可能伴有情绪障碍或行为怪癖现象，并容易合并肠道寄生虫病、营养不良、贫血、铅中毒，甚至肠梗阻等。防治重点在于针对病因治疗，如微量元素补充、寄生虫病治疗、营养补充等。指导父母改善儿童养育环境，建立稳固而良好的亲子关系，科学喂养等。对具有合并症者则需采取对症治疗。对顽固性异食习惯，则可采取行为疗法等。

（十一）电视依赖

指儿童长时间（每天超过 4 小时）沉迷于观看电视节目，并导致不同程度身心症状的表现。可形成依赖和强烈渴求，反复长时间观看电视，同时可伴有快感，或出于逃避不快而迷恋于电视。有些儿童明知这样的行为有害身体，但难以控制，一旦隔绝则会出现戒断状况。儿童对电视的依赖，很难靠自己的力量去摆脱，其影响久远，直至成年后。其危害主要包括：损害视力、睡眠障碍、肥胖症、颈腰部疾病、诱发癫痫以及其他心理障碍等。阶段性反应包括：情绪波动剧烈、头痛、失眠、注意力下降、抑郁、不明原因的烦躁、不愿与伙伴交往、对户外游戏和其他玩具不感兴趣、模仿电视语言或行为等。不良的电视内容亦容易侵蚀儿童青少年的心理，引发相应的行为问题。长期迷恋电视的儿童青少年还表现情绪低迷、懒散、麻木和消极。研究表明，压力感大、社会关系不良的儿童青少年更容易患“电视瘾”，特别是家庭关系紧张、伙伴或师生关系紧张的儿童，易用电视来缓解紧张情绪。

处理：①家长要限制儿童看电视的时间与内容，而且从小即开始训练；②培养儿童自主看电视的能力，即训练他们自己选择看电视的内容，控制看电视的时间、次数，懂得吸收有益的信息；③定时与儿童一起观看电视，帮助儿童理解内容，引导培养其自我控制能力；④培养儿童多种兴趣，鼓励儿童闲时多参加户外运动或其他游戏，鼓励他们多参加伙伴游戏。此外，保障良好的家庭关系，加强亲子互动、保持有规律的生活等也可有效控制儿童对电视的依附。儿童对电视的依赖若无法自拔时，应予适当的行为干预和心理治疗。

三、喂养障碍

喂养障碍（feeding disorder）是指各种原因引起的营养摄入不足，导致体重增长缓慢或下降；可伴或不伴吞咽功能障碍（dysphagia）。喂养障碍常见于 6 岁内儿童，尤其是婴儿期；包括异食癖（pica）、反刍障碍（rumination disorder）、回避 / 限制性摄食障碍（avoidant/restrictive food intake disorder）、其他特定的或非特定的喂养障碍等。而进食障碍（eating disorder）更多见于青少年，包括神经性厌食（anorexia nervosa）、神经性贪食症（bulimia nervosa）和暴饮暴食障碍（binge-eating disorder）（详见本章第三节青春期常见心理行为问题）。一般认为，喂养障碍是描述潜在器质性、营养性或情感性、有严重后果的临床问题，相当于 DSM-5 中的回避 / 限制性摄食障碍和 ICD-10 中的婴幼儿和童年喂养困难。目前学界为，喂养困难或喂养障碍均指固体食物或流质食物在口腔处理阶段发生异常，包括喂养及进食技巧不成熟、挑食、食欲低下和拒食。喂养困难诊治常需多学科合作。

（一）喂养障碍

报道显示，约 25% 的正常儿童存在轻度喂养障碍；而在发育迟缓儿童中喂养障碍发生率可高达 80%。其中严重的喂养障碍影响到 3%~10% 的儿童，并且在身体残疾、早产儿中发病率更高(26%~90%、10%~49%)。严重的喂养障碍可造成生长发育迟缓、认知缺陷、情感障碍、疾病易感性增高,甚至死亡。因此,早期发现并积极治疗喂养障碍有利于儿童的健康生长。

【病因】

造成喂养障碍的原因众多,分类方法各不相同,临床上常根据有无基础疾病将其分为器质性与非器质性喂养障碍。前者多因神经运动功能障碍、消化系统疾病等所致(表 5-5);后者则与行为、情绪、环境及教育方法有关。

1. 器质性

(1)解剖结构异常:鼻、口咽部、喉及气管、食管的结构异常均可导致喂养障碍,如唇裂、腭裂、小颌、巨舌症、喉 - 气管发育不良、气管 - 食管裂等。儿童常因唇或腭裂引起喂养困难,患儿进食时可出现唇闭合不良,造成流涎、食物易从口中溢出或食物经过腭裂处进入气管引起呛咳等。

(2)神经肌肉系统发育异常:可因神经肌肉发育不成熟(如伴随早产出现的呼吸窘迫综合征、支气管肺发育不良等)、脑性瘫痪、肌病、颅面发育不良疾病(如 CHARGE 综合征、Pierre-Robin 综合征等)等,导致儿童不能正常发展进食技能,造成口腔运动及感觉功能异常。

(3)其他疾病:喂养障碍也可因某些疾病造成进食过程中的不适或疼痛所致,如食物过敏、嗜酸性粒细胞增多性食管炎、胃食管反流、心肺疾病等。部分胃食管反流的患儿进食及吞咽困难可能是最主要的或是唯一的症状。嗜酸性粒细胞增多性食管炎症状与胃食管反流相似,常表现为食物拒绝、口腔厌恶、呕吐、体重不增及湿疹,但对抗酸治疗无效。先天性心脏病术后出现声带麻痹也是引起吸入和吞咽障碍的重要原因之一。

此外,前期的药物及操作性治疗措施也可导致喂养障碍,如抗生素(如阿莫西林)可引起消化系统损害导致疼痛、恶心、呕吐;神经系统药物(如地西泮)可引起食欲减低;精神科类药物可致迟缓性运动障碍引起吞咽困难;而气管插管、鼻饲等可引起条件反射性吞咽困难(表 5-5)。

表 5-5 引起喂养障碍的器质性原因

疾病	举例
解剖病变	唇裂、腭裂、Pierre-Robin 序列
获得性结构异常	龋齿、扁桃体肥大
心肺功能影响	慢性肺病、复杂性先天性心脏病
神经肌肉病变	脑性瘫痪、脑神经异常、占位
食管吞咽障碍	气管 - 食管瘘、食管狭窄
腔道的病变	消化性食管炎、炎症性肠病
运动障碍	贲门失弛缓症、慢性假性梗阻
遗传性疾病	Prader-Willi 综合征、唐氏综合征
代谢性疾病	尿素循环障碍、甲状腺功能减退症
其他	胃食管反流、食物过敏

2. 非器质性

(1)进食功能不良：在学习新进食技能的关键期未能给儿童提供足够练习机会，导致进食技能发育延迟可出现不同程度进食困难。例如，错过婴儿在学习“咀嚼”的关键期，可发生口腔功能发育不良，只能进食细软食物等现象。

(2)喂养互动不良：成功的喂养不仅需要良好的进食技能，同时儿童-家长在进餐时的互动及态度也起到重要作用。当家长为了满足儿童营养需求而忽视儿童的饱足-饥饿循环，强迫儿童进食，使进食成为儿童的负担及焦虑的来源。另一方面，当儿童患病时，家长将其当作“脆弱儿童”，忽略与其年龄相应的进餐规则；一旦儿童康复时，恢复正常的进餐规则后即造成进食冲突。

(3)不良进食记忆：当儿童在疾病情况下进餐时出现疼痛、恶心等症状时，会产生不愉快的记忆，即使在疾病痊愈后也可发生食欲缺乏和厌食行为。此外，在疾病治疗时进行过面部和嘴部的操作(如使用喉镜)，当有食物接触口腔时，会使他回忆起这一不愉快的经历而出现拒食。

(4)儿童气质：进食行为与气质密切相关，不同气质类型的婴幼儿具有不同的进食行为表现，难以抚养型气质的儿童生物功能规律性弱、对新事物退缩、适应较慢，经常表现为消极情绪，反应强烈，易出现进食行为问题。

(5)食物因素：食物的来源、品种、搭配与制作不当可致喂养问题。食物品种、质地与儿童发育年龄不符合时可出现“挑食”或“拒食”现象。

行为原因造成的喂养障碍诊断需排除器质性原因。

【临床表现】

根据喂养障碍是否伴有吞咽功能异常，临床常将其分为不伴吞咽功能异常的喂养障碍与吞咽障碍。

1. 不伴吞咽功能异常　患儿常因发育迟缓、慢性疾病或是缺少进食技能训练导致食物从口中溢出、流涎、咀嚼困难或出现干呕呛咳、难以适应新质地的食物，或因食物在口腔中不能进行良好地运转及处理，故进餐时间延长。部分患儿因口腔感觉运动功能异常，表现对某些特定食物气味敏感，从而在进食过程中出现恶心呕吐，甚至拒食、食谱狭窄导致营养摄入不均衡。此外，喂养障碍儿童很难从一餐中获得充足的能量，故而常发生进餐规律混乱，通常于半睡半醒时进餐较多，严重破坏家庭进餐节律。可表现为：食欲缺乏，患儿对各种事物均不感兴趣，没有食欲；“挑食”，儿童完全或不完全的回避某一种类或质地的食物，食谱范围狭窄，导致营养素摄入不均衡；恐惧进食，由于疾病或创伤后与进食相关的疼痛经历，儿童害怕进食；家长强迫儿童进食，家长因担心儿童进食过少，往往强迫儿童进食；儿童体重增长缓慢或下降，往往合并营养不良。

2. 伴有吞咽功能异常　可出现于吞咽活动的不同阶段，多继发于严重基础疾病，如早产儿或有各种慢性病、发育迟缓的儿童。在吞咽过程中出现吸吮-吞咽-呼吸不协调、呛咳、“咯咯”声，尤其是在进食液体食物时；因食物在吞咽过程中渗入或吸入气道从而反复出现上呼吸道感染或肺炎。

【诊断与评估】

ICD-10对婴儿和年幼儿童喂养障碍的诊断标准如下：①喂养障碍表现为长期进食不足导致体重不增或体重显著下降至少1个月；②与胃肠道或其他常见疾病无关(如胃食管反

流);③不能以其他精神疾病(如反刍障碍)及食物缺乏解释;④ 6 岁前发病。以上各条需同时满足。

临床上,因喂养障碍常由多因素所致,故需要多学科的专业人员参与评估与病因诊断(图 5-25)。如消化科专家、营养师、行为学专家、语言治疗师以及心理学专家和社会工作者对儿童进行评估、治疗和监测。评估儿童的营养状况,推荐正常儿童所需能量,指导、教育父母的营养学知识;进行儿童进食行为干预,指导父母训练;治疗口腔运动功能不良与感觉障碍以及评价在喂养过程中个体的心理状况,或对有进食问题的儿童作认知和发育的评价;了解家庭成员的相互关系和家庭资源,收集家庭喂养环境的信息,调查社区资源。详细询问儿童喂养史,观察进食过程是正确评估的重要内容。有条件者可在门诊观察,要求父母在诊室里喂养儿童,医生从单面透光的玻璃墙后观察,或通过录像进行分析。观察的内容应包括父母和儿童双方的行为。应在儿童自然进食环境中观察,以获得儿童进餐时的姿势、位置、进食技能、行为状态、对外界环境的反应以及家长态度等可靠资料,为干预提供有效的基础资料。

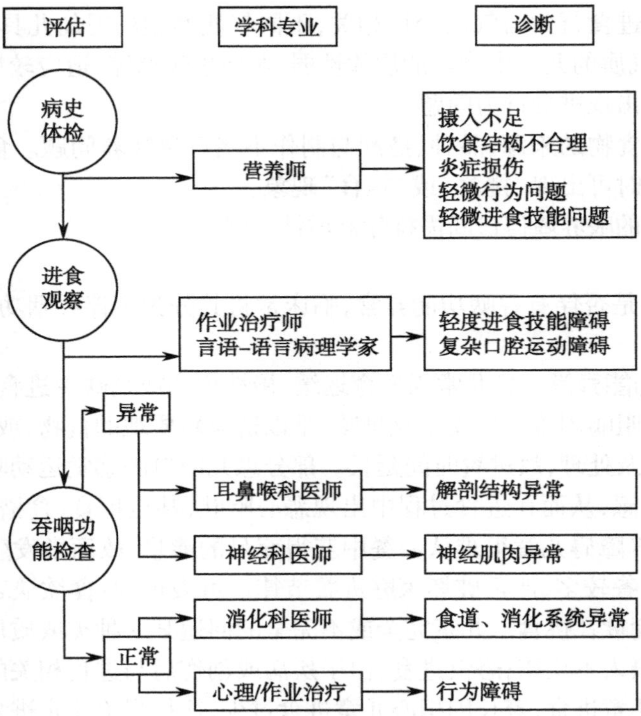

图 5-25 喂养障碍的多学科评估流程

此外,应全面仔细进行神经系统的检查(包括肌张力、反射、认知和语言、视觉跟踪、大运动和精细运动及感觉功能的检查)。当儿童出现喂养困难表现时,常规评估儿童生长发育及营养状态。必要时还需做一些特殊的辅助检查,如可视吞咽检查(video fluoroscopy swallowing study,VFSS)、纤维内镜检查、超声检查等,有助于病因诊断。

【干预原则】

喂养障碍的干预原则为治疗器质性喂养障碍的原发疾病,通过药物、手术干预或改变喂养途径及使用营养补充剂以提供支持生长发育的充足营养；同时关注影响进食和吞咽的心理行为因素。一旦确立了气道安全，可采取一系列措施以增加经口进食量和优化食物构成，最终获得自我进食能力。

1. 病因治疗　针对造成喂养障碍的病因转诊至相关科室，或是由多学科医生组成的喂养治疗小组对患儿进行相应治疗是最有效的方法。如有胃食管反流的儿童可予相关药物改善症状，减轻进食时疼痛等不良感觉的负性刺激，使儿童接受进食；唇腭裂儿童可适时行手术修复以逐步恢复正常进食技能；口腔触觉异常的儿童可通过振动及按摩等促进触觉发育；对吞咽困难、不能经口进食的儿童（如脑瘫），需行吞咽康复训练，必要时行手术干预。

2. 营养支持　病因治疗过程中需营养支持，如不能经口进食或已发生严重营养不良者，应进行肠内营养治疗。

3. 行为疗法　包括建立进餐规则、改变饮食构成、强化良好的饮食习惯，不主张采用消极或惩罚性的方式。对抚养者进行培训和教育是保证喂养成功必不可少的条件。因此，在治疗过程中，应由专业医生对父母进行培训，培训的内容包括指导、讨论、技巧咨询、角色扮演和实用技能等。

【预防】

1. 喂养者的责任　教育家长学习应答型喂养方式与技能，有效区分不同角色承担的责任，如家长可决定儿童的进食地点、时间和食物，判断儿童进食情况；家长设定进食规则、进餐示范，正面谈论食物；儿童根据自身饱足饥饿情况决定吃不吃，吃多少。喂养是家长与儿童的互动过程，应答型喂养模式可促进儿童进食。

2. 进食基本规则　教育家长了解儿童进食基本规则，包括控制进食时间、良好的就餐环境及培养儿童进食技能等。家长对生长正常的儿童，重点关注饮食行为的问题，不宜过度焦虑或采取强迫进食方式。

（二）回避 / 限制摄食障碍

回避 / 限制摄食障碍（avoidant/restrictive food intake disorder，ARFID）是指儿童对进食无兴趣导致摄入食物种类及能量不足，伴有体重丢失、体重不增或显著的生长障碍。多见于婴儿及儿童早期，但也可持续至成人期。在 DSM-5 中仍将其归入喂养及进食障碍。

ARFID 的病因尚未完全明确。研究显示焦虑障碍、孤独症谱系障碍、强迫障碍、注意力缺陷多动障碍均可增加发病风险。胃肠症病史、胃食管反流、呕吐及很多其他与喂养和进食行为有关的疾病，也可因既往不良诊疗经历造成对进食的厌恶。抚养者与儿童间的关系可能与婴儿期本病有关（如给予的食物不恰当、不能正确理解婴儿的进餐及择食意愿而将其当成反抗进食或拒食）。此外，家庭成员焦虑气质，尤其是母亲患有进食障碍者更易发生 ARFID。

ARFID 发生无性别差异，主要表现为食物不感兴趣、进食量受限、食谱狭窄、感官性食物厌恶、慢性拒食、厌新、功能性吞咽障碍及进食恐惧（如因害怕呕吐、排便而减少摄食）。婴儿常常表现为淡漠，喂养过程中出现烦躁且难以安抚。儿童因营养摄入不足而造成生长迟缓、神经发育或学业受损。同时，如激惹、发育落后等相关症状可加重并形成恶性循环。患儿及带养者因进餐问题出现冲突，造成进食时压力及焦虑，从而影响家庭生活质量。若更换喂养者后进食情况和体重明显改善则提示可能存在抚养者心理病理问题、儿童虐待或忽视。学龄期及青春期儿童可因进食问题而难以适应学校生活，不愿参加社会活动导致孤僻，部分患儿可能发展成神经性厌食或贪食症。

临床上，ARFID 需与儿童挑剔进食（picky）相鉴别。挑剔进食多发生于 2~6 岁，是指儿童进食种类狭窄及数量有限或是对食物普遍的抵抗。主要表现为吃得少、吃得慢、拒绝吃或仅吃某类或某种质地、颜色、温度的食物，不愿尝试新的食物，膳食品种单一。多数挑食者体重尚正常，但严重者可导致消化功能紊乱，常会出现膳食不平衡、便秘、食欲缺乏和消化功能紊乱。若儿童健康活跃且生长正常，挑食多为生理性，不需过多干预。对于多数挑食儿童，建立良好的进餐规则，通过增加体力活动、减少零食摄入、允许进餐“失败”等方法使儿童有饥饿感，可增加进食动力及食物种类即可取得良好的效果。

诊断 DSM-5 回避 / 限制性摄食障碍的诊断标准如下：

1. **喂养或进食障碍**　如对进食明显无兴趣，感官性食物厌恶；因担忧进食后发生令人厌恶的结果而不愿进食；表现为持续不能满足适当的营养和 / 或能量需求看，至少符合下列 1 条：①体重明显减轻，或未能达到预期的体重增加或儿童期增长缓慢；②营养素显著缺乏；③依赖肠内营养或口服营养补充剂；④显著影响心理社会功能。

2. 进食障碍不能以文化习俗及食物缺乏解释。

3. 进食障碍与控制体重、体型无关。

4. **进食障碍不能以现存其他疾病或智力障碍解释**　如症状发生于其他疾病病程中，且足够严重，应给予更多的临床关注。

ARFID 的治疗根据患儿不同的表现而采用不同的心理及行为矫治方法。食物种类受限时可采用操作性条件反射方法增进食物多样化减少进食恐惧；若食物摄入不足造成营养低下且生长障碍时可通过肠内外营养补充进行支持治疗。

（三）异食癖

异食癖（pica）是指儿童持续并强迫性嗜食通常不作为食物的物质，如泥土、墙灰、石头及纸片等，而并非由其他精神障碍所致。异食癖具有性别及地域差异，通常男童较女童多见，农村儿童多于城市儿童。因调查人群不同及汇报的准确性差异，异食癖的患病率并不真正清楚，有报道显示其在成人中的患病率约在 8%~65% 之间，尚无儿童异食癖的相关资料。本病可见于儿童各个年龄阶段，多发生于 2~6 岁的儿童，尤其是发育迟缓儿童。

本病病因尚不明确。多数学者认为异食癖主要由心理因素所致，即患儿通过异食取得或维持某种特殊的心理快感。有人认为患儿体内缺乏某种特殊的营养物质，如锌等，以致企图从非营养物质中摄取。物质剥夺、父母分离、家庭破裂及父母对儿童的忽视、虐待等心理因素可能是本病的诱因。部分发育迟缓患儿也可因神经系统发育异常或是口腔感觉功能异常造成异食癖。

异食癖患儿常顽固而持久地嗜食一些通常不作为食物和营养品的物质以获得心理快感。常见物质有泥土、墙灰、纸屑、沙子、油漆、毛发、带子、纽扣、衣布、指甲等。患儿因营养素摄入不足而致营养不良、生长障碍；同时可因进食物质不同而产生不同并发症，如因吞食头发、石头造成肠梗阻等。多数异食癖患儿性格怪异，可伴有其他情绪和行为障碍。

目前尚无确诊异食癖的特异性诊断方法。DSM-5 确诊断标准如下：①持续进食非食物或非营养物质至少 1 个月；②这种进食行为与个体的发育水平不相称；③这种进食行为不是儿童所属文化认可的习俗；④如果这种进食行为仅发生在其他精神障碍过程中（如智力障碍、孤独症谱系障碍、精神分裂症)，且足够严重，应引起更多的临床关注。

异食癖的治疗取决于患儿自身情况及病因。首先应了解引起异食癖的心理原因，改善生活和学习环境，并对父母进行教育指导。在治疗过程中同时强调社会心理、环境及家庭支持方法可能会取得较好的效果。

日常生活中关心儿童的心理变化，加强与儿童的交流和沟通；注意平衡膳食和锌剂的补充。

（四）反刍障碍

反刍障碍(rumination disorder，RD)与异食癖一样，各年龄段都可能发生。特征是反复出现食物反流及再咀嚼部分已消化的食物导致体重减轻或体重不增，而不伴恶心、干呕或相关的胃肠道疾病(如胃食管反流)，不伴有全身性疾病(如裂孔疝)。

RD多因心理因素所致。有报告显示，1/3患儿曾出现过一系列心理障碍及症状，如抑郁、焦虑、强迫症。此外，RD也常伴随在孤独症谱系障碍及智力障碍中出现。

反刍障碍DSM-5诊断标准如下：①反复出现食物反流及再咀嚼至少1个月，反流食物可在咀嚼、再吞咽或吐出来；②这种进食行为不是由于肠胃疾病或其他躯体情况(例如胃食管反流、幽门狭窄)所致；③这种进食行为不仅发生于神经性厌食或神经性贪食的病程中；④如果这种症状仅发生于精神发育迟滞或孤独症谱系障碍的病程中，且足够严重，应该引起更多的临床关注。

治疗以加强养育指导、家庭治疗和环境控制为主。通过教育和培训，帮助父母，使用正确的方法对待患儿及其喂养，改变患儿的社会及生理环境。行为矫治法适用于发育性残疾的儿童和青少年出现的自我刺激型反刍障碍。对正确的进食行为采用阳性强化，对反刍和不适当的行为则给予轻微的惩罚。当心理和行为治疗反应不佳时，可采用抗反流的内外科治疗，可能使反刍停止，然而却并不能消除其病因及改善其他有关的症状。

四、孤独症谱系障碍

孤独症谱系障碍(autism spectrum disorders，ASD)也称自闭症，是一组以社会交往障碍、言语和非言语沟通障碍、狭隘兴趣及重复刻板行为为主要特征的神经发育性疾病。自1943年Leo Kanner医生首次报道儿童孤独症以来，有关孤独症及其相关障碍的名称和诊断标准一直存在着诸多变迁和争议。2013年5月18日，美国精神病学会在发布的《美国精神疾病诊断与统计手册》(第5版)(*Diagnosis and Statistical Manual of Mental Disorders-fifth edition*，DSM-5)中正式提出了孤独症谱系障碍的概念。

【流行病学】

20世纪中期报道孤独症为罕见病，近年来的流行病学调查数据显示，全球范围内ASD患病率均有上升趋势，全球ASD的患病率为0.6%。2011年，英国报告的ASD患病率为1.6%；韩国7~12岁儿童ASD的患病率为2.6%；2018年，美国CDC最新报告，美国14个ASD检测点8岁儿童ASD的患病率为1.7%，其中男：女比例为4：1。我国对0~6岁残疾儿童的抽样调查显示，ASD在儿童致残原因中占据首位。汇总2000年以来，国内各省(市)的流行病学调查结果，ASD患病率基本处于0.1%~0.3%之间，也呈上升趋势。

研究显示，80%以上的ASD患儿共患注意缺陷多动障碍(ADHD)、焦虑、行为障碍、抑郁，45.0%~74.5%伴有发育迟缓，30%以上合并神经功能障碍和癫痫，成年后大多社会适应不良或终生障碍,成为社会和家庭巨大的经济和精神负担。世界卫生组织(WHO)指出,ASD是目前全球患病人数增长最快的严重疾病之一,已成为严重影响生存质量、影响人口健康的重大问题之一。2007年12月18日,联合国大会通过第62/139号决议规定,从2008年起,每年的4月2日被定为世界关爱孤独症日(World Autism Awareness Day),简称为世界孤独症日,旨在提高人们对孤独症谱系障碍的认识,同时宣传早期诊断和干预治疗孤独症谱系障碍的重要意义。

【病因与发病机制】

ASD的病因至今尚未明了,但可以肯定的是遗传因素在ASD的发病中起着非常重要的作用。同时,由于近年来ASD发病率显著上升,环境因素也被认为参与ASD的发生。

1. **遗传因素**　研究发现,同卵双生共患ASD的发生率高达60%~82%,异卵双生的共患率为15%~30%;ASD的同胞患病率为10%~20%,是群体中ASD患病率的10~20倍,存在家族聚集现象。近年来大量研究集中在查找与ASD相关的候选基因,但结果不一致,重复性差,需要在对ASD临床表型更明确分类的基础上进一步研究。多数研究认为ASD不是一个单基因遗传性疾病,而是多基因遗传,涉及多种遗传变异,包括核型异常、罕见和新发拷贝数变异、罕见和新发单核苷酸变异以及常见变异等。虽然,目前已知的ASD易感或致病基因已达100多个,但这些发现仍然只能够解释约30%的ASD。事实上,超过70%的ASD患儿病因依然不明。此外,单纯遗传因素不能解释ASD近年来发病率持续增高的现象。

2. **环境因素**　ASD发病与多种环境因素有关,包括母孕期和围产期压力、有毒化学物质、先天性感染、免疫、微量营养素和代谢等。母孕期遭受家庭不和、失业、至亲死亡等社会压力,以及飓风、热带风暴等自然外界压力也认为与ASD的发生有关。有研究发现孕期病毒感染后子代患ASD的概率增大,提示孕期感染可能与ASD发生相关。ASD患儿的炎症因子、细胞调节因子和细胞激素水平较对照组显著增加,脑部组织小胶质细胞和星形胶质细胞的免疫反应增强。这些研究数据提示ASD的发生可能与免疫系统有关,免疫功能障碍在ASD的发生中起到某种重要作用。多项研究结果表明代谢异常、有毒化学物质暴露能够增加ASD发病的风险。其他环境因素,如母孕期长期用药史、先兆流产、分娩过程、抽搐史及新生儿缺血缺氧性脑病、新生儿黄疸等也可能是ASD发生的高危因素。但因研究的报道结果不一,环境因素在ASD病因学中的意义尚不确定。

3. **神经系统异常**　神经解剖和影像学研究发现ASD患儿存在小脑异常,如小脑体积减小、浦肯野细胞数量减少,海马回、基底节、颞叶、大脑皮层异常。近年来采用功能性核磁共振(fMRI)技术发现ASD患儿的脑功能异于正常儿童,包括杏仁核、海马回的大脑边缘系统、额叶和颞叶等部位。然而,目前尚缺乏与ASD病因相关的神经生物学证据。

4. **神经心理学异常**　有学者提出一些神经心理学假说以解释ASD的异常行为,如心灵理论(theory of mind)认为ASD患儿缺乏对他人心理的认识解读能力,出现交流障碍、依恋异常和"自我中心"等行为。执行功能(executive function)理论认为ASD患儿缺乏对事物的组织、计划等能力,从而出现相关的行为混乱、多动等。中枢集合功能(central coherence)失调理论则认为,指ASD患儿偏重事物的细节而常常忽略整体,即"只见树木,不见森林",

以致行为刻板或具有某些特殊能力。然而,上述假说或理论均不能完整解释 ASD 患儿的临床表现。

【临床表现】

社会交往与交流障碍、狭隘兴趣和刻板行为及感知觉异常是 ASD 的两个主要症状群,同时患儿在智力、情绪等方面有相应的特征表现。一般在一岁前后,家长会逐渐发现 ASD 患儿与同龄正常儿童存在不同。

1. 社会交流和社会交往障碍　社会交流和交往障碍是 ASD 的核心症状,包括社会交往意愿、技能和快乐等多方面的缺陷。患儿喜欢独自玩耍,对父母的多数指令常常充耳不闻,但听力正常;患儿缺乏与他人的交流意愿或交流技巧,不愿意或不懂得如何与人互动,缺乏与亲人的目光对视,不能参加合作性游戏,但通常不怕陌生人;与父母之间似乎缺乏安全的依恋关系或是表现为延迟的依恋,对亲人离去和归来缺乏应有的悲伤与喜悦。

社交沟通技能领域,非言语沟通和言语沟通能力落后。患儿运用非言语沟通 - 躯体语言方面,较少运用目光注视、共同注意、点头或摇头表示同意或拒绝、手指指点等肢体语言表达需求。多数 ASD 患儿因语言发育落后就诊,如 2、3 岁时还不会说话,或者在正常的语言发育后又出现语言倒退。部分 ASD 患儿具备语言能力甚至语言过多,但其语言缺乏交流性质,表现为多使用“指令”语句,单向交流,自我为中心;或为无意义、重复刻板的语言,或是自言自语。ASD 患儿语言内容单调,常难以理解。很少主动寻求父母的关爱或安慰。

2. 狭隘的兴趣和重复刻板行为　ASD 患儿常对某些特别的物件或活动表现出超乎寻常的兴趣,并有重复、刻板的行为或动作,例如转圈、玩弄开关、来回奔走、排列玩具和积木、挥舞双手、特别依恋某一物件、反复观看电视广告或天气预报、爱听某一首或几首特别的音乐,但对动画片通常不感兴趣。

3. 感知觉异常　ASD 患儿可能对某些声音、图像特别恐惧或喜好。多数 ASD 患儿不喜欢被人拥抱,或痛觉迟钝。本体感觉异常,例如喜欢长时间坐车或摇晃,特别惧怕乘坐电梯等。ASD 儿童的感知觉和异常情绪表现与刻板行为可能有关。

4. 智力异常　过去认为 70% 左右的 ASD 患儿智力落后,目前认为 ASD 患儿智商从明显低下到天才能力呈谱系分布。约 30%~50% 左右的 ASD 儿童智力落后,50%~70% 智力在正常或超常。智力正常或超常的患儿称为高功能 ASD(high functioning autism,HFA)。尽管智力各异,多数 ASD 患儿可以在某些方面显现较强的能力,如音乐和记忆方面,尤其是机械记忆数字、路线、车牌、年代等。

5. 其他　大多数 ASD 患儿表现为明显的多动和注意分散。此外,发脾气、攻击、自伤等行为在 ASD 患儿中均较常见。少数儿童表现温顺安静,肌张力不足。

【诊断】

由于 ASD 发病的生物学基础仍尚未明确,缺乏客观的实验室指标,因而目前 ASD 只是一个症状性疾患(phenomenological disorder)。临床医生需要根据 ASD 的特征行为和临床表现,通过病史询问、体格检查,以及对儿童行为观察和量表评定,如 ASD 诊断访谈量表修订版(autism diagnostic interview revised,ADI-R)和 ASD 诊断观察量表(autism diagnostic observation schedule,ADOS),参照 2013 年 DSM-5 做出诊断(表 5-6,表 5-7)。

表 5-6 孤独症谱系障碍诊断标准

统称为孤独症谱系障碍，患儿必须符合以下 A、B、C、D 标准
A. 在各种情景下持续存在的社会交流和社会交往缺陷，不能用一般的发育迟缓解释，符合以下三项：
(1)社会 - 情感互动缺陷：轻者表现为异常的社交接触和不能进行回对话，中者缺乏分享性的兴趣、情绪和情感，社交应答减少，重者完全不能发起社会交往
(2)用于社会交往的非言语交流行为缺陷：轻者表现为言语和非言语交流整合困难，中者目光接触和肢体语言异常，或在理解和使用非言语交流方面缺陷，重者完全缺乏面部表情或手势
(3)建立或维持与其发育水平相符的人际关系缺陷（与抚养者的除外）：轻者表现为难以调整自身行为以适应不同社交场景，中者在玩想象性游戏和结交朋友上存在困难，重者明显对他人没有兴趣
B. 行为方式、兴趣或活动内容狭隘、重复，至少符合以下两项：
(1)语言、运动或物体运用刻板或重复（例如简单的刻板动作、重复语言、反复使用物体、怪异语句）
(2)过分坚持某些常规以及言语或非言语行为的仪式，或对改变的过分抵抗（例如运动性仪式行为，坚持同样的路线或食物，重复提问，或对细微的变化感到极度痛苦）
(3)高度狭隘、固定的兴趣，其在强度和关注度上是异常的（例如对不寻常的物品强烈依恋或沉迷，过度局限或持续的兴趣）
(4)对感觉刺激反应过度或反应低下，对环境中的感觉刺激表现出异常的兴趣（例如对疼痛、热、冷感觉麻木，对某些特定的声音或物料出现负面反应，过多地嗅或触摸某些物体，对光线或运动物体的视觉痴迷）
C. 症状必须在儿童早期出现（但是由于对儿童早期社交需求不高，症状可能不会完全显现）
D. 所有症状共同限制和损害了儿童日常功能

表 5-7 ASD 程度分级

严重程度	社会交流	狭隘兴趣和重复刻板行为
三级 需要非常高强度的帮助	严重的言语和非言语社会交流技能缺陷导致严重的功能受损；极少主动社交互动，对他人的社交示意反应低下	迷恋、固定的仪式和 / 或重复行为，显著影响各方面的功能；当这些行为被中断时表现明显的痛苦反应。很难从其狭隘的兴趣中转移出来或很快又回到原有的兴趣中去
二级 需要高强度的帮助	明显的言语和非言语社会交流技巧缺陷。即使给予现场支持也表现出明显社交受损。较少主动社交互动，对他人的社交示意反应较低或异常	重复刻板行为和 / 或迷恋或固定的仪式频繁出现，即使随意观察也可以明显发现。在很多场合下影响患儿的功能。当这些行为被中断时表现明显的痛苦反应或挫折反应。较难从其狭隘的兴趣中转移出来
一级 需要帮助	当现场缺乏支持，社会交流的缺陷引起可察觉到的功能受损。主动社交困难；对他人的社交示意的反应不正常或不成功；可能表现出社交兴趣降低	仪式和重复行为在某一个或多个场合中显著影响患儿的功能。若他人试图中断其重复刻板行为或将其从狭隘兴趣中转移出来，会表现抵抗

随着对ASD认识水平的提高，专业人员诊断典型ASD并不困难。然而，早期诊断ASD，目前仍存在争议。因ASD早期表现更多的是社会行为和沟通能力的缺陷，较少出现异常刻板行为。ASD早期诊断重点关注于婴幼儿的社会行为和沟通能力，尤其是非言语沟通能力的表现，如目光注视、联合注意、指点行为、模仿行为、对自己名字的反应等。

以下特征可以作为ASD早期表现的警示指标：① 6月龄后不能被逗笑，不表现大声笑，眼睛很少注视人；② 10月龄左右对叫自己名字没反应，听力正常；③ 12月龄对于言语指令无反应，无咿呀学语、肢体语言，不能进行目光跟随，对于动作模仿不感兴趣；④ 16月龄不说任何词汇，对语言反应少，不理睬别人说话；⑤ 18月龄不能用手指指物或用眼睛追随他人手指指向，无显示、参照与给予行为；⑥ 24月龄没有自发的双词短语；⑦任何年龄阶段出现语言功能倒退或社交技能倒退。

【治疗】

越来越多的临床研究显示，早期干预，采用以教育和训练为主、药物为辅的办法，可以显著改善ASD症状，提高患儿的学习和生活能力。ASD患儿的教育或训练原则为：①改善核心症状，即促进社会交往能力、言语和非言语交流能力的发展；②宽容和理解患儿的行为；矫正异常行为，减少刻板重复行为；③发现、培养和转化患儿的特殊能力。训练应该以家庭为中心，为ASD患儿制订个体化的综合干预方案，同时注意充分利用社会资源，在对患儿进行训练的同时，也向家长传播相关知识，家长参与是治疗成功的重要因素。ASD行为干预方法包括：行为分析疗法、结构化教育疗法、感觉运动统合训练、关系发展疗法和地板时光疗法。其中行为分析疗法和结构化教学疗法已经历几十年的发展，在欧美国家获得了较高评价，效果肯定，是目前运用最为广泛的综合性干预模式。人际关系发展疗法和地板时光也已得到一定的认可。感觉统合训练，特别是听觉统合训练还存在一定的争议。

近年来，随着ASD早期识别和早期诊断重要性受到业界的高度共识，越来越多的3岁以下的ASD幼儿被诊断。鉴于3岁以下婴幼儿的学习特点，其学习过程大多在游戏和日常生活活动等自然环境中发生的，这一点与大龄儿童以教学环境和集体环境为主的学习方式有显著的差别。因此，更适合ASD婴幼儿的学习特点，在自然环境和活动中开展对ASD患儿的早期综合性干预方法相继出现，对ASD幼儿的康复干预以发育为基础的自然环境下的行为干预模式（NDBI）受到重视，主要有早期介入丹佛模式（early start denver model，ESDM）、社交情绪调控交互支持法等。不难发现，国内外ASD干预方法众多，很多干预方法尽管理论基础有很大的差别，但在具体操作方面有互相重叠之处，一些干预方法有互相学习和融合的趋势。具有代表性且有随机对照研究验证其效应的是早期介入丹佛模式（ESDM）。但任何一种干预方法都不是特效的，也没有任何一种干预模式是占主导地位的，每种模式都有其特点。同时，ASD患儿存在个性差异，因而应根据患儿情况客观地选择合适的干预方法。至今对于ASD核心症状，语言和交流障碍缺乏有效药物。存在注意力分散和刻板行为严重的ASD儿童可适当采用相应药物治疗，可以显著提高ASD患儿的训练和教育效果。

【预后】

ASD患儿的预后取决于其病情的严重程度、智力水平、教育和治疗干预的时机和干预程度。患儿病情轻、智力水平高、干预年龄越小、训练强度越高，效果越好。国内外已有不少通过教育和训练患儿行为基本恢复正常的报道，若不予干预治疗，多数ASD儿童预后较差。

五、情绪障碍

儿童情绪障碍（emotional disorders）是指发生在儿童或少年时期，以焦虑、恐怖、抑郁、强迫等症状为主要临床表现的一组心理障碍，主要包括焦虑症、学校恐怖症、分离性焦虑、忧郁症、恐怖症和强迫症等。过去称儿童情绪障碍为儿童神经官能症或儿童神经症，后因发现它与成年型神经症障碍有很多不同，所以目前已倾向于用儿童情绪障碍一词。

多数报道认为儿童期情绪障碍发病率在10%左右，其中以焦虑障碍居多，男女相当，其次为恐怖和抑郁，但儿童期的焦虑、恐惧、强迫和抑郁通常会混杂（合并）出现。资料表明，在现实生活中儿童情绪问题易被忽视，许多患儿几乎没得到及时发现与援助，如一社区样本内被诊断患有抑郁的儿童中，只有20%接受了治疗；许多养育者或医师甚至认为儿童情绪障碍只是其发育过程中的一过性情绪紊乱，随着成长自然消失。事实是，一部分儿童的情绪障碍可持续至成年期，并对其学习和生活产生持续的负面影响，甚至可发展为更严重的精神疾病或伤残死亡。

儿童期情绪障碍的发生与遗传、儿童气质、神经生物机制以及养育环境等因素的交互作用有关，如焦虑障碍可能是具有遗传特质的儿童在发展过程中与养育者形成非安全型依恋关系，加上不良的养育环境刺激或某些应激事件而促发。同时，儿童发展过程中保护因素和危险因素之间的动态平衡，影响着情绪障碍的发生、发展、转归与预后。

（一）焦虑障碍

焦虑障碍（anxiety disorder）指无明显客观原因下出现发作性紧张和莫名的恐惧感，伴有明显的自主神经功能异常的表现，分为分离焦虑障碍和广泛性焦虑障碍；前者指儿童对父母的离开或离开家产生与年龄不相符的不适应，表现过度和绝望的焦虑（害怕）感受；后者是指儿童在多数时间和活动时感受无法自控的过度焦虑与担心的状态。表现为发作性紧张恐惧，担心发生不祥的事情，焦躁不安、抱怨或发脾气、容易哭泣、不愿上学、不愿与同学老师交往，上课注意力不集中、小动作多、学习成绩偏差或下降明显。

在行为上表现为胆小退缩，不愿与父母分离，分离时惶恐不安、哭泣，甚至以死相胁，时有旷课、逃学、辍学发生，并伴有恐怖、强迫症状，可发展为学校恐怖症。此外，表现出食欲缺乏、呕吐、腹痛或腹泻；夜间入睡困难、睡眠不宁、易惊醒、多梦或梦魇等；自主神经系统功能紊乱，如呼吸急促、胸闷、心慌、头晕、头痛、出汗、恶心、呕吐、腹痛、腹泻、便秘、尿急、尿频等。

治疗包括：①行为治疗：有目的性地咨询交谈，通过认知疗法将焦虑思维调整至正确结构，以形成适应行为方式；②家庭辅导治疗：为父母提供咨询，提高对疾病的认识，取得父母配合，消除家庭环境或家庭教育中的不良因素，克服父母自身弱点或神经质倾向；③生物反馈疗法（松弛疗法）：年幼儿配合游戏或音乐疗法进行练习，亦可取得疗效；④药物治疗：以抗焦虑药治疗为主。

（二）抑郁障碍

抑郁障碍（depression）是心境障碍（mood disorder）的一类极端表现形式，指一种不快乐的弥散性心境或感受，患儿通常会表达自己即感到悲伤又对很多事物失去兴趣，并且易怒。4~18岁儿童抑郁障碍发病率约在2%~8%之间，童年期男女相当，青春期后女性多于男性，重型抑郁障碍发生于青春期以后，且易发展至成年期。表现为情绪低沉和不愉快，容易发脾气或哭泣，自我评估过低，不愿上学，对日常活动丧失兴趣，想死或自杀。

行为上表现动作和思维迟缓、活动减少、退缩萎靡、自责自卑、好发脾气和违拗，也可表现为反社会行为，如不听管教、对抗、冲动、攻击、离家出走或其他违纪行为等。躯体症状为头痛、头昏、疲乏无力、胸闷气促、食欲减退、出现睡眠问题等。

治疗通常采用认知 - 行为治疗(cognitive behavioral therapy，CBT）结合抗抑郁药物治疗。CBT 是将行为与认知疗法结合为一体的方法，以心理支持为主，旨在通过指导和训练来帮助青少年改变消极悲观的思维、导致抑郁的信念与偏见，以及对失败的自责归因。5- 羟色胺再摄入抑制剂（SSRIs）类抗抑郁药物治疗抑郁症的疗效十分肯定且安全。

（三）恐怖症

恐怖症（phobia）指儿童对某些事物和情景产生过分的、与年龄不符的、无原因的恐惧情绪，并出现回避与退缩的行为，可影响日常生活和社会功能。大约 4% 的儿童在发展过程中出现对某一特定事物的特异性恐怖，如对疾病或黑暗的恐怖。儿童期恐怖症女孩多见，多随年龄增长而逐渐消退。可分类为特异性恐怖症（specific phobia）和社交恐怖症（social phobia)，前者指对某一特定物体或情景产生恐惧，通常为各种动物、昆虫、锐物、黑暗、雷电、注射、血液、高空、飞行、学校、幼儿园等；后者则与他人交往时产生恐怖感，害怕去社交场合，怕遇见陌生人，不愿上学和参加娱乐活动，不愿接电话，不愿向老师提问，严重时可引起惊恐发作（panic attack)。恐怖发作通常由某些诱因所致，如遭受突发或意外事件的惊吓，如自然灾害或某次重大生活事件的发生，可造成心理应激，引起过度而持久的恐惧反应。表现为对某种物体或情景产生强烈、持久的恐怖，常有预期性焦虑，提心吊胆、害怕自己恐惧的事情发生，逃离恐怖现场或回避可能引起恐怖的事情。可伴有自主神经功能紊乱表现，如呼吸急促、出汗、心慌、血压上升等，重者恐怖时可瘫软、晕厥或痉挛。社交恐怖症多发生于青春期，脑子里总想着该怎么走路、该怎么说话、该穿什么衣服等。

学校恐怖症（school phobia）则主要表现为害怕上学和拒绝上学，按其程度可分为：①威胁或哀求父母不上学；②早上反复出现回避上学的行为，可出现头痛、腹痛、发热、呕吐等躯体化症状；③早上反复“耍赖”，要求父母陪同上学；④偶尔不上学或缺课；⑤反复交替出现不上学、缺课；⑥在某一学期某阶段完全不上学；⑦完全长期休学在家。

诊断：去学校困难，对上学严重焦虑或害怕。没有明显的反社会行为。须注意的是，学校恐怖症与拒绝上学有所不同，前者常出现于低年龄儿童，后者则多出现于青春期，但两者可为连续体。学校恐怖症需与厌学、逃学相鉴别，学校恐怖症儿童对上学心存矛盾，认为应该上学但对学校怀有恐惧。厌学、逃学儿童多伴有品行问题，且通常不太在乎学业成绩。

儿童恐怖症治疗基本同于焦虑症和抑郁症。行为疗法则可采用系统脱敏法、阳性强化法、冲击疗法等。

（四）强迫性障碍

强迫性障碍（obsessive-compulsive disorder，OCD）又称强迫症，指以强迫观念和强迫动作为主要症状，伴有焦虑情绪和适应困难的心理障碍，包括强迫观念和强迫动作，患病率为 2%~3%，男性较多见，可合并抽动障碍。强迫观念表现为非理性的不自主重复出现的思想、观念、表象、意念、冲动等，如强迫性怀疑、强迫性回忆、强迫性穷思竭虑、强迫性意向等。强迫性动作则是重复的、有目的的、有意图的行为动作，如强迫洗涤、强迫计数、强迫仪式样动作等。强迫行为常导致做事耗时、拖延和过度关注自身症状，正常活动减少，社交、学习和家庭关系受影响。

治疗须采用心理治疗和药物治疗相结合，前者包括系统脱敏疗法、代币疗法、满罐疗法或厌恶疗法等可根据不同症状灵活选择应用。此外，青春期儿童选择森田疗法、生物反馈及音乐疗法亦能得到良好效果。药物主要为5-羟色胺再摄入抑制剂（SSRIs）类。

（五）创伤后应激障碍

创伤后应激障碍（posttraumatic stress disorder，PTSD）指儿童遭受严重的创伤性体验后出现的持续性焦虑和无助感状态，发生率约为8%，女性约是男性的2倍，其中约1/3的人可持续至成年期。多因突发灾难事件、目睹恐怖场景、遭受虐待、战争、强烈应激等所致，具有强烈的恐惧和无助感，症状通常在创伤事件发生一个月后出现，表现为：①闯入（intrusions）体验，即不可控制地回想创伤经历，反复做创伤性内容的梦，反复发生错觉或幻觉重现创伤事件经历，有"触景生情"式的精神痛苦；②过度警觉，即难入睡或易惊醒，注意集中困难，易激惹，坐立不安，遇到与创伤事件相似场合或事件时情绪反应激烈；③持续回避，即极力试图忘却创伤性经历，避免接触可能引起痛苦回忆的活动或场所，反应迟钝，情感麻木，与人疏远，社会性退缩。此外，可有攻击、饮酒、药物依赖、自伤或自杀等行为。

预防干预主要是及时处理危机，通过心理支持缓解症状，减少共病，阻止迁延。主要干预措施为认知行为方法、心理疏泄、严重应激诱因疏泄治疗、想象回忆治疗以及其他心理治疗技术的综合运用。可并用抗焦虑抗抑郁药物治疗。

（六）癔症

癔症（hysteria）又称歇斯底里，是由个体明显情绪因素，如生活事件、内心冲突、暗示或自我暗示等所诱发的精神障碍现象，包括转换性障碍（conversion disorder）和分离性障碍（dissociative disorder）两者形式。患病率约在3%~10%之间。儿童癔症有明显的集体发作特征，多发于学龄期，女童多发，农村患病率较城市高，经济文化落后地区集体癔病发作频率较高。

通常认为癔症性格与遗传素质有关。癔症性格表现为情感丰富、富有夸张表演色彩，且富于幻想。儿童期癔症发作常由于情绪因素所诱发，如委屈、气愤、紧张、恐惧、突发生活事件等均可导致发作。若有躯体疾病、月经期、疲劳、体弱、睡眠不足等情况也容易促发。集体发作往往出现在教室、课堂、操场、集体宿舍或医院病房内。相关诱因可导致集体性恐惧和焦虑而发作，如面临考试、教师过于严厉、计划免疫注射、类似患儿的表现、同班同学死亡或受伤、脑膜炎流行等。

分离型癔症（dissociative type）呈情感暴发。表现大哭大闹、四肢扑动、屏气、面色苍白或青紫、大小便失控等；较大儿童呈烦躁、哭闹、冲动、砸物、揪发、撕衣、或地上打滚抽搐。发作时间长短不一，发作后有部分遗忘。发作时间长短与周围人的关注态度和程度有关；在人多且易引起周围人注意的地方，持续时间较长。转换型癔症（conversion type）以痉挛发作、瘫痪、失明失聪、失音等为主。

诊断：①具有分离型或转换型癔症的临床特征；②不存在可以解释症状的器质性依据；③有心理或情绪诱发依据表现在时间上与应激事件、问题或紊乱的关系有明显联系（即使患儿否认这一点）。须与癫痫发作、反应性精神病和精神分裂症相鉴别。

治疗：①心理治疗通过谈话消除患儿紧张、不安情绪，鼓励说出内心矛盾，寻找问题症结，克服不适当的情绪反应。每次心理治疗不超过 40 分钟，治疗次数视病情转归而定；②暗示疗法最常用言语暗示，即告诉患儿经过治疗会取得良好效果，并配合针灸、注射用水肌内注射或 10% 葡萄糖酸钙静脉注射、电兴奋治疗等。暗示疗法适用于急性发作而且暗示性较强的患儿；③避免诱发对可能诱发集体发作的病例，应将首发患儿隔离开来，减少强化，及时解除其躯体不适，分散注意力，稳定其情绪。然后及时通过讲解和引导消除其他儿童的紧张情绪；④药物治疗对情感暴发或痉挛发作儿不宜采用暗示疗法，给地西泮 5~10mg 或奋乃静 5mg 肌内注射。儿童不宜长期用药，以免增加暗示作用而巩固病情。

六、儿童虐待与忽视

【概述】

儿童虐待（child abuse）是指父母、监护人或其他年长者对儿童施以躯体暴力和 / 或性暴力，造成儿童躯体与情感的伤害，甚至导致死亡，或对儿童的日常照顾、情感需求、生活监护、医疗和教育的忽视（neglect）现象。国际儿童福利联合会界定以下四个方面为儿童虐待类型：①家庭成员忽视或虐待儿童；②有关机构忽视或虐待儿童；③家庭以外的剥削（童工、卖淫等）；④其他方式虐待。其中家庭成员忽视或虐待儿童又分为躯体虐待、性虐待、忽视和心理情感虐待。WHO 指出，在世界各地约有 4 000 万 14 岁以下的儿童遭受虐待和忽视。西方资料显示，儿童躯体虐待发生率为 8.1%~10.7%；性虐待发生率在 9%~28%。日本资料表明，躯体虐待在婴幼儿和小学生发生率最高，初中多见性虐待，其中 53.6% 为躯体虐待，26.7% 为忽视，11.1% 为性虐待。女孩遭受性虐待的可能性远高于男孩，大多数报道认为女性遭受躯体虐待的可能性也比男性高。一般而言，躯体虐待发生较早，性虐待相对迟些。但不管哪种虐待先发生，另一种虐待随之发生的可能性就提高，这种情况更容易发生在女性身上。就家庭内而言，施虐者大多是男性家庭成员。73% 的躯体虐待和 93% 的性虐待是由男性造成的；95% 以上的躯体虐待及 70% 左右的性虐待是由家庭成员造成的（如乱伦）。以性虐待为例，家庭成员施虐者可以是父亲、继父、叔伯、祖父、兄弟、堂兄弟等；非家庭成员多为家庭的朋友、邻里、教师、同伴等。相对而言，家庭外成员施虐于较大年龄儿童，且重复发生率低些。家庭内成员施虐则往往在儿童年幼时开始，且反复发生，持续时间长，有时多达数十年。儿童虐待和忽视具有一定的家族聚集性，虐待儿童的家族倾向有不断重复的特征。

【原因及机制】

（一）原因

1. 儿童个体因素　儿童出生后的生理与智力情况是否让父母满意，会影响到他们以后是否被虐待。部分受虐儿童有智力和躯体发育迟缓，或有出生前后脑损害、早产及低出生体重病史，致使被父母视为负担，遭受虐待。一些气质困难类型儿童，易激惹、哭闹无常、难于安抚和纠缠父母等，易遭其厌烦、忽略或打骂。多动、顽皮、攻击性行为特征的儿童也易遭父母打骂；入睡困难、睡眠不宁、遗尿、抽动问题、慢性疾病儿童也易遭到虐待。反过来，儿童受虐可造成心理和生理发育不成熟或异常，进而造成抚养困难，导致受虐继续发生。甚至一些很常见的儿童行为，如不按时起床、喂饭困难、弄脏衣服（特别是父母的衣服）、深夜哭闹也容易遭致父母（或养育者）的烦恼与打骂。

2. 家庭因素 不期(非计划内)怀孕、家庭经济情况欠佳、社会地位低下、过频的应激事件、家庭破裂或夫妻不睦等可成为父母或监护者虐待儿童的直接原因。父母本身容易冲动,或应付生活事件能力有限,当遭受挫折时易将怨恨转嫁到儿童身上。家庭和人际危机,如夫妻吵架、婆媳不睦、失业、同别人吵架、与上司矛盾等,容易迁怒对儿童施暴。多数施虐父母(或养育者)本身在儿童期就有被虐待的经历;一些施虐父母存在智力偏低,有酗酒、吸毒、人格和情绪异常等精神和行为障碍。近年来家庭保姆虐待儿童事件有上升趋势;其原因较复杂,包括不耐烦儿童哭闹、报复其父母(因受冤枉、克扣工资、强奸)、个人素质差等问题。

3. 社会因素 在战争、贫穷、迁徙、社会动荡等情况下儿童往往是首当其冲的受害者。在中国,自古以"不打不成材,棍棒出孝子"这种错误的方法教育儿童,因此家长与老师体罚儿童的现象很常见。许多家庭片面重视早期教育,以剥夺游戏玩耍时间来严厉、超负荷地训练儿童(如过早上各种学前班、课外班),造成许多儿童继发情绪和行为问题。受性别歧视观念影响,一些偏远农村地区目前仍有丢弃女婴,虐待女童现象存在。近年,在日本、美国等国家校园内暴力事件和虐待(欺侮)同学事件日渐增多,导致受虐儿童逃学、离家出走、拒绝上学、报复性凶杀、自杀等事件时有发生。

(二)机制

精神分析理论认为,童年期的遭虐助长了个体心理防御机制,使成年后产生自我挫败感,阻碍社会心理的成熟,可表现为受虐者自恋性认同(narcissistic identification)、施虐者认同(identification with the aggressor)和投射性认同(projective identification)。这种状况可使受虐儿童认同虐待,并日后同样施虐于他人。研究表明,童年受虐可影响大脑边缘系统发育,早期遭受虐待儿童的脑电图(EEG)异常率明显高于正常儿童,这种异常多发生在前脑和颞叶部位,特别是左脑半球。创伤后应激障碍(PTSD)患者的左海马回比正常对照组小;童年受虐的女性,到成年后其海马和杏仁核较对照组小。

【临床表现】

1. 躯体表现 取决于受虐的方式,可出现皮肤青肿、紫块和伤痕,皮肤烧灼伤,头皮下血肿,骨折,内脏损伤,营养不良,脱水,有的儿童在暴力虐待后死亡。忽视往往导致儿童意外伤害的发生,如烫伤、跌落伤、触电、呼吸道异物窒息、淹溺、误服药物、车祸、遭歹徒攻击等。

2. 心理行为 虐待可构成童年期创伤性体验,有些受虐儿童可出现PTSD。近期表现主要是自卑、焦虑、抑郁,伴有噩梦和睡惊、惊恐发作、惊跳反应、警觉性增高;一些儿童变得长时间苦恼和悲伤,缺乏快乐感,自尊心降低,甚至有自杀企图和自杀行为。也可表现出对他人攻击行为、对动物残忍和虐待、自虐自残等。事过之后,对痛苦的感觉迟钝、缺少同情感、情感体验缺乏、回避心理上的亲近、行为上表现为淡漠和残忍。

3. 预后 长期虐待可以影响儿童人格发展,出现抑郁、自我评价低下、性功能障碍、反社会人格、PTSD、边缘性人格等。受虐儿童通常表现出如下特征:①反复想象性回忆遭虐经历;②重复刻板行为增多;③特定的恐惧;④对人、对社会、对未来的态度发生改变。

【诊断】

凡因躯体损伤而就诊的儿童都要考虑被虐待的可能。有下列病史应高度怀疑受虐的可能：反复受伤史，受伤后没有就医，病史前后矛盾，父母把受伤归咎为儿童本人或其他人，就诊时父母对儿童的伤情漠不关心，对孩子的伤情解释模糊不清，父母对儿童期望过高，父母本人在儿童期有受虐待史，儿童报告受他人虐待，病史与检查结果不符等。有些父母或监护人就诊时可能表现出焦虑、神经质或内向木讷。

躯体检查时要高度警惕被虐待现象的存在：头颅、耳郭、脸部、臂部、腰部、会阴部和大腿内侧的青肿淤血，皮肤掐痕、挠痕，皮带抽打痕迹，新旧瘢痕同时并存，烟蒂烧灼伤，会阴和大腿内侧的开水烫伤以及头皮下血肿等。有受虐待病史，躯体检查有损伤存在，放射学检查有骨折证据等即可做出诊断，但应排除骨骼系统疾病、出血性疾病和意外受伤等情况。

下列情况也应予以关注：就诊时儿童表现出与场景不符的恐惧、焦虑、表情淡漠、退缩、对视回避，有不明原因的营养不良、穿着脏破等。了解父母的下列情况，会提供虐待可能存在的信号：父母本身或孩子经常挨打或挨饿，父母有精神疾病史或犯罪违法记录，父母过去被怀疑过虐待孩子，父母属于缺乏自尊、孤僻和抑郁型的人，父母婚姻不和，债务和生活压力大，频繁搬家，父母性格容易冲动，父母对孩子有不切合实际的过高期望，父母认为孩子经常给他们制造麻烦，父母不想要孩子等。

儿童虐待和忽视的预后与治疗干预介入程度及治疗效果有关，承认虐待事实并自愿寻求帮助的父母，比不承认虐待且不愿接受治疗的父母更可能改变其虐待行为。有报道，没有接受治疗干预的受虐儿童，约 20%~50% 发展为较难治愈的神经行为障碍。

【预防和治疗】

1. 社会干预及家庭危机干预　立法是最重要的干预措施，我国已颁布实施《未成年人保护法》。全社会都来宣传儿童保护法，保护儿童的合法权益，反对体罚和虐待儿童的行为。通过妇联、工会和街道居委会，咨询、教育和监督虐待儿童的行为，必要时对施虐者予以刑事追究和处罚。对虐待儿童的家庭进行直接干预和家庭治疗，缓和家庭矛盾冲突，增进亲子之间的正性情感交流，纠正不正确的教子方式，从根本上消除体罚行为。对父母存在的病态人格和情绪异常等进行必要的心理治疗。多方位开展学校和家庭健康教育，将适宜知识传授给广大家长和教师，可起到有效的预防作用。

2. 受虐儿童的治疗　应尽可能及时处理好危机，在积极治疗躯体损伤的同时，采取行为治疗和心理治疗方法治疗儿童的情绪创伤。目前实施得较多的是个别游戏疗法、日间看护、领养看护、住院治疗、团体治疗等。治疗者求得儿童的信任是治疗的关键。对于创伤后应激性反应的儿童，可以通过木偶等象征性游戏的表演方法，重复受虐事件促使其回到现实生活中来，而控制创伤反应。创造温暖的环境以提高儿童的自尊心，消除不信任感和过度警觉。在治疗期间，受虐儿童一般应继续留在家中，只有当存在继续受虐的可能时才暂时寄养于健康家庭而与施虐者隔离。

3. 施虐父母的治疗　一是设立热线电话或危机护理中心，尽可能 24 小时内提供家庭服务；二是对父母的长期治疗。后者主要根据父母的情况采取相应的心理治疗，如精神分析、人本主义疗法等。危机护理中心一般建在社区内，可雇佣一些社区工作志愿者，其职能是临时安置和安抚受虐儿童。

七、儿童性虐待

【概述】

儿童性虐待（child sexual abuse）是指成年人利用16岁以下儿童获得性满足，造成儿童明显心理或情绪创伤的现象。1980年，Mrazek把性虐待行为分为以下四类：①观看儿童性器官或对儿童进行性暴露；②猥亵行为；③性交；④强奸。临床判断性虐待行为需考虑以下几方面因素：①性行为发生的频率与性质；②受害儿童的年龄、智龄以及情感发展状态；③儿童是否受到情感伤害；④施虐者与受害者双方性行为的目的和对性行为的认识；⑤家庭成员和社会对这种行为的态度与反应。

关于儿童性虐待的发生率报道不一，北美报道的发生率男性为3%~31%，女性为6%~62%。据美国2017年全国联盟（National Children's Alliance）数据显示，仅家庭性虐待就达5%。但这类问题的发生相当隐蔽，加之问题的延伸较广，并且无法精确定义，证据所报道的案例只是冰山一角。国内陈晶琦等对高中女生回顾性调查表明，25.5%的人在16岁前受到过不同形式的性虐待，其中58%发生在13岁之前。但迄今国内尚未见有权威的流行病学报道。

【原因】

1. 社会文化因素　低社会阶层，如贫困、拥挤的社区和偏僻的乡村性虐待发生率较高。1980年，Finkelhor报道性虐待发生率在偏僻的乡村比城市高5倍，受虐女孩中2/3属于经济状况较低的家庭。

2. 家庭因素　恋童癖在形式上是成人与儿童的非暴力性接触，包括成人对儿童的猥亵、玩弄生殖器和口交。乱伦是儿童受性侵犯的另一重要原因。受害者多为女孩，施害人则多为继父，父女乱伦约占乱伦总数的1/3。其次为母子、父子、兄妹及母女。与父亲或继父发生乱伦的多为家中的长女，且一般是非暴力的。较多研究发现，施虐的父亲本身有较高的成就，经济状况较好，在家中处于支配地位，而社交方面则表现为内向和退缩。相反，施虐父亲的配偶则没有经济来源，在家处于被支配地位，依赖丈夫；因此，有的母亲甚至无视、默认或纵容父女乱伦行为。乱伦一般会被掩盖多年，只有家庭情况发生剧变时才会被发现，如青少年反抗或犯罪行为、怀孕、性病、心理障碍、争吵等。约半数以上离家出走的少女与性虐待事件有关，她们中的多数又受着躯体虐待。施虐的母亲本身情绪障碍发生率较高，表现为社交孤独和情感剥夺，离异而单独与儿童生活。另外，施虐的父母本身儿童期可能有受虐的现象，他们的心理发育可能不成熟，婚姻关系不稳定。

3. 儿童个体因素　有些受虐儿童有躯体发育缺陷，或智力偏低。按精神分析学理论，女孩早期具有恋父情结，过分纠缠和依恋父亲，亦可导致父女乱伦。受虐女孩可能与母亲关系疏远，甚至仇视母亲，而在物质生活和感情交流上更倾向于父亲。

【临床表现】

幼儿受虐后会造成惊恐状态、夜惊、抽搐及某些发育障碍。学龄儿童则表现为焦虑、恐惧、消沉、失眠、歇斯底里、短时间内体重急剧下降或增加，学习成绩陡降，逃学或离家出走。受虐女孩到了青春期则出现强烈反抗，特别是对母亲的强烈反抗，认为母亲没有给予应有的保护；并且伴有自责、抑郁、缺乏自尊、担惊受怕。受虐对象一般女孩多于男孩。男女儿童受害高峰年龄大都在幼儿期和10~14岁。施虐者包括家庭成员、亲属、家里的朋友或陌生人，可以是成人，也可以是年龄稍大的少年。施虐的方式有性暴露、性玩弄和性交，后者也包括口交和鸡奸等形式。女孩多受家庭成员的虐待，发生年龄偏大，其方式多为性抚弄和性交。男孩常常受家庭以外的人员虐待，发生年龄偏小，方式多为鸡奸，较多地使用暴力，伴有躯体虐待。他们一般不主动承认受虐事实，往往只在虐待程度严重时才被发现。

性虐待的直接后果是造成女孩妊娠，并发躯体损伤、精神创伤和行为变化。创伤后应激障碍（PTSD）是性虐待后一种严重的急性心理障碍，表现为恐惧、焦虑、惊跳反应、创伤情景的重现和回忆、睡眠紊乱、情绪抑郁和愤怒，一般发生于强奸、暴力性虐待和受陌生人虐待之后。受虐后的另一种急性心理反应是出现各种转换症状，多见神经症样改变，甚至伴有躯体化症状。受虐后的慢性心理变化包括自尊心降低、敌意和不信任人，抑郁退缩，对成年男性恐惧，可出现各种神经症样表现。对性心理发展可产生不良影响，如少年期出现手淫、卖淫和过早性行为，并且有报复心理和自暴自弃倾向。成年后性自尊降低，性功能紊乱，同性恋。也可发展为性犯罪，成为性施虐者或受虐者。一些儿童受虐后出现攻击性行为、吸毒，或发展为人格障碍。男女儿童受虐后的反应不同，男孩较多出现吸毒和反社会行为，女孩则较多表现为焦虑和抑郁等情绪的异常。另外，受虐儿童可能出现性病感染，喉咙、阴道、肛门淋菌检查呈阳性等。

【诊断】

儿童遭受性虐待后一般倾向于隐瞒，尤其发生于家庭内者，只有出现妊娠、躯体损伤或精神异常时才可能被发现，因而较难诊断。有以下情况时要考虑性虐待的可能：①有阴道出血、反复尿路感染、直肠炎、阴道炎、性病、直肠或阴道异物等病症；②有强迫性手淫、过早性行为或卖淫的行为；③因应激反应而急诊的儿童；④母女之间过分敌对亦是可疑现象之一。对这些可疑病例，在经过详细的病史收集、体格检查和精神状况检查，获得可靠证据后即可确诊，必要时可采用一些心理投射测验，了解儿童对性行为的看法和性心理变化以协助诊断。

【治疗】

1. **儿童的治疗** 在性虐待发生后，根据儿童的反应程度和症状的严重性进行治疗。主要采用心理治疗方法，母亲应以关爱来帮助儿童应付来自于家庭内外的压力，消除自身的内疚感，同时积极处理精神症状。在性虐待发生后，最好让儿童暂时离开家庭，或让父亲离开家庭，儿童留在家中与母亲生活在一起。对一部分儿童，集体心理治疗可以收到良好的效果。一般而言，女孩经帮助后能够克服乱伦造成的影响；而男孩则容易导致严重的情感伤害，预后要差得多。所以，早期发现早期干预具有重要意义，否则发现得越晚，情况会越糟糕。

2. **家庭治疗** 以家庭中的个别、少数或全部成员为治疗对象，治疗目的是改善家庭功能，防止虐待再度发生。对于部分施虐的父亲，配合法律干预则更有效。治疗的成功很大程度上取决于双亲中非施虐的一方对性虐待行为的认识，发现后采取措施的积极性以及对治疗的配合程度。

3. **社会干预** 具体措施与躯体虐待相同。另外，在学校和家庭要进行一些防止性虐待的宣传教育，帮助儿童回避可能受虐、受攻击的环境；禁止未成年儿童青少年出入成人娱乐场所，要教育儿童穿戴得体，不宜涂脂抹粉或穿戴过于暴露。受虐/攻击后应及时向有关部

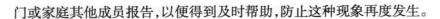

门或家庭其他成员报告，以便得到及时帮助，防止这种现象再度发生。

八、注意缺陷多动障碍

注意缺陷多动障碍（attention deficit hyperactivity disorder，ADHD）又称多动症，指表现出持续的与年龄不相符的注意力不集中、多动和冲动为核心症状的儿童，可造成儿童的学业、职业表现，情感，认知功能，社交等多方面的损害，是儿童期常见的神经发育障碍之一。同时可合并品行障碍、对立违抗障碍、情绪障碍、学习障碍等多种心理病理表现。ADHD 患病率一般报道在 3%~5% 之间，男多于女，比例为 4：1~9：1。约 70% 患儿的症状持续到青春期，30% 的 ADHD 患儿症状可持续至成年期。我国地区性资料显示 ADHD 患病率为 4.31%~5.83%，估计我国有 1461 万 ~1079 万 ADHD 儿童。

【病因及发病机制】

ADHD 病因及机制仍不太清楚，大多数研究认为该症是由多种生物 - 心理 - 社会因素共同导致，与遗传、神经生物及社会心理等多种因素有关。①遗传因素：ADHD 具有家族聚集性，双生子同病率高达 70%~80%，与 ADHD 关联的易感基因与多巴胺和肾上腺素系统关联，尤其是多巴胺 D4 受体（dopamine D4 receptor，DRD4）基因关联。此外，5- 羟色胺受体（serotonin receptors，HTR1B 和 HTR2A）、5- 羟色胺转运体、SNAP-25（synaprosomal-associated protein 25）等陆续被发现功能异常与 ADHD 发病关联；②母孕期因素：高龄生产、孕期母亲接触乙醇、尼古丁、古柯碱、分娩并发症等增加儿童患 ADHD 风险；③重金属负荷：血铅过高儿童多伴有多动、注意缺陷、记忆下降和智力受损等，且症状程度具有剂量 - 效应关系；④神经生物学因素：ADHD 儿童存在大脑额叶、扣带回、纹状体、基底节等部位的结构与功能异常，如较多研究支持患儿右侧前额叶体积减小和前额叶背侧脑回减少。神经电生理显示，约 1/3 患儿量化脑电波（QEEG）存在非特异性异常，如 δ、θ 波多见，α 波较慢，β 波活动减少，表明其脑功能有较低的激活水平和唤醒功能，提示 ADHD 脑发育成熟度偏迟。ADHD 儿童的大脑皮质发育按照正常的脑发育程序发展，但比正常发育的儿童落后数年，提示 ADHD 儿童表现为脑皮质成熟延迟而不是异常。皮质发育的延迟突出表现在与执行功能有关的外侧前额叶皮质，与脑额叶功能相关的工作记忆、执行功能等方面存在不同程度缺陷；⑤社会心理学因素：流行病学研究结果显示 ADHD 儿童的症状与单亲家庭、父母有精神或行为问题、父母离异、家庭氛围紧张、母亲吸烟、酗酒等相关。目前有观点认为，社会或家庭因素不一定构成 ADHD 直接病因，但在其症状严重程度、发病年龄、持续性、长期预后以及是否共病和发生其他类情绪障碍方面起着影响作用。

ADHD 与以下几种病症共病概率很高：①对立违抗障碍和品行障碍；②学习障碍；③抽动障碍；④睡眠障碍；⑤孤独症谱系障碍（ASD），尤其是高功能 ASD。临床上须与之相鉴别。

【临床表现】

1. 注意缺陷　正常 5~6 岁儿童有意注意维持 10~15 分钟，7~10 岁时维持达 15~20 分钟。ADHD 儿童注意力的缺点是无意注意占优势，有意注意减弱，注意力集中的时间短暂，注意强度弱，注意范围狭窄。因此，ADHD 儿童对周围无关、有关刺激都反应，不能滤过无关刺激，表现为常丢三落四，做作业、考试时常漏题，马虎粗心、易犯低级错误，做事拖沓、没有计划性等。上课时注意力不集中，对老师的提问茫然不知。对于感兴趣的游戏、电视节目、书刊等则能全神贯注或注意力相对集中，因此常被家长误以为其注意无问题。多动症主要影响儿童主动注意，严重 ADHD 儿童被动注意也会受影响，看电视的时候也不能用心。

2. 多动 DSM-5 诊断标准描述 ADHD 儿童的多动是“经常在不合适的场合跑来跑去或爬上爬下”。即 ADHD 儿童多动的特点是部分场合、无目的性，在静止性游戏中表现尤为明显。动作杂乱无章，有始无终，缺乏完整性，乱写乱画，招惹是非，甚至离开座位在教室乱跑，全然不顾环境对其行为的要求。生活中也经常做事虎头蛇尾，难以善始善终。

因 ADHD 儿童自我控制能力差，常呈现活动过度的现象，表现为与年龄不相称的多动，包括躯体活动、手的活动及语言过多。幼儿园老师反映“不守纪律”，难以静坐，好喧闹和捣乱，常更换玩具；或上学后表现坐不稳，老师反映“上课纪律差”“课堂上小动作多”，无法专心作业，话多插嘴。

3. 冲动 ADHD 儿童常对不愉快的刺激反应过度，易兴奋和冲动、不分场合、不顾后果，难以自控，甚至伤害他人，不遵守游戏规则，缺乏忍耐或等待。在家翻箱倒柜，对玩具、文具任意拆散、毫不爱惜。容易犯错误，但对老师、家长的批评置若罔闻、屡教屡犯。参加游戏活动不能耐心等待轮换，易插队或放弃。ADHD 儿童常因冲动行为而发生意外事故，甚至出现严重后果，如喜欢爬高，翻越栏杆、突然横穿马路；心血来潮，想干什么就干什么等。ADHD 儿童与人谈话交流或回答问题时，不能耐心地倾听别人说话，往往别人没讲完或题目没问完，打断别人的对话。做作业或考试时粗心大意常常看错题，往往把简单的题目做错。ADHD 儿童遇到困难常常焦虑不安、缺乏信心。

4. 其他 ADHD 儿童往往在发展社交技能、应对挫折和控制情绪方面存在困难。好发脾气、执拗、任性、脾气暴躁、鲁莽，稍不如意即大吵大闹，蛮横无理，经常干扰别人，容易与人冲突、争吵、打架。ADHD 儿童常伴有学习障碍，但其学习障碍并非由于智能障碍所致，ADHD 患儿的智力与正常儿童一样，多在正常范围内，少数有轻度智能障碍。但其学习成绩一般与其智力水平不一致，因注意力分散造成学习成绩不佳，成绩波动较大。由于 ADHD 的核心症状往往与共患品行障碍，ADHD 儿童常不被同龄人所接受，人际关系差，与同伴、教师、父母的关系常存在问题，社会适应能力也较差。因经常被老师批评、家长责备、同学嘲笑，而常出现退缩、回避、害怕上课、逃避考试甚至逃学，有的患儿一到学校就出现胸闷、头痛、胸痛等不适。过多失败和挫折的经历，使得他们忧郁少言，悲观失望，不愿与同学交往。ADHD 儿童常常自我评价较低，自信心不足，部分儿童出现情绪问题，表现为烦躁、易激惹、不高兴，甚至出现自伤、攻击他人的行为。ADHD 儿童常常动作笨拙，精细协调困难，手指不灵活，手眼协调差。

【诊断】

ADHD 的诊断主要依据临床表现，缺乏客观指标，依据 DSM-5 描述 ADHD 特征性的注意不集中、多动 / 冲动或两者都有的症状至少持续 6 个月，且在多个场景出现（如学校、家庭）；其发育水平与实际年龄不一致，直接影响社会活动、学业和职业工作。主要根据注意缺陷、多动冲动和相关行为症状，结合上述诊断标准条目进行诊断；同时须结合病史、临床观察、躯体和神经系统检查、行为评定、心理测验和必要的实验室检查进行确诊（表 5-8）。

表 5-8 DSM-5 注意缺陷多动障碍诊断标准

患儿必须符合以下 A、B、C、D、E 标准
诊断标准 A:一种持续的注意缺陷和 / 或多动 - 冲动行为,干扰了功能或发育,具有如下特征: 注意障碍和 / 或多动 / 冲动的 6 项(或更多)症状持续至少 6 个月,且达到与发育水平不相符的程度,并直接负性地影响社会和学业 / 职业活动 A1 :注意力不集中维度 – 经常不能密切关注细节 – 经常难以维持注意力 – 与他人直接对话时,经常看起来没有在听 – 经常不遵循指示以致不能完成任务 – 经常难以组织任务和活动 – 经常回避、厌恶或不愿做需要持续注意力的任务 – 经常丢失任务或活动所需物品 – 经常容易被外界的刺激分神 – 经常在日常活动中忘记事情 A2 :多动 - 冲动维度 – 经常手脚动不停或在座位上扭动 – 被期待坐在座位上时却经常离座 – 经常在不适当场合活动过多(坐立不安) – 经常难以安静地专注娱乐活动 – 经常"忙个不停" – 经常讲话过多 – 经常提问未讲完就脱口回答 – 经常难以按次序等待 – 经常打断或侵扰他人
诊断标准 B:若干注意障碍或多动 - 冲动的症状在 12 岁之前就已存在
诊断标准 C:若干注意障碍或多功 - 冲动的症状存在于两个或更多的场合
诊断标准 D:有明确的证据显示这些症状干扰或降低了社交、学业或职业功能的质量
诊断标准 E:这些症状不能仅仅出现在精神分裂症或其他精神病性障碍的病程中,也不能用其他精神障碍来更好地解释

以下心理测评工具常用于 ADHD 辅助诊断:

1. **注意功能的测定** 较经典的测试方法有持续性操作测验(continuous performance test,CPT)、注意力变量检查、数字划消等,ADHD 易出现注意力持续短暂、注意分配吃力、测试分值低下的表现。

2. **智力测验** 智力测验常用韦氏学龄前儿童智力量表(WPPSI-CRR)和韦氏学龄儿童智力量表(WISC-R)。智力测定有助于判断 ADHD 的功能损害程度,同时也有助于智力障碍的鉴别。

3. **行为评定** 常用 Conners 父母问卷(PSQ)、Conners 教师问卷(TRS)、ADHD 筛查量表(SNAP-IV),学习困难筛查量表(PRS)以及 Achenbach 儿童行为量表(CBCL)等。

4. **辅助检查** 必要时行影像学检查、脑电波、血液、尿液等辅助检查帮助鉴别诊断。

在分类上可分混合型、以注意缺陷为主型和以多动 - 冲动为主型,诊断时应予以明确。另按程度,可分为轻、中、重度。

【治疗】

2011年，美国儿科学会《儿童青少年ADHD诊断、评估和指教的临床实践指南》建议对4~5岁的学龄前期的ADHD儿童以行为治疗为主，如行为治疗无效考虑药物治疗；6~11岁学龄期ADHD儿童建议首选药物治疗，推荐药物治疗和行为治疗的联合疗法；12~18岁的ADHD青少年以药物治疗为首选。2015年出版的《中国注意缺陷多动障碍防治指南》中，明确指出ADHD是一种慢性疾病，应对ADHD儿童有计划地进行定期随访，汇总家长、老师和ADHD儿童的反馈信息，以评估疗效和不良反应。以循证医学为基础，参考美欧等地的防治指南，并结合中国国情，为中国ADHD儿童的防治提供了较规范、系统和科学的建议；指出治疗ADHD应采用综合治疗的方法，推荐主要药物包括中枢兴奋剂和选择性去甲肾上腺素再摄取抑制剂，其他药物包括中枢去甲肾上腺素调节剂和抗抑郁剂等。

1. 药物治疗　以中枢兴奋剂和非中枢兴奋剂为主，此外根据病情可选择抗抑郁剂、抗精神病药或中药作为辅助治疗。6岁以下幼儿原则上不选择药物治疗，仅在症状造成多方面的显著不良影响时才谨慎选择。

(1)中枢兴奋剂：常用药物有安非他明和哌甲脂类，我国目前仅有哌甲脂类。短效剂有哌甲酯(国内暂无)，长效剂有盐酸哌甲酯缓释片，为一线治疗药物。

(2)非中枢兴奋剂：①选择性去甲肾上腺素再摄取抑制剂：我国目前有盐酸托莫西汀，也为一线治疗药物；② α2肾上腺素能受体激动剂，如可乐定等。

2. 非药物治疗　包括心理教育、心理行为治疗、家长培训和学校干预等。

(1)心理教育：对家长和教师有关ADHD的知识教育，这是治疗的前提。

(2)心理行为治疗：运用心理学原理和行为学技术逐步达到所期望的目标行为，是干预学龄前儿童ADHD的主要方法。行为治疗一方面提高家长改善和塑造儿童行为的能力，另一方面提高儿童的自我管理能力。行为疗法没有严格的适用原则，但提倡使用个体化治疗，有助于产生长远的积极的疗效。

ADHD儿童常用的行为技术有正性强化法、暂时隔离法、消退法、示范法。治疗方法主要为行为治疗、认知行为治疗、应用行为分析、社会生活技能训练。如果存在家庭问题则可进行家庭治疗。

1)行为治疗：针对目标行为，有步骤地采用行为矫正和塑造技术，如合理强化、消退和惩罚等。

2)认知行为治疗(cognitive behavioral therapy，CBT)：是结合认知策略和行为学技术的结构化治疗，通过矫正认知缺陷，同时采用行为管理技术，从而改善情绪和行为问题，建立新的认知行为模式。如执行功能训练及情绪调控CBT。

3)社会生活技能训练：针对不良生活和交往技能，如同伴交往等。

(3)家长培训和教师培训：加强对家长和教师教育，使他们更多了解ADHD病因、症状等，矫正错误观念，并传授ADHD儿童管理技巧等。

1)家长培训：包括①一般性培训：为家长举办心理教育讲座，侧重于讲解ADHD一般知识和常规干预方法，内容浅显，通俗易懂；②系统性培训：为更深入的结构化培训，是治疗ADHD中的一个重要方面，尤其对于学前ADHD儿童，心理行为干预是首选方法。核心内容是帮助家长理解ADHD并适应孩子行为；学习家庭应对孩子行为方法和技巧；在家庭之外管理ADHD儿童。

2）教师培训：这是社区干预的重要部分。保证学校与家庭的沟通畅通，保证及时转介到医院诊断、治疗。针对普通老师，讲授儿童心理健康知识，包括 ADHD 知识。针对学校心理老师培训，使之对有问题学生能及时进行干预。

【预后】

ADHD 的预后与病情程度、是否及时有效治疗、有无家族史以及是否共患其他精神障碍等有关。ADHD 儿童的远期结局与症状的严重程度和类型，共病（如精神障碍和学习障碍）、智力、家庭环境和治疗有关。有些 ADHD 青春期以后因神经系统发育趋于成熟和体内性激素分泌开始旺盛而多动行为有所减少，冲动行为亦随大脑成熟而减轻，但注意缺陷、白日梦、注意集中困难、认知功能偏异等仍可持续相当长时间，甚至可贯穿整个青春期乃至成年期。

经综合治疗的 ADHD 儿童的预后较乐观，如不治疗多动症儿童到成人时，约有 1/3 是多动症的残留症状，未经治疗的 ADHD 儿童进入中学后学习更显困难，伴随更明显的厌学情绪，可伴发学校生活适应困难、发生厌学和逃学、人际关系紧张、攻击同学和教师、耐受性差，导致对立违抗性障碍（ODD）。约 50% 的 ADHD 儿童有发生意外事故的倾向，合并品行障碍者约占 ADHD 的 30%~50%，且容易成为网络成瘾者，并且更难于矫治，同时伴有明显的睡眠问题。出现反社会人格障碍、酒精依赖、癔症、焦虑症和一些精神分裂症状。多动症状多始于幼儿期，进入小学后表现得更明显。随着年龄增长，年长儿多动的症状逐渐减少，而注意缺陷和冲动的症状常仍存在。70%~85%ADHD 儿童冲动和注意力不集中可持续到青少年期和成年期。ADHD 的青少年在同伴交往中常表现不成熟，如常常出现处理事情灵活性较差、不能体会别人感受、以自我为中心等，交通事故发生率较高。ADHD 青少年共患品行障碍，物质滥用的风险增大，是单纯 ADHD 患者的 2 倍以上。青少年 ADHD 女童比男童易患抑郁、焦虑，师生关系差，易受外界影响。ADHD 的儿童青少年发生缺课、留级和退学的概率较高。共患学习障碍和精神障碍加重 ADHD 儿童学习不良的结局。虽然使用兴奋类药物的治疗不一定会提高考试分数或达到最终教育程度，但与较好的长远学习结局相关。ADHD 持续至成年期后，行为表现为不稳重、神经质、易激惹、暴怒发作、物质依赖、学习工作效率低等，有些可发展为反社会人格障碍。儿童期若属于注意缺陷型者，容易伴发抑郁或反应依恋性障碍，但反社会行为较少；多动 - 冲动型或混合型则易合并药物依赖和破坏行为。成人 ADHD 的情感障碍与抑郁症或双向性情感障碍不同，多属于情感变化大，自发或反应性地情感高涨与低落，并持续数小时乃至数天，随着年龄增高，情感高涨逐渐减少，而情绪低落持续增多。成人 ADHD 的研究表明成人 ADHD 患者的社会经济地位较低，工作困难、工作变更频繁，受教育程度较低，工作机会较少，出现较多的心理问题、驾驶超速、吊销驾照、工作表现差、常辞职或被辞退。

九、学习障碍

学习障碍（learning disabilities，LD）指智力发育正常儿童在阅读、书写、计算、推理、交流等方面表现出特殊性的学习困难状态，多见于学龄期，男多于女，各国发病率报道在 2%~10%，发病与中枢神经系统功能异常及某些环境因素有关，临床尚无特异治疗方法，通常采用教育指导和康复训练进行矫治。

文献追溯，一个多世纪前欧洲就有报道，发育正常儿童产生明显的阅读障碍或读写困难现象，认为是特定脑区的功能损害所致。此后的研究一直存在争议，且不同学科在 LD 命名和病因探索方面存在很大差异，也衍生出各种相关理论或假说。欧美、日本的研究多以阅读障碍（dyslexia）儿童为对象，因此美国精神病学会（APA）制定的精神障碍诊断与统计手册（DSM）中将阅读障碍视为是 LD 的主要类型之一。2013 年，在修订的 DSM-5 中则取消了原有阅读障碍、计算障碍、书写障碍和不能特定的 LD 四种分类，只是根据其表现程度分为轻、中和重度三类。

【病因与发病机制】

导致儿童 LD 的病因十分庞杂，即 LD 是一组异质性较高的综合征，归纳起来受如下因素影响。

1. 遗传 LD　具有家族聚集性，尤其是阅读、数学和拼写能力低下；LD 单卵双生子同病率（87%）明显高于双卵双生子（29%）。LD 患者一级亲属患阅读或数学障碍的相对风险是对照人群的 4~8 或 5~10 倍。大部分学习能力具有高度遗传性，估计遗传度大于 0.6；与 LD 不同表现相关的基因之间高度关联，因此其临床表现间具有高协同变异性。阅读障碍的遗传度可达 50% 或更高，尤其是语音阅读障碍。阅读障碍先证者的一级亲属患阅读障碍的概率约为 40%。阅读障碍的候选易感基因包括 *DYX1C1*（15 号染色体）、*KIAA0319* 和 *DCDC2*（6 号染色体）、*ROBO1*（3 号染色体）、*MRPL19* 及 *C2ORF3*（2 号染色体）等。还发现，LD 较多出现自身免疫缺陷疾病和过敏性疾病，且左利手者居多。左利手儿童矫改为右利时较多出现口吃、阅读和书写困难等现象，精神发育迟滞儿童中左利的比例高于正常儿童。

2. 语音学缺陷　研究认为，婴幼儿期的语音意识（phonological awareness）薄弱或缺陷导致语言发育落后。语音意识不良的儿童，后期学习符号与读音连接出现困难，从而发展为文字的读和写困难。

3. 神经解剖 LD　大脑半球存在异位（ectopia）现象，且两半球对称性改变等异常。异位通常发生在神经胶质细胞及其软膜分化时期，导致神经元排序紊乱，此现象尤以大脑外侧裂、额叶中下回为多，且以左侧为多。神经心理学研究发现，LD 识认符号时有错误的眼动和扫描，认为与眼动神经功能障碍或视觉通道信息加工异常有关。

4. 影像学　正电子发射断层扫描技术（PET）研究发现，阅读障碍者大脑非对称性异于常人，如后脑半球非对称皮层功能障碍主要集中在左脑颞叶和顶叶，进行语音任务和单个词阅读时中颞叶和顶下皮层区局部脑血流减少，反映了语言在形 - 音转换上的困难。功能核磁共振（fMRI）测试发现，LD 第三脑室扩大、左右脑室不对称、右侧间脑灰质和左脑后侧部语言中枢以及双侧尾状核体积缩小等。听觉刺激时的 fMRI 检测发现，LD 存在快速听觉加工脑区 - 左额叶的功能损伤。

5. 神经电生理　LD 主要表现非特异性基础脑波型异常，个别表现发作性脑波异常，α 波活动性偏高或恰相反，低频功率相对增加，β 波频率减少，这些特征主要表现在左脑半球和顶枕区域。事件相关电位（ERP）中常呈现振幅降低、潜伏期延长表现。

6. 母语和文字特性　使用表音文字（alphabet，如英语）国家儿童阅读障碍发生率较使用表意文字（logography，如汉字）国家儿童高。静进等对使用表音文字的少数民族儿童进行调查研究并与汉族儿童进行了比较，发现前者表现阅读困难比率要高。

7. 环境因素　诸多文献报道，早产低出生体重儿、虐待与忽视儿童中发生 LD 风险高，家庭功能失调、家庭贫困、学校应激事件等均可导致和 / 或加重儿童的学习困难，似乎表明不利的环境因素更易促发易感个体出现学习障碍。环境铅水平过高可致儿童血铅增高，导致注意困难、易激惹、睡眠困难、记忆下降以及学习困难,睡眠少或睡眠剥夺也可使儿童注意缺陷和学习困难。有报道称食品中的过高添加剂、防腐剂、色素等也可影响儿童神经系统功能,使学习能力受损。

【临床表现】

1. 早期表现　难养气质类型儿童、语言发育落后儿童后期易出现 LD。学龄前童可能伴有语言发育落后、发音不准,构音障碍等;由于表达不利导致各种情绪问题,如啃咬指甲、发脾气、攻击或退缩、伙伴交往不良、选择性缄默等。临床神经心理检测可发现视觉空间认知不良、协调运动困难、精细动作笨拙、沟通和书写困难等,但不一定为特异性。

2. 学龄期表现

(1)理解困难:语言理解和语言表达不良、词汇量偏少,可能伴有构音或辅音发音困难,理解他人指令困难,家长或老师通常重复几次方能理解,易表现“听而不闻”现象,常被视为不懂礼貌。在标准化智力测验上(如韦氏儿童智力量表)表现操作智商(PIQ)高于言语智商(VIQ),量表分差通常高于 10 分。

(2)表达困难:语言表达能力差,语言模仿和朗读不良,说话经常词不达意或“废话”偏多,口述或朗读时易出现停顿、节律混乱、语调奇特、张口结舌等,由此引发说话时身体摇摆、肢体动作多等。

(3)阅读障碍:这是 LD 最典型特征之一,对书面语阅读理解困难,表现为阅读过慢、字词记忆困难、错读、漏字、断句错误、误加字,读后再叙困难或易“断章取义”;阅读时还易出现“语塞”或读得太急、同音异义字辨认困难或相互混用、默读不专心、常用手指指字行读。阅读困难导致无法解读数学应用题,因而继发数学或计算困难。因而逃避阅读或无法培养阅读兴趣。

(4)书写困难:持笔困难或别扭、字迹潦草凌乱难看、字体大小不一、字迹出格多、错别字多、偏旁部首颠倒、“张冠李戴”同音异意字;同时造句困难,句子偏短,少用修饰语句,常用拼音替代汉字;因而易逃避阅读和抄写,遗漏布置的作业,或要人代写代抄作业等,此类表现小学三年级后尤为显著。

(5)计算困难:相当部分原因为解读应用题困难导致,并伴有数字记忆困难、难有量概念、计数困难、混淆算数符号、加减乘除混乱、数位搞混等;涉及抽象和逻辑运算时,演算困难尤其凸显。

(6)视空间障碍:触觉辨别困难、精细协调动作不良、顺序和左右认知障碍,这在计算和书写表现明显,如符号镜象颠倒,把 p 视为 q,b 为 d,m 为 w,was 为 saw,6 为 9,部为陪,姊为妹,举与拳等;空间或结构性识认障碍还可出现视觉空间能力差、方位感不良、物品 / 工具使用笨拙等。

(7)非言语性 LD(non-verbal learning disability,NLD):又称右脑综合征(the right hemisphere syndrome)是美国神经心理学家 Myklebust 提出的 LD 的一个亚型,表现为社会关系判别困难,建立人际关系困难,沟通交流困难,伴有动作发育不良、平衡能力差、精细动作协调困难、视觉空间能力差、不大理解察言观色等。该型与 Asperger 综合征颇类似,是否为一种病症仍有争议。

(8)继发问题:LD 易合并多动和注意集中困难,并容易继发各种情绪问题,如自我评价低、缺乏自信自尊、讨厌上学、拒绝作业、焦虑、强迫行为、不愿交友等,严重时可诱发学校恐怖症或拒绝上学。

【诊断】

美国精神障碍诊断及统计手册第5版（DSM-5）诊断标准：

1. **学习和运用学习技能方面存在困难**　表现出至少存在下列症状之一，持续至少6个月：①阅读单词时不正确或慢而吃力（例如，大声读单个词时不正确或慢而犹豫，常常猜词，读出单词时困难）；②难以理解所读内容的意思（例如，可能正确地读出文本但不能理解其顺序、关系、推论或所读内容更深层的意思）；③拼写困难（例如，可能增加、遗漏或替换元音或辅音）；④书面表达困难（例如，在句子里犯多种语法或标点符号错误；段落组织凌乱，书面表达的意思不清）；⑤难以掌握数感、数字事实或计算（例如，对数、量和数的关系的理解差；借助手指计数来计算个位数加法，而不是像同龄人那样回想数学事实；不能理解算术运算、可能转换步骤）；⑥数学推理困难（例如，运用数学概念、事实或步骤解决数量问题时存在严重困难）。

2. **个体化施测的标准化**　如成就测验和综合性的临床评估所证实的那样，受影响的学习技能实际上低于个体实足年龄所应有的预期，并明显地妨碍学业或职业表现、活动或日常生活。对于超过17岁的患者，则需要用标准化的评估来界定其受损的经历。

3. **学习困难**　开始于学龄期，但直到对受损的学习技能的需求超过了个体有限的能力时才可能完全表现出来（例如，规定时间的测试，在紧凑的期限内阅读或书写较长的复杂报告，过分沉重的学业负担）。

4. **学习困难**　不能更好地以智力障碍、未矫正的视力或听力障碍、其他精神或神经性疾病、社会心理因素、不理解教学所用的语言或缺乏适当的教育机会所解释。

【鉴别诊断】

LD须与精神发育迟滞、孤独症、选择性缄默症、品行障碍、注意缺陷多动性障碍和癫痫等症相鉴别（参考第五章第二节神经心理、行为发育障碍）。

【辅助检查】

LD缺乏特异性生物学背景，神经影像学和神经电生理难发现特异性缺陷，无法作为诊断依据。由于文化差异及知识产权等问题，迄今国内缺乏用于诊断LD的评估工具。现在使用的各类心理测验仅供做诊断参考，也难成为诊断依据。这些评估技术包括学业成就测验、智力测验、神经心理测验、学习障碍筛查量表（PRS）等。在韦氏儿童智力测验上，根据言语智商（VIQ）和操作智商（PIQ）差异界定言语型或非言语型LD。PRS为筛查用量表，总分数<60分者为可疑LD，须进一步进行检查。

【治疗与预后】

1. **教育治疗**　北美的常规教育倡导（regular education initiative，REI）最具代表性。REI特点是对教学方案进行分类，而非对学生做评价分类。REI强调早期训练儿童的语音意识和言语能力，指导儿童学习语音解码的同时理解单词的意思，进而理解词组的意思。具体方法包括：练习操作音素（发单音）、词组、提高理解力以及流畅性，这利于增强大脑联结符号与语音的能力。REI从预防和治疗角度强调，关注培训儿童早期的语音意识和语音解码技能、单词识别的流畅性、意义理解、词汇、组词书写等关键能力。行为指导步骤包括：①评价儿童现有能力；②每节课开始时提出一个简短的目标；③用小步渐进方式呈现新概念和新材料，每步都要儿童练习；④提供清晰而准确地指导与解释；⑤给儿童大量的练习时间；⑥通过观察，不断检查儿童对概念与词的理解；⑦开始练习时，给儿童提供明确的指导；⑧及时提供反馈与纠正。

2. 电脑辅助学习 电脑相对于传统纸笔书写和阅读方式，在提高儿童拼写、阅读和数学的学习兴趣方面有积极意义，且成为矫治儿童阅读障碍的一种重要手段。研究发现，用计算机将呈现的辅音延长到正常速度的1.5倍，可使接受训练的学习困难儿童成绩大为提高，随着儿童的进步，逐渐加大训练难度，使发音速度加快。研究还证实，使用声学调整的言语（acoustically modified speech）和电脑辅助指导，有助于改善儿童的早期学习成绩和言语能力。

3. 药物治疗 目前尚无特殊药物能够治疗LD，通常给予促进脑功能、增智类药物，包括吡拉西坦、盐酸吡硫醇、γ-氨酪酸等口服治疗。伴有ADHD的LD儿童可每日按0.3~0.5mg/kg口服哌甲酯，一般早餐后口服10mg/d，症状重者午后上课前再追加5mg；对伴多动、焦虑、冲动以及遗尿等症状的LD，三环类抗抑郁药丙米嗪（imipramine）每日12.5~25mg睡前服或阿米替林（amitriptyline）10~20mg睡前服均有疗效；伴有情绪障碍、人际紧张、冲动和攻击行为者则可给予小剂量利培酮（risperidone）或其他类抗精神病药物治疗。应加强防止儿童铅中毒和避免食用含添加剂、色素以及防腐剂类食品。

约半数以上LD儿童的症状会随年龄增长而自行缓解或减轻，但有些特殊技能的缺陷可能持续至成年期以后。约15%~30%的患儿可能继发品行障碍和反社会行为，或导致长期社会适应不良，青春期后出现抑郁、自杀或精神疾病的风险高于一般人群。成人阅读障碍类似"文盲"或不识字，回避或拒绝阅读，只会看图形信息；成人后的LD面临就业困难、婚姻危机、物质依赖、生存质量不佳等一系列问题。

十、睡眠障碍

（一）夜醒

夜醒（nightwaking）并不是一个睡眠障碍的诊断，本身只是一个症状的描述，通常是指儿童从睡眠中醒来需要父母帮助后重新入睡。儿科医生常常遇到父母提及儿童的夜醒问题。尽管从儿童的发育来看，绝大多数婴儿在6月龄时可无夜醒，但是研究表明25%~50%的婴儿仍可有夜醒，1岁左右仍然有30%的儿童有夜醒，1~3岁儿童发生率降至15%~20%。

【病因】

引起夜醒的原因包括躯体疾病（疼痛、胃食管反流）、其他睡眠障碍（不宁腿综合征、阻塞性睡眠呼吸暂停）、行为限制不足、睡眠不充足、暂时性睡眠问题（疾病或环境改变等因素出现一过性睡眠问题）、环境因素等，但是婴幼儿期最常见的引起夜醒的原因是睡眠启动相关障碍（sleep-onset association type）。该障碍属于2014年国际睡眠障碍分类（第3版）中慢性失眠障碍的一个诊断类别。

【临床表现】

夜醒／睡眠启动相关型是指入睡或夜醒后重新入睡所依赖的特定条件，有积极和消极之分。积极睡眠启动相关问题（如吮手指或安慰物）是儿童独立完成的；而消极睡眠启动相关行为则需要依赖外界干预（如抱或摇睡、喂食和父母陪伴）或特定外界刺激（如开灯或电视），是儿童无法独立完成的。当这些特定的依赖性入睡条件不能满足时，儿童表现为难以独自入睡、潜伏期过长、频繁夜醒或夜醒后难以再次入睡，需要这些特定的依赖性外界条件出现后才能完成入睡过程。

【诊断要点】

儿童夜醒直接依据临床表现即可诊断，且多是由于不良的睡眠启动相关行为引起的。婴幼儿睡眠启动相关行为比较常见，只有在以下症状出现时才能诊断失眠：①睡眠启动相关行为存在问题（如摇睡、奶睡等）；②无睡眠启动相关行为时，入睡时间明显延长或者出现睡眠中断；③睡眠启动和再次入睡时，需要看护者的干预和帮助。

【治疗】

睡眠启动相关障碍导致夜醒的治疗，必须排除儿童有各种躯体或者心理因素引起的夜醒。治疗方法的选择需个体化，考虑不同儿童的气质特点、家长的治疗期望与耐受，并结合家庭特点进行综合考虑。常用的治疗方法包括消退法、逐步消退法以及改良逐步消退法等。

【预后】

儿童夜醒经过行为干预后大部分均可治愈，持续的夜醒需要进一步寻找原因予以针对性治疗。

（二）睡行症

睡行症（sleep walking）是一种觉醒性异态睡眠。一般发生于非快速眼动睡眠时期（non-rapid eye movement，NREM）的慢波睡眠阶段，表现形式不一，可以是简单地走来走去，也可以是强烈地试图“逃脱”环境的行为。很多儿童（15%~40%）至少出现过一次睡行，研究表明大约 17% 的儿童会出现规律的睡行，而 3%~4% 会频繁发作。睡行症可以持续到成人时期，成人的发病率约为 4%。有睡行症家族史的儿童睡行症的发病率比没有家族史的儿童大约高 10 倍。

【病因】

遗传和发育因素是决定觉醒性异态睡眠的最重要的体质因素，睡行症者有明显的家族倾向，即阳性家族史的儿童发生率明显高于普通人群。此外，年幼儿童由于睡眠结构中慢波睡眠占比高且持续时间较长，因此在年幼儿童中普遍存在觉醒性异态睡眠，随年龄增长逐渐减少和消退。通常情况下，睡眠不足、睡眠没有规律、睡觉时膀胱充盈、陌生环境睡觉、睡眠环境嘈杂、近期周围有意外或令人紧张的事情发生可诱发睡行症发生。疾病状态如发热、阻塞性呼吸暂停、胃食管反流、癫痫、焦虑抑郁等情绪问题，以及使用镇静类药物也会诱发睡行发作。

【临床表现】

睡行症的发作通常开始于觉醒意识不清，也可以开始于孩子突然从床上起来。在睡行症发作期间，患儿看起来是困惑和茫然的，眼睛通常是睁开的，并且可能嘟囔发声或答非所问。偶尔的情况下，睡行症的患儿表现为激动。睡行症患者典型的表现是笨拙的，会表现出奇怪的行为，比如往衣柜上撒尿。睡行症患儿的表现多种多样，如淡定地走到父母的卧室、走下楼梯、离开房子爬上阳台或者屋顶，可发生跌落、受伤等意外，睡行症儿童可伴发夜惊症。发作时难以唤醒，醒后儿童表现意识蒙眬。发作可能在不适当的地方自行中止，或儿童继续回床睡觉，次日不能回忆。

【诊断要点】

2014 年国际睡眠障碍分类（第 3 版）中列出睡行症的诊断标准：①需要符合 NREM 觉醒紊乱的一般标准；②觉醒紊乱伴有离床活动和其他床以外的复杂行为。标准①和②必须均满足。

【治疗】

发作时保证患儿安全，发作时不宜唤醒儿童，以免影响儿童情绪；家长勿惊恐焦虑。要保证儿童充足的睡眠、睡眠规律，应避免睡眠剥夺、憋尿、感冒发热等。

对于每夜均会发生症状的患儿，应用唤醒计划疗法是最可能有效的。症状发作频繁时可用小剂量苯二氮䓬类药物，如地西泮、氯硝西泮等；亦可用三环类抗抑郁药物，如丙米嗪治疗。

【预后】

大部分孩子的睡行症在儿童期自愈。一般预后良好，不需特别治疗。如儿童频繁发作严重干扰家庭生活或有致伤倾向可适当采取药物治疗。

（三）夜惊症

夜惊症（sleep terrors）又叫睡惊症，属觉醒性异态睡眠，病因与睡行症类似。常发生在NREM 睡眠第Ⅲ期，也就是慢波睡眠阶段，入睡后的0.5~2 小时之内出现。夜惊在儿童中的发生率为1%~6.5%，主要见于学龄前儿童以及学龄儿童。起病年龄通常在4 ~12 岁。发作频率通常在发病初期最高，而且发病年龄越小，发作越频繁。

【病因】

夜惊有一定的遗传倾向，但是通常夜惊到青春期会自愈。另外睡眠不足、睡眠不规律、发热以及疾病、药物、在吵闹以及不熟悉环境睡觉、家庭压力或应急等因素，都可能诱发夜惊。

【临床表现】

发作时儿童突然哭叫、惊起、手足舞动、表情惊恐、气急颤抖，并伴自主神经功能亢进症状，如心动过速、呼吸急促、皮肤潮红、多汗、瞳孔散大、肌张力增加；对呼唤无反应、意识蒙眬、缺乏定向力。严重者一夜发作多次，发作持续1~10 分钟后又复入睡，次日不能回忆发作经历。发作时可伴有不连贯的发声、排尿现象。不应将小婴儿惊跳反射等同于儿童期的夜惊症处理。

【诊断要点】

2014 年国际睡眠障碍分类（第3 版）中列出夜惊的诊断标准：①需要符合NREM 觉醒紊乱的一般标准；②以突然地惊吓发作为特征，典型者以惊人的发声(如可怕的尖叫声)开始；③发作期间有极度的恐惧及自主神经兴奋症状（瞳孔放大、心率加快、呼吸加快及出汗。标准A~ C 必须均满足。

【治疗】

同于睡行症，注意安全，养育者避免惊恐；儿童保持安静，培养良好睡眠规律和习惯。频繁发作者可睡前使小剂量镇静药物。心理治疗可缓解儿童紧张情绪，建立安全感。

【预后】

大部分孩子的夜惊症会在儿童期自愈。一般预后良好，不需特别治疗。

（四）梦魇

梦魇（nightmares），是指儿童睡眠时从梦境中惊醒，使其处于恐惧和焦虑中，并需要父母安抚。发生在快速眼动（REM）睡眠阶段。约75% 的儿童至少经历过一次梦魇，10%~50% 年幼儿童自2.5 岁起，因梦魇惊醒后需要父母安抚。6~10 岁是梦魇的高发期。尽管梦魇很常见，但多为偶发，频繁发作的梦魇少见。

【病因】

梦魇发生的病因有：既往梦魇史、精神紧张和创伤事件、焦虑和焦虑障碍、睡眠不足、失眠、父母梦魇史、用药史（服用增加 REM 睡眠的药物，或者停用某些抑制 REM 睡眠的药物后）。频繁发作且持续至成人阶段的梦魇儿童容易伴有精神类疾病。

【临床表现】

常发生后半夜 REM 睡眠，占比较高的睡眠阶段。梦魇主要表现为儿童、青少年通常能清晰回忆起梦境中的恐怖内容，并仍处于惊恐之中，常因害怕继续入睡而寻求父母的安抚。噩梦内容多为恐怖情景，突然吓醒，醒后情绪紧张焦虑、无法转动身体，呼吸、心跳加快，面色苍白或出冷汗，全身肌肉松软等。其他表现有见恐惧症状、拒绝上床睡觉、行为问题等。

【诊断要点】

2014 年，国际睡眠障碍分类（第 3 版）中列出梦魇的诊断标准：

1. 反复出现的广泛性、极度恐惧并记忆清晰的梦境，这些梦境中常出现危及生命、安全、身体完整性的状况。

2. 从恐怖的梦境中醒来，患者迅速变得警觉和定向力完整；.

3. 梦境经历，或从梦境唤醒所致的睡眠障碍，会引起以下一种或多种社交、职业或其他重要功能的损害：①情绪障碍（例如，噩梦的持续影响，焦虑，恐惧）；②抗拒睡眠（例如，睡前焦虑，对睡眠 / 随后梦魇发生的恐惧）；③认知障碍（例如，侵入性的噩梦般的图像，注意力或记忆力受损）；④对照养者或家庭功能的负面影响；⑤行为问题（拒绝上床、怕黑）；⑥白天嗜睡；⑦疲劳或缺乏精力；⑧职业或教育功能受损；⑨人际或社交功能受损。标准 1~3 必须均满足。

【治疗】

年幼儿童梦魇的治疗以父母的安抚为主，年长儿童应通过教育及正性强化学会独立应对梦魇的技能。对长期存在或严重的梦魇，在给予行为干预无效后，或者梦境极具破坏性的儿童、青少年应转诊到专业的精神卫生机构，进行评估和治疗。

【预后】

梦魇通常是暂时性的，但有些儿童也可持续存在，尤其是与创伤事件有关的梦魇。

（五）发作性睡病

发作性睡病（narcolepsy）是以白天无法控制的嗜睡为主要临床症状的神经系统疾病，患儿往往有明显的功能损害，影响日常生活。发作性睡病的发病率据报道在每万人中有 3~16 人，最近估计猝倒型发作性睡病的年发生率为每 10 万人中有 0.74 例，非猝倒型发作性睡病的年发病率为每 10 万人中有 1.37 例。发作性睡病发生率无明显性别差异。典型发病过程为青春期起病。

【病因】

发作性睡病的病因目前尚不明确，考虑是环境因素与遗传因素相互作用的结果。发作性睡病的发生源于神经肽 HRCT-1 和 HRCT-2 水平的降低。目前动物和人类研究都有力地提示在猝倒发作型睡病患者中下丘脑 hypocretin（Hcrt）/Orexin 神经递质系统具有特定的缺陷。继发性发作性睡病也可能与其他疾病有关，如 Prader-Willi 综合征和 Ⅰ 型强直性肌营养不良、中枢神经系统损伤（例如闭合性颅脑损伤后）、脑肿瘤，如星形细胞瘤和颅咽管瘤（特别是在第三脑室、丘脑后部和脑干区域）以及其他恶性肿瘤如神经母细胞瘤；以及下丘脑的各种血管和感染性疾病。

【临床表现】

嗜睡症状的特点是白天反复出现小睡发作，睡眠时间持续10~20分钟，小睡后患儿可感到暂时清醒。白天嗜睡发作时患儿无法抗拒，且与前夜睡眠状态无关。典型的发作性睡病为四联症，即白天嗜睡外、猝倒、幻觉以及睡眠瘫痪症状。但是大部分患儿并非同时存在上述4项症状。

【诊断要点】

发作性睡病诊断需要进行多导睡眠监测和多次小睡潜伏试验。

【治疗】

发作性睡病通常需转睡眠专科医生或神经科医生诊治。发作性睡病将持续终身，不能完全治愈，但其临床症状可通过治疗控制，使儿童能够正常生活。个性化治疗方案通常涉及教育、行为改变和药物治疗。

【预后】

发作性睡病是一种慢性终身性疾病，需要一直管理；发作性睡病患者通常具有正常的寿命。治疗的目标是调适心理行为、保证安全和改善生活质量。

（六）睡眠呼吸暂停综合征

睡眠呼吸暂停综合征（sleep apnea syndrome）主要的表现为打鼾以及睡眠过程中反复、短暂的呼吸停止。儿童阻塞性睡眠呼吸暂停（obstructive sleep apnea，OSA）的发生率为1%~5%，男、女童发病率无显著差异。

【病因】

儿童OSA存在多种危险因素。一般来说，OSA是由上气道解剖或功能性狭窄造成；通常与上气道阻塞（如腺样体扁桃体肥大或腔内脂肪沉积和/或上气道直径减小）、上气道坍塌（咽肌张力降低）以及上气道阻塞导致的呼吸驱动减低（中枢性通气驱动降低）有关。其他导致阻塞性睡眠呼吸暂停的高危因素有颅面部骨骼狭窄、有腭裂的病史以及先天愚型等。另外，患有过敏、哮喘、胃食管反流以及反复鼻窦炎的儿童也易发生阻塞性呼吸暂停。

【临床表现】

OSA儿童最常见主诉是夜间症状，包括频繁响亮的鼾声、呼吸暂停，睡眠不安以及鼻塞引起的长期张口呼吸。OSA儿童白天的症状常为行为和学习问题，注意力不集中，多动，冲动和易怒。因父母不知道将这些异常表现与OSA联系起来，因此临床医生应保持高度警惕，有行为、情绪、注意力或学习问题的儿童需要系统接受OSA症状和危险因素的筛查。

【诊断要点】

对于怀疑有OSA的儿童须行睡眠多导监测检查，整夜监测的睡眠多导监测检查是诊断OSA的金标准，结果可为选择治疗方案的重要依据。多导睡眠图（PSG）检查应该采用儿童特定的参考和评估标准。

【治疗】

儿童OSA是否需要治疗以及如何治疗取决于疾病严重程度（夜间症状、日间异常、睡眠监测结果）、病程和患者的个体差异（如年龄），合并的疾病和病因。首选治疗方案为增殖体和扁桃体切除术。70%~90%以上的患儿在手术后症状明显缓解。对于手术失败或无手术指征的患儿可以考虑采用呼吸末正压通气的方法控制症状。但是在儿童中使用该方法需要进行适应性训练，有时需要行为治疗师的参与。其他治疗方法包括药物治疗、控制体重以及体位治疗等。

【预后】

儿童 OSA 治疗后（通常是指手术治疗），短期或是长期随访都表明行为、神经心理功能，OSA 相关症状包括白天嗜睡、情绪、行为表现、学习成绩和生活质量都有明显改善。

十一、言语和语言障碍

儿童言语、语言的发育是一动态过程。语言包括理解、处理和交流，由编码形成的规则，如词意、形成新词汇、词的组合，而语言即因沟通需要对信息进行编码和解码的过程。言语是口头语言的交流。语言、言语发育障碍是儿童期最为常见的发育障碍之一。

约 7%~10% 的学龄前儿童言语和语言发育低于正常标准，3%~6% 有语言感受或表达障碍。言语和语言障碍可影响儿童阅读和书写、交流和社会关系。

（一）言语障碍

言语障碍即有发声或语音形成问题。言语失用症（apraxia）是一种言语障碍，儿童语音和音节不能正确组合形成词。

【发病机制】

1. 构音问题　原因尚不清楚，可能由解剖结构（发音的肌肉、骨骼）异常、部分脑或神经损伤导致控制发音的肌肉不协调、听力异常或儿童言语失用症所致。

2. 语言不顺畅　原因不很清楚。可能与遗传和环境因素有关。获得性口吃较少见，因神经系统疾病或头颅外伤所致。近年的研究提出儿童发育性口吃发生的能力 - 需要模式（capacities-and-demands model）理论：当儿童的运动技能、语言测试技能、情绪成熟状况、认知发育水平等能力与语言环境的需要不一致时，儿童可发生口吃。

3. 发声障碍　当肺部气流通过声带、咽部、鼻腔、口腔和唇时出现问题可致发声障碍。发声障碍与发音器官使用不当和解剖异常有关，如咽部肿瘤、腭裂疾病、硬腭或软腭疾病、声带肌肉或神经损伤、先天性喉蹼、声带过度使用等。声音的质量同样与听力有关，因听力丧失者自我调节发声能力下降。

【临床表现】

言语障碍的儿童可理解与表达语言，但有构音（articulation）、语言不顺畅（disfluency）或发声（voice）问题。

1. 功能性构音障碍　包括语音改变（省略语音的某些部分）、语音替代（多为辅音，语音中断、增加，包括舌根音化、舌前音化、不送气音等）、构音错误使别人难以理解。

2. 语言不顺畅、说话时重复词、句　口吃（stuttering）是严重的语言不流利情况，儿童 4 岁后仍重复语音、词或短句。表现为增加语音或词、使词加长、中断词或句、声音或语音紧张、交流受挫折等。

3. 发音障碍　表现为声哑或粗、声音中断或变调、高音突然变调、语音过高或过低、语音奇怪等。

【诊断】

1. 病史　需要了解儿童的出生史、发育史、疾病史、家庭史等。评估高危因素（risk

assessment),即可能影响儿童言语、语言发育延迟或障碍的因素,包括男性、言语与语言损害的家族史、父母受教育水平低和产前因素(早产、低出生体重、难产等)。

2. **辅助检查** 进行常规听力测试及口腔运动功能评估。患儿如果有特殊的面容体征时,可考虑进行相关遗传学检测,若临床症状怀疑症状与颅脑发育异常或颅内疾病有关时,考虑头颅 MRI。

3. **构音评估** 国外有较为成熟的构音测试工具,如 Goldman-Fristoe 构音测试,以及图片构音测试等。国内目前使用普通话音素发育进程和中国康复研究中心构音障碍监测法。

【治疗】

轻度言语障碍可逐渐消退、自愈。严重的言语障碍或问题的儿童需要言语治疗,学习掌握产生语音的方法。

1. 构音干预

(1) 构音训练:多数发音错误的儿童不意识自己发音问题。治疗初,需夸大儿童错误发音,让儿童通过听录音辩别自己发音与正确发音的差异。当儿童能完全辨别并意识自己发音错误时,方可进行治疗。包括音素、音节、单词、句子水平的治疗。

(2) 口功能训练:口腔运动功能问题可影响儿童语言清晰度。临床上对有言语问题儿童同时存在口腔运动功能问题时,可进行口功能训练。如每天按压或轻柔快速地弹击儿童面颊、下颌、唇部;或用软硬适中的牙刷或硅胶棒刺激口腔内的舌、牙龈、颊黏膜和硬腭;逐渐增加食物质地等方法增强口腔本体感。让儿童吹泡泡、喇叭,或用吸管吸食,或模仿动物叫声,或口腔快速轮替运动等方法帮助改善口腔协调运动。

2. **语言顺畅性干预** 幼儿语言不顺畅与口吃难以区分,如语言不流利现象频繁出现时,可采用儿童游戏、父母指导、改变父母与儿童交往方式、调整环境等非直接干预措施,以避免儿童情绪紧张。注意劝告家长避免直接指正儿童的不顺畅语言,采用重说和复诵方法,亦可在游戏中促进语言顺畅,如故事接龙、儿歌、童谣等。

3. **发音干预** 主要用于有听力障碍和智能迟缓儿童进行的发音训练,通过呼吸放松训练、声带放松训练,增加发音的呼吸支持、提高呼吸发声协调性、放松喉部肌肉等,主要关注音调、响度、清浊音、起音和声时等的训练。

【预后】

与病因有关,严重者影响交流,产生社会心理问题。

(二) 语言障碍

语言障碍(language disorder)有语言表达障碍(expressive language disorder)和感受性语言障碍(receptive language disorder)两个亚类型。语言表达障碍的儿童可理解语言的意思,感受性语言障碍儿童不理解语言含义。部分儿童只有语言表达障碍,部分儿童同时有语言表达障碍和感受性语言障碍;或部分儿童存在言语及语言障碍。

【病因】

1. **特发性语言损害** 除语言发育明显落后与同龄儿童以外,其他发育水平均在正常范围内,无智力障碍、听力异常、运动性疾病、社会情感功能异常以及明确神经损伤。遗传因素是儿童发生特发性语言损害(specific language impairment,SLI)的病因。

2. **获得性语言障碍** 因其他疾病或不利因素所致的语言障碍。由神经系统疾病,听力障碍或颅脑外伤所致。儿童的语言发育与儿童 - 母亲关系有关,忽视、虐待以及缺乏早期语言环境可损害儿童语言发育。

【临床表现】

有语言障碍儿童的症状轻重不一，可有1~2个症状，或多个症状。

1. **感受性语言障碍**　儿童不能理解语言，表现为难以理解他人语言、不懂指令、不能组织自己的想法。

2. **表达性语言障碍**　不能应用语言表达自己想法与需要，表现为不能组织词汇为句子，或句子简单、短，或语序错误；表达时用词不正确，常用占位符，如“嗯”；用词水平低于同龄儿童；说话时漏词；反复用某些短语，或重复（回声样）部分或所有问题；时态不全，只用动词原形；社交困难，常伴行为问题。

【诊断】

1. **病史**　需要了解儿童的出生史、发育史、疾病史、家庭史等。评估高危因素（risk assessment），即可能影响儿童言语、语言发育延迟或障碍的因素，包括性别、言语与语言损害的家族史、父母受教育水平低和产前因素（早产、低出生体重、难产等）。

2. **辅助检查**　进行常规听力测试。患儿如果有特殊的面容体征时，可考虑进行相关遗传学检测，若临床症状怀疑症状与颅脑发育异常或颅内疾病有关时，考虑头颅MRI。

3. **语言评估**　包括语言理解和语言表达的评估。如图片词汇测试、年龄与发育进程问卷、丹佛发育筛查测试、早期儿童语言发育进程量表、中文早期语言与沟通发展量表-普通话版、S-S语言发展迟缓检查法、韦氏智力测验等。

【治疗】

包括心理治疗、咨询、认知行为治疗。

1. **制订目标**　所定的目标应是略高于个体儿童的发育水平，但儿童经过努力可实现的目标。如儿童只说一个字时，干预则可采用叠词，然后向两个字的词语发展。

2. **干预方法**　适用于年幼儿童或严重语言障碍的儿童。需在有意义的情境与游戏活动中进行。有两种主要的方法：①以语言治疗师为主导：主要采用练习、游戏中操练和塑造三种形式。练习即儿童回答字或单词的方式，形式比较单调，儿童常缺乏动力。游戏中操练即儿童先在一个游戏活动中完成语言目标后，再给儿童感兴趣的游戏活动强化语言目标的应答。塑造是给儿童听觉刺激，逐步诱导儿童产生接近目标的反应。这三种形式均需要治疗师在有结构的框架下进行，适用于年幼儿童或严重语言异常的儿童。②以儿童为中心：语言治疗师与儿童在玩游戏时将制订的目标语言加入游戏中，以有意引导儿童学习目标语言。当儿童达到治疗目标后，语言治疗师不断反馈，采用模仿、组词、扩展技能与儿童交流。该方法适用于固执、怕羞的儿童，也适用于有一定语言能力的学前儿童。

3. **干预策略**　对儿童进行语言训练需要有特殊的干预策略。

对于尚未开口说话，但有一定理解力的儿童，可以吸引儿童对声音、物品的注意，以及与他人玩轮流性和想象性的游戏。同时常用的策略还有以下几种：①“听力轰炸”：即反复以单词或叠词作语言刺激；②词与实物结合：将儿童感兴趣的物品和玩具与单词相匹配；③肢体语言：鼓励儿童用姿势、发声作交流；④情绪控制：纠正儿童用哭叫、发怒、扔物等不良的交流方式；⑤情境交流：创造情境，促使儿童与他人交流，并迅速给予应答。

对已经有语言，但语言内容少、形式简单的儿童的干预策略是让儿童在想象性游戏中模仿，如要求儿童模仿治疗师的语言，逐渐引导儿童主动表达，并能在生活中应用，治疗师采用肢体语言(手势、动作)强化儿童的语言感受;鼓励儿童有意识交流,创造各种机会与儿童对话;在商店购物、接待朋友,礼仪等角色扮演的游戏中让儿童学习生活用语。无论哪种干预策略都需要注意个体差异,需要在治疗过程中采用适合儿童个体发育水平的语言与儿童交流。

4. 家庭配合 父母和抚养者在儿童语言发育和语言治疗中起着非常重要的作用。治疗效果决定父母配合与参与程度。训练父母在生活中应用语言治疗的方法和策略,配合治疗师共同完成儿童语言治疗目标。

【预后】

治疗效果与病因有关。脑损伤或其他器质性疾病的语言障碍治疗效果较差。有言语、语言问题的学龄前儿童进入学校学习后可能仍然有语言问题或阅读与学习困难。语言障碍的儿童因理解困难和语言交流问题可致社交问题,甚至产生情绪障碍,如抑郁、焦虑及其他情绪问题。

十二、发育迟缓/智力障碍

全面发育迟缓(global developmental delay,GDD)是指儿童在两个及以上发育领域中出现明显迟缓,主要是指儿童发育里程碑的相应时间落后于同龄儿。智力障碍(intellectual disability,ID)是指 18 岁以前发育时期内出现的智力明显低于同龄儿童正常水平,同时伴有社会适应能力障碍。ID 诊断多用于 5 岁以上的患儿,此时智商测定已经比较可靠和稳定;而 GDD 主要用于诊断 5 岁以下的儿童,因为此时智商测定不可靠,且此时用 GDD 来诊断更加强调了儿童发育具备潜能。重度 GDD 日后可能表现为 ID,而轻度 GDD 或者单一领域的发育迟缓则可能仅为暂时表现,不具备 ID 的预测效力。GDD/ID 病因复杂,包括遗传因素(传统染色体病、亚端粒异常、单基因病等)和非遗传因素(如母孕期因素、围产期因素、中枢神经系统感染、外伤、中毒等)两大类。2006 年,第 2 次全国残疾人抽样调查结果分析显示,全国 0~17 岁儿童 ID 的现患率为 0.9%,其中农村现患率(0.6%)高于城市(0.3%),男童现患率(1.0%)高于女童(0.8%)。

【诊断】

GDD 诊断标准:儿童在两个及以上发育领域中出现明显迟缓,其中发育包括运动(粗大/精细)、语言、认知、个人-社会及日常活动能力等五个领域。可通过患儿的临床表现来诊断,也可借助标准化的测试工具对其进行系统评估。

ID 的诊断强调必须具备三个基本特征:

1. 智力功能缺陷 包括学习、推理、解决问题、抽象思维、判断等方面存在缺陷。智力通常通过临床评估及标准化的 IQ 测试来进行评价,通常对应 IQ 低于均值 2 个标准差及以上,IQ 的分数通常低于 65~75 分。

2. 适应功能缺陷 适应功能缺陷与智力损害相关,且会影响患儿在多种环境中的参与度,如家庭、学校和社区等。要求其在概念、社交及实践领域至少存在 1 个领域的缺陷。

(1)概念领域:包括语言、阅读和书写能力;金钱、时间和数字的概念;推理;记忆;自我指导及在新情况中做出判断等;

(2)社交领域:包括人际交流、共情、与同龄人做朋友及社交问题解决的能力;还可包含社交责任感、自尊、遵守规则及避免被侵害的能力等;

(3)实用领域：包括自我照料或日常生活的活动，如进食、穿衣、行动及如厕等；更高级的技能可包括遵循计划或常规惯例、使用电话、管理金钱、准备膳食、职业技能以及交通 / 旅行、卫生保健及安全方面的能力等。

3. 智力和适应缺陷的发生　是在发育阶段或 18 岁以前。根据患儿适应能力的损害程度，而非 IQ 得分，ID 的严重程度被分为轻度、中度、重度及极重度。

【病史】

病史的采集对于 GDD/ID 患儿的病因的诊断非常重要。除现病史外，主要内容包括家族史、围产史、发育史、疾病史及用药史等。家族史方面，详细询问家族中有无类似病例或其他神经系统疾病的患儿，有无近亲结婚，母亲是否有不良孕产史等，若家族史阳性，尤其是大家系，应该绘制家系图。围产史方面，应当了解患儿母亲孕期有无感染、服药、吸烟、酗酒等不良事件。了解患儿有无宫内窘迫、出生时或者生后窒息、感染、低血糖、黄疸、颅内出血等影响智力发育的疾病。发育史方面，应当了解患儿达到发育里程碑的年龄，语言的发育，与人交流的情况，社会适应情况，对于学龄期患儿要了解其学习情况。疾病史方面，了解患儿既往的疾病情况，如有无中枢神经系统感染、头颅外伤、癫痫等，是否合并营养不良、癫痫发作、共济失调、肌无力等共患疾病。用药史方面，需要问询其是否服用可能对认知造成障碍的药物如抗癫痫药等。病史的资料有助判断患儿疾病为静止性病程还是进展性病程，发病可能的时间，疾病诊断的倾向性等。

【体格检查】

对于 GDD/ID 的患儿来说，完整的体格检查，尤其神经专科查体是必需的。GDD/ID 患儿(尤其是中至极重度患儿)多伴有畸形、体格发育落后。常见的体表畸形包括头围异常(小 / 大)、高腭弓、耳位低、上唇薄、人中长、眼睑下垂、眼裂下斜、内眦赘皮、眼距宽、低鼻梁、通贯掌等。内脏畸形包括心脏、肾脏、肝脏、胃肠道、中枢神经系统畸形等。识别出畸形有助于将某些 GDD/ID 归于某些综合征，对遗传学检测的选择具有提示性。此外，需注意仔细观察儿童的行为，包括注意力、冲动行为、社交障碍、内化行为(如焦虑、抑郁)和外化行为(如对立违抗、攻击行为)等。

【辅助检查】

1. 发育 / 智力评估　(详见第四章第二节神经心理发育和智能测评方法)。

2. 病因学检查诊断流程　可参照图 5-26。

(1)常规检查：包括血肝肾功、电解质、血氨、乳酸、β- 羟丁酸、同型半胱氨酸、肌酶、甲状腺功能、营养评价等。

(2)遗传学检查：

1)染色体检查：染色体异常是 GDD/ID 最常见的已知病因，唐氏综合征是智力障碍最常见的单个已知遗传学病因。染色体微阵列分析(chromosomal microarray analysis，CMA)是一项高分辨率的全基因组分析技术，用以检测染色体异常，可以检出大多数通过传统核型分析可以检出的染色体不平衡性改变，以及传统核型分析难以检出的拷贝数变异(CNV)，包括微缺失和微重复。CMA 对 GDD/ID 诊断率大致在 12% 左右，较传统的核型分析至少提高 2 倍以上，但是不能检出染色体平衡易位等。传统的染色体核型分析主要用于诊断较大(>5M)的染色体异常，以及复杂的染色体异常，如染色体的平衡易位、倒位、复杂性重排等。

2)基因突变检测：单基因突变在 GDD/ID 病因中占 40% 左右，其中以常染色体显性遗传病最常见，另外 X 染色体连锁基因突变在 GDD/ID 病因中占 10% 左右。对于临床诊断明确的特征性很强的综合征性 GDD/ID，且单一基因突变可以解释绝大多数患者（>70%~80%）时，可以用一代 Sanger 测序法直接进行致病基因检测及 MLPA 测定该特定基因的 CNV，例如典型的 Rett 综合征（女性智力障碍最常见的原因之一），90% 以上是 *MECP2* 基因的突变或者 CNV，就可以一代 Sanger 测序法直接测序 *MECP2* 基因及 MLPA 法检测其 CNV；临床诊断为无明显特异性特征的中重度非综合征性 GDD/ID，由于存在很多个相关致病基因，核心三人家系 WES（Trios-WES，父母及患儿同时检测）模式是最佳选择；如临床诊断为一些特殊遗传方式的单基因遗传性综合征性 GDD/ID，如脆性 X 综合征是男性智力障碍的主要原因之一，怀疑此症需要特殊方法检测 *FMR1* 基因 CGG 重复数；Angelman 综合征（AS）/Prader-Willi 综合征（PWS）需要做基因的缺失、单亲二倍体（UPD）、*UBE3A* 基因突变、甲基化突变等检测。

（3）代谢病筛查：先天代谢异常疾病在 GDD/ID 病因中约占 1%~5%。由于部分先天代谢性疾病是可以通过饮食回避或者特殊方式得以治疗，比如苯丙酮尿症及甲基丙二酸血症等，所有 GDD/ID 患者均应行血氨基酸及尿有机酸等代谢筛查。另外可根据临床提示选择性地行溶酶体酶、长链脂肪酸等特殊检查。

（4）中枢神经系统影像学检查：核磁共振对于不同脑组织具有比 CT 检查更好的分辨率。约 30% 的 GDD/ID 患儿在头颅核磁共振有异常表现，多数为非特异性异常，如髓鞘发育延迟等，少数为特异性异常，如脑结构畸形、白质脑病（佩梅病、佩梅样病）等，对病因有提示意义。如果患儿病史及体格检查资料提示巨颅、小头畸形、癫痫等，应积极完善头颅核磁共振检查。核磁共振质子谱分析有助于分析脑组织内的代谢产物，可以发现某些代谢性疾病如 Canavan 综合征等。

【治疗】

目前无治疗发育迟缓 / 智力障碍的特效药物（一些特殊代谢性疾病等少见情况除外），因此不能盲目相信一些没有科学依据的所谓提高智力的药物治疗方法。各种干细胞脑内移植治疗发育迟缓 / 智力障碍，目前仍然处于试验研究阶段，无论是有效性还是安全性尚未完全证实，不宜直接应用于患儿。

发育迟缓 / 智力障碍的预防和早期干预非常重要。1981 年，联合国儿童基金会提出了智力障碍的Ⅲ级预防措施：①Ⅰ级预防：消除导致发育迟缓 / 智力障碍的病因；②Ⅱ级预防：早期发现，尽可能地早期干预，使之不发生脑损伤；③Ⅲ级预防：对于已发生脑损伤的患儿正确诊断、合理治疗。

1. 病因治疗 对已经查明病因患儿，如甲状腺功能减退、苯丙酮尿症等可治疗的内分泌或遗传代谢性疾病，应早期诊断，早期采用特殊饮食疗法和替代疗法，减少原发病对脑发育的损害。其他疾病如中毒、营养不良、听力及视力障碍，则应尽可能去除病因，有利于认知能力的恢复。对于由社会心理文化原因造成的发育迟缓 / 智力障碍，改变环境条件，让其生活在友好和睦的家庭中，加强教养，可使其智力进步或恢复正常。

2. 训练和康复 是目前发育迟缓 / 智力障碍患儿的主要治疗方法。但发育迟缓 / 智力障碍儿童的康复与脑性瘫痪的康复不同之处，应根据儿童智力损伤的程度、年龄、条件等，安排特定的以各种认知能力训练为主（而不是运动训练为主）的训练计划，有步骤地进行。学龄前儿童的康复训练以早期干预为主，因为此时期是大脑发育的关键时期，对患儿的智力发育起到了关键性的作用，应积极给予多种模式的针对性特殊训练。对于学龄期的患儿，轻度或部分中度患儿应早期试行普通学校学习。如果确实不能跟上，则应尽早接受适合其发育水平的特殊教育。中重度智力障碍患儿应在康复机构接受训练，以基本生活能力训练为主要目标。

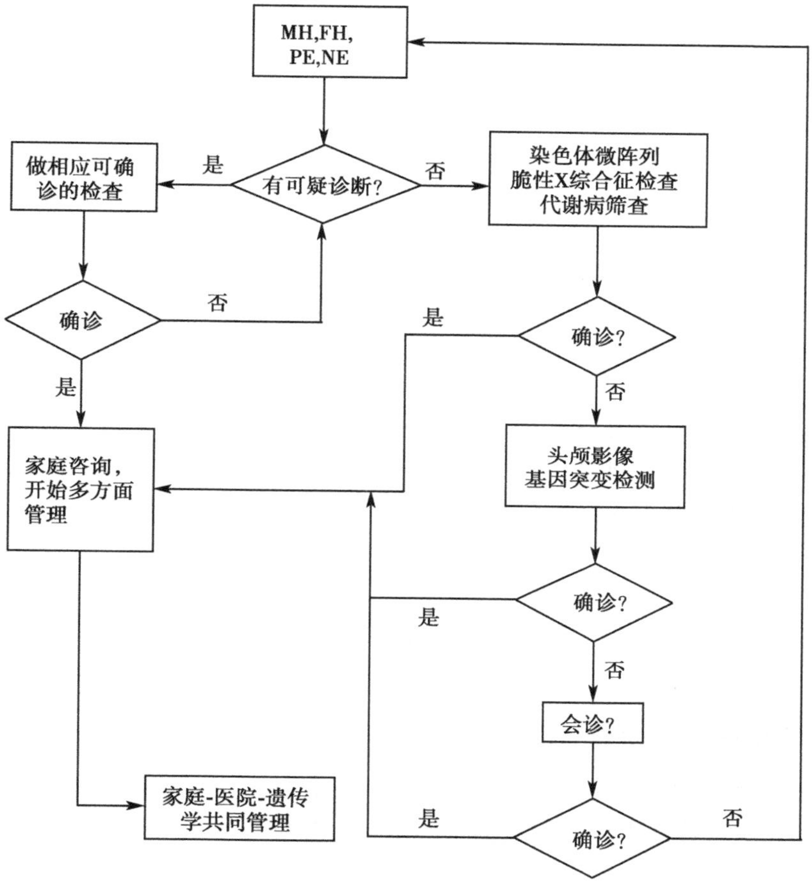

图 5-26 GDD/ID 的诊断流程

（静 进 李 斐 徐 秀 江 帆 姜玉武）

第六章　儿童营养

学习目标

1. **掌握**　人乳成分的特点；母乳喂养的优点；促进母乳喂养成功的措施。
2. **熟悉**　儿童能量代谢特点；配方乳、半固体和固体食物的概念；配方乳喂养的指征和方法；固体食物引入的时间、方法和食物种类。
3. **了解**　营养素的分类及其主要功能；消化系统功能发育特点与营养的关系；人乳合成和分泌调控机制，动态变化；婴儿喂养的常见问题和处理；幼儿、学龄前、学龄期儿童及青少年能量需求；膳食安排；个体和群体营养素摄入的评估原则。

第一节　营养学基础

一、营养素与参考摄入量

良好的营养状态可帮助儿童预防急慢性疾病，有益于儿童神经心理发育。因遗传、代谢的不同，儿童对营养的需要有很大的个体差异。对婴儿和儿童来说，营养供给量的基本要求应是满足生长、避免营养素缺乏或过量。营养素参考摄入量（dietary reference intakes，DRIs）是在推荐膳食营养素供给量（recommended dietary allowance，RDA）的基础上发展起来的每日平均膳食营养素摄入量的一组参考值。制订 RDA 的目的是预防营养素缺乏病；2000 年制订的 DRIs 把 RDA 的单一概念发展为包括估计平均需要量（estimated average requirement，EAR）、推荐摄入量（recommended nutrient intake，RNI）、适宜摄入量（adequate intake，AI）和可耐受最高摄入量（tolerable upper intake level，UL）的一组概念，其目的是预防营养缺乏病和防止营养素摄入过量对健康的危害。2013 年版中国营养学会修订的 DRIs 增加了与慢性非传染性疾病有关的三个参考摄入量：宏量营养素可接受范围（acceptable macronutrient distribution ranges，AMDR）、预防非传染性慢性病的建议摄入量（proposed intakes for preventing non-communicable chronic diseases，PI-NCD，PI）和特定建议值（specific proposed levels，SPL）。EAR 是某一特定性别、年龄及生理状况的群体中对某营养素需要量的平均值，摄入量达到 EAR 水平时可以满足群体中半数个体对该营养素的需要，而不能满足另外半数个体对该营养素的需要。RNI 可以满足某一特定性别、年龄及生理状况群体中绝大多数(97%~98%)个体需要量的某种营养素摄入水平,RNI 相当于传统意义上的 RDA。AI 是通过观察或实验室获得的健康人群某种营养素的摄入量,在不能确定 RNI 时使用,例如纯母乳喂养的足月健康婴儿,从出生到 6 个月的营养全部来自人乳,故人乳中营养素含量就是婴儿所需各种营养素的 AI,需要注意的是 AI 不如 RNI 准确,可能会高于 RNI,使用 AI 作为推荐标准时要注意。UL 是平均每天可以摄入该营养素或食物成分的安全上限,是一个健康人群中几乎所有个体都不会产生毒副作用的最高摄入量,主要用于检查摄入量过高的可能,避免对机体造成危害。如资料充分,每种营养素可制订一套参考摄入量,一种营养素可以有一个平均需要量 EAR、一个推荐摄入量 RNI 或者只有一个适宜摄入量 AI 值,EAR 是 RNI 的基础,如果个体摄入量呈常态分布,一个人群的 RNI=EAR+2SD,如果资料不充分,不能计算某营养素 EAR 的标准差时,一般设定 EAR 的变异系数为 10%,RNI 定为 EAR+20%EAR,即 RNI=1.2×EAR。多数营养素都有一个可耐受最高摄入量 UL,仍有许多营养素因缺乏足够的资料来制订其 UL,但没有 UL 值并不意味着过多摄入这些营养素没有潜在的危害。AMDR 是指脂肪、蛋白质和碳水化合物理想的摄入范围,该范围可提供这些必需营养素的需要,并且有利于降低慢性病的发生危险,常用占能量摄入量的百分比表示,其显著特点之一是具有上限和下限。PI 是以非传染性慢性病的Ⅰ级预防为目标,提出的必需营养素的每日摄入量,可能高于 RNI 或 AI,例如维生素 C、钾等,也可能低于 AI,例如钠。SPL 是指某些疾病易感人群膳食中某些生物活性成分的摄入量达到或接近这个建议水平时,有利于维护人体健康,专用于营养素以外的其他食物成分而建议的有利于人体健康的每日摄入量。

根据中国营养学会的营养素分类方法,营养素包括能量、宏量营养素(macronutrient)(蛋白质、脂类、碳水化合物)、微量营养素(micronutrient)(矿物质,包括常量元素和微量元素;维生素)、其他膳食成分(膳食纤维、水)。

(一)能量代谢特点

人体能量代谢的最佳状态是达到能量消耗与能量摄入的平衡,能量缺乏或过剩都对身体健康不利。儿童总能量消耗量包括基础代谢率、食物的热效应、生长所需、活动消耗和排泄消耗 5 个方面。能量单位是千卡(kcal),或以千焦耳(kJ)为单位,1kcal=4.184kJ,或 1kJ=0.239kcal。

1. 基础代谢率(basal metabolism rate,BMR) 基础代谢是指在恒温(一般为 22~26℃)条件下,餐后 10~12 小时,清醒、安静状态下测量维持机体基本生命活动所需的最低能量消耗。基础代谢的水平用基础代谢率(BMR)来表示,是指人体处于基础代谢状态下,每小时每千克体重(或每 $1m^2$ 体表面积)的能量消耗。BMR 与年龄、性别、环境温度、健康情况、肌肉组织多少、营养状况等因素有关。婴儿重要器官的代谢率与其重量成比例,新生儿期用于脑发育的能量占基础代谢的 70%,1 岁内为 60%~65%。儿童基础代谢的能量需要较成人高,并随年龄增长、体表面积的增加而逐渐减少,如婴儿的 BMR 约为 55kcal/(kg·d),7 岁时 BMR 为 44kcal/(kg·d),12 岁时约为 30kcal/(kg·d),成人为 25~30kcal/(kg·d)。

2. 食物的热力作用(thermic effect of food,TEF) 也称食物热效应。食物中的宏量营养素除了为人体提供能量外,本身在消化、吸收、利用以及营养素及其代谢产物之间相互转化过程中所消耗的能量,即食物代谢过程中所消耗的能量,如氨基酸的脱氨以及转化成高能磷酸键产生的能量消耗,称为 TEF。TEF 与食物成分有关,蛋白质的 TEF 最高,因蛋白质分解的 57% 氨基酸在肝脏内合成尿素而消耗能量，氨基酸产生高能磷酸键少，体内能量消耗持续约 10~12 小时，蛋白质本身在消化、吸收过程中所需的能量相当于摄入蛋白质产能的 20%~30%，故热力作用最高。脂肪的 TEF 为 2%~4%，取决于脂肪酸被氧化或贮存。碳水化合物转化为葡萄糖和糖原消耗 5%~10% 的能量。婴儿食物含蛋白质多，TEF 占总能量的 7%~8%，年长儿的膳食为混合食物，其 TEF 为 5%。儿童过多摄入蛋白质可增加体内 TEF。

3. 活动消耗（activity consumption） 儿童活动所需能量与身体大小、活动强度、活动持续时间、活动类型有关。活动所需能量个体波动较大，并随年龄增加而增加。儿童活动所需能量对儿童生长发育的意义是可调节部分能量，如当能量摄入不足时儿童表现为活动减少，以此节省能量，保证机体基本功能和满足重要脏器的代谢。

4. 排泄消耗（excreta consumption） 正常情况下未经消化吸收的食物的损失约占总能量的 10%，腹泻时增加。

5. 生长所需（growth requirement） 组织生长合成消耗能量为儿童所特有，生长所需能量与儿童生长的速度成正比，即随年龄增长而逐渐减少。如 4 月龄婴儿能量摄入的 30% 用于生长，1 岁时为 5%，3 岁为 2%，直至青春期第 2 个生长高峰前均维持较低水平，青春期为 4%。

以上五部分能量的总和就是儿童能量的需要量。一般认为基础代谢占 50%，排泄消耗占能量的 10%，生长和运动所需能量占 32%~35%，食物的热力作用（食物热效应）占 7%~8%（图 6-1）。中国营养学会规定的婴儿能量平均需要量为 80~90kcal/（kg·d），1 岁后以每日计算（附录 3）。婴儿体格发育良好、活动水平与健康状况一致并可维持正常活动的需要时，提示婴儿从食物中摄入能量与能量消耗达到平衡。

婴儿能量需要与生长速度、儿童能量分布特点、活动量有关。1~4 月龄婴儿生长速度很快，3~4 月龄体重较出生体重增加 1 倍；4~6 月龄生长速度减慢，运动发育表现为可抬头与坐，婴儿日平均总能量增加，但按单位体重计算日能量需要略有下降；8~9 月龄后随运动的发育，按单位体重计算每日能量需要增加（表 6-1）。

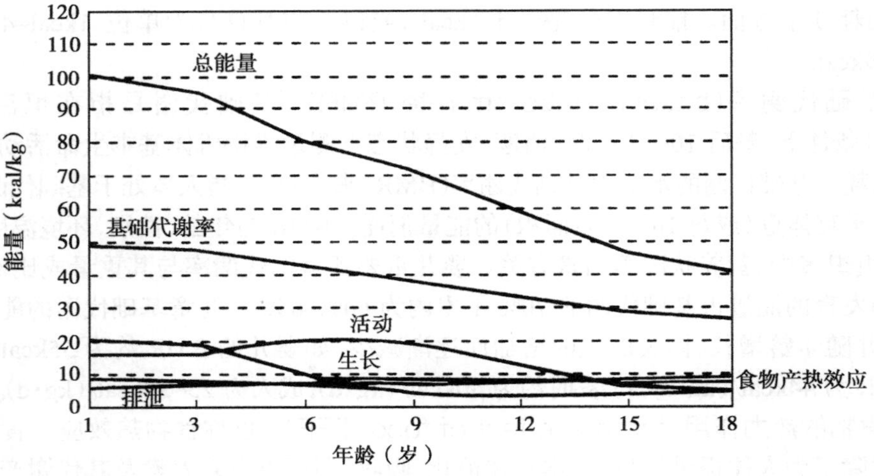

图 6-1 儿童能量分布特点

表 6-1 婴儿食物能量摄入估计能量需要

年龄(月)	能量需要(kcal/d)			能量摄入[kcal/(k·d)]		
	ALL	BF	FF	ALL	BF	FF
女童						
0~1	440	512	448	116	110	120
1~2	461	515	474	107	99	112
2~3	487	523	504	100	90	106
3~4	517	535	540	94	83	100
4~5	554	549	585	90	77	96
5~6	594	567	632	87	73	93
6~9	675	614	726	85	70	91
9~12	784	707	842	93	78	98
男童						
0~1	453	504	470	116	110	120
1~2	490	500	520	107	99	112
2~3	530	503	573	100	90	106
3~4	571	513	625	94	83	100
4~5	612	528	675	90	77	96
5~6	650	549	721	87	73	93
6~9	730	600	812	85	70	91
9~12	863	693	963	93	78	98

注:ALL:平均量;BF:人乳喂养;FF:人工喂养

(二)宏量营养素

1. 碳水化合物(carbohydrate) 为供能的主要来源。碳水化合物可与脂肪酸或蛋白质结合成糖脂、糖蛋白和蛋白多糖,从而构成细胞和组织。细胞膜上的糖链(糖蛋白的一种)是细胞借以相互识别、黏着和抑制接触的特异性标志之一。6 月龄内婴儿的碳水化合物主要是乳糖、蔗糖、淀粉。碳水化合物无 RNI,常以可提供能量的百分比表示适宜摄入量。2 岁以上儿童膳食中,碳水化合物所产的能量应占总能量的 50%~65%。保证充分碳水化合物的摄入,提供合适比例的能量来源是重要的,如碳水化合物产能 >80% 或 <40% 都不利于健康。

2. 脂类(lipid) 是脂肪(甘油三酯)和类脂(主要包括磷脂和固醇类)的总称。脂类为机体的第二供能营养素,是人体重要的营养素之一,参与人体细胞的脂肪构成,如细胞膜、神经髓鞘膜、内质网膜、线粒体膜、核膜及红细胞膜;提供必需脂肪酸;是脂溶性维生素的必要载体,促进脂溶性维生素的消化吸收;增加食物的美味与饱足感;还具有内分泌作用,现已发现的由脂肪组织所分泌的因子有瘦素、肿瘤坏死因子 α、脂联素等。胆固醇是合成胆汁酸和类固醇激素的重要物质。

脂肪酸按碳原子数目的不同分为短链(2~4C)、中链(6~12C)和长链(12~24C)脂肪酸；按含双键和双键数目的多少分为饱和脂肪酸、单不饱和脂肪酸和多不饱和脂肪酸；按空间结构分类，可分为顺式脂肪酸和反式脂肪酸，在自然状态下，大多数的不饱和脂肪酸为顺式脂肪酸。按双键的位置分类，脂肪酸碳原子位置的排列一般从 CH_3 的碳（为 ω 碳）起计算不饱和脂肪酸中不饱和键的位置，国际上也用 n 来代替 ω 的表示方法，如 n-3 系和 n-6 系。人体不可缺少且自身不能合成，必须通过食物供给的脂肪酸称为必需脂肪酸，如亚油酸（C18：2，n-6，linoleic acid，LA）、α- 亚麻酸（C18：3，n-3，α-linolenic acid，LNA)。亚油酸是 n-6 系的脂肪酸，可衍生多种 n-6 不饱和脂肪酸，如花生四烯酸（C20：4，arachidonic acid，AA)。植物油不含 20、22 碳的 n-3 系和 n-6 系脂肪酸。植物可合成亚油酸（C18：2)。食物中的亚油酸主要来源于玉米油、芝麻油、葵花子油、红花油等。亚油酸在体内可转变成 γ- 亚麻酸和花生四烯酸(C20：4，arachidonic acid，AA)，故亚油酸是重要的脂肪酸。亚麻酸主要来源于亚麻籽油、低芥酸菜子油、豆油。亚麻酸分为 α- 亚麻酸和 γ- 亚麻酸，α- 亚麻酸为 n-3 脂肪酸，可衍生多种 n-3 不饱和脂肪酸，包括二十碳五烯酸（C20：5，n-3，eicosapentaenoic acid，EPA）和二十二碳六烯酸（C22：6，n-3，docosahexaenoic acid，DHA)。海洋哺乳动物、深海鱼和鱼油富含 EPA 和 DHA。动物性食物，如蛋黄、肉、肝、内脏也含 DHA 和 AA。必需脂肪酸参与构成线粒体膜和细胞膜；参与体内磷脂和前列腺素的合成；参与胆固醇代谢。DHA、AA 是构成脑和视网膜脂质的主要成分，DHA 约占大脑皮质和视网膜总脂肪酸含量的 30%~45%，脑的神经元、突触，视网膜的光感受器视盘中含大量 DHA。故 n-3 脂肪酸与视力、认知发育有关。n-3 系与 n-6 系脂肪酸平衡协调可维持正常的机体免疫功能。n-6 系的脂肪酸（亚油酸）促进生长发育，DHA、AA 缺乏是婴儿低出生体重的原因之一。动物实验发现精子的形成也与必需脂肪酸有关。

α- 亚麻酸、亚油酸转变成 DHA 和 AA 的去饱和酶活性与年龄、营养状况、激素水平、组织器官等有关。足月新生儿体内的长链多不饱和脂肪酸（longchain polyunsaturated fatty acids，LCPUFAs）来源于胎盘转运。人乳可提供新生儿生理需要的全部营养素，包括 DHA 和 AA，而且人乳中 DHA 和 AA 比例合适。人乳或配方奶粉喂养可满足婴儿体内的长链多不饱和脂肪酸需要。婴儿膳食中的亚麻酸可在肝脏、视网膜、脑合成 DHA，只有约 5% 的食物中的 α- 亚麻酸可在婴儿肝脏内合成 n-3 长链多不饱和脂肪酸。

早产儿因体内贮存少、去饱和酶活性低而合成不足、亚麻酸和亚油酸易被氧化供能（因寒冷、感染、饥饿等)，不能利用必需脂肪酸前体（α- 亚麻酸、亚油酸）生产足够的 DHA 和 AA。但早产儿生长发育快、需要量大，易发生长链多不饱和脂肪酸缺乏。

必需脂肪酸应占脂肪所提供的能量的 1%~3%，婴幼儿 DHA 的 AI 为 100mg/d。推荐亚油酸(LA)/ 亚麻酸(LNA)为 5~15，占总能量至少 4.5%(0.5g/100kcal)，LNA 占总能量至少 0.5% (55mg/100kcal)。一般婴儿配方 LA/LNA<10，LNA 占总能量的 1.5%。

脂肪所提供的能量占婴儿摄入总能量的 44%(40%~48%)，随着年龄的增长，脂肪占总能量比例下降，年长儿为 25%~30%。脂肪可贮存机体的多余能量而致肥胖。摄入过多饱和脂肪酸是心脏病高危因素之一。

3. 蛋白质（protein） 是维持生命不可缺少的营养素，与各种生命的功能和活动紧密相关。蛋白质是构成人体组织和器官、机体细胞的物质基础，也是体液、酶和激素的重要组成部分。食物中的蛋白质主要用于机体的生长发育和组织的修复。儿童生长发育迅速，所需蛋白质也相对较多，新生儿期蛋白质需要量最高，以后随年龄增长逐步下降。婴儿每千克体重的蛋白质需要量以及优质蛋白质需要量均大于成人。蛋白质参与体液的渗透压调控，供能约占总能量的 8%~15%。蛋白质长期摄入不足或过多均可影响碳水化合物、脂肪代谢，导致生长发育迟滞、组织功能异常，甚至威胁生命。

自然界存在的氨基酸有 300 余种，但人体蛋白质主要由 20 种基本氨基酸组成，必需氨基酸是指人体不能合成的或其合成速度不能满足机体需要，必须从食物中直接获得的氨基酸。20 种氨基酸中，其中 9 种氨基酸为必需氨基酸，即亮氨酸(leucine)、异亮氨酸(isoleucine)、缬氨酸（valine)、苏氨酸（threonine)、蛋氨酸（methionine)、苯丙氨酸（phenylalanine)、色氨酸（tryptophan)、赖氨酸（lysine）和组氨酸（histidine)。组氨酸是婴儿的必需氨基酸，FAO、WHO 在 1985 年首次列出了成人组氨酸的需要量为 8~12mh/（kg·d)。但由于人体组氨酸在肌肉和血红蛋白中储存量较大，而人体对其需求量又相对较少，因此很难直接证实成人体内有无合成组氨酸的能力，故尚难确定组氨酸是否为成人所必需氨基酸。非必需氨基酸是指人体可以自身合成，不一定需要从食物中直接供给的氨基酸。某些氨基酸在正常情况下能在体内合成，在一些特定条件下由于合成能力有限或需要量增加，不能满足机体需要，必须从食物中获取，变成必需氨基酸，即条件必需氨基酸，如半胱氨酸（cysteine)、酪氨酸（tyrosine)、精氨酸（arginine）和牛磺酸（taurine）等为儿童期的条件必需氨基酸（conditionally essential amino acids)，对特殊人群需外源性供给。牛磺酸是婴儿期所需的条件性必需氨基酸，因出生后 4 月龄婴儿肝脏内半胱氨酸亚磺酸脱羧酶（cystathionase）发育不成熟，体内不能合成牛磺酸；早产儿体内蛋氨酸转变成胱氨酸的酶活性较低，胱氨酸可能也是必需的。胎儿早期苯丙氨酸转变成酪氨酸的苯丙氨酸羟化酶（phenylalanine hydroxylase）已达成人水平，因此早产儿可转变苯丙氨酸为酪氨酸。

近年来，采用蛋白消化率校正氨基酸评分法（protein digestibility corrected amino acid score，PDCAAS）评价蛋白质质量，根据食物蛋白质的必需氨基酸组成、食物蛋白质的消化率以及食物蛋白质能提供人体必需氨基酸需要量的能力等判定蛋白质的生物学价值。因为过多的氨基酸不能被身体作为氨基酸来利用，任何高于 1.0 的 PDCAAS 记分均计为 1.0。蛋白质的 PDCAAS ≥ 1.0 时提示可满足人体必需氨基酸需要量，为高质量或优质蛋白质，如乳类和蛋类生物利用价值最高（表 6-2，表 6-3)。PDCAAS 低于 1.0 的低质量蛋白质的氨基酸组分不能满足 2~5 岁儿童对氨基酸的需要量，其消化率也较低。人的氨基酸需要量在不同生长阶段的差异很大。婴儿食物蛋白质质量的评价是根据人乳的氨基酸成分作为记分模式。人乳和婴儿配方乳含有所有必需氨基酸，包括半胱氨酸、酪氨酸和精氨酸。以人乳为基础的婴儿蛋白质供给估计值平均为 1.44g/（kg·d)。4~6 月龄婴儿在乳量充足的情况下不必增加蛋白质的摄入。儿童及青少年生长发育旺盛，处于人体发育成熟的关键阶段，应供给全面均衡的营养，包括充足的蛋白质供给。某些蛋白质的一种或几种必需氨基酸含量相对较低，使其他的必需氨基酸在体内不能被充分利用，造成其蛋白生物学利用价值降低，称为限制性氨基酸（limiting amino acid)。如小麦限制性氨基酸为赖氨酸、苏氨酸、缬氨酸，大米为赖氨酸、苏氨酸，玉米为赖氨酸、色氨酸、苏氨酸，大麦为赖氨酸、苏氨酸、蛋氨酸，燕麦为赖氨酸、苏氨酸、蛋氨酸，花生为蛋氨酸，大豆为蛋氨酸（表 6-4)。不同食物的合理搭配可相互补充必需氨基酸的不足，提高蛋白质的生物利用价值，即蛋白质互补作用。如米、麦、玉米中的蛋白质缺乏赖氨酸，若配以富含赖氨酸的豆类，则可极大地提高其蛋白质的利用率。食物加工，如豆制品的制作可使蛋白质与纤维素分开，消化率从整粒食用的 60% 提高到 90% 以上。

表 6-2 食物蛋白质的生物学价值比较

生物学价值	食物				
高	人乳	牛奶	鸡蛋	牛肉	鱼肉
中	大豆粉	葵花子	大米	马铃薯	燕麦
低	豌豆	玉米粉	木薯	白面粉	明胶

表 6-3 食物蛋白质蛋白消化率校正氨基酸评分（PDCAAS）比较

食物	PDCAAS	食物	PDCAAS
乳清蛋白	1.0	四季豆	0.68
鸡蛋蛋白	1.0	黑麦	0.68
酪蛋白	1.0	全小麦	0.54
牛奶	1.0	滨豆	0.52
分离的大豆蛋白	1.0	花生	0.52
牛肉	0.92	小麦面筋	0.25
大豆	0.91		

表 6-4 食物蛋白质中的主要限制氨基酸

食物	限制氨基酸	食物	限制氨基酸
小麦	赖氨酸	豆类	蛋氨酸（或半胱氨酸）
大米	赖氨酸	牛肉	苯丙氨酸（或酪氨酸）
菜豆	色氨酸	鸡蛋	无
黄玉米	赖氨酸、色氨酸	牛奶或乳清蛋白	蛋氨酸（或半胱氨酸）

蛋白质供能占总能量的 10%~15%。如果食物中优质蛋白质含量较高，必需氨基酸比例恰当，如动物蛋白、大豆蛋白，生物利用率高，蛋白质供能占总能量的比例则较低。1 岁内婴儿蛋白质的推荐摄入量 RNI 为 9~20g/d（附表 3-3）。婴幼儿生长旺盛，保证蛋白质的供给量与质量是非常重要的，故儿童食物中应有 50% 以上的优质蛋白质。

为满足儿童生长发育的需要，应首先保证能量供给，其次是蛋白质。宏量营养素产能供给应比例适当，否则易发生代谢紊乱。如儿童能量摄入不足，机体会动用自身的能量储备甚至消耗组织以满足生命活动所需的能量。相反，如能量摄入过剩，则能量在体内的储备增加，造成异常的脂肪堆积。

蛋白质、能量营养充足的营养平衡膳食可满足儿童生长需要的微营养素，即食物中含有所有微营养素而不需要另外补充。不同的食物含有不同的营养素和其他的有益于健康的物

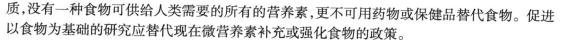

质，没有一种食物可供给人类需要的所有的营养素，更不可用药物或保健品替代食物。促进以食物为基础的研究应替代现在微营养素补充或强化食物的政策。

（三）微量营养素

1. 矿物质

（1）常量元素：是指人体内含量大于体重0.01%的矿物质，包括钙、磷、镁、钠、氯、钾、硫等20余种必需的无机元素，占人体重量的4%~5%。常量元素主要参与构成人体组织的重要成分，如骨骼、牙齿等硬组织大部分由钙、磷、镁组成，而软组织含钾较多；在细胞外液中与蛋白质共同调节细胞膜的通透性、控制水分流动、维持正常渗透压和水电解质平衡；调节神经肌肉兴奋性；参与酶的构成或激活酶的活性；参与血液凝固过程，如钙离子。

（2）微量元素：体内含量极少，但是人体内的生理活性物质，是人体有机结构中的必需成分，且需通过食物摄入，当从饮食中摄入的量减少到某一低限值时，即将导致某一种或某些重要生理功能的损伤，称之为必需微量元素（包括碘、锌、硒、铜、钼、铬、钴、铁8种），其中铁、碘、锌为容易缺乏的微量营养素；可能必需元素（锰、硅、硼、钒、镍5种）；有潜在毒性，但在低剂量时可能具有人体必需功能的元素（氟、铅、镉、汞、砷、铝、锂、锡8种）。虽然人体必需微量元素含量极低，每种微量元素的含量均小于0.01%，但必需微量元素在生命过程中有重要作用，是酶、维生素必需的活性因子；构成或参与激素的作用，如甲状腺素含有碘，胰岛素含有锌，铬是葡萄糖耐量因子的重要组成部分；参与基因的调控和核酸代谢；与常量元素和宏量营养素共同作用（表6-5）。必需微量元素对人体的作用非常复杂，其生理功能除与元素本身的性质有关外，还与摄入方式以及体内含量有关。研究表明，人体必需的微量元素只有在一定的浓度范围内才能发挥有益的作用，浓度过高或不足都会给人体造成危害（附表3-5）。不同微量元素体内分布不同，代谢、调节途径不同，检测方法复杂，不宜简单检测血清水平反映体内微量元素状况。

表6-5 各种维生素和矿物质的作用及来源

种类	作用	来源
维生素A	促进生长发育和维持上皮组织的完整性，为形成视紫质所必需的成分，与铁代谢、免疫功能有关	肝、牛乳、奶油、鱼肝油；有色蔬菜中的胡萝卜素
维生素B_1（硫胺素）	是构成脱羧辅酶的主要成分，为糖类代谢所必需，维持神经、心肌的活动功能，调节胃肠蠕动，促进生长发育	米糠、麦麸、豆、花生；瘦肉、内脏；肠内细菌和酵母可合成一部分
维生素B_2（核黄素）	为辅黄酶主要成分，参与体内氧化过程	肝、蛋、鱼、乳类、蔬菜、酵母
维生素PP（烟酸）	是辅酶Ⅰ及Ⅱ的组成成分，为体内氧化过程所必需；维持皮肤、黏膜和神经的健康，防止糙皮病，促进消化系统的功能	肝、肉、谷类、花生、酵母
维生素B_6	为转氨酶和氨基酸脱羧酶的组成成分，参与神经、氨基酸及脂肪代谢	各种食物中，亦由肠内细菌合成
维生素B_{12}	参与核酸的合成、促进四氢叶酸的形成等，促进细胞及细胞核的成熟，对生血和神经组织的代谢有重要作用	动物性食物

续表

种类	作用	来源
叶酸	叶酸的活性形式四氢叶酸是体内转移"一碳基团"的辅酶，参与核苷酸的合成，特别是胸腺嘧啶核苷酸的合成，有生血作用；胎儿期缺乏引起神经畸形	绿叶蔬菜、肝、肾、酵母较丰富，肉、鱼、乳类次之，羊乳含量甚少
维生素 C	参与人体的羟化和还原过程，对胶原蛋白、细胞间黏合质、神经递质(如去甲肾上腺素等)的合成，类固醇的羟化，氨基酸代谢，抗体及红细胞的生成等均有重要作用	各种水果及新鲜蔬菜
维生素 D	调节钙磷代谢，促进肠道对钙的吸收，维持血液钙浓度，有利骨骼矿化	鱼肝油、肝、蛋黄；人皮肤日光合成
维生素 K	由肝脏利用、合成凝血酶原	肝、蛋、豆类、青菜；部分维生素 K 由肠内细菌合成
钙	为凝血因子，能降低神经、肌肉的兴奋性，是构成骨骼牙齿的主要成分	乳类、豆类、绿色蔬菜
磷	是骨骼、牙齿、细胞核蛋白、各种酶的主要成分，协助糖脂肪和蛋白质的代谢，参与缓冲系统，维持酸碱平衡	乳类、肉类、豆类和五谷类
铁	是血红蛋白、肌红蛋白、细胞色素和其他酶系统的主要成分，帮助氧的运输	肝、血、豆类、肉类、绿色蔬菜、杏、桃
锌	为多种酶的成分	鱼、蛋肉、禽、全谷、麦胚、豆、酵母等
镁	构成骨骼和牙齿成分，激活糖代谢酶，与肌肉神经兴奋性有关，为细胞内阳离子，参与细胞代谢过程	谷类、豆类、干果、肉、乳类
碘	为甲状腺素主要成分	海产品

2. 维生素 维生素是维持人体正常生理功能所必需的一类有机物质，其主要功能是调节人体的新陈代谢，并不构成机体结构成分，也不产生能量。虽然需要量不多，但因体内不能合成或合成量不足，故必须由食物供给。维生素的种类很多，根据其溶解性可分为脂溶性(维生素 A、D、E、K)和水溶性(维生素 B 族、维生素 C、叶酸、泛酸、烟酸、胆碱、生物素)。如果蛋白质摄入恰当，维生素缺乏很少发生；如果蛋白质供给不足，色氨酸、蛋氨酸不能合成烟酸、胆碱，则发生烟酸和胆碱缺乏症。

脂溶性维生素主要改变复合分子及细胞膜的结构，为高度分化组织的发育所必需；分子特异性不高，均有前体；由于易溶于脂肪和脂肪溶剂中，不溶于水；需要随脂肪经淋巴系统吸收，吸收后可参与代谢，不能从尿中排出，极少量可随胆汁排出，故可大量储存在体内；脂溶性维生素排泄缓慢，缺乏时症状出现较迟，过量易致中毒。

水溶性维生素主要参与辅酶或辅基的形成，参与代谢的很多重要环节，特别是能量代谢环节；有高度的分子特异性，没有前体，化学组成除了碳、氢、氧以外，还有氮、硫、钴等元素；

易溶于水，不溶于脂溶剂；在满足机体需要后，多余的部分可迅速从尿中排泄；没有非功能性的单纯储存形式，在体内仅有少量储存；需每日供给；缺乏后迅速出现症状，过量一般不易发生中毒。

维生素的供给量不分年龄、性别（附表 3），各种维生素和矿物质的作用和来源见表 6-5。对儿童来说维生素 A、D、C、B_1 是容易缺乏的微量营养素。

（四）其他膳食成分

1. 膳食纤维（dietary fiber）　主要来自植物的细胞壁，为不被小肠酶消化的非淀粉多糖，包括纤维素（cellulose）、半纤维素、木质素、果胶、树胶、海藻多糖等。小肠中的食物纤维可减慢胃排空、延缓食物在小肠消化和吸收、保留微量营养素；降低肠道 pH，刺激细菌的生长和发酵。膳食纤维有吸收结肠水分、软化大便、增加大便体积、促进肠蠕动等功能。膳食纤维在大肠被细菌分解，产生短链脂肪酸，降解胆固醇，改善肝代谢，防止肠萎缩。婴幼儿可从谷类、新鲜蔬菜、水果中获得一定量的膳食纤维。婴儿 6 月龄后应逐渐增加食物纤维素，2 岁内膳食纤维约 2g/d，年长儿膳食纤维每岁增加 5g/d。如 2 岁儿童膳食纤维摄入量为 2（y）+5g=7g。年长儿、青少年膳食纤维的适宜摄入量 AI 为 20~35g。

过多纤维素摄入可干扰机体矿物质的吸收，如铁、锌、镁和钙。

2. 水　为人体内的重要成分，机体所有的新陈代谢和体温调节活动都必须要有水的参与才能完成。儿童体内含水量较成人多，如新生儿全身含水量约占体重的 78%；1 岁时占 65%，成人占体重的 60%~65%。健康婴儿每日消耗体液 10%~15%，成人为 2%~4%。体内水的分布也因年龄而异。儿童水的需要量与能量摄入、食物种类、肾功能成熟度、年龄等因素有关。婴儿新陈代谢旺盛，水的需要量相对较多，为 150ml/（kg·d），以后每 3 岁减少约 25ml/（kg·d）。水主要由饮用水和食物中获得；组织代谢和食物在体内的氧化过程也可产生一部分水（100kcal 约可产生 12g 水）。婴儿可从乳汁和其他食物中获取充足的水量。为减少胃肠负担，应避免额外给婴儿过多的水或果汁。婴儿每日 6~7 次小便即提示水的摄入基本足够。

二、消化系统功能发育与营养关系

儿科医师掌握与了解儿童消化系统解剖发育知识非常重要，如吸吮吞咽的机制、食管运动、肠道运动、消化酶的发育水平等，可正确指导家长喂养婴儿，包括喂养的方法、食物的量以及比例等。

（一）消化酶的成熟与三大营养素的消化、吸收

1. 蛋白质消化、吸收　胃蛋白酶可凝结乳类。胎儿 34 周时胃主细胞开始分泌胃蛋白酶，出生时活性低，3 月龄活性逐渐增加，18 月龄时达成人水平。出生后 1 周胰蛋白酶活性增加，1 月龄达成人水平。故新生儿消化蛋白质能力较好。

出生后几个月内婴儿肠道屏障功能发育不成熟（图 6-2）。小肠上皮细胞间存在间隙，渗透性高；同时，有些蛋白质，如人乳中的免疫球蛋白可以小肠上皮细胞吞饮方式吸收，被婴儿利用。异体蛋白（如牛奶蛋白、鸡蛋白蛋白）、毒素、微生物以及未完全分解的代谢产物会以吞饮方式或通过上皮细胞间隙直接吸收，产生过敏或肠道感染。因此，小婴儿，特别是新生儿的食物蛋白质应有一定限制。

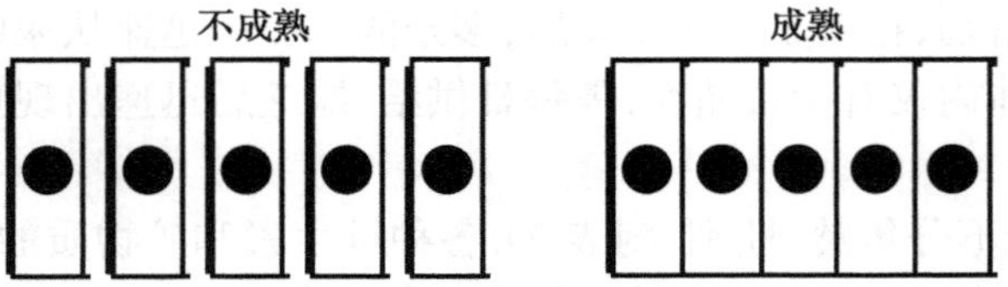

图 6-2 婴儿肠道屏障功能发育

2. 脂肪消化、吸收 8~12 周胎儿已开始分泌胆汁，出生时胆汁缺乏，胃酸低，6 月龄的婴儿胃酸达成人水平。婴儿吸收脂肪的能力随年龄增加而提高，如 33~34 周的早产儿脂肪的吸收率为 65%~75%；足月儿脂肪的吸收率为 90%；6 月龄婴儿脂肪的吸收率达 95% 以上。胎儿 16 周胰腺开始分泌胰脂酶，因需胆盐激活，新生儿期胰腺分泌胰脂酶极少，几乎无法测定，2 岁后达成人水平。出生后肠脂酶分泌不足。新生儿胃脂肪酶作用不依赖胆盐和辅助因子，具有保持胃内合适酸度、抗胃酸和胃蛋白酶作用。胃脂肪酶有助胃内脂肪消化，在一定程度上代偿了胰腺功能不足。人乳的脂肪酶亦可部分补偿胰脂酶的不足。

3. 碳水化合物消化、吸收 6 月龄内的小婴儿食物中的碳水化合物主要是乳糖，其次为蔗糖和少量淀粉。肠双糖酶发育与胎龄有关，胎儿 36 周时肠蔗糖酶、麦芽糖酶的活性达最高；肠乳糖酶活性逐渐增加，足月时达高峰。肠双糖酶是肠功能发育的标志。乳糖可以被小肠纤毛簇边缘的乳糖酶水解（图 6-3）。出生后肠乳糖酶维持较高活性，断乳后活性逐渐下降。如儿童期进食乳类食物，可维持肠乳糖酶活性在较高水平。出生时婴儿唾液腺淀粉酶和胰淀粉酶完全测不到；3 月龄内唾液腺淀粉酶活性低，3 月龄后其活性逐渐增高，2 岁达成人水平。4~6 月龄婴儿开始分泌胰淀粉酶。婴儿出生后几个月内消化淀粉能力较差，随淀粉酶的成熟消化淀粉能力逐渐提高。新生儿十二指肠小肠 α- 淀粉酶活性低，但肠内葡萄糖化酶含量较高，约为成人的 50%~100%，可补偿淀粉酶不足，使淀粉发酵变为短链脂肪酸，帮助淀粉消化。早期喂淀粉食物并不激活淀粉酶活性，只增加淀粉酶分泌量，提示淀粉酶的成熟与进食无关。

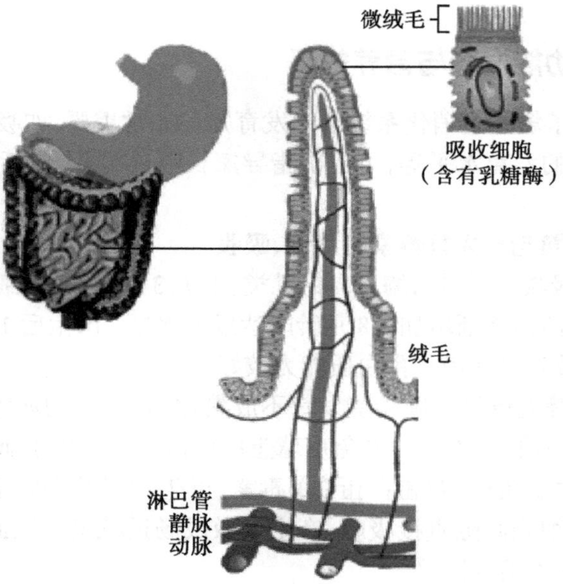

图 6-3 小肠绒毛细胞乳糖酶

（二）进食技能发育

1. 与进食技能发育有关的感知觉发育 进食技能学习需要感知觉和感知觉的反馈，涉及本体感受、触觉、压力觉、温度觉和味觉。

(1)嗅觉发育：胎儿期嗅觉已发育，胎儿 8 周龄时形成初级嗅觉受体，24 周龄已具有功能。胎儿生活的环境——羊水的气味与妊娠期母亲食物类型有关。出生时新生儿的嗅觉发育已比较成熟，对气味的特殊表现与母亲有关，婴儿鼻前庭对母亲气味的感觉可引导婴儿寻找乳头吸吮。乳汁的味觉刺激、温度、母亲的声音等可强化婴儿早期的学习。婴儿有嗅觉记忆，出生时已表现出对不同气味的反应，逐渐学习识别不同气味。7~8 月龄婴儿嗅觉开始逐渐灵敏，2 岁左右已能很好地辨别各种气味。

(2)味觉的发育：7~8 周龄胎儿形成味觉细胞，13~15 周龄味觉受体成熟，17 周龄后具有功能。羊水是胎儿第一个味觉的体验，羊水中含各种物质，胎儿在宫内吞咽羊水直到足月，每日主动约吞咽 1L 羊水。胎儿在宫内就已接触羊水中各种物质的味道，如糖、乳糖、乳酸、植酸、脂肪酸、磷脂、肌酸、尿素、尿酸、氨基酸、蛋白质和盐等。

新生儿可表现喜欢甜味、不喜欢苦或酸味的表情。传导苦味的神经成熟程度不同，新生儿可能对不同的苦味成分有不同的敏感度。对咸味的偏爱有年龄的差别，4~5 月龄左右婴儿表现对纯盐水的偏爱，18 月龄时拒绝纯盐水而偏爱有咸味的汤，这种新生儿期以后对咸味的反应体现了中枢神经与周围神经的成熟。

母乳喂养使婴儿获得各种味觉刺激。人乳可能是宫内和固体食物气味的桥梁，人乳的味道可能有“引导教育”后代“安全”摄取食物的作用。婴儿早期味觉经历的变化(如羊水、人乳)对以后接受食物有特殊作用，可能让婴儿在断奶期更易于接受新的味道，使食物转变更容易些。配方奶味道恒定，是婴儿从未接触的食物味道，从人乳转换为配方奶常常较为困难。

2~7 月龄婴儿可能存在味觉敏感期，是一种适应行为。敏感发育期接触味觉范围有助于建立持久的食物偏爱。

(3)触觉的发育：胎儿期触觉已开始发育，新生儿期触觉发育已高度敏感，婴儿期口周的神经末梢多于指尖，感触物品的灵敏度高，口腔有敏感的器官——舌，6 月龄内婴儿常常将东西放入口腔探索周围环境。触觉有辨识和防御功能，触觉辨识让婴儿感受对软硬、冷热、不同材质的经验，触觉防御可使儿童了解周围的环境，保护自己。

2. 进食技能发育

(1)觅食反射(rooting reflex)：用物体或手指接触婴儿口周时，婴儿立即出现张口转向接触方向的反应。胎儿 28 周出现觅食反射，约 4 月龄时消退。是婴儿出生时具有的一种最基本的进食动作。

(2)吸吮与吞咽(sucking and swallowing)：胎儿 15 周开始出现吸吮动作，24 周出现弱的吸吮反射，28 周出现口腔吸 - 吞反射使少量羊水摄入，34~36 周胎儿有稳定的吸吮和吞咽。胎儿 36 周后吸吮与呼吸逐渐协调。吸吮动作发育成熟后才出现有效的吞咽动作。婴儿消化道解剖与功能的发育可适应出生后纯乳汁的营养摄入，如消化道面积相对大、肌层薄，口腔小、舌尖短(被舌系带固定)而舌体宽、无牙、颊脂肪垫、颊肌与唇肌发育好均有利于婴儿吸吮(图 6-4)。在获取食物的过程中舌头形态逐渐发生变化。新生儿具备吸吮与吞咽功能主要靠吞咽反射完成。婴儿进食固体食物提示主动吞咽行为发育成熟。婴儿吸吮 - 吞咽功能的发育经历从出生时的反射动作到 2~5 月龄的有意识动作。

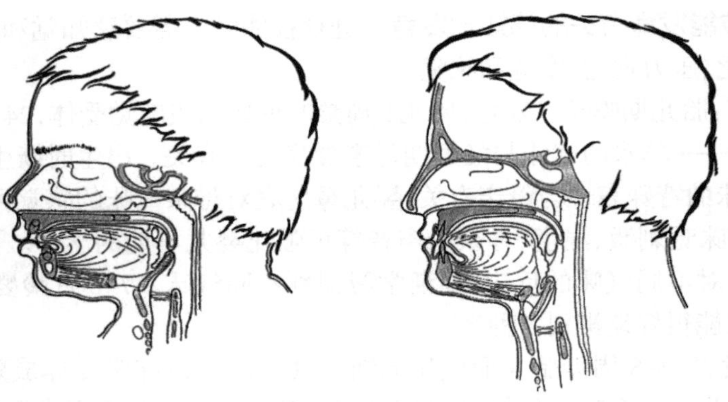

图 6-4 婴儿与成人口腔解剖特点比较

虽然吞咽是由反射引起,但开始舌尖抬高发生的反射是随意的,主要为舌体后部运动。舌体顶着上腭,挤压食物到咽部。4~6 月龄时舌体下降,舌的前部逐渐开始活动,可判别进食的部位,食物放在舌上可咬和吸,食物可达舌后部吞咽。当吸吮发育成熟后,出现舌体前部至后部的运动,为有效吞咽。

吸吮人乳时婴儿的嘴轻压乳头,舌、上腭对乳头的吸吮,使口腔产生 70~170mmHg 的负压吸吮力,乳汁被向后“推”到咽部刺激吞咽。奶瓶喂养时婴儿吸吮奶嘴的压力低,易于吸出,婴儿通过颌和舌的前部挤压硬腭压出乳汁。足月儿吸 10~30 次停顿一次,吞咽 : 呼吸 : 吸吮以 1 : 1 : 1 的方式进行。喂养困难可见“吸吮差”,呼吸、吸吮、吞咽协调差。吸吮协调差表现出吸吮活动无节律;功能不全表现为异常颌和舌的活动所致的吸吮停顿。

2 月龄左右的婴儿吸吮动作成熟;4 月龄时婴儿吸、吞动作可分开,可随意吸、吞;婴儿 5 月龄时吸吮强,上唇可吸净勺内食物,从咬反射到有意识咬的动作出现;6 月龄婴儿会有意识张嘴接受勺及食物,嘴和舌协调完成进食,下唇活动较灵活,进食时常噘嘴,以吸吮动作从杯中饮,常呛咳或舌伸出。8 月龄婴儿常常以上唇吸吮勺内食物。食物的口腔刺激、味觉、乳头感觉、饥饿感均可刺激吸吮的发育。让婴儿较早感受愉快的口腔刺激,如进食、咬东西、吃拇指等,有利于以后进食固体食物和食物的转换。

(3) 咀嚼(chewing):是有节奏的咬、滚动、磨的口腔协调运动,代表婴儿消化功能发育成熟。神经元的发育逐渐成熟和外界条件的刺激促进咀嚼发育。消化过程的口腔阶段的咀嚼动作是婴儿食物转换所必需的技能。5 月龄左右的婴儿出现上下咬的动作,表明婴儿咀嚼食物动作开始发育(与乳牙萌出无关)。6~7 月龄婴儿可接受切细的软食;9~12 月龄婴儿咀嚼各种煮软的蔬菜、切碎的肉类;婴儿 1 岁左右逐渐出现舌体上抬、卷裹食物团块,下颌运动产生了食物团块在口腔内转动,送到牙齿的切面,可磨咬纤维性食物并感觉食物性质;2 岁左右幼儿舌体和喉下降到颈部,口腔增大,可控制下颌动作和舌向两侧的活动,随吞咽动作发育成熟,嘴唇可控制口腔内食物。咀嚼发育有赖于许多因素,“学习”是一重要成分。出生后 6 月龄左右是训练婴儿“学习”咀嚼、吞咽的关键期。引进固体食物前,应有 1~2 个月训练婴儿的咀嚼和吞咽行为的时期。如错过咀嚼、吞咽行为学习的关键期,儿童将表现不成熟的咀嚼和吞咽行为,如进食固体食物时常常出现“呛”“吐出”或“含在口中不吞”。有意训练 7 月龄左右婴儿咬嚼指状食物、从杯咂水,9 月龄始学习用勺自喂,1 岁学习用杯喝奶,均有利于儿童口腔发育成熟。不宜以乳牙萌出时间作为给婴儿进食固体食物的依据。

3. 儿童早期食物接受 儿童的食物接受类型是从其经历的食物刺激获得的。儿童对食物熟悉的程度决定儿童对食物的喜爱。

初生至3~4月龄婴儿对固体食物出现舌体抬高、舌向前吐出的挤压反射。婴儿最初的这种对固体食物的抵抗可被认为是一种适应性保护功能，其生理意义是防止吞入不宜吞入的东西。婴儿早期对新食物的拒绝也是一种适应性保护功能。婴儿后期必须逐渐学习接受一些新的食物，才能成功地从奶制品为主的食物转变到成人固体食物。所有引入的食物对婴儿来说都是新的，可表现出拒绝或"厌新"(neophobia)。如果婴儿有足够的机会(8~10次)，在愉快的情况下去尝试新食物，婴儿会很快从拒绝到接受。抚养者的灰心和焦急或强迫的方法对儿童接受新食物会产生负面作用。

4. 儿童对食物的偏爱 婴儿早期味觉发育与以后进食的偏爱行为密切相关。早期的经历使儿童具有判断某些食物可吃或不可吃的能力。4~5岁的儿童已有与成人相似的对食物恶好的倾向，包括拒绝不愉快的味道，或有害的、非食物性的东西。儿童拒绝行为可预防儿童摄入某些对自己有害的食物。儿童(包括婴儿)往往出现连续几天选择某些食物的现象，可能是儿童体内一种自然的营养素平衡。成人应容许儿童广泛选择食物。经常变换食物，增加味觉的刺激，可使儿童熟悉、接受、习惯某些特殊的食物味道，减少儿童对某些熟悉的食物产生偏爱。强迫儿童接受某些有营养的、不太好吃的食物，儿童被迫或为获得奖励而吃，反而会使儿童不喜欢有营养的食物。应正面鼓励婴儿接受食物。

进食是一种社会性活动，社会、家庭的习惯可影响儿童对食物的喜恶。就餐时儿童与成人、同胞在一起，家庭成员进食的行为和对食物的反应可作为儿童的榜样。让婴儿后期就经常与成人共进餐，使婴儿有较多机会模仿成人的进食动作，从开始用手抓食物到学会使用勺子、筷子进食。

5. 进食技能发育与神经心理发育的关系

(1)平衡、运动动作发育：婴儿竖颈、坐的平衡动作发育和手到口的精细动作发育是进食行为发育必要的运动功能。当婴儿眼、手协调动作出现，如抓物到口，可训练婴儿学习自己进食。

(2)独立能力的培养：自我进食学习过程不仅有益于眼、手、口协调动作，还可培养儿童独立能力，增强自信心。应允许婴儿尽早参与进食活动，如让6月龄左右婴儿自己扶奶瓶吃奶；7~9月龄时学习从杯中饮水，自己手拿饼干或面包吃；10~12月龄学习自己用勺；18月龄~2岁可独立进食。

(3)语言发育：口腔运动发育与进食技能和语言发育有关，如有人研究发现吸吮协调差与功能不全的婴儿以后可出现语言发育延迟；口腔控制改善，如吃勺中食物时嘴唇关闭、可从杯中喝水等口腔技能对产生闭口唇音(如"p""b""m")起积极作用。

三、肠道菌群与消化功能发育

肠道黏膜菌群(intestinal mucosal flora)是复杂的微生态系统(ecosystem)，人体结肠栖息着大约40属500多种细菌，200万个编码基因。每克肠内容物中可存活细菌的计数值约为10^{12}个集落形成单位，其中双歧杆菌属、拟杆菌属等专性厌氧菌占90%~99%，肠杆菌科、肠球菌属等兼性厌氧菌约占1%~10%。肠道最常见厌氧菌为双歧杆菌，该菌占粪便细菌总数的 95% 以上。每克肠内容物含活菌 $>10^9$，而大肠埃希菌等需氧菌所占比例不足 1%。双歧杆菌和乳酸杆菌属于乳酸菌，是肠道的有益菌，其中双歧杆菌是最重要的肠道有益菌。双歧杆菌等肠内有益菌的正常数量以及肠内有害菌受到抑制是维护肠内微生态平衡的前提。肠杆菌是条件致病菌或称中间菌，双歧杆菌拮抗、抑制其生长。

原籍菌是人类进化过程中适应环境和自然选择形成的相对固定的细菌菌群。双歧杆菌等原籍菌（产乳酸）胞壁脂磷壁酸可特异性可逆性黏附于肠上皮细胞受体，形成生物膜样结构，保护肠道内环境稳定，还有营养争夺和空间位阻作用，构成肠道定植阻力；维持正常肠蠕动；合成各种维生素和生物酶使肠道有利于铁、维生素 D、钙的吸收，菌体的氮 80% 可被宿主利用；原籍菌（产乳酸）定植、繁殖后产生大量短链脂肪酸，参与肠道水电解质代谢，降低局部 pH 和电位；激活肠道免疫系统（帕内特细胞），使淋巴细胞对抗原敏感性增强；促进 B 细胞吞噬、细胞分化和增殖；有免疫佐剂作用；拮抗需氧菌增殖，预防新生儿坏死性小肠结肠炎。

长期以来认为新生儿出生时肠道是无菌的，近年的研究显示，发育中的胎儿肠道已有定植微生物，至出生 1 年后趋向于成人的微生物菌群。新生儿出生后数小时肠道首先定植的是肠杆菌、葡萄球菌、链球菌和肠球菌等兼性厌氧菌；24 小时左右新生儿肠道出现大肠埃希菌，迅速繁殖增多，成为肠道优势菌种。因大肠埃希菌大量生长繁殖，消耗肠腔内有限的氧气，为专性厌氧菌的双歧杆菌、类杆菌、优杆菌等提供生存、定植条件。厌氧细菌（真细菌、梭菌属）出现较晚，2~3 日龄的新生儿肠道双歧杆菌等专性厌氧菌迅速增加，约一周后新婴儿大便双歧杆菌可达 10^9~10^{11}/g，成为肠道优势菌群。婴儿肠道为革兰氏阳性杆菌绝对优势，达 95%~99.8%，其中 95% 以上为双歧杆菌。人乳中的双歧因子，丰富的乙型乳糖、低聚糖，较低的蛋白与磷酸盐含量，长链多不饱和脂肪酸降低结肠的 pH 有利乳酸菌生长，较高的 SIgA 和溶菌酶抑制致病菌生长。母乳喂养婴儿肠道形成相对简单的、以双歧杆菌占绝对优势的肠道菌群；配方奶喂养婴儿肠道菌群组成更多样化，其结构以大肠埃希菌、类杆菌为主，含有较多梭菌、双歧杆菌、葡萄球菌和其他肠道细菌。

（杨 凡）

第二节 婴儿期食物

一、乳类食物

（一）人乳

人乳（human milk）是婴儿最好的天然食物，对婴儿健康的生长发育有不可替代的作用。一个健康的母亲可提供足月儿正常生长到 6 个月所需要的营养素。同时，母乳喂养（breast feeding）还提供一些非营养物质，如脂肪酶、免疫活性物质、核苷酸和生长因子等，参与婴儿期营养素的消化、吸收，免疫保护作用，并促进婴儿生理功能的发育和成熟。因此，母乳喂养是婴儿从宫内完全依赖母亲摄取营养到断乳后完全独立生活的一种过渡营养方式。

1. 人乳的合成与分泌的调节　乳腺是人乳合成与分泌调节的组织。乳腺由结缔组织分隔为 15~25 个叶，每叶又分为若干小叶。每个乳叶是一个复管泡状腺。小叶内导管、叶间导管、总导管、输乳管将腺泡腔与乳头连通。乳腺泡腔和导管周围有肌上皮细胞（myoepithelial cells）（图 6-5）。

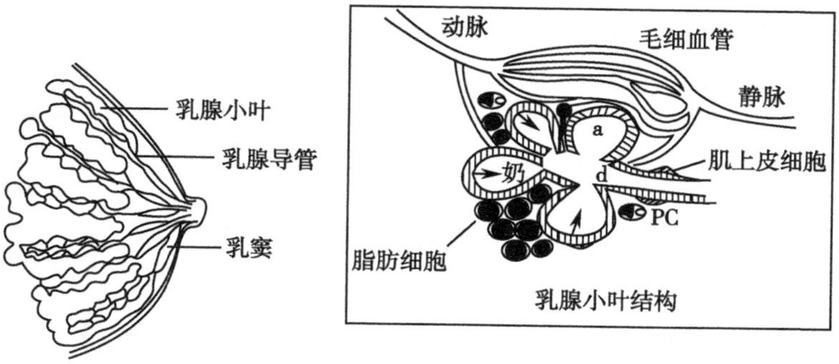

图 6-5 乳腺组织结构

母体中多种内分泌激素参与人乳分泌的调节（图 6-6）。妊娠期母体血中高水平的雌激素和孕酮促进乳腺基质和小叶腺泡的发育，从而具备泌乳的能力。与此同时，垂体前叶分泌的催乳素（prolactin）增加，但雌激素和孕酮与催乳素竞争乳腺细胞受体，故妊娠期的乳腺泌乳极少。分娩后母体雌激素和孕酮的血浓度迅速降低，催乳素与乳腺细胞受体结合，刺激乳腺细胞合成乳汁。婴儿吸吮母亲乳头，乳头的传入神经将冲动经脊髓传入下丘脑，使垂体前叶分泌大量催乳素入血液循环，运送至乳腺，刺激乳腺分泌乳汁。泌乳素的分泌呈脉冲式，夜间泌乳素分泌是白天的数倍。哺乳期间，增加哺乳次数并及时排空乳房，能使催乳素维持在较高的水平，使乳腺细胞不断生成乳汁，即婴儿吸吮的次数越多，乳房产生的乳汁越多。不哺乳的产妇血中催乳素的浓度常在分娩后一周降到妊娠早期的低水平。

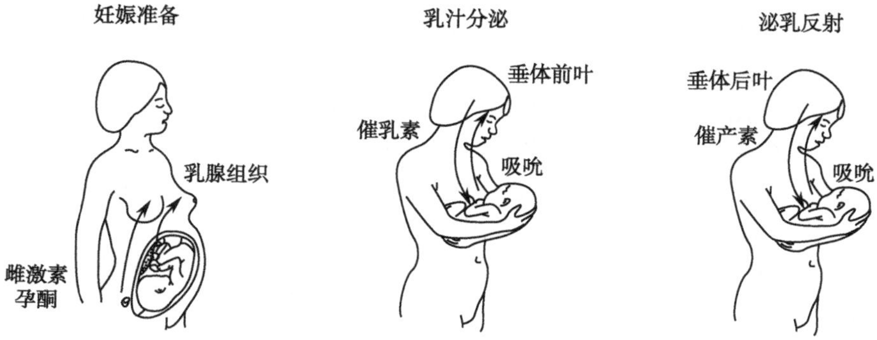

图 6-6 乳汁分泌的调节

婴儿要得到足够的乳汁，还要有泌乳反射（又称射乳反射，let-down reflex）。婴儿吸吮时刺激母亲乳头神经末梢，信息传到下丘脑的室旁核，反射性地引起神经垂体分泌催产素（oxytocin）。催产素使包绕在腺泡和乳小管周围的肌上皮细胞收缩，将乳汁挤到乳导管，迅速从双侧乳头射乳。射乳发生在婴儿吸吮 30~45 秒后。射乳反射可让婴儿在短时间内获大量乳汁，乳房排空，有利于乳汁的合成、分泌。此外，催产素还使子宫平滑肌收缩，排出恶露，促进子宫复原。

泌乳和泌乳反射受到母亲精神因素、营养和健康状况、疼痛刺激和婴儿吸吮力等因素影响。因此，哺乳期间要合理安排母亲的生活起居，避免焦虑、紧张和疲劳。

2. 营养成分 人乳营养生物效价高，易被婴儿利用。人乳含必需氨基酸，比例适宜，为必需氨基酸模式。人乳所含酪蛋白为β-酪蛋白，含磷少，凝块小；人乳所含白蛋白为乳清蛋白，促乳糖蛋白形成；人乳中酪蛋白与乳清蛋白的比例为1∶4，与牛乳（4∶1）有明显差别，易被消化吸收。人乳中宏量营养素产能比例适宜（表6-6）。人乳几乎无β-乳球蛋白，婴儿产生过敏的概率显著低于配方奶喂养婴儿。

表6-6 人乳与牛乳、标准婴儿配方宏量营养素产能比（%）

	人乳	牛乳	标准婴儿配方	理想标准
碳水化合物	41	29	42	40~50
脂肪	50	52	48	50
蛋白质	9	19	8.2~9.6	11
能量	670kcal/L	690kcal/L	670kcal/L	

人乳中乙型乳糖（β-双糖）含量丰富，利于脑发育；也利于双歧杆菌、乳酸杆菌生长，产生B族维生素；促进肠蠕动。

人乳含不饱和脂肪酸较多，是婴儿脑、眼和血管健康所必需的。人乳中亚油酸为540mg/100kcal，初乳中含量更高，有利于婴儿脑发育。人乳中胆固醇含量（22mg/100kcal）是牛乳（<1mg/100kcal）的20倍以上。人乳中含有的脂肪酶（又称胆盐激活的脂肪酶）在牛乳或配方奶中不存在，所以人乳中的脂肪比起牛乳或配方奶中的脂肪更易被婴儿机体吸收和有效利用。

人乳中电解质浓度低、蛋白质分子小，适宜婴儿不成熟的肾发育水平。人乳矿物质易被婴儿吸收，如人乳中钙、磷比例适当（2∶1），乳糖在小肠远端与钙形成螯合物，降低钠对钙吸收时的抑制作用，避免了钙在肠腔内沉淀，同时乳酸使肠腔内pH下降，有利小肠钙的吸收。人乳含低分子量的锌结合因子-配体，易吸收，锌利用率高；铁含量为0.05mg/dl与牛奶（0.05mg/dl）相似，但人乳中铁吸收率（49%）高于牛奶（4%）。

人乳中维生素D含量较低，应适当补充维生素D，鼓励家长让婴儿生后尽早开始户外活动，促进维生素D的皮肤光照合成。人乳中维生素K含量亦较低，所有新生儿应补充维生素K，预防维生素K缺乏。婴儿生后丰富的微生物环境有利于婴儿很快建立正常肠道菌群，合成维生素K_2。

3. 免疫保护成分

（1）缓冲力小：人乳pH为3.6（牛奶pH 5.3），对酸碱的缓冲力小，不影响胃液酸度（胃酸pH 0.9~1.6），有利于酶发挥作用。

（2）含不可替代的免疫成分（营养性被动免疫）：初乳含丰富的SIgA（图6-7），早产儿母亲乳汁的SIgA高于足月儿。人乳中的SIgA在胃中稳定，不被消化，可在肠道发挥作用。SIgA黏附于肠黏膜上皮细胞表面，封闭病原体，阻止病原体吸附于肠道表面，使其繁殖受抑制，保护消化道黏膜，抗多种病毒、细菌（除麻疹、腺病毒）；含糖蛋白，为亲水性，易凝集病原体，如大肠埃希菌，减少病原体与肠黏膜的吸附，加速其排出体外；起调理素作用，可调动巨噬细胞，杀死病原体，减少溶菌内毒素对小肠的刺激。人乳中的免疫球蛋白在小肠还可以吞饮方式吸收，增加婴儿其他系统免疫力，如呼吸系统。

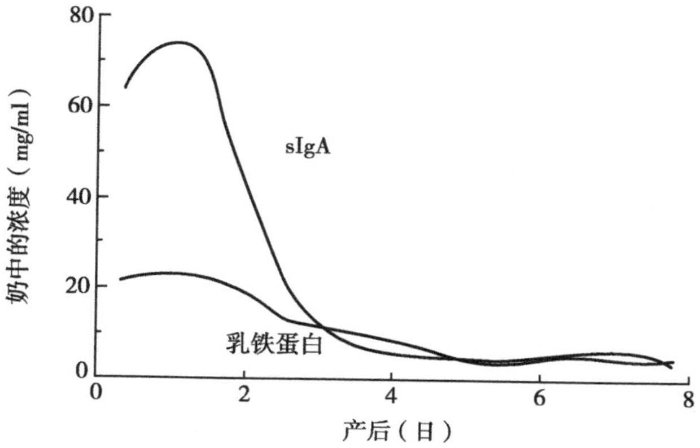

图 6-7　产后人乳 SIgA 和乳铁蛋白变化

人乳中含有大量免疫活性细胞，初乳为著，其中 85%~90% 为巨噬细胞，10%~15% 为淋巴细胞；免疫活性细胞释放多种细胞因子而发挥免疫调节作用。人乳中的催乳素也是一种有免疫调节作用的活性物质，可促进新生儿免疫功能成熟（表 6-7）。

表 6-7　人乳中抗感染成分

体液成分	细胞成分
分泌型 IgA（SIgA），IgG，IgM，IgD	中性粒细胞
溶菌酶	巨噬细胞
乳铁蛋白	淋巴细胞
纤维结合素	上皮细胞膜
乳过氧化物酶	
低聚糖和多聚糖	
甘油一酸酯和未酯化的脂肪酸	
核苷酸	
黏液素	
乳脂肪球膜（MFGM）	
益生菌（probiotics）	
炎症因子	
肿瘤坏死因子 -α（TNF-α）	
白介素 2、6、8（IL-2、6、8）	

人乳含较多乳铁蛋白，初乳含量更丰富（可达 1 741mg/L），是人乳中重要的非特异性防御因子。人乳的乳铁蛋白对铁有强大的螯合能力，能夺走大肠埃希菌、大多数需氧菌以及白色念珠菌赖以生长的铁，从而抑制细菌的生长。人乳的乳铁蛋白有杀菌、抗病毒、抗

炎症和调理细胞因子的作用。另外,一直被人们忽略的乳脂肪球膜蛋白(milk fat globule membranes,MFGM)也具有抗微生物的活性。

人乳中的溶菌酶通过水解革兰氏阳性细菌胞壁中的乙酰基多糖,破坏细菌胞壁,并增强抗体的杀菌效能。人乳中的双歧因子含量也远远多于牛乳。双歧因子促乳酸杆菌生长,使肠道 pH 达 4~5,抑制大肠埃希菌、痢疾杆菌、酵母菌等生长。人乳中的补体和乳过氧化物酶等均与参与免疫保护。低聚糖是人乳所特有的,与肠黏膜上皮细胞的细胞黏附抗体的结构相似,可阻止细菌黏附于肠黏膜。同时,低聚糖能为肠内益生菌提供养分,促进益生菌的生长繁殖,如乳酸杆菌。近期研究发现,人乳本身也含有益生菌,这些特殊的菌株早期定植在婴儿肠道,对机体抵御病原体及能量代谢起一定作用。

4. 活性成分 人乳中含有丰富的活性成分,对细胞增殖、发育和代谢调控具有重要作用,如牛磺酸、激素和激素样蛋白(上皮生长因子、神经生长因子)以及某些酶和干扰素。上皮生长因子促进未成熟的胃肠上皮细胞、肝上皮细胞生长分化,影响小肠刷状缘酶的发育,参与调节胃液 pH;神经生长因子促神经元生长、分化,控制其存活,调控交感和感觉神经元的生长,特别作用在快速生长分化的神经元;牛磺酸为含硫的酸性必需氨基酸,对肺、视网膜、肝、血小板、脑,特别是发育的脑和视网膜很重要,促铁的吸收。人乳中牛磺酸含量是牛乳的 3~4 倍。

随着生物技术发展,一些具有重要代谢调控作用的激素、多肽和小分子物质也在人乳中发现,如瘦素、脂联素、核苷酸、microRNA 等,进一步认识人乳中这些活性物质对婴儿健康的影响以及作用机制是未来婴儿营养研究的重要内容。

5. 人乳成分的动态变化

(1)各期人乳成分:人初乳为孕后期与分娩 4~5 天以内的乳汁;6~14 天为过渡乳;15 天以后的乳汁为成熟乳。人乳中的脂肪、水溶性维生素、维生素 A、铁等营养素与乳母饮食有关,而维生素 D、E、K 不易由血进入乳汁,故与乳母饮食成分关系不大(表 6-8)。

表 6-8 各期人乳成分的比较

成分	初乳	过渡乳	成熟乳
蛋白质(g/L)	22.5	15.6	11.5
脂肪(g/L)	28.5	43.7	32.6
碳水化合物(g/L)	75.9	77.4	75.0
乳糖(g/L)	57		71
矿物质(mmol/L)	3.08	2.41	2.06
钙(mmol/L)	0.33	0.29	0.35
磷(mmol/L)	0.18	0.18	0.15

人初乳量少,深柠檬色,碱性,比重 1.040~1.060(成熟乳 1.030),每日奶量约 15~45ml;初乳含脂肪较少而蛋白质较多(主要为免疫球蛋白);初乳中维生素 A、牛磺酸和矿物质的含量

颇丰富，并含有初乳小球（充满脂肪颗粒的巨噬细胞及其他免疫活性细胞），对新生儿的生长发育和抗感染能力十分重要。随哺乳时间的延长，蛋白质、免疫球蛋白、脂溶性维生素与矿物质含量逐渐减少，脂肪、乳糖、水溶性维生素和能量逐渐增加。

(2)哺乳过程的成分变化：每次哺乳过程人乳汁的成分亦随哺乳时间而变化。如将哺乳过程分为三部分，即第一部分（前乳）分泌的乳汁较稀薄，脂肪低而蛋白质高，第二部分（中乳）乳汁较浓，脂肪含量逐渐增加而蛋白质含量逐渐降低，第三部分（后乳）乳汁变得黏稠、乳白色，脂肪含量最高，可能是给婴儿停止哺乳的一个"安全信号"（表 6-9)。

表 6-9 哺乳过程各部分成分的变化(g/L)

	Ⅰ	Ⅱ	Ⅲ
蛋白质	11.8	9.4	7.1
脂肪	17.1	27.7	55.1

(3)乳量：正常乳母产后 6 个月内平均每天泌乳量随时间而逐渐增加，成熟乳量可达 700~1 000ml。一般产后 6 个月乳母泌乳量与乳汁的营养成分逐渐下降。判断奶量是否充足是以婴儿体重增长速率、尿量多少与睡眠状况等进行综合评价。应劝告母亲不要轻易放弃哺乳。

（二）婴儿配方

30 年前我国家庭常用兽乳，如牛乳补充或替代人乳。但因物种的差别，各种动物乳营养成分有所不同(表 6-10)。牛乳不适合人类婴儿的最主要原因是牛乳含蛋白质、矿物质太高，增加婴儿肾脏的溶质负荷，对婴儿肾脏有潜在的损害（表 6-11)。其次，牛乳缺乏各种免疫因子，故牛乳喂养的婴儿患感染性疾病的危险较高。此外，牛乳的乳糖含量低于人乳，主要为甲型乳糖，有利于大肠埃希菌的生长；牛乳蛋白质含量较人乳为高，且以酪蛋白为主，酪蛋白易在胃中形成较大的凝块；牛乳的氨基酸比例不当；牛乳脂肪颗粒大，缺乏脂肪酶，较难被婴儿消化；牛乳不饱和脂肪酸（亚麻酸）(2%)低于人乳(8%)；牛乳含磷高，磷易与酪蛋白结合，影响钙的吸收。

表 6-10 人乳与各种动物乳成分比较(单位：g/L)

	蛋白质	酪蛋白	白蛋白	脂肪	糖	盐
人乳	12(1.2)	4(0.4)	8.0(0.8)	38(3.8)	68(6.8)	2.0(0.2)
牛乳	35(3.5)	30(3.0)	5.0(0.5)	37(3.746)	46(4.6)	7.5(0.75)
羊乳	40(4.0)	32(3.2)	8.0(0.8)	48(4.8)	48(4.8)	8.5(0.85)
驴乳	21(2.1)	8(0.8)	13(1.3)	15(1.5)	60(6.0)	4.5(0.45)
马乳	25(2.5)			19(1.9)	62(6.2)	5(0.5)

表 6-11 乳类矿物质的比较

矿物质	人乳	牛乳	羊乳	配方奶 *
钙(mg/100g)	35	120	130	49
氯(mg/100g)	43	95	130	43
铜(μg/100g)	39	20	50	61
镁(mg/100g)	3	13	14	41
磷(mg/100g)	15	95	110	38
钾(mg/100g)	51	152	204	71
钠(mg/100g)	17	49	50	18

注:*μg/100g= 微克 /100g 乳

羊乳的营养价值与牛乳大致相同,蛋白质凝块较牛奶细而软,脂肪颗粒大小与人乳相仿。但羊乳中叶酸含量很少,长期哺喂羊乳易致巨幼红细胞性贫血。马乳的蛋白质和脂肪含量少,能量亦低,故不宜长期哺用。

未加工的兽乳不适合人类婴儿消化道、免疫功能、肾脏发育水平。现代科学技术的发展以及对人乳的不断认识,促使了人乳替代品的发展,使得人们从最开始为保证婴儿存活而仅提供最基本的能量和营养素的婴儿产品,转变为注重营养的均衡并提供功能性的婴儿营养产品。通过对兽乳(主要是牛乳)进行加工改造,如降低其酪蛋白、无机盐的含量;添加乳清蛋白、不饱和脂肪酸 DHA/ARA、乳糖;强化婴儿生长时所需要的微量营养素如核苷酸、维生素 A、D、β 胡萝卜素和微量元素铁、锌等,使其营养素成分尽量“接近”人乳,并适合于婴儿的消化能力和肾功能(表 6-12,表 6-13)。尽管如此,目前尚难以添加制备或保持人乳系统的各种活性物质,人乳替代品还有相当的改进空间。改造后的兽乳为婴儿配方,可作为无法人乳喂养或婴儿断离人乳时首选的代乳品。奶量按婴儿年龄选用。

表 6-12 19~20 世纪婴儿配方的改进

创新点	主要目的
配方成分基于人乳成分化学分析	改进耐受性,支持生长,降低发病率和死亡率
减少乳酪蛋白含量,提高乳清蛋白、酪蛋白比例	提高耐受性,提供充足的氨基酸
添加微量营养素(如:维生素)	保证代谢需要,预防缺乏
添加乳糖、随后添加低聚糖	软化大便、促进双歧杆菌定植生长降低感染风险、改善免疫反应
添加产乳酸菌随后添加多种益生菌	助于消化,降低感染风险、改善免疫反应
用植物油替换牛乳脂	改善脂类和钙的吸收,软化大便
婴幼儿儿段式配方奶	对应不同年龄的需要提供不同营养
添加人乳中发现的各种物质(如:牛磺酸、核酸、黄体素、神经节苷脂、转化生长因子 B 等)	使配方奶更接近人乳成分

续表

创新点	主要目的
水解蛋白	预防湿疹，提高配方奶耐受性
添加多链不饱和脂肪酸	有助于视力、认知能力、免疫反应
降低配方粉蛋白质含量	正常体重增长（与人乳喂养儿相比较）降低日后过度增长和相关疾病的潜在风险

表 6-13　人乳营养素与其他乳类比较

100ml	能量（kcal）	蛋白质（g）	钙（mg）	磷（mg）	铁（mg）	钠（mg）
人乳	67	1.0	32	14	0.3	8
牛乳配方	67	1.5	42~51	28~39	1.2	15~20
大豆配方	67	1.8~2.1	60~71	42~51	1.2	20~30
全牛乳	70	3.3	120	95	微量	51

（三）特殊婴儿配方

某些疾病情况下，特殊的乳制品对婴儿既有营养作用，又有治疗作用。

1. **深度水解蛋白配方或游离氨基酸配方**　对确诊牛乳蛋白过敏的婴儿，人乳喂养时间应延长至 12~18 月龄；如不能进行母乳喂养而牛乳过敏的婴儿应首选氨基酸配方（amino acid formula）或深度水解蛋白配方（extensively hydrolysed formula，EHF）；部分水解蛋白配方、大豆奶粉不宜用以治疗牛乳过敏（见第九章第一节食物过敏）。

2. **无乳糖配方**　对有乳糖不耐受的婴儿应使用无乳糖奶粉（以蔗糖、葡萄糖聚合体、麦芽糖糊精、玉米糖浆为碳水化合物来源）。

3. **高能量密度婴儿配方**　由于能量摄入不足引起的营养不良或生长迟缓的婴儿应在医生指导下使用高能量密度型的配方乳。

4. **早产儿配方**　（见第六章第三节婴儿喂养）。

5. **疾病专用配方**　苯丙酮尿症的婴儿应使用低苯丙氨酸配方；对糖链传递缺乏或顽固性抽搐的婴儿或儿童的特殊配方酮体餐。

二、半固体食物与固体食物

半固体、固体食物是能适合婴儿营养需求和进食技能发育的、除乳类以外的其他食物。半固体食物是特别为婴儿制作的或家庭自制的富含营养素的、可调成泥状（茸状）的食物，为婴儿第一阶段的非乳类食物，包括铁强化米粉、水果泥、蔬菜泥（根块类、瓜豆类蔬菜）。

固体食物为婴儿第二阶段的非乳类食物，除提供婴儿营养需求外，制作方法有益于婴儿咀嚼、吞咽功能的发育。如颗粒状的食物、熟软的碎菜、水果片、指状或条状软食（蔬菜、水果、肉类）。

（李晓南）

第三节 婴儿喂养

一、婴儿喂养方式

(一) 母乳喂养

母乳喂养(breast feeding)是自人类进化以来就存在的一种天然喂养方式。纯母乳喂养指除了必需的药物、维生素和矿物质补充剂外,人乳是婴儿唯一的食物来源,不进食任何其他的液体和固体食物,包括水。研究已证实,母乳喂养不仅提供给婴儿最佳的营养,对婴儿期、儿童后期的健康和发育有明显的促进作用,而且对成人期健康也有重要的意义。1992年,世界母乳喂养行动联盟组织发起了一项全球性的活动,确定每年的8月1日至8月7日为"世界母乳喂养周",旨在促进社会和公众对母乳喂养重要性的认识和支持母乳喂养。全世界已经有120多个国家参与此项活动。2002年,世界卫生组织(WHO)和联合国儿童基金会(UNICEF)提出了全球公共卫生建议:保护、促进和支持母乳喂养。全世界的主要健康组织都建议母乳喂养作为婴儿营养的最佳来源,出生后的前6个月进行纯母乳喂养,6个月后引入过渡期食物。母乳喂养可持续至孩子2岁。我国将每年5月20日定于"母乳喂养宣传日"。

1. 母乳喂养的优点

(1)营养合理:人乳中含有的蛋白质、脂肪和乳糖比例合适,易于消化吸收,是婴儿最理想的天然食品,能满足6个月龄婴儿生长发育需要。同时人乳中的生长因子、胃动素、消化酶等能促进胃肠道的发育,提高婴儿对人乳营养素的消化吸收。人乳含有88%的水,正确、充分的母乳喂养可以充分保证6月龄以内婴儿对水的需求,甚至在炎热的天气下只要母乳喂哺充分也无需额外补充水。

(2)免疫保护:人乳中所含有的抗体、乳铁蛋白、吞噬细胞,白介素、低聚糖和核苷酸等多种免疫活性成分为婴儿提供被动保护,增进婴儿抗感染能力,降低腹泻和呼吸道感染。人乳中的免疫物质和活性因子还影响婴儿自身免疫系统的发育,可能是一些免疫相关疾病(如湿疹、哮喘、1型糖尿病、肠道炎性疾病和一些儿童癌症)在母乳喂养儿童中的发生率明显低于人工喂养儿的原因。

(3)增进母子感情:母乳喂养的行为可使母亲与婴儿之间有亲密的接触、拥抱、抚触,可给婴儿深刻、微妙的心理暗示和情感交流,使婴儿获得最大的安全感和情感满足感,对儿童良好情绪的发展十分重要。

(4)促进产后母体恢复和避孕:婴儿吸吮可反射性引起催产素的释放,促使母亲子宫收缩,减少产后并发症。因哺乳可提高血中催乳素水平,抑制卵巢对促滤泡素的反应,使雌二醇下降,抑制垂体对促黄体生成素分泌,使黄体缺乏正常冲动,减少排卵,降低再受孕的机会。乳汁的持续分泌可消耗储备的体脂,有助于减少过多的身体脂肪堆积,降低母亲患2型糖尿病、乳腺癌和卵巢癌的风险。

(5)降低成年期代谢性疾病发生的风险:早期母乳喂养较配方喂养可明显减少成年期肥胖、高血压、高血脂、糖尿病和冠心病的发生率,并且母乳喂养的时间与其预防儿童肥胖的作用呈正相关。因此,母乳喂养有利于成年期代谢性疾病的早期预防。

(6)经济方便:母乳喂养经济(仅1/5配方乳喂养的费用)、方便、温度适宜。减少婴幼儿生病的医疗开支及由此导致的父母误工而带来的经济损失。

2. 建立良好的母乳喂养 成功的母乳喂养应当是母婴双方都积极参与并感到满足。当母亲喂养能力提高,婴儿的摄乳量也将提高。建立良好的母乳喂养需要孕母分泌充足的乳汁,正确的喂养姿势、哺乳时出现有效的射乳反射以及婴儿有力的吸吮。

(1)母亲健康状况:大多数健康的孕妇都具有哺乳的能力,但真正成功的哺乳则需孕妇身、心两方面的准备和积极的措施。首先,要大力宣传母乳喂养的好处,解除孕妇的各种顾虑,建立母乳喂养的信心。同时,保证孕母合理营养,孕期体重增加适当(根据母亲怀孕时的BMI,体重增加大约11~14kg),贮存足够脂肪,供哺乳能量的消耗。妊娠前母亲的BMI宜维持在正常范围内。因消瘦的母亲尽管妊娠期体重增加适当,仍有出生低体重儿的危险;肥胖母亲则有妊娠合并症的危险,如剖宫产、妊娠糖尿病、高血压、出生缺陷和围产期死亡等。妊娠、哺乳妇女适当营养素摄入对胎儿和乳汁的分泌是重要的。若妊娠、哺乳期母亲营养不足可导致胎儿生长受限(FGR)、乳汁中某些营养素不足(如维生素A、B_1、B_6、B_{12}、碘)。妊娠期妇女需增加能量200~300kcal/d(增加15%),哺乳期妇女需增加能量500kcal/d(增加25%);不推荐乳母摄入过多液体(包括汤类食物)以增加人乳分泌量;膳食均衡的健康母亲每周食用1~2次深海鱼可以基本保证乳汁中二十二碳六烯酸(docosahexaenoic acid,DHA)水平。婴儿可以通过乳汁感受到不同种食物的味道,因此,母亲进食不同种类的食物有利于婴儿以后接受不同种类的固体食物(表6-14)。

表6-14 妊娠期妇女营养素需要量

营养素	增加推荐量	最大量或总量
能量	妊娠后3个月200kcal(849kJ)/d	EAR
蛋白质	6 g/d	51g/d
维生素B_1	0.1mg/d	0.9mg/d
维生素B_2	0.3mg/d	1.4mg/d
烟酸	—	RNI
叶酸	100μg/d	300μg/d
维生素C	120mg/d	50mg/d
维生素D	10μg/d	RNI
钙	—	RNI
铁	3mg/d	RNI
镁、锌、铜	—	RNI
碘	100μg/d	250μg/d

(2)乳头保健:母亲的乳头形状大小各有不同。大多数母亲的乳头突出,易于婴儿吸吮。产后做简单的乳头挤、捏护理,每日用清水(忌用肥皂或乙醇之类)擦洗乳头。每次哺乳后可挤出少许乳汁均匀地涂在乳头上,乳汁中丰富的蛋白质和抑菌物质对乳头表皮有保护作用,可防止乳头皮肤皲裂。少数母亲的乳头扁平或内陷(图6-8),常见于初产妇。因妊娠期母亲

乳头皮肤变得松软，约 1/3 的孕妇有不同程度的乳头扁平或内陷。乳头扁平或内陷不影响哺乳，不推荐孕期进行乳头牵拉或使用乳头内陷矫正器。应让母亲知道不是用“乳头喂养”婴儿，而是“乳房喂养”。如方法正确，大部分婴儿仍可从扁平或内陷乳头吸吮乳汁。

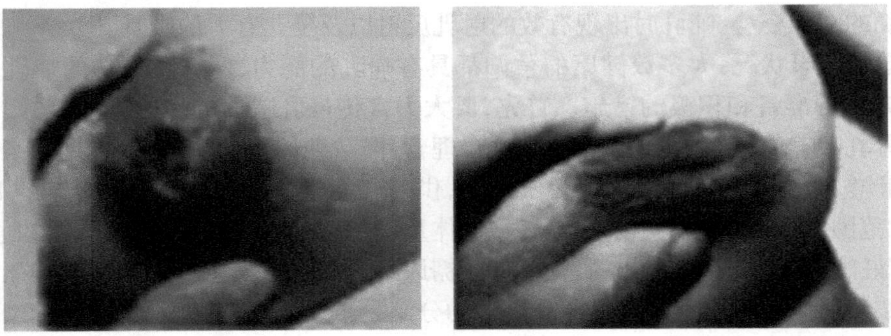

图 6-8 扁平乳头和乳头内陷

(3) 早吸吮：产后乳晕的传入神经特别敏感，诱导催产素分泌的条件反射易于建立。生后 2 周是建立母乳喂养的关键时期，吸吮是主要的条件刺激。婴儿出生后第一次吸吮的时间对成功建立母乳喂养十分关键，应尽早开始第一次吸吮（产后 15 分钟 ~2 小时内）。出生时嗅觉、视觉和触觉的发育使婴儿能本能地实现“乳房爬行（breast crawl）”，帮助婴儿很快找到母亲的乳房，开始第一次吸吮。如果婴儿不能很快开始第一次吸吮，婴儿的警觉关键期即过，转而进入睡眠，婴儿的第一次吸吮被延迟。尽早第一次吸吮亦可减轻婴儿生理性黄疸。因频繁吸吮，刺激肠蠕动，排便增加，减少胆红质的肠肝循环；同时还可减轻生理性体重下降，减少低血糖的发生。

(4) 哺乳次数与时间：适当的哺乳次数有助于维持哺乳与增加乳汁的分泌。0~2 月龄的小婴儿每日多次、按需哺乳，使乳头得到多次刺激，乳汁分泌增加。按需喂哺不仅能维持催乳素在血中较高的浓度，还能保证婴儿有较强的吸吮力。如给婴儿喂过多糖水，常使其缺乏饥饿感，导致婴儿思睡、吸吮无力，则乳母的乳头缺乏刺激，泌乳量减少。3 月龄后，逐渐定时喂养，每 3 小时 1 次，每日约 6 次。4~5 月龄婴儿可逐渐减少夜间哺乳，有利于婴儿日夜规律进食和睡眠，婴儿形成夜间连续睡眠能力。6 月龄后，随着其他食物的引入，哺乳次数随每次奶量的增加逐渐减少至每天 4 次，夜间喂哺逐步停止，但总奶量不减少。

(5) 正确的喂哺技巧：正确的母、婴喂哺姿势是确保顺利母乳喂养的重要条件，可刺激婴儿的口腔动力，有利于吸吮。每次哺乳前，母亲应洗净双手。正确的喂哺姿势有蜡抱式、卧式、抱球式（图 6-9）。无论用何种姿势，都应该让让婴儿的头和身体呈一条直线，婴儿身体贴近母亲，婴儿头和颈得到支撑，嘴贴近乳房，鼻子面向乳头。哺乳前，母亲可用干净手指帮助婴儿口张大，将乳头及大部分乳晕含在嘴中，婴儿下唇向外翻，婴儿嘴上方的乳晕比下方多。婴儿慢而深地吸吮，能听到吞咽声，表明含接乳房姿势正确，吸吮有效（图 6-10）。哺乳过程注意母婴互动交流。正确的喂哺技巧还包括如何唤起婴儿的最佳进奶状态，如哺乳前让婴儿用鼻推压或舔母亲的乳房，哺乳时婴儿的气味、身体的接触都可刺激乳母的射乳反射；等待哺乳的婴儿应是清醒状态、有饥饿感并已更换干净的尿布。

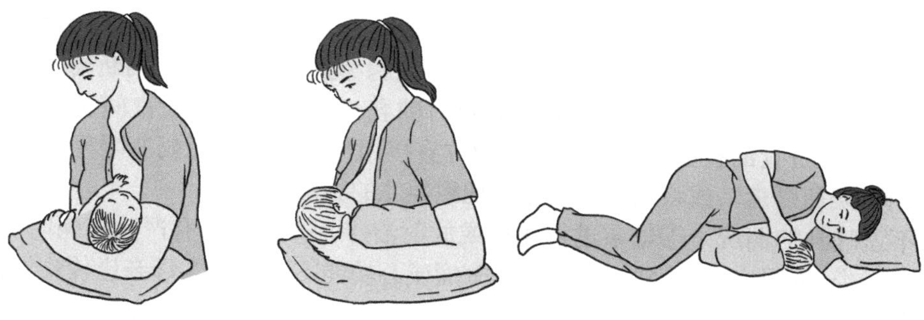

图 6-9　正确的喂哺姿势：蜡抱式、抱球式、卧式
（引自：黎海芪．实用儿童保健学．北京：人民卫生出版社，2016）

（6）促进乳汁分泌：吸乳前让母亲先湿热敷乳房，促进乳房循环血流量。2~3 分钟后，从外侧边缘向乳晕方向轻拍或按摩乳房，促进乳房感觉神经的传导和泌乳。两侧乳房应先后交替进行哺乳。若一侧乳房奶量已能满足婴儿需要，则可每次轮流哺喂一侧乳房，并将另一侧的乳汁用吸奶器吸出。每次哺乳应让乳汁排空。

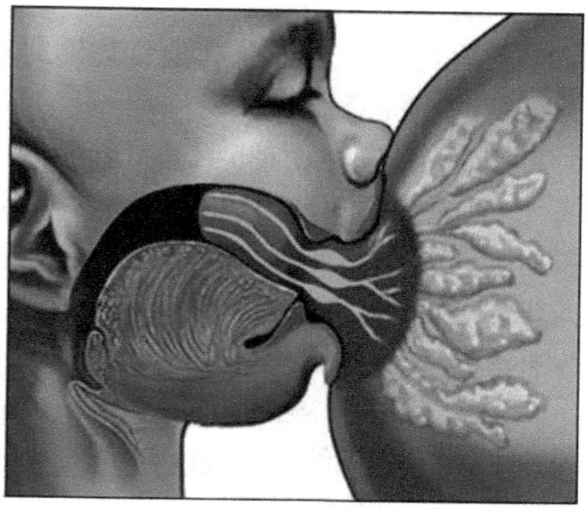

图 6-10　正确的婴儿吸吮方法

（7）乳母心情愉快：因与泌乳有关的多种激素都直接或间接地受下丘脑的调节，下丘脑功能与情绪有关，故泌乳受情绪的影响很大。心情压抑可以刺激肾上腺素分泌，使乳腺血流量减少，阻碍营养物质和有关激素进入乳房，从而使乳汁分泌减少。刻板地规定哺乳时间也可造成精神紧张，故在婴儿早期应采取按需哺乳的方式，并保证乳母的身心愉快和充足的睡眠，避免精神紧张，可促进泌乳。

（8）医院和社区的支持：母婴机构应有明确的母乳喂养书面政策，并应常规传达给员工，每位员工应具备足够的知识、能力及技巧帮助实施母乳喂养；母婴机构应向孕妇及家属宣传母乳喂养的益处及实施方法，并规划和协调出院后母婴相关服务，以便父母及婴儿获得母乳喂养的持续支持。社区妇幼保健工作者的工作地点在社区，离哺乳母亲很近，可以定期家庭随访，讨论母乳喂养问题，交流喂养技巧，同时在需要帮助时提供正确的信息，提出解决困难的方法，以便父母和婴儿获得母乳喂养的持续支持。

3. 母亲外出或开始上班后的喂养　鼓励外出或上班后的母亲坚持母乳喂养，每天哺乳不少于 3 次，在外出或上班时挤出母乳，以保持母乳的分泌量。母乳喂养过程中如乳汁过多，可用吸奶器吸出存放至特备的“乳袋”中。挤出后的人乳，应妥善保存在冰箱或冰包中。母亲可将乳汁短期（<72 小时）贮存于冰箱冷藏室（≤ 4℃），或将富余的乳汁长期（<3 个月）贮存于冰箱冷冻室（<18℃）。食用前用温水加热至 40℃左右即可喂哺，避免用微波炉加热。

4. 断离人乳　每个母乳喂养的婴儿都需要经历断离母亲哺乳的过程。其他食物引入至完全替代人乳为断离人乳期。婴儿满 6 月龄始逐渐以婴儿配方替代人乳，配方乳量至

800ml/d 即可完全替代母乳(12~18 月龄)。如母亲乳汁充足,婴儿生长良好,母亲能按照常规引导婴儿接受其他食物,可持续母乳喂养到 2 岁左右。为了帮助婴儿顺利断离人乳,需培养婴儿良好的进食习惯,如 3~4 月龄后宜逐渐定时哺乳,4~6 月龄逐渐断夜间奶,培养对其他食物的兴趣以及进食的技能等。引入婴儿配方直接用杯喂养可避免奶瓶喂养的问题,如睡时吸奶形成"奶瓶龋齿",或将吸吮奶嘴作为抚慰婴儿的方法。

5. 不宜哺乳的情况　①母亲进行化疗或放射治疗。②母亲患有严重疾病时应停止哺乳,如慢性肾炎、糖尿病、恶性肿瘤、精神病、癫痫或心功能不全等。③母亲患传染性疾病,如各型传染性肝炎的急性期、活动期肺结核、流行性传染病时,不宜哺乳。以配方奶代替喂哺,可定时用吸乳器吸出人乳以防回奶,待母亲病愈,传染期已过,可继续哺乳;HIV 感染儿童中绝大多数来源于母婴传播,建议有良好的母乳代用品时,原则上婴儿不宜母乳喂养;患乳房疱疹者不宜哺乳。④吸毒母亲未戒毒前不宜哺乳。

(二) 部分母乳喂养

人乳与婴儿配方或其他食物同时喂养婴儿为部分母乳喂养。人乳与婴儿配方喂养时有两种情况应注意:

1. 补授法(supplementary grant feeding)　4 月龄内的母乳喂养婴儿体重增长不满意时,常常提示母乳不足。此时用配方粉(或其他乳制品)补充母乳喂养为补授法。补授时,母乳哺喂次数一般不变,每次先哺人乳,将两侧乳房吸空后再以配方粉或兽乳补足人乳不足部分有利于刺激母乳分泌。补授的乳量由婴儿食欲及母乳量多少而定,即"缺多少补多少"。

2. 代授法(surrogate feeding)　母乳喂养婴儿至 6 月龄时,为断离人乳逐渐引入配方粉(或其他乳制品)替代人乳,为代授法。即在某一次母乳哺喂时,有意减少哺喂人乳量,增加配方粉量(或其他乳制品),逐渐替代此次人乳量。依次类推直到完全替代所有的人乳。

6 月龄内的婴儿人乳量不足时,如用代授法,减少了母乳哺喂次数,乳头得到的刺激减少,乳汁分泌降低。6 月龄婴儿如用补授法,婴儿易眷恋母亲,难以断离。

(三) 婴儿配方喂养

6 月龄以内的婴儿由于各种原因不能进行母乳喂养时,完全采用配方粉(formula)喂哺婴儿,称为婴儿配方喂养。

1. 奶具的清洗和消毒　奶瓶喂养婴儿应特别注意选用适宜的奶嘴和奶瓶,每次使用后需彻底清洗并消毒奶瓶、奶嘴,可用专用消毒设备或者沸水中煮沸 5 分钟消毒。一般每日所需奶瓶和奶嘴可一次性置锅内集中消毒备用。

2. 配方奶冲配　冲配奶粉前需清洁相关区域并彻底用肥皂洗净双手。保证冲配奶的饮用水卫生,应用煮沸后冷却的水。严格按照说明冲配配方奶,冲配时先加水再加奶粉,用罐内配套的量勺称量奶粉,如盛 4.4g 配方粉的专用小勺,1 平勺宜加入 30ml 温开水(重量比均为 1∶7)(图 6-11)。避免过稀或过浓造成婴儿营养不良或肾脏损伤。同时奶液宜即冲即食,不宜用微波炉热奶以避免奶液受热不均或过烫,米粉加入奶液不利于婴儿学习吞咽。

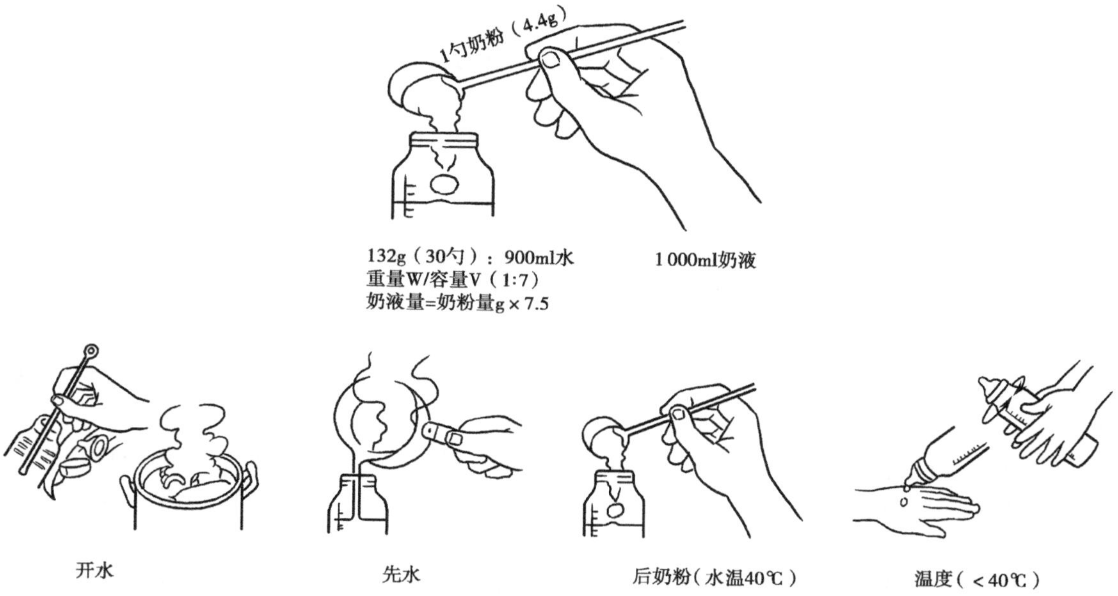

图6-11 规范的调配方法

（引自：黎海芪．实用儿童保健学．北京：人民卫生出版社，2016）

3. **摄入量估计** 配方喂养的婴儿配方粉是其6月龄内的主要营养来源。实际工作中为了正确指导家长或评价婴儿的营养状况，常常需要估计婴儿配方的摄入量。婴儿的体重、RNIs以及配方制品规格是估计婴儿奶量的必备资料。一般市售婴儿配方100g供能约500kcal，婴儿能量需要量为90kcal/(kg·d)，故需婴儿配方约18g/(kg·d)或140ml/(kg·d)。或用月消耗配方量估计日乳量，如月消耗900g配方，相当婴儿进食乳量900ml/d。按规定调配的配方蛋白质与矿物质浓度接近人乳，只要乳量适当，总液量亦可满足需要。

4. **喂养技巧** 与母乳喂养一样，母婴均应处于舒适体位，应用上臂很好地支撑婴儿使其感觉舒适、安全，头和身体呈一直线。喂哺时应握住奶瓶并与婴儿有很好的眼神交流。避免在没有支撑情况下，让婴儿自己含着奶瓶喝奶，易发生呛咳、耳部感染，且在婴儿萌牙后易出现龋齿。喂哺前先滴几滴在手腕内侧试温，确保奶液温度适宜。橡皮奶头孔的大小适宜，使乳汁能缓慢地连续滴出。每次喂哺时间为10~20分钟，不宜过快或过长。每次喂哺后需竖抱轻轻拍背。

（四）过渡期喂养

随着婴儿体格生长、消化道功能和神经心理的逐渐成熟以及对营养素需要量的增加，需要经历由出生时的纯乳类向成人固体食物转换的过渡时期。这一过程从婴儿满6月龄开始，到24月龄时完成。应让婴儿在食物转换过程中逐渐接受固体食物，培养对各类食物的喜爱和自己进食的能力。这一年龄段婴幼儿的特殊性还在于父母及喂养者的喂养行为对其营养和饮食行为有显著的影响。顺应婴幼儿需求的喂养，有助于健康饮食习惯的形成，并具有长期而深远的影响。

1. **引入时间** 引入其他食物的年龄没有严格的规定，应根据婴儿发育成熟状况决定。产后6个月以后，人乳仍然是重要的营养来源，但乳汁中的能量及微量营养素铁、锌、钙水平，不能满足婴儿快速生长发育的需求，必须引入其他营养丰富的食物；胃肠道等消化器官发育已相对完善可消化人乳以外的多样化食物；婴儿的口腔运动功能，味觉、嗅觉、触觉等感知觉，以及心理、认知和行为能力也已准备好接受新的食物，如6月龄婴儿可控制头在需要时转向食物（勺）或吃饱后把头转开；日间定时进食，平均婴儿配方摄入量达800~900ml，或体格生长速度正常（提示人乳量足），均提示婴儿应开始由依赖乳类食物过渡到其他食物。

目前，各个国家在建议引入固体食物喂养的年龄多为4~6月龄。2001年，世界卫生组织建议母乳喂养儿到6月龄之后引入，同时继续母乳喂养。2016年，中华医学会儿科学分会儿童保健学组制定的《0~3岁婴幼儿喂养建议》主张婴儿引入其他食物的年龄在满6月龄开始。

2. 过渡期食物的选择　过渡时期食物在之前称为"辅食"或断乳食物，是除人乳或配方乳（兽乳）外，所添加的富含能量和各种营养素的固体、半固体、液体食物，以及商品化食物（表6-15）。

（1）第一阶段食物（6~8月龄）：半固体食物（semisolid food）或称泥糊状食物为特别制作的婴儿产品或家庭自制的富含营养素的、不含调味品的泥状（茸状）的食物，为婴儿第一阶段的非乳类食物。从物理性状来描述营养源（食物形态），泥糊状食物就是含液体量介于液体食物和固体食物之间的食物，比液体食物干燥，比固体食物稀释，类似稠粥。无论是动物源性食物，还是植物源性食物都可以做成泥糊状。给婴儿首先选择的食物应该易于吸收、满足生长需要，又不易产生过敏的食物。因4~6月龄的婴儿体内贮存铁已消耗，选择的食物还应符合婴儿铁的补充。通常能满足这些条件的食物是强化铁的米粉。其次引入的食物是根块茎蔬菜及绿叶蔬菜、水果，补充少量维生素、矿物质营养外，主要是训练婴儿的味觉。同时，也可尝试动物性食物（红肉类、禽蛋），尤其是红肉，可以很好地补充婴儿需要的铁和锌。

（2）第二阶段食物（9~12月）：固体食物为婴儿第二阶段的非乳类食物。在适应第一阶段食物后，可逐渐增加各大类食物的种类，如肉类、蛋类、鱼类和豆制品。除提供婴儿营养需求外，同时，关注增加食物的稠厚度和粗糙度。食物可加工成碎末状、颗粒状、块状，有益于婴儿咀嚼、吞咽功能的发育。特别建议为婴儿准备一些便于用手抓捏的"手抓食物"，鼓励婴儿尝试自喂，如香蕉块、煮熟的土豆块和胡萝卜块、馒头、面包片、切片的水果和蔬菜以及撕碎的鸡肉等。引入食物的制作应以当地食物为基础，注意食物的营养密度、卫生、制作多样性。此期乳类仍为婴儿营养的主要来源，应继续母乳喂养，或配方奶喂养每天700~800ml。

表6-15　过渡期食物的引入

月龄	食物性状	食物种类			进食技能
		米粉及米面类	蔬菜、水果	肉禽类	
6~8	第一阶段：泥状食物到末状食物	强化铁米粉	蔬菜泥、水果泥（根块类、瓜豆类蔬菜）	逐步添加蛋黄及猪肉、牛肉等动物性食品	抓食 学习用勺
9~12	第二阶段：末状食物到碎状食物	从稠粥过渡到软饭、烂面条	熟软的碎菜、水果片、指状或条状软食（蔬菜、水果）	蛋黄可逐渐增至每天1个，鱼肉、红肉等动物类食物	断奶瓶 学用杯

3. 食物制备的原则

(1)引入的婴儿食物可以是自制的或商业化产品:精心准备的自制食品可提供更多种类具有适宜口味和质地的食物,具有更高的能量密度。商业制作的食品较多,但缺乏蔬菜品种,主要是甜味蔬菜,如胡萝卜和甘薯,而不是有苦味的蔬菜。商品化的食物摄入占比较高的婴儿会导致其蔬菜摄入量减少。需要向父母强调提供各种蔬菜包括苦味的蔬菜作为饮食组成部分的重要性。

(2)婴儿食物应单独制作:要保持原味,不加盐、糖以及刺激性调味品。淡口味食物有利于提高婴幼儿对不同天然食物口味的接受度,减少偏食、挑食的风险。同时,降低儿童期及成人期肥胖、糖尿病、高血压、心血管疾病的风险。

(3)抚养人应该接受关于食物安全制备、喂养和储存的建议:选择安全、优质、新鲜的食材。制作过程始终保持清洁卫生,生熟分开。饭前洗手,保持餐具和进餐环境清洁。妥善保存和处理剩余食物,避免食物污染引起腹泻。

4. 引入方法

(1)食物转换循序渐进:儿童喜爱他们所熟悉的食物,这不是食物本身的特点,而是儿童从自己的经历中获得。婴儿最初的对新食物的抵抗可通过多次体验改变。因此,过渡期喂养是在满足基本奶量的基础上对其他食物逐渐习惯的过程,在婴儿健康且情绪良好时开始,遵循由少到多、由稀到稠、由细到粗、循序渐进的原则。每次只添加一种新食物,适应一种食物后再添加其他新的食物。每引入一种新的食物应适应 3~5 天,以刺激味觉的发育。在婴儿适应多种食物后可以混合喂养,如米粉拌蛋黄、肉泥蛋羹等。引入新的食物时应注意观察是否出现呕吐、腹泻、皮疹等不良反应,单一食物引入的方法可帮助了解婴儿是否出现食物过敏。给予婴儿食量取决于完成的基础奶量,7 月龄后可代替 1~2 次乳量。

(2)培养进食技能:父母及喂养者应有意识地利用婴幼儿感知觉,以及认知、行为和运动能力的发展,为婴幼儿提供多样化,且与其发育水平相适应的食物和餐具,逐步训练和培养婴幼儿的自主进食能力,达到与家人一致的规律进餐模式。如用勺、杯进食可帮助口腔动作协调,学习吞咽;7~9 月龄后食物的质地从泥糊状过渡到碎末状可帮助学习咀嚼,增加食物的能量密度。提供条状、指状食物,允许其手抓食物,既可增加婴儿进食的兴趣,又有利于眼手动作协调和培养独立能力。当婴儿会独坐且可以拇掌抓物时,开始让婴儿用杯子尝试喝水;当婴儿开始拇示指抓物时,喜欢尝试着自己握杯子,尽管尚不能很好掌握用杯子喝奶或水的技巧,仍可以开始尝试用杯子喂哺婴儿少量人乳、配方奶或水。婴儿自我进食时家长应容忍洒落和狼藉,可事先在地上铺好相应的地垫以便于清洁。

(3)提倡顺应喂养:顺应喂养(responsive feeding)要求父母需要根据婴幼儿的年龄准备好合适的辅食,并按婴幼儿的生活习惯决定辅食喂养的适宜时间;从开始添加辅食起就应为婴幼儿安排固定的座位和餐具,营造安静、轻松的进餐环境,杜绝电视、玩具、手机等的干扰。在婴幼儿喂养过程中,父母应及时感知婴幼儿发出的饥饿或饱足的信号,充分尊重婴幼儿的意愿,耐心鼓励,但决不能强迫喂养。喂哺的过程是一个亲子互动过程,父母应与婴儿要有充分地眼神交流和语言交流。进餐过程中应鼓励婴幼儿手抓食物自喂,或学习使用餐具,以增加婴幼儿对食物和进食的兴趣。

5. 餐次和进餐时间　为培养婴幼儿良好的作息习惯,方便家庭生活,从开始起就应将添加固体食物喂养安排在家人进餐的同时或相近时。婴幼儿的进餐时间应逐渐与家人一日三餐的进餐时间一致，并在两餐之间，即早餐和午餐、午餐和晚餐之间，以及睡前额外增加1次喂养。婴儿满6月龄后应尽量减少夜间喂养。一般7~9月龄婴儿每天固体食物喂养2次，母乳喂养4~6次；10~12月龄婴儿每天固体食物喂养2~3次，母乳喂养4次。婴幼儿注意力持续时间较短，一次进餐时间宜控制在20分钟以内。

二、婴儿喂养建议

(一) 小于6月龄

1. 乳类　建议婴儿出生后至6月龄(180日龄以内)纯母乳喂养，从出生时每天8~10次频率逐渐减少至每天6次，人乳不足时可采用婴儿配方奶补充。

2. 维生素与矿物质补充　足月新生儿生后数日即开始补充维生素D 400IU(10μg/d)，无需补钙剂。

3. 识别婴儿饥饿及饱腹信号　家长及时应答是早期建立良好进食习惯的关键。

4. 应用生长曲线　定期评价婴儿营养状况。

注：每日约6~8次小便提示液体量充足，不必另加水或其他果汁。

(二) 6~8月龄

1. 乳类　人乳仍然是这一阶段婴儿最主要的营养来源，每日哺乳，5~6次；人乳应占婴儿每天能量供给的2/3；选择配方奶的婴儿，奶量为700~900ml/d，逐渐停夜间哺乳。

2. 米粉及米面类　首先从铁强化米粉开始添加，可以用奶冲调，7月龄开始添加厚稠粥和面条，每餐30~50g。

3. 蔬菜、水果类　开始引入蔬菜泥(瓜类、根块类、豆荚类)到水果泥，食物质地由泥糊状逐渐过渡到碎末状，每日1~2次，每次1~2勺。

4. 肉类　7月龄开始逐步添加蛋黄、猪肉、牛肉等动物性食品。

5. 维生素与矿物质补充　婴儿仍需要补充维生素D 400IU(10μg/d)，奶量保证条件下无需补充钙剂；6月龄进行血常规检查以筛查缺铁性贫血。

6. 进食能力训练　固体食物用勺喂，当婴儿可以独坐时，可以考虑坐高椅上与成人共同进餐；食物质地从泥状过渡到碎末状。

注：每种新的菜泥引入需3~5天，观察婴儿是否耐受；菜泥中无盐、油，不加糖或水、果汁。

(三) 9~11月龄

1. 乳类　坚持母乳喂养，喂养频率减少至每天4次，婴儿配方喂养乳量约800ml/d。

注：如母亲乳汁充足，婴儿发育良好，可不必以婴儿配方乳代替人乳。

2. 米粉及米面类　从稠粥过渡到软饭，每天约100g，2餐(100~150g)。

3. 水果、蔬菜类　每日水果50g、碎菜50~100g。

4. 肉蛋类　每天以红肉类为主动物性食物25~50g，蛋黄可逐渐增至每天1个。

5. 维生素与矿物质补充　婴儿仍需要补充维生素D 400IU(10μg/d)，奶量保证条件下无需补充钙剂；这一阶段是缺铁性贫血的高发阶段，仍需重点关注铁营养状况。

6. 进食能力训练　逐步增加食物多样性，过渡到成人食物。学习自己用勺进食，用杯喝奶；与成人同桌进餐1~2次。

注意：可让婴儿手拿“条状”或“指状”水果蔬菜，学习咀嚼；食入肉类量不影响乳量；1

岁前不给蜂蜜或糖水。

（四）12~24 月龄

1. 乳类　可坚持母乳喂养到 2 岁，每天 2~3 次，婴儿配方喂养乳量约 500ml/d。

2. 米粉及米面类　逐步过渡到与成人食物质地相同的饭、面每天约 100~150g。

3. 水果、蔬菜类　每日水果 100~150g、蔬菜 200~250g。

4. 肉蛋类　每天动物性食物 50g~80g，鸡蛋 1 个。

5. 维生素与矿物质补充　仍需要补充维生素 D400~600IU，奶量保证条件下无需补充钙剂。

6. 注重饮食行为培养　允许自我进食狼藉，12 月龄用吸管杯饮水，15 月龄停用奶瓶；与成人同桌进餐 3 次。

注意：鼓励 1 岁以上的幼儿摄入富含纤维的水果。注意偏食挑食情况，重点评估饮食行为。

三、常见婴儿喂养问题

1. 溢乳（galactorrhea）　15% 的婴儿常出现溢乳，可因过度喂养、不成熟的胃肠运动类型、不稳定的进食时间引起。同时，婴儿胃水平位置，韧带松弛，易折叠；贲门括约肌松弛而幽门括约肌发育良好等消化道的解剖生理特点，使 6 月龄以内的小婴儿常常出现胃食管反流（gastroesophageal reflex，GER）。此外，喂养方法不当，如奶头过大、吞入气体过多时，婴儿也往往出现溢乳。应避免过量、过频进食，按需喂养或顺应喂养。哺乳后竖抱婴儿 30 分钟，避免频繁改变婴儿体位，以减少胃内容物刺激食管下端。

2. 乳头疼痛和乳头皲裂　是常见的母乳喂养并发症，主要原因在于不正确的含接姿势以及婴儿的位置。另外还需警惕乳管阻塞、供大于求、皮肤病和血管痉挛。58% 的乳头疼痛经过调整含接姿势及婴儿的位置就能得到解决。乳头皲裂引起的疼痛常见于第 1 周的磨合阶段，不会造成长期的疼痛或不适，正确的含接姿势可预防皲裂，试着每次喂奶的时候变换婴儿的姿势，尽可能将乳房暴露在空气中晾晒，不要佩戴塑料保护膜或带有塑料层的防溢乳垫，每次哺乳后挤出几滴乳汁，涂抹在乳头上并自然风干。天气干燥时可以擦一些提纯的低敏绵羊油。多数情况下乳头疼痛只是暂时性问题，不会妨碍母乳喂养的成功率。

3. 母乳性黄疸（breast-feeding jaundice）　指发生在健康足月的纯母乳喂养儿中的以未结合胆红素升高为主的高胆红素血症。分为早发型和迟发型两种类型。母乳性黄疸的主要原因尚不清楚，可能是人乳中未识别的因子使新生儿胆红素代谢的肝 - 肠循环增加和尿苷二磷酸葡萄糖醛酸转移酶（UDPGT）活性异常所致。健康足月母乳喂养儿生后 3~4 天发生的高胆红素血症，除外溶血因素以及其他疾病，称为早发型母乳性黄疸。迟发型母乳性黄疸常在生后 7~14 天出现，黄疸持续 2~3 周甚至 2~3 个月才消退。婴儿除黄疸外健康，吃奶好，尿、便正常，体重增长满意。停母乳喂养 24~72 小时，胆红素迅速下降约 50%，重新哺乳胆红素可再度升高，但不会达到原来的水平。按需哺乳（频率 ≥ 8 次 /24 小时）有助于预防母乳相关性黄疸的发生，诊断母乳性黄疸的婴儿不应该中断母乳喂养。母乳相关性黄疸婴儿胆红素水平低于光疗界值时不需要治疗。

4. 换乳困难　母亲重返工作后，因人乳分泌逐步减少或母亲不能按时亲哺，婴儿需要由母乳喂养转换婴儿配方喂养或用奶瓶喂养。由于母乳喂养的婴儿已习惯人乳味道，特别是母乳喂养的婴儿眷恋，往往拒绝奶瓶；同时婴儿的口腔可敏感区别乳胶乳头与母亲的乳头。建议抚养人给婴儿换乳时要有耐心，可在婴儿饥饿时用配方乳代替母乳或先喂婴儿配方乳，后再喂人乳，或在母乳喂养过程先用奶瓶喂人乳，后逐渐增加配方乳量。也可用勺喂养或把配方奶加入米糊中喂养，逐渐增加使用奶瓶喂养次数可帮助婴儿逐渐从母乳喂养换为配方乳与奶瓶。此外，对拒绝配方奶喂养的婴儿也要除外牛奶蛋白过敏，可结合奶蛋白过敏的其他症状如进食配方奶后出现湿疹、口周红肿、腹泻或呕吐等进行判断。

5. 食物引入过早或过晚 引入固体食物过早容易因婴儿消化系统不成熟而引发胃肠不适，进而导致喂养困难或增加感染、过敏等风险。引入固体食物过早也是母乳喂养提前终止的重要原因，并且是儿童和成人期肥胖的重要风险因素。过晚添加食物，则增加婴幼儿蛋白质、铁、锌、碘、维生素A等缺乏的风险，进而导致营养不良以及缺铁性贫血等各种营养缺乏性疾病，并造成长期不可逆的不良影响。过晚引进固体食物也可能造成喂养困难，增加食物过敏风险等。由于疾病等各种特殊情况而需要提前或推迟添加其他食物的婴儿，必须在医师的指导下选择其他食物添加时间，但一定不能早于满4月龄前，并在满6月龄后尽快添加。

6. 体重增长不足 如果婴儿无疾病，其体重增长不足的最主要原因是能量摄入不足。小婴儿主要是喂养不当引起，或人乳量不足。母亲乳汁充足，婴儿体重增长不足应排除疾病，必要时转诊。6月龄以上的婴儿要分析食物的结构和摄入量，母乳喂养的婴儿，引入其他食物的能量需要为6~8月龄200kcal/d，9~11月龄300kcal/d，12~23月龄550kcal/d。如8~9月龄的婴儿已可接受能量密度较高的成人固体食物，但经常食用能量密度低的食物（汤面、稀粥、汤饭、米粉），或摄入液量过多，婴儿可表现进食后不满足，体重增长不足甚至下降，或常于夜间醒来要求进食。婴儿后期消化功能发育较成熟，应逐渐增加高能量密度、高蛋白质易于消化的食物满足生长需要。不宜经常食用含水量为主，能量密度低的食物，如稀粥、肉汤等，因婴儿食物构成仍有较多的乳类，食物质地较软，含水量足够。

7. 进餐频繁 胃的排空与否与消化能力密切相关。6月龄后婴儿进餐仍频繁（超过每天7~8次），或夜间进食，使胃排空不足，影响婴儿食欲。一般安排婴儿一日六餐有利于消化系统。胃排空与食糜的组成有关，脂肪、蛋白质可延长排空时间。如凝块大、脂肪多的食物影响胃的蠕动和分泌功能，胃内停留时间较长。水在胃的排空时间约0.5~1小时，人乳约2~3小时，牛乳3~4小时，混合食物4~5小时。温度、年龄、全身状况亦可影响排空时间。

8. 喂养困难 大多数儿童经历各种味道、质地和各种喂养方法后会自然进食。反射性吸吮和饥饿提供最初的进食动力。然而，在儿童发育的任何阶段，生理的因素和病理的疾病均可干扰儿童进食。如难以适应环境、过度敏感气质的婴儿常常有不稳定的进食时间，常常表现感觉或行为为主的喂养困难，睡觉时喂哺；唇、腭裂婴儿吸吮时不能关闭口腔，产生无效吸吮；发育迟缓或其他并发症导致的运动性喂养障碍，如脑瘫儿童表现口腔运动或吞咽功能不全，即吸吮差或吐舌，不能从勺中吃，不能咀嚼固体食物，有时会被液体或固体在吸气时噎塞，导致口腔摄食差，生长不足。适当、早期评价和治疗儿童喂养问题，可减少营养、生长、发育问题的发生。

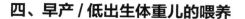

四、早产/低出生体重儿的喂养

据世界卫生组织统计，早产、窒息和感染性疾病始终是全球新生儿死亡的三大主要原因。我国早产儿发生率约 7%~8%，在全球属于中等水平，但由于人口基数大，每年出生早产儿达 120 万左右，约占全球早产儿总数的 10%，居世界第二位。早产儿的健康已成为备受瞩目的医学和社会问题，科学的营养管理是提高其存活率与生命质量有效的健康干预措施之一，不仅关系到近期的生长发育，而且直接影响到远期结局。

（一）早产儿消化系统及营养代谢特点

1. 消化系统的生理特点　早产儿吸吮力弱，吞咽不协调。虽然胃肠道解剖结构分化完成，但胃容量小，胃肠动力功能差，消化吸收能力弱，黏膜屏障功能尚未发育成熟，免疫应答不完善。因此，胎龄越小的早产儿出生后喂养问题越为突出，发生喂养不耐受、消化功能紊乱和坏死性小肠结肠炎的风险越高。

2. 营养代谢需求　早产儿的营养需求是基于正常胎儿在宫内各种营养素的沉积速率而定的，不同胎龄需求不同。由于早产儿提早出生，在宫内的营养储备低，而出生后各种并发症的影响使其代谢消耗增加，对能量和营养素的需求实际上大于正常胎儿在宫内的营养需求。

我国早产/低出生体重儿喂养建议指出，在制定早产儿营养管理的目标时应当基于不同的出生体重和不同的年龄阶段。早产儿以出生体重分类，包括低出生体重儿（出生体重<2 500g）、极低出生体重儿（<1 500g）和超低出生体重儿（<1 000g）。早产儿由于胎龄和出生体重不同，他们在宫内营养储备的差别很大，出生后对营养素和能量的需求不同。"不同年龄阶段"中，第一阶段为"转变期"，即生后 7 天以内，此时的目标是维持早产儿生命体征的稳定及营养和代谢的平衡；第二阶段是"稳定-生长期"，即临床状况平稳至出院，此时的目标是达到正常胎儿在宫内的增长速率 15~20g/（kg·d）；第三阶段是"出院后时期"，指出院至 1 岁，此时的目标是帮助早产儿达到理想的追赶性生长。随着早产儿的逐渐成熟及其生长和代谢所发生的变化，他们对营养素的需求也相应改变。因此，对早产儿的喂养策略随个体不同、年龄段不同而有所差异。

（二）早产儿的乳类选择

1. 人乳　研究数据表明早产人乳成分与足月人乳不同（表 6-16），早产儿母亲的乳汁如同宫内胎盘作用的延续，营养价值和生物学功能更适于早产儿的需求。如蛋白质含量高，利于早产儿的快速生长；乳清蛋白与酪蛋白的比例达 70∶30；脂肪和乳糖量较低，易于吸收；钠盐较高，利于补充早产儿的丢失。世界卫生组织等积极倡导在新生儿重症监护病房进行母乳喂养，如生母乳汁不足，则以捐赠的人乳喂养，以降低早产相关疾病的发生率，如喂养不耐受、坏死性小肠结肠炎、慢性肺疾病、早产儿视网膜病、生长和神经发育迟缓。其保护机制在于人乳中含其他哺乳类动物乳汁中缺乏的成分如各种激素、生长因子、免疫活性物质、长链多不饱和脂肪酸、多种寡聚糖等，具有促进胃肠功能成熟、调节免疫、抗感染、抗炎、抗氧化的作用。人乳中还含有多种未分化的干细胞，潜在影响早产儿的远期健康。迄今为止，已有大量的证据显示出早产人乳具有任何配方奶都无法替代的优势，并且其益处呈现出剂量与效应的关系，即早产儿摄入人乳量越多获益越大。因此，母乳喂养是早产儿首选的喂养方式，并至少应纯母乳喂养持续至 6 月龄以上。

表6-16 早产儿与足月儿母亲乳汁成分的比较

成分	早产过渡乳 6~10日	早产成熟乳 22~30日	足月成熟乳 ≥30日
蛋白质(g/L)	19 ± 0.5	15 ± 1	12 ± 1.5
IgA,mg/g 蛋白质	92 ± 63	64 ± 70	83 ± 25
非蛋白氮(% 总氮)	18 ± 4	17 ± 7	24
脂肪(g/L)	34 ± 6	36 ± 7	34 ± 4
碳水化合物(g/L)	63 ± 5	67 ± 4	67 ± 5
能量(kcal/L)	660 ± 60	690 ± 50	640 ± 80
钙(mmol/L)	8.0 ± 1.8	7.2 ± 1.3	6.5 ± 1.5
磷(mmol/L)	4.9 ± 1.4	3.0 ± 0.8	4.8 ± 0.8
镁(mmol/L)	1.1 ± 0.2	1.0 ± 0.3	1.3 ± 0.3
铁(mg/L)	23(0.4)	22(0.4)	22(0.4)
锌(μmol/L)	58 ± 13	33 ± 14	15~46
铜(μmol/L)	9.2 ± 2.1	8.0 ± 3.1	3.2~6.3
锰(μg/L)	6.0 ± 8.9	7.3 ± 6.6	3.0~6.0
钠(mmol/L)	11.6 ± 6.0	8.8 ± 2.0	9.0 ± 4.1
钾(mmol/L)	13.5 ± 2.2	12.5 ± 3.2	13.9 ± 2.0
氯(mmol/L)	21.3 ± 3.5	14.8 ± 2.1	12.8 ± 1.5

注:引自 Reginald C.Tsang,Ricardo Uauy,BertholdKoletzko,et al.Nutrition of the Preterm Infant:Scientific Basisi and Practical Guidelines.2ndEd.Cincinnati,Ohio:Digital Educational Publishing,Inc,2005

2. 强化人乳(人乳 + 人乳强化剂) 适用于母乳喂养、胎龄 <34 周、出生体重 <2 000 克的早产儿。纯母乳喂养的低出生体重早产儿摄入包括蛋白质在内的许多营养素不够其生长所需,生长速度较慢。人乳内的钙和磷含量较低,易导致早产儿骨发育不良和代谢性骨病的危险。因此,目前国际上推荐母乳喂养的低出生体重早产儿使用含蛋白质、矿物质和维生素的人乳强化剂(breast milk fortifier,BMF)以确保预期的营养需求。添加时间是当早产儿耐受 60~80ml/(kg·d)的母乳喂养之后。一般按标准配制的强化人乳可使其蛋白质达 2.5~2.6g/dl,热卡密度达 80~85 kcal/dl。

3. 早产儿配方奶 早产儿配方奶(formula for premature infant)适用于胎龄 <34 周、出生体重 <2 000 克的早产儿在住院期间应用。早产儿配方奶保留了人乳的优点,补充人乳对早产儿营养需要的不足。其特点是:①蛋白质:含量较人乳和婴儿配方奶高,约 2.7~3.0/100kcal,而且其氨基酸组成更适合早产儿快速增长的生理需要。②脂肪:提供满足生长所需的高热量,必需脂肪酸促进神经系统的发育,同时辅助其他重要营养成分如钙、脂

溶性维生素的吸收。③碳水化合物：含 40%~50% 乳糖和 50%~60% 多聚葡萄糖组成的碳水化合物混合体，供给所需要热量，而不增加血渗透压。④维生素和矿物质：添加了更多的维生素、钙、磷、铁、钠、锌、铜和硒等营养素，以满足早产儿生长代谢的需求。

4. 早产儿过渡配方奶　早产儿过渡配方奶（premature infant transitional formula）适用于有营养不良高危因素的早产儿出院后一段时期内应用。其配方成分见表 6-17。

表 6-17　不同配方奶主要成分表（每 100ml 的含量）

	婴儿配方奶	早产儿配方奶	早产儿过渡配方奶
热卡（kcal）	67.2~68.0	80.0~81.0	72.0~74.0
蛋白质（g）	1.45~1.69	2.20~2.40	1.85~1.90
脂肪（g）	3.5~3.6	4.1~4.3	3.4~4.1
碳水化合物（g）	7.3~7.6	8.6~9.0	7.7~8.0
钙（mg）	51~53	134~146	77~90
磷（mg）	28~36	67~73	46~49
铁（mg）	1.0~1.2	1.2~1.4	1.3~1.4
钠（mmol）	0.71~1.17	1.3~1.5	1.0~1.1
钾（mmol）	1.74~1.89	2.1~2.7	1.9~2.2
氯（mmol）	1.13~1.44	1.9~2.0	1.5~1.7
VitA（IU）	200~204	250~1 000	330~340
VitD（IU）	40.5~41.0	70.0~192.0	52.0~59.0
VitE（IU）	1.35~1.36	3.2~5.0	2.6~3.0
VitK（μg）	5.4~5.5	6.5~9.7	5.9~8.0

注：引自 Reginald C.Tsang，Ricardo Uauy，Berthold Koletzko，et al.Nutrition of the Preterm Infant：Scientific Basisi and Practical Guidelines.2ndEd.Cincinnati，Ohio：Digital Educational Publishing，Inc，2005；Koletzko B，Poindexter B，Uauy R，et al.Nutrition Care of Preterm Infants，scientific basis and practical guidelines.Germany：S Karger Pub，2014

（三）早产儿喂养方法

1. 住院期间的喂养　无先天性消化道畸形及严重疾患、血流动力学相对稳定的早产儿应在 24~48 小时内尽早开奶。在住院早期肠内营养不足部分由肠外营养补充供给。

（1）经口喂养：适用于胎龄 ≥ 32~34 周，吸吮、吞咽和呼吸功能协调的早产儿。胎龄 ≥ 34~36 周、临床状况稳定的早产儿可以母婴同室，学习直接哺乳。

（2）管饲喂养：胎龄 <32~34 周早产儿，吸吮和吞咽功能不全，因疾病本身或治疗的因素不能经口喂养或作为经口喂养不足的补充。在管饲喂养期间应同时进行非营养性吸吮，以促进胃肠功能成熟和为直接哺乳做准备。管饲喂养奶量见表 6-18。

表 6-18 早产儿管饲喂养量与添加速度

出生体重(g)	间隔时间	开始用量[ml/(kg·d)]	添加速度[ml/(kg·d)]	最终喂养量[ml/(kg·d)]
<750	q.2h.	≤ 10	15	150
750~1 000	q.2h.	10	15~20	150
1 001~1 250	q.2h.	10	20	150
1 251~1 500	q.3h.	20	20	150
1 501~1 800	q.3h.	30	30	150
1 800~2 500	q.3h.	40	40	165
>2 500	q.4h.	50	50	180

注:引自中华医学会肠外肠内营养学分会儿科学组,中华医学会儿科学分会新生儿学组,中华医学会小儿外科学分会新生儿外科学组,中国新生儿营养支持临床应用指南(2013)

住院期间喂养应密切监测每日体重、出入量和有无喂养不耐受的情况,喂养不足部分由肠外营养进行补充。在喂养过程中应采取个体化的策略和处理方法,提倡母乳喂养,尽早开奶,根据耐受情况增加奶量,逐渐从肠外营养过渡到完全肠内营养,由管饲过渡到经口喂养或直接哺乳。

2. 出院后的喂养 鉴于大多数胎龄小的早产儿出院时还未到预产期(胎龄 40 周),他们生后早期在能量和蛋白质方面已有较大的累积缺失,体内其他营养物质的储备,如维生素和矿物质等均达不到相应胎龄的标准,相当一部分早产儿已出现生长曲线的偏离。因此早产儿出院后需要继续强化营养已成为共识,其目的是帮助早产/低出生体重儿达到理想的营养状态,满足其正常生长和追赶性生长两方面的需求。婴儿的正常生长轨迹受遗传学和性别的影响,而追赶性生长则取决于胎龄、出生体重、并发症及其严重程度、住院期间的营养和出院前的生长状况等多种因素,个体之间的差异很大,因此出院后的喂养策略是个体化的。

(1)出院时营养风险程度的分类:早产儿出院前应进行喂养和生长的评估,根据胎龄、出生体重、喂养状况、生长评估以及并发症将营养风险的程度分为高危、中危和低危三类(表 6-19),这是出院后个体化营养指导的基础。

表 6-19 早产儿营养风险程度的分类

早产儿分级	1. 胎龄(周)	2. 出生体重(g)	3. 宫内生长迟缓	4. 经口喂养	5. 奶量[ml/(kg·d)]	6. 体重增长(g/d)	7. 宫外生长迟缓	8. 并发症[a]
高危早产儿(HR)	<32	<1 500	有	欠协调	<150	<25	有	有
中危早产儿	32~34	1 500~2 000	无	顺利	>150	>25	无	无
低危早产儿	>34	>2 000	无	顺利	>150	>25	无	无

注:[a] 并发症包括支气管肺发育不良、坏死性小肠结肠炎、消化道结构或功能异常、代谢性骨病、贫血、严重神经系统损伤等任一条

早产儿营养风险程度的分类是相对的，如中危或低危分类中具备高危分类标准者应升为高危或中危级别进行管理。出院后需通过定期随访监测进行连续评估来调整喂养方案。

（2）个体化喂养方案：根据出院时营养风险程度评估选择喂养方案（表 6-20）。喂养方案的选择既要考虑到早产儿营养风险程度的分类，又要根据随访中监测的早产儿生长速率和水平、摄入奶量等综合因素进行调整，使早产儿达到理想适宜的生长状态。

表 6-20 早产儿个体化喂养方案

早产儿分级	母乳喂养	部分母乳喂养	配方奶喂养
高危早产儿	足量强化母乳喂养（80~85kcal/100ml）至 38~40 周后，人乳强化调整为半量强化（73kcal/100ml）；鼓励部分直接哺乳、部分人乳 + 人乳强化剂的方式，为将来停止强化、直接哺乳做准备	①人乳量 >50%，则足量强化人乳 + 早产儿配方至胎龄 38~40 周，之后转换为半量强化人乳 + 早产儿过渡配方 ②人乳量 <50%，或缺乏人乳强化剂时，鼓励直接哺乳 + 早产儿配方（补授法）至胎龄 38~40 周，之后转换为直接哺乳 + 早产儿过渡配方（补授法）	应用早产儿配方至胎龄 38~40 周后转换为早产儿过渡配方
	据早产儿生长和血生化情况，一般需应用至校正 6 月龄左右，在医生指导下补充维生素 A、D 和铁剂		
中危早产儿	足量强化母乳喂养（80~85kcal/100ml）至 38~40 周后人乳强化调整为半量强化（73kcal/100ml）；鼓励部分直接哺乳、部分人乳 + 人乳强化剂的方式，为将来停止强化、直接哺乳做准备	①人乳量 >50%，则足量强化人乳 + 早产儿配方至胎龄 38~40 周后转换为半量强化人乳 + 早产儿过渡配方 ②人乳量 <50%，或缺乏人乳强化剂时，鼓励直接哺乳 + 早产儿配方（补授法）至胎龄 38~40 周，之后转换为直接哺乳 + 早产儿过渡配方（补授法）	早产儿配方至胎龄 38~40 周后转换为早产儿过渡配方
	根据早产儿生长和血生化情况，一般需应用至校正 3 月龄左右。在医生指导下补充维生素 A、D 和铁剂		
低危早产儿	直接哺乳，给予母亲饮食指导和泌乳支持；按需哺乳，最初喂养间隔 <3 h，包括夜间；特别注意补充维生素 A、D 和铁剂	直接哺乳 + 普通婴儿配方（补授法），促进泌乳量	采用普通婴儿配方
	如生长缓慢（<25g/d）或血碱性磷酸酶升高、血磷降低，可适当应用人乳强化剂，直至生长满意及血生化正常	如生长缓慢（<25g/d）或奶量摄入 <150ml/(kg·d)，可适当采用部分早产儿过渡配方，直至生长满意	

注：引自《中华儿科杂志》编辑委员会，中华医学会儿科学分会儿童保健学组，中华医学会儿科学分会新生儿学组．早产、低出生体重儿出院后喂养建议．中华儿科杂志，2016，(10)：6-12

(3) 出院后强化营养支持的时间：因早产儿的个体差异，不能以某一个体重或时间的标准而定。对大多数早产儿来说，建议强化喂养至校正月龄 3~6 个月，胎龄较大则强化时间较短，胎龄小则强化时间较长。要根据早产儿体格生长各项指标在同月龄的百分位数，最好达到 20~25 百分位，而且要看个体增长速率是否满意。在准备停止强化喂养时应逐渐降低配方奶的热卡密度至 67kcal/100ml，即转换为纯人乳或婴儿配方奶。其间也需密切监测早产儿的生长情况，如有增长速率和各项指标的百分位数下降等，酌情恢复部分强化，直至生长满意。要注意不同情况的早产儿（如不同喂养方式、有无生长受限、有无慢性疾病等）其出院后强化营养的时间和力度不同。临床医生要根据早产儿出院后定期随访中营养状况及其体重、身长和头围的生长曲线是否正常等进行判断，充分考虑个体差异是十分必要的。

(4) 其他食物的引入：早产儿添加其他食物的年龄有个体差异，与其发育成熟水平有关。胎龄小的早产儿引入时间相对较晚，一般不宜早于校正月龄 4 个月，不迟于校正月龄 6 个月。添加其他食物过早会影响摄入奶量，或导致消化不良，添加过晚会影响多种营养素的吸收和造成进食困难。

(5) 其他营养素的补充：①维生素 D：根据我国《维生素 D 缺乏性佝偻病防治建议》，早产 / 低出生体重儿生后即应补充维生素 D 800~1 000U/d，3 个月后改为 400 U/d，直至 2 岁。该补充量包括食物、日光照射、维生素 D 制剂中的维生素 D 含量。②铁剂：早产 / 低出生体重儿铁储备低，生后 2 周需开始补充元素铁 2~4mg/（kg·d），直至校正年龄 1 岁。该补充量包括强化铁配方奶、人乳强化剂、食物和铁制剂中的铁元素含量。

(6) 喂养评估：在出院后的随访过程中，需要定期进行喂养评估。尤其出院后早期，由于环境、生活节律和喂养方式的改变，使部分住院时间较长的早产儿产生不适应的表现，如母乳喂养不顺利、哺乳困难、进食奶量明显减少、呛奶、呕吐、大便不通畅等，甚至会导致短期内体重减轻，使再次入院概率增加。出院前的宣教、母婴间的接触和喂养指导，出院后一周内及时的沟通和干预是非常必要的。对早产儿的喂养评估应包括喂养方式（乳类）、每天所摄入的奶量、每次喂奶所需时间、吸吮和吞咽的协调及排便情况，对开始添加辅食的婴儿应询问食物种类、添加次数、接受程度和咀嚼能力等。喂养效果体现在理想的生长，需定期评估早产儿的体重、身长、头围和体重 / 身高，有条件时还需要血生化、骨密度、体成分测定等多项指标进行全面的评价。

（李晓南　王丹华）

第四节　儿童膳食安排

一、幼儿膳食

（一）幼儿进食特点

1. 生长速度减慢　1 岁后儿童生长逐渐平稳。因此，幼儿进食相对稳定，较婴儿期旺盛的食欲相对略有下降（表 6-21）。

表 6-21 生长与能量需要

年龄	体重增加	身长增长	头围增长	RNI
0~3 月龄	30(g/d)	3.5(cm/ 月)	2.00(cm/ 月)	110kcal/(kg·d)
3~6 月龄	18(g/d)	2.1(cm/ 月)	1.00(cm/ 月)	95kcal/(kg·d)
6~9 月龄	13(g/d)	1.5(cm/ 月)	0.50(cm/ 月)	85kcal/(kg·d)
9~12 月龄	9(g/d)	1.2(cm/ 月)	0.40(cm/ 月)	80kcal/(kg·d)
1~3 岁	8(g/d)	1.0(cm/ 月)	0.25(cm/ 月)	男 900~1 250kcal/d 女 800~1 200kcal/d
4~6 岁	2kg/ 年	6cm/ 年	1cm/ 年	男 1 300~1 600kcal/d 女 1 250~1 450kcal/d

2. 心理行为影响　幼儿神经心理发育迅速，对周围世界充满好奇，表现出探索性行为，进食时也表现出强烈的自我进食欲望。成人如忽略了儿童的要求，仍按小婴儿的方法抚养，儿童可表现不合作与违拗心理；而且儿童注意力易被分散，儿童进食时玩玩具、看电视等做法都会降低对食物的注意力，使进食量下降。应允许儿童参与进食，满足其自我进食欲望，培养独立进食能力。

3. 家庭成员的影响　家庭成员的进食行为和对食物的反应可作为幼儿的榜样。由于学习与社会的作用，幼儿的进食过程影响以后接受食物的类型。如给幼儿食物是在一积极的社会情况下(如奖励)，或与愉快的社会行为有关，则幼儿对食物的偏爱会增加；而强迫进食可使幼儿不喜欢有营养的食物。

4. 进食技能发育状况　幼儿的进食技能发育状况与婴儿期的训练有关，错过训练吞咽、咀嚼的关键期，或长期食物过细，幼儿期会表现为不愿吃固体食物，或含在口中不吞。

5. 食欲波动　进食过程中幼儿有能力判断自己食物摄入量，可在一餐中或连续几餐表现出来。如幼儿可能一日早餐进食量多，次日早餐却几乎没进食；或一天中早餐进食少，但中餐进食较多、晚餐进食较少。进食量的波动提示幼儿有调节进食的能力。研究显示幼儿餐间摄入的差别可达 40%，但一日的能量摄入比较恒定，约 10% 的波动。

(二) 幼儿膳食安排

幼儿膳食中各种营养素和能量的摄入需满足该年龄阶段儿童的生理需要，蛋白质每日 40g 左右，其中优质蛋白(动物性蛋白质和豆类蛋白质)应占总蛋白的 1/2。蛋白质、脂肪和碳水化合物产能之比约为(10%~15%)∶(25%~30%)∶(50%~60%)。膳食安排需合理，以 4~5 餐(奶类 2~3 餐，主食 2 餐)为宜。频繁进食、夜间进食、过多饮水均会改变幼儿进食规律，影响食欲。注意培养幼儿良好的生活习惯和进食技能，不容许儿童边吃边玩，进餐时间宜控制在半小时以内，中途不给零食，让儿童感受不认真进食的后果；让幼儿从成人喂食，容许抓食，过渡到独立进食。

二、学龄前儿童膳食

(一) 进食特点

1. 消化功能　口腔功能已较成熟，消化功能逐渐接近成人，可进食家庭成人食物。家庭食物可照顾儿童的特点，不必为其专门做餐，养成共同进餐的好习惯。

2. 食物结构　基本与成人相同。注意营养平衡，品种多样化，蛋白质、脂肪、碳水化合物的比例要适宜，保证有足够的维生素、矿物质、膳食纤维的摄入。

3. 营养素供给　这个阶段的儿童生长发育相对平稳，但仍然需要充足的营养素，除总热卡足够以外，尤其要注意蛋白质和各种微量营养素的供给。

4. 进食技能　培养良好的饮食习惯是保证儿童保持旺盛食欲的关键。应开始学习遵守进餐礼仪，注意口腔卫生，参与家庭劳动。

(二) 食物安排

1. 餐次　除三餐主食外，可增加 1~2 次点心，保证早餐丰富，切不可不吃早餐，空腹上学。幼儿园一般晚餐比较早，儿童常常进食不足，或者容易在晚间产生饥饿感。为预防儿童夜间和晨起发生低血糖，建议在家中补充晚餐量或睡前一个小时进食牛奶。

2. 进食安排　保证乳制品 500ml/d，鸡蛋 1 个，动物性食物不低于 50~100g/d，蔬菜、水果 150~200g/d，谷类保证 150~200g/d（表 6-22）。

表 6-22　学龄前儿童（5~6 岁）食谱举例

进餐时间	餐次	食物安排	能量（kcal）
上午 7：00~8：00	早餐	牛奶 220~250ml 面包、糕点或馒头：75g 果酱：10g 鸡蛋 1 个：50g 苹果 1 个：50g~100g	500
上午 11：00~12：00	午餐	米饭或面条：50g 笋鱼片： 鱼片：50g 笋子：50g 食用油：5g 青菜豆腐汤： 青菜：50g 豆腐：50g 食用油：1~2g	390
下午 3：00	点心	酸奶：120ml	86
下午 6：00	晚餐（全部）	米饭或面条：50g 芹菜炒肉丝： 芹菜：40g 猪肉丝：30g 食用油：5~10g 虾米冬瓜汤： 冬瓜：50g 虾米：5g 食用油：1g	350
晚上 9：00	点心（加餐）	牛奶：220ml	119
			合计总热卡：1 445

三、学龄期儿童、青少年膳食

1. 营养素供给 学龄期儿童很快进入第二个生长高峰，青少年正值第二个生长高峰，加上学习任务重，运动量比较大，应该尽可能为他们提供含有丰富营养的食物和足够的膳食纤维，保证乳制品不少于500ml/d，最好课间能提供点心。青少年，尤其是女性，要注意补充铁剂和钙质，保证身体发育的需要。

2. 培养健康饮食习惯 青少年营养需求有个体差异，应进行个体化管理。要避免和预防总热卡过多造成的超重和肥胖。也要防止青春期少女追求“身材”而减少进食，影响身体发育。青春期儿童已经开始自行选择自己喜欢的食物，故要提早进行营养知识和健康知识的普及，懂得如何选择有营养的食物和健康食物，进食适宜，养成良好的进餐习惯，平衡饮食，不挑食，不偏食。一日三餐正餐对青少年期儿童很重要，切不可用零食代替正餐。父母要重视正餐时间和饮食配搭，向儿童示范餐桌礼仪、社交谈话技巧。在家就餐可以预防儿童营养性疾病，约束儿童青少年可能发生的不良行为，如酗酒、旷课、吸毒等。家庭氛围是儿童健康的重要保证。

第五节 营养状况评价原则

儿童营养状况一般通过临床询问和营养调查进行评估，包括临床表现、体格发育评价、膳食调查以及实验室检查。因此，仅仅根据膳食评价结果尚不能确定人群或个体的营养状况，但通过准确地收集膳食摄入资料，正确选择评价参考值(因营养素不同，DRIs提供的参数不同)，将膳食营养素摄入量与相应的DRIs进行比较还是合理的。

一、个体营养素摄入量评估

对个人的膳食进行评价是为了说明此个体的营养素摄入量是否充足，可比较实际摄入量和相应人群需要量中值加以判断。如摄入量远高于需要量中值，则此人的摄入量是充足的；反之，如摄入量远低于需要量中值，则此人的摄入量可能不充足。

1. 用EAR评价个体摄入量 可以检查其摄入不足的可能性。EAR不是计划个体膳食的目标和推荐量，当用EAR评价个体摄入量时，如某个体的摄入量低于EAR时，则摄入不足的概率可达50%；摄入量在EAR和RNI之间时，则摄入不足的概率至少为2%~3%。

2. 用RNI评价个体摄入量 RNI是健康个体的膳食营养素摄入量目标，个体摄入量低于RNI时并不一定表明个体未达到适宜营养状态。当个体摄入量达到或高于RNI水平时，可认为该个体没有摄入不足的风险。

3. 用AI评价个体摄入量 因某些营养素现有资料不足无EAR和RNI，只有AI时，AI主要用做个体的营养素摄入目标，同时用做限制过多摄入的标准。当健康个体摄入量达到AI时，出现营养缺乏的危险性很小；如个体摄入量低于AI，则难以判断其摄入量是否适宜，需要结合其他方面情况综合判断；如摄入量长期超过AI，则有可能产生毒副作用。

二、群体营养素摄入量评估

以了解某一人群某种营养素的摄入量不足或过多的流行情况(比例),以及亚人群间摄入量的差别。评价采用比较营养素的摄入量与需要量。

1. 用EAR评估群体摄入量　可以用于评估人群摄入不足的发生率。摄入量低于EAR者在人群中的百分比为摄入不足的比例。

(1)概率法:是一种把群体内的需要量的分布和摄入量的分布结合起来的统计学方法,产生一个估测值,表明有多大比例的个体面临摄入不足的风险。

(2)EAR切点法:方法简单,不要求计算摄入不足的风险度,只计算群体中低于EAR的比例,即该群体中摄入不足个体的比例。

2. 用RNI评估群体摄入量　RNI不宜评估群体摄入量。

3. 用AI评估群体摄入量　当人群平均摄入量达到该人群某一营养素的AI时,则发生摄入不足的概率低。当人群平均摄入量在AI以下时,不能判断群体摄入不足的程度。

4. 平均摄入量　不宜用来评估群体摄入量。过去用平均摄入量与RDA比较,如当平均摄入量≥RDA时得出"该人群的膳食摄入量达到了推荐的标准,因而是适宜的"的结论是不恰当的。因为摄入不足的概率取决于日常摄入量的分布形态和变异程度,而不取决于平均摄入量。评估群体的营养素摄入量必须有人群日常摄入量的分布资料,因而需要每一个体的定量膳食资料。

三、膳食调查

按工作要求选择不同方法。

(一)膳食调查方法

1. 称重法　实际称量各餐进食量,以生/熟比例计算实际摄入量。查"食物成分表"得出今日主要营养素的量(人均量)。通常应按季节、食物供给不同每季度测一次。调查需准备表格、食物成分表(附录3)、计算器、称(食物、器皿重)。称重法的优点是准确,但较复杂,调查时间较长(3~4天)。多应用于集体儿童膳食调查,也可据调查目的选择个人进行膳食调查。

常以平均数法分析结果,即从每日摄入食物种类、数量计算各种食物中某营养素的总量,用人日数算出人平均摄入量。人日数为三餐人数的平均数(注:如三餐就餐儿童数相差太大,应按人日数计算出人平均摄入量)。

人日数=早餐主食量/早餐人数+中餐主食量/中餐人数+晚餐主食量/晚餐人数

2. 询问法　多用于个人膳食调查,询问调查对象刚刚吃过的食物或过去一段时间吃过的食物。询问法又分24小时回忆法、膳食史法和食物频度法。除询问前1~3天进食情况外,还应调查儿童餐次、进食技能、水摄入量等其他有关情况,有助分析计算结果。询问法简单,易于临床使用,但因结果受被调查对象报告情况或调查者对市场供应情况以及器具熟悉程度影响而不准确。使用频数表、询问表分类询问,可增加结果可靠性。计算与结果分析同称重法。

3. 记账法　多用于集体儿童膳食调查,以食物出入库的量计算。记账法简单,但结果不准确,要求记录时间较长。计算与结果分析同称重法。

（二）膳食评价

将膳食调查结果与 DRIs 比较：

1. **营养素摄入** 营养素摄入量与 DRIs 比较达到 EAR 有两种含义：对个体，表示满足身体需要的可能性是 50%，缺乏的可能性也是 50%；对群体，这一摄入水平能够满足该群体中 50% 的个体的需要，可能另外 50% 的个体达不到该营养素的需要。而营养素达到 RNI 对个体和群体缺乏的可能性小于 3%。评价能量摄入以 EAR 为参考值，评价蛋白质和其他营养素摄入以 RNI 或 AI 为参考值；优质蛋白应占膳食中蛋白质总量的 1/2 以上。

2. **宏量营养素供能比例** 膳食中宏量营养素比例应适当，即蛋白质产能应占总能量的 10%~15%，脂类占总能量的 25%~30%，碳水化合物占总能量的 50%~60%。

3. **膳食能量分布** 每日三餐食物供能亦应适当，即早餐供能应占一日总能量的 25%~30%，中餐应占总能量的 35%~45%，点心占总能量的 10%，晚餐应占总能量的 25%~30%。

4. **进食行为评价** 包括儿童进餐次数、零食习惯、饮水量以及进食环境等。

四、体格发育评价

详见第四章第一节体格生长评价。

五、体格检查

除常规体格检查外，还应注意有关营养素缺乏的体征。

六、实验室检查

了解机体某种营养素贮存、缺乏的水平。通过实验方法测定儿童体液或排泄物中各种营养素及其代谢产物或其他有关的化学成分，了解食物中营养素的吸收利用情况。

（杨 凡 毛 萌）

第七章　儿童常见的营养相关疾病

07章

学习目标

1. **掌握**　Ⅰ型和Ⅱ营养素的定义；维生素A缺乏、铁缺乏症、碘缺乏症的高危因素；营养性佝偻病的高危因素、发病机制和诊断治疗；营养不良的概念、临床表现、评价方法与指标；超重和肥胖的判断标准。
2. **熟悉**　Ⅰ型和Ⅱ型营养素的分类；维生素A缺乏症、铁缺乏症的临床诊断标准；碘缺乏症的预防；维生素D的代谢；维生素D、钙营养状况分级；营养性佝偻病的预防；维生素D缺乏性手足搐搦症的发病机制、诊断和治疗；营养不良的病因、发生机制、预防；维生素A中毒、维生素D中毒的原因、诊断和治疗。
3. **了解**　Ⅰ型和Ⅱ型营养素缺乏的特征；维生素A缺乏症、铁缺乏症的防治原则；碘缺乏症、锌缺乏的临床诊断；维生素D种类、来源；营养不良的管理；超重和肥胖的危害及其干预措施；维生素A中毒、维生素D中毒的原因。

第一节　营养素缺乏的分类

营养学对营养素的经典分类是按营养素生理功能将约40种营养素分为能量、宏量营养素（蛋白质、脂类、碳水化合物）、微量营养素（矿物质，包括常量元素和微量元素；维生素）以及其他膳食成分（膳食纤维、水）四类。然而，经典的营养素分类方法并不能解释临床判断微量营养素缺乏的现象。

临床上发现儿童出现某种营养素缺乏时会有两类不同的疾病过程。第一类病理过程的临床表现是机体继续生长，但体内贮存量消耗，机体出现该营养素耗竭导致特定的缺乏性征兆；第二类病理过程则是生长减缓或停滞，通过机体内部获取并竭力在体内保留、维持组织中该营养素浓度。因此，苏格兰学者Golden在20世纪80年代针对营养素缺乏的机体病理反应不同提出了一个新型的营养素缺乏的分类体系。即一种营养素缺乏的反应是儿童可生长正常，但有该营养素缺乏的血生化异常和特定的临床症状，这类营养素被定义为Ⅰ型营养素（type Ⅰ nutrients）；而第二种营养素缺乏的反应是儿童减缓生长，没有血生化异常和特定临床症状，被定义为Ⅱ型营养素（type Ⅱ nutrients）。Golden的营养素缺乏分类方法与以往教科书描述营养素没有实质的区别，只是反映营养素本身的特征，即机体对营养素的需要和代谢方式，根据缺乏时的临床现象分类。临床上常将特定营养素缺乏症都认为是Ⅰ型营养素缺乏症（type Ⅰ nutrient deficiency），而Ⅱ型营养素缺乏症（type Ⅱ nutrient deficiency）通常仅被描述为蛋白质-能量缺乏症。这可能漏诊或误诊其他营养素的缺乏。因此，营养素缺乏的分类方法有助于儿科医生了解各类必需营养素缺乏的本质和后果。

1. Ⅰ型营养素　是指机体完成特定的生化功能所必需的一类营养素。Ⅰ型营养素缺乏时儿童生长基本不受影响，生长继续，但机体开始消耗贮备的营养素，最终导致组织内营养素耗竭、代谢紊乱，躯体出现疾病。Ⅰ型营养素缺乏在临床上有典型的症状和体征以及组织生化指标，临床上较易识别和治疗。Ⅰ型营养素包括钙、铁、碘、铜、锰以及所有的维生素等（表7-1）。动物实验证实锰缺乏将导致动物特殊的糖蛋白合成缺陷造成软骨发育不良和生长异常，但体重仍增加。缺铜时骨骼发育不良（继发于赖氨酸氧化酶缺陷），但不伴身材矮小。维生素D缺乏导致胶原合成障碍，有明显的骨病理改变，有特殊临床症状、体征及骨骼改变，但不发生矮小。以低钙食物饲养的动物骨矿化不全而薄，但骨骼不短小，骨生长率正常，即钙缺乏不是动物矮小的原因。

2. Ⅱ型营养素　是指和机体生长密切相关的一组营养素，也被称为“生长型”营养素（growth nutrients）。这类营养素缺乏时机体反应的特点首先是生长不足和组织修复；如长期缺乏，机体为了维持该营养素的一定组织浓度，减少排泄，甚至分解自身组织以供机体对该营养素所需，使机体处于负平衡状态，最后也可同时存在Ⅰ型营养素的丢失。任何一种Ⅱ型营养素缺乏症临床上一般没有特定症状与体征。Ⅱ型营养素包括能量、蛋白质以及与蛋白质相关的锌、钾、镁、氮、磷等（表7-1）。因此，临床上诊断这类营养素的缺乏比较复杂，通常难以判断是哪一个Ⅱ型营养素缺乏导致的生长停滞。

表7-1　Ⅰ型和Ⅱ型营养素分类

Ⅰ型营养素	Ⅱ型营养素	Ⅰ型营养素	Ⅱ型营养素
铁	钾	维生素 B_6	赖氨酸
铜	钠	烟酸	硫
锰	镁	维生素 B_{12}	氧
碘	锌	叶酸	水
硒	磷	维生素C	能量
钙	蛋白质	维生素A	
氟	氮	维生素E	
维生素 B_1	必需氨基酸的碳架	维生素K	
维生素 B_2	蛋氨酸	维生素D	

要了解营养素缺乏症，需了解营养素的生理功能。营养素是细胞结构和基础代谢的组成部分，也是机体的组成部分，故与机体代谢途径和基本生理过程有关。如Ⅱ型营养素缺乏时导致蛋白质和核苷酸合成、代谢转运过程异常。因此，Ⅱ型营养素严重缺乏时人体不能承受环境压力或感染以及保持机体内环境的平衡和稳定，而导致死亡。动物实验证实组织锌浓度正常的、锌缺乏的动物，小剂量膳食锌补充会有快速敏感的反应，而不补充锌则将死亡。

机体对Ⅰ型与Ⅱ型营养素每日摄入量波动的反应不同。机体能够贮藏一定量Ⅰ型营养素以适应每天摄入量的波动。而Ⅱ型营养素摄入过多时，一部分Ⅱ型营养素进入功能性组织被分解、排泄；当Ⅱ型营养素摄入不足时，机体通过减少排泄和重吸收营养素来维持体内稳定，结果产生以生长速度下降维持Ⅱ型营养素的组织浓度的代偿现象。如果膳食中Ⅱ型营养素低摄入时间持续较长，个体为维持自身生命，生长落后越显著。膳食中任何一种Ⅱ型营养素的缺乏，如蛋白质、锌、镁、磷、钾等缺乏的共同临床特征是生长迟缓，且临床上难以确定具体究竟是哪一种营养素导致。临床上可以通过给予含有足量、均衡的Ⅱ型营养素膳食来治疗。Ⅱ型营养素缺乏导致机体生长停止的机制亦减少生长激素调节因子的产生，受体下调，减少蛋白合成等。除了生长迟缓，没有和缺乏症相关的特征性症状，且在动物实验中也没发现任何代谢途径的缺陷。Ⅱ型营养素缺乏时，可因细胞数量减少而影响免疫系统，增加患感染性疾病机会。临床亦可观察到生长迟缓和免疫低下有关，长期持续轻度营养缺乏反应是生长迟缓（表 7-2）。

表 7-2 Ⅰ型营养素缺乏和Ⅱ型营养素缺乏的反应特征

Ⅰ型营养素	Ⅱ型营养素	Ⅰ型营养素	Ⅱ型营养素
早期继续生长	首先生长下降	浓缩特殊组织	不存在其他组织
特殊临床表现	无特殊临床表现	特殊酶影响	影响代谢
组织浓度下降	组织浓度正常	食欲正常	食欲下降
贮存正常	身体无贮存		

（徐 秀）

第二节 Ⅰ型营养素缺乏症

Ⅰ型营养素缺乏时，机体首先表现的是组织中该营养素含量下降以及相关的特殊临床征兆，而并非对生长的影响，生长迟缓往往是继发在这类营养素缺乏导致机体特殊功能丧失之后。已知的这类营养素缺乏症包括铁缺乏（缺铁性贫血）、维生素 B_1 缺乏（脚气病）、烟酸缺乏（糙皮病）、维生素 C 缺乏（坏血病）、维生素 A 缺乏（眼干燥症）、碘缺乏等。

Ⅰ类营养素缺乏症的诊断可通过典型的临床症状、检测血液或组织中Ⅰ类营养素浓度、间接测定与Ⅰ类营养素相关的蛋白或酶含量、Ⅰ类营养素的代谢途径或生理功能明确诊断。医学的发展已熟知多数Ⅰ型营养素缺乏症的临床表现、诊断和治疗。如摄入不足，能及时通过补充Ⅰ类营养素剂或强化食品等特定防治方案来减轻这类营养素缺乏症的发生和发展。

一、维生素 A 缺乏症

维生素 A（vitamin A）是 1913 年美国化学家戴维斯从鳕鱼肝中提取，是首先被认识和命名的脂溶性维生素，属全反式视黄醇（all-trans-retinol）的一组有活性的 β- 紫香酮的衍生物（β-ionone）。维生素 A 非一特定成分，包括视黄醇（retinol）、视黄醛（retinal）、视黄酸（retinoic acid）及酯类。视黄醇是最初的维生素 A 形态，只存在于动物性食物中。胡萝卜素是维生素

A 的前体或维生素 A 原(provitamin A),其中以 β- 胡萝卜素(carotene)最重要。小肠黏膜细胞或肝细胞中的 β- 胡萝卜素 -15、15′- 双氧酶(双氧化酶)将 1 分子的胡萝卜素转变为 2 分子的视黄醛,视黄醛还原酶将视黄醛还原为视黄醇。维生素 A 是机体重要的微量营养素,影响正常的视觉功能、生长发育、铁代谢、免疫功能和生殖功能;维持上皮细胞的完整;参与合成糖蛋白和黏蛋白。

(一) 维生素 A 的生理与代谢

1. 维生素 A 来源　动物性食物维生素 A 主要存在于动物肝脏中,乳类和蛋类中含量也较多。黄绿红色、深色蔬菜和水果含大量胡萝卜素(carotene),如青椒、菠菜、南苜蓿(俗称草头)、韭菜、豌豆苗、番茄、红心甘薯、胡萝卜、南瓜、柿、桃、香蕉。

注:维生素 A 计量单位:USP(United States Pharmacopeia)、IU(International Units)、RE(Retinol Equivalents)等 3 种,1μgRE=0.3IU。

人体对维生素 A 的需要量取决于人的体重和生理状况。儿童处于生长发育时期,需要量相对较高。胡萝卜素的利用率不够稳定,建议供给量中 1/3 来自视黄醇,其余 2/3 为胡萝卜素。

2. 维生素 A 吸收和代谢　维生素 A 和胡萝卜素摄入体内,在肠道与胆汁和脂肪消化的产物一起被乳化,由小肠黏膜上皮细胞吸收;小肠细胞中转化成维生素 A 棕榈酸酯后均与乳糜微粒结合通过淋巴系统入血,然后转运到肝脏。肝脏中再酯化为棕榈酸酯后储存。50% 的食物中摄取的维生素 A 贮存在肝脏,20% 通过胆汁进入粪便,17% 从尿排泄,3% 以二氧化碳的形式排出,约 10% 不被吸收。

视黄酸多在靶细胞(如肝细胞)内生成。当周围靶组织维生素 A 水平降低时,肝脏中的维生素 A 棕榈酸酯经酯酶水解为视黄醇后,与肝脏合成的视黄醇结合蛋白(retinal binding protein,RBP)结合,再与转甲状腺素蛋白结合,形成复合体释放入血,以减少视黄醇从肾脏丢失。视黄醇与转甲状腺素蛋白的复合体经血行转运至靶组织(图 7-1)。近年来的研究发现维生素 A 在细胞水平上其功能类似一种激素。视黄醇在体内氧化后转变为视黄酸。视黄醇在血浆、肝脏和其他组织之间循环,被人体消耗的视黄醇主要是用以解毒,一小部分视黄醇发挥生理功能。

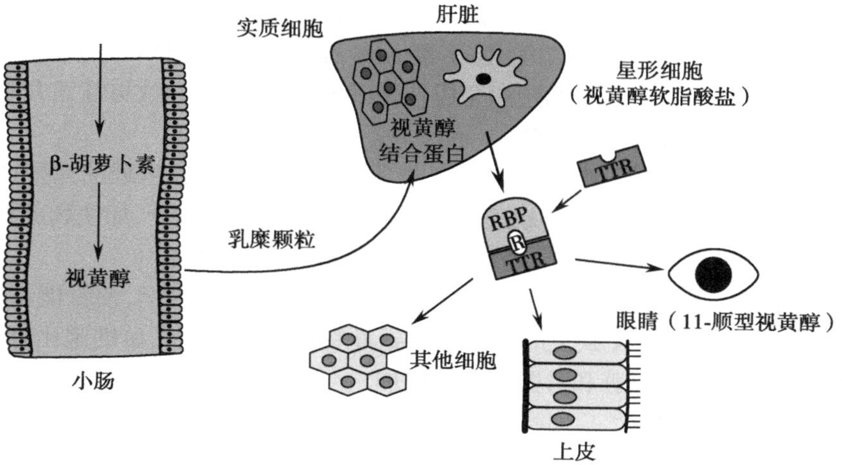

图 7-1　维生素 A 的吸收与代谢

3. 维生素A的生理功能 维生素A参与视网膜的视觉发生过程以及维持机体所有组织的生长和细胞的完整性。几乎所有的外胚层的组织都受维生素A的调节和保护(表7-3)。当体内维生素A储备下降影响机体生理功能时,首先是影响上皮细胞的完整和免疫系统,继而影响视觉功能。维生素A的作用主要是通过其体内活性代谢产物全反式视黄酸(atRA)与其核受体(RARs、RXRs)结合调节靶基因的表达。

(1)构成视觉细胞内的感光物质:参与合成视紫红质和视紫蓝质。弱光下视网膜视杆细胞中维生素A以11-顺式视黄醛与视蛋白结合,形成感光物质视紫红质生成增加,以维持微弱光线下人的暗适应能力。感光后视色素出现褪色反应,11-顺式视黄醛转变为全反型视黄醛。全反型视黄醛经微光照射,又可重新转变为11-顺式视黄醛,与视蛋白结合形成视紫红质,以保证视杆细胞能持续感光。因感光过程视紫红质的视蛋白和视黄醛不断分解代谢,需要补充蛋白质与维生素A。如维生素A缺乏视紫红质的合成不足,使暗视觉发生障碍,出现夜盲症(nyctalopia)(图7-2)。视锥细胞中维生素A参与产生视紫蓝质,视紫蓝质存在于蓝、绿、红色视锥细胞,构成视觉颜色。维生素A缺乏使视紫蓝质生成减少,即产生对颜色的辨别能力下降。

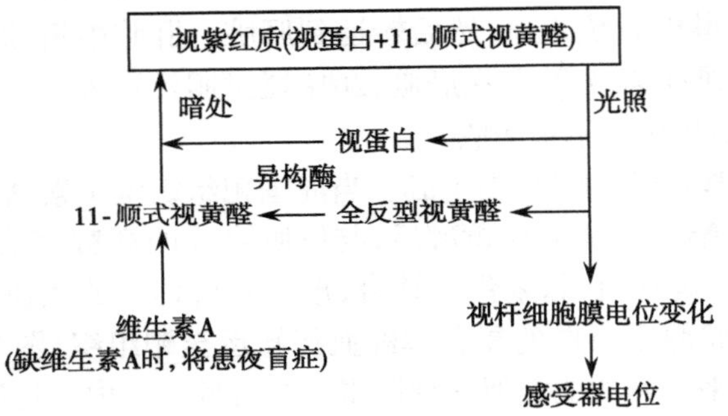

图7-2 暗视觉过程

(2)维持上皮细胞完整性:维生素A是调节糖蛋白合成的一种辅酶,能维持上皮细胞完整性,稳定其细胞膜,使各系统上皮细胞保持形态和功能健全。

(3)促进生长发育和维护生殖功能:维生素A参与细胞RNA、DNA的合成,影响细胞的生长、分化、组织更新。缺乏时影响蛋白合成及骨细胞分化;还会导致男性睾丸萎缩,精子数量减少、活力下降,也可影响胎盘发育。

(4)维持和促进免疫功能:维生素A缺乏损害上皮组织物理和生理的完整性,上皮组织是抗感染的第一道屏障。维生素A缺乏可影响免疫系统的不同成分,如使胸腺萎缩,全身免疫力下降,影响T细胞、B细胞、吞噬细胞活性,淋巴因子水平降低。

(5)参与铁代谢:维生素A促进肝脏中储存铁释放入血后的转运,使铁能正常地被红细胞摄入利用。因此,维生素A缺乏时会类似缺铁性贫血,血红蛋白、血细胞比容和血清铁水平降低,血清铁蛋白正常,肝脏和骨髓储存铁增加。

(二)维生素A缺乏症

维生素A缺乏症(vitamin A deficiency)是机体维生素A不足的一组临床症状,包括临床型维生素A缺乏、亚临床型维生素A缺乏及可疑亚临床型维生素A缺乏(或边缘型维生素 A 缺乏）。

【流行病学】

维生素 A 缺乏是常见的儿童营养缺乏症。临床维生素 A 缺乏的发生率 >10% 提示维生素 A 缺乏成为公共卫生问题。全世界大约有 1.25 亿 ~1.5 亿学龄前儿童患有维生素 A 缺乏症，发展中国家有 720 万孕妇为维生素 A 缺乏；每年有 600 多万孕妇患夜盲症。维生素 A 缺乏是导致儿童失明的主要原因，也是发展中国家儿童严重感染和患病率升高的主要营养因素，已列入联合国千年发展目标重点消灭疾病之一。1999 年，我国 14 省（市、自治区）的调查结果显示 7 个省（广西省、青海省、内蒙古自治区、新疆维吾尔自治区、贵州省、云南省、山东省）的农村儿童维生素 A 缺乏率大于 10%，前 5 个省农村儿童维生素 A 缺乏率达 20% 以上，其中广西农村儿童维生素 A 缺乏率高达 42.7%。可见维生素 A 缺乏是我国儿童的公共卫生问题。尽管开展维生素 A 缺乏的预防计划使眼干燥症（xerophthalmia）发病下降，但是每年仍有许多儿童因为维生素 A 缺乏致盲。亚临床缺乏要比临床缺乏更常见、更普遍。亚临床缺乏主要发生在年幼的儿童、孕妇和乳母。近年的研究结果表明亚临床维生素 A 缺乏（subclinical vitamin A deficiency）可影响机体免疫功能，增加死亡危险性和感染性疾病的易感性，导致感染性疾病的发病率和死亡率增高。

【高危因素】

1. 母亲维生素 A 缺乏　胎儿通过胎盘从母体获得维生素 A，若母亲长期亚临床维生素 A 缺乏或明显维生素 A 营养低下，会导致胎儿及新生儿维生素 A 不足或缺乏；婴儿维生素 A 的主要来源是人乳。母乳喂养的婴儿很少发生维生素 A 缺乏。但在维生素 A 缺乏发生率高的地区如维生素 A 缺乏的母亲乳汁中视黄醇含量低，婴儿有早期发生维生素 A 缺乏的风险。

2. 利用与排出增加　腹泻、发热等疾病时维生素 A 需要量增加、吸收减少，同时维生素 A 排泄增加，加重维生素 A 缺乏的程度；严重营养不良时，视黄醇结合蛋白合成减少，不能与肝脏内维生素 A 结合释放入血；其他微量营养素如锌和铁缺乏影响贮存的视黄醇利用与转运。

3. 摄入不足或吸收障碍　维生素 A 为脂溶性维生素，小肠维生素 A 的消化吸收需胆盐和脂肪参与。膳食中脂肪含量过低，如婴幼儿长期以脱脂乳、豆浆及淀粉类食物为主，易发生维生素 A 缺乏；胰腺炎或胆石症引起胆汁和胰腺酶分泌减少，或消化道疾病如慢性肠炎、肠结核、脂肪泻等造成胃肠功能紊乱可影响维生素 A 和胡萝卜素的消化吸收。肝脏疾病如慢性肝炎、先天性胆道梗阻可影响维生素 A 与胡萝卜素的吸收与转化。甲状腺功能低下及糖尿病时，胡萝卜素转变视黄醇障碍导致维生素 A 缺乏，血液胡萝卜素浓度较高致皮肤“黄染”。

【临床表现】

1. 典型维生素 A 缺乏　多见于婴幼儿，常与营养不良及其他维生素缺乏同时发生。

（1）眼部表现：眼部的症状和体征是维生素 A 缺乏病的临床早期表现。夜盲或暗光中视物不清最早出现，年长儿会诉昏暗光线下视物不清，但往往不被重视，而婴幼儿更易被忽视；暗适应力减退的现象持续数周后，开始出现眼干燥症（xerophthalmia）的表现，眼结膜、角膜干燥，失去光泽，泪腺分泌减少，泪管被脱落上皮阻塞，眼泪减少，眨眼与畏光（图 7-3）。眼部检查可见结膜近角膜边缘处干燥起皱褶，角化上皮堆积形成泡沫状白斑，即结膜干燥斑或比托斑（Bitot'sspots）（图 7-4）；继而角膜发生干燥至浑浊、软化，形成溃疡，易继发感染，愈合后可留有白翳，影响视力；严重时可发生角膜溃疡坏死引起穿孔，虹膜、晶状体脱出，导致失明（图 7-5）。

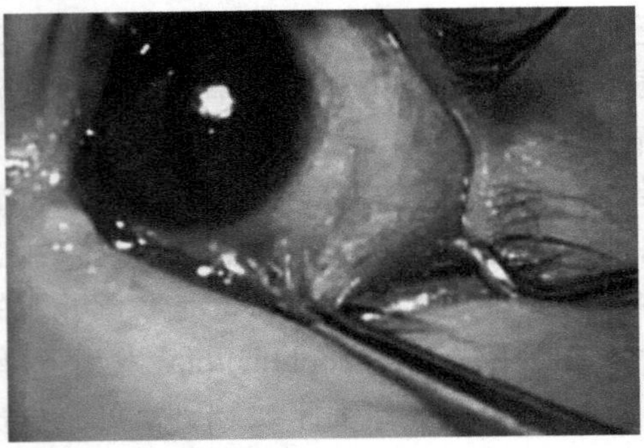

图 7-3　结膜干燥症

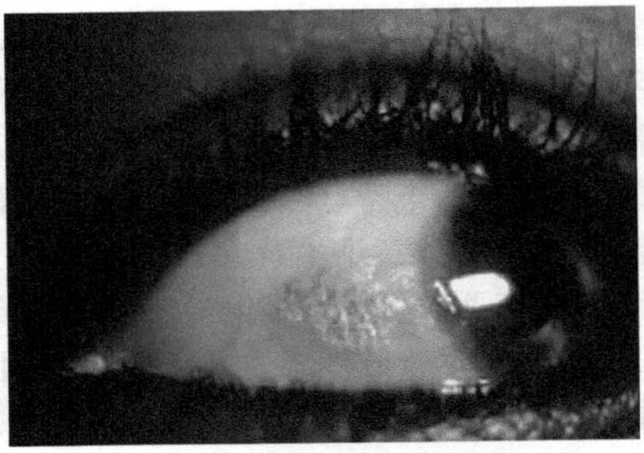

图 7-4　内睑裂球结膜颞部比托斑点，可清晰看到泡沫

（2）黏膜上皮组织、皮肤表现：黏膜上皮组织可发生变性，易反复发生呼吸道及泌尿道感染，且迁延不愈。年长儿维生素 A 缺乏初期全身皮肤干燥、脱屑，有痒感；继而上皮角化增生，汗液减少，角化物充塞毛囊形成毛囊丘疹，呈棘状丘疹，形似“鸡皮”样，以四肢伸面、肩部为多，可发展至颈背部甚至面部；毛囊角化致毛发失去光泽，易脱落，指（趾）甲变脆、薄而多纹，易折断。年长儿多见皮肤症状，可无眼部症状。

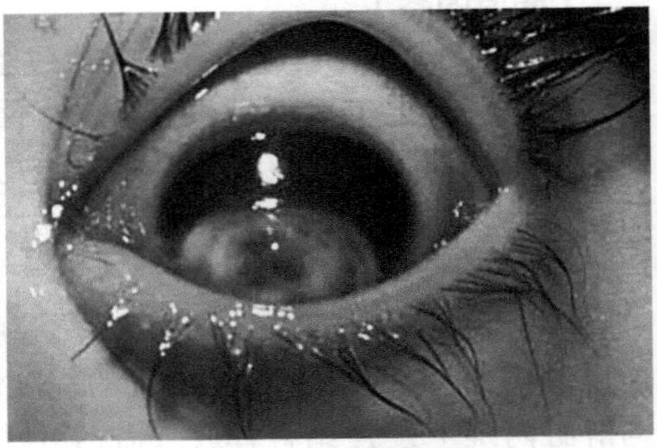

图 7-5　角膜软化症

（3）生长发育障碍：严重、长期维生素 A 缺乏可伴长骨增长迟滞，身高发育落后。

2. 亚临床维生素 A 缺乏　无维生素 A 缺乏临床表现，免疫功能低下，反复发生呼吸道、消化道感染。

【诊断】

1. 临床诊断　根据维生素 A 摄入不足，有各种消化道疾病如慢性腹泻、肝胆疾病或慢性消耗性疾病史，结合临床特点，一般诊断不难。为了进一步早期确诊，应根据当地条件进行实验室检查。

2. 实验室诊断

（1）血浆视黄醇浓度：①维生素 A 营养正常：血浆视黄醇 1.05~1.75μmol/L（300~ 500μg/L）；②可疑亚临床维生素 A 缺乏或边缘性维生素 A 缺乏：血浆视黄醇 0.7~1.05μmol/L（200~300μg/L）；③维生素 A 缺乏：血浆视黄醇 <0.7μmol/L（200μg/L）。

（2）肝脏维生素 A 贮存的间接评估：体内维生素 A 缺乏时肝脏游离的 RBP 不能释放入血。补充维生素 A 后肝脏游离的 RBP 与视黄醇结合释放入血，可间接反映肝脏维生素 A 贮存状况。测定空腹血清的视黄醇水平（A_0），口服视黄醇制剂 450μg，5 小时后测定血清视黄醇水平（A_5），按公式 RDR%=（A_5–A_0）× 100/A_5 计算 RDR 值，如 RDR 值 >20% 为阳性，即肝中维生素 A 储备 <70μmol（20mg/L），提示体内维生素 A 贮存缺乏。

（3）血浆视黄醇结合蛋白（RBP）测定：能比较敏感地反映体内维生素 A 的营养状态，正常血浆 RBP 水平为 23.1μg/L，低于此值有维生素 A 缺乏的可能。感染、蛋白质能量营养不良、寄生虫病时 RBP 降低。

（4）暗适应检查：对能够合作的儿童采用暗适应计测定暗视觉能力，是根据在黑暗中引起光感的最低阈值大致等于瞳孔收缩的最低阈值的原理，判断人体维生素 A 缺乏状况。婴幼儿可观察黄昏时的异常行为，如安静不动或不能准确取物。

【治疗】

确诊维生素 A 缺乏或疑诊亚临床型维生素 A 缺乏，都应尽早积极进行维生素 A 的补充治疗。

1. 去除病因　提供富含维生素 A 的动物性食物或含胡萝卜素较多的深色蔬菜，有条件的地方也可以采用维生素 A 强化的食品如婴儿的配方奶粉和食物，以保证患儿机体需要，并积极治疗原发疾病。

2. 维生素 A 制剂治疗　轻症维生素 A 缺乏病及消化吸收功能良好者可以每日口服维生素 A 制剂 7 500~15 000μg（相当于 2.5 万 ~5 万 IU，浓鱼肝油丸含 2.5 万 IU/ 丸），分 2~3 次服用。

经维生素 A 治疗后临床症状好转迅速，夜盲常于 2~3 天后明显改善，干眼症状 3~5 天消失，结膜干燥、比托斑 1~2 周后消失，角膜病变也渐好转，皮肤过度角化需 1~2 个月方痊愈。症状消失后，应继续服预防量维生素 A 制剂。

3. 眼局部治疗　为防止继发感染，对比较严重的维生素 A 缺乏患儿常需眼部的局部治疗。可采用抗生素眼药水（如 0.25% 氯霉素）或眼膏（如 0.5% 红霉素或金霉素）治疗，一天 3~4 次，可减轻结膜和角膜干燥不适。如果角膜出现软化和溃疡时，可采用抗生素眼药水与消毒鱼肝油交替滴眼，约 1 小时 1 次，每日不少于 20 次。治疗时动作要轻柔，勿压迫眼球，以免角膜穿孔，虹膜、晶状体脱出。另可用 1% 阿托品扩瞳，防止虹膜粘连。

【干预及预防】

根据国家标准和指南合理补充维生素 A。2013 年，中国居民膳食指南修订专家委员会设定了儿童青少年每日维生素 A 推荐摄入量（RNI）和最高摄入量（UL）如表 7-3。

表 7-3　维生素 A 推荐摄入量和最高摄入量（IU）

年龄	RNI	UL
出生 ~6 月龄	1 000	2 000
6 月龄 ~1 岁	1 167	2 000
1~4 岁	1 033	2 333
4~7 岁	1 200	3 000
7~11 岁	1 667	5 000
11 岁	2 166	7 000
14 岁	2 416	9 000

注：RNI：11 岁 ~：男 2 333IU，女 2 100IU；14 岁 ~：男 2 733IU，女 2 100IU

1. 改善母亲维生素A营养状况 预防高危地区<6月龄婴儿的维生素A缺乏营养状况，应改善母亲维生素A营养状况，如母亲产后8周内补充20万IU的维生素A以提高母乳中维生素A浓度；或直接给婴儿补充维生素A。避免给妊娠期妇女补充维生素A，因大剂量维生素A对胎儿有致畸的危险。

2. 高危人群的干预 维生素A缺乏的人群，特别是高危人群需要干预项目。荟萃分析结果显示给6月龄婴儿~5岁儿童大剂量补充维生素A可降低腹泻与麻疹死亡率约23%。1994年以来，WHO推荐与免疫接种同时进行维生素A补充已覆盖越来越多的地区与国家。大剂量维生素A改善机体维生素A储备，预防维生素A缺乏(表7-4)。一般口服推荐的大剂量维生素A无不良反应，偶有轻微副作用(如婴儿前囟饱满或隆起、呕吐等)，但为一过性，无需特殊处理。

表7-4 大剂量维生素A口服剂量表*

对象	剂量
<6月龄婴儿	
非人乳喂养	15mg(5万IU)、口服
人乳喂养(母未服用)	15mg(5万IU)、口服
6~12月龄婴儿	30mg(10万IU)、口服(4~6个月后视情况定期补充再服)
>1岁儿童	60mg(20万IU)、口服(4~6个月后视情况再服)
乳母(产后8周)	60mg(20万IU)

注：* 维生素A的计量单位：20万IU的维生素A胶囊相当于110mg的维生素A棕榈酸，或69mg的视黄酸，或60mg的视黄醇

3. 食物补充 提倡人乳喂养，无法人乳喂养婴儿采用配方乳粉喂养。年长儿应多食富含维生素A及胡萝卜素的食物，如肝脏、蛋、乳类及深颜色蔬菜。儿童患慢性消化功能紊乱、长期感染及消耗性疾病时应及早补充维生素A，必要时服水溶性制剂或深部肌内注射维生素A制剂。

二、维生素D缺乏症

维生素D(vitamin D)是脂溶性维生素，因抗佝偻病作用被发现。作为继维生素A、B和C之后的第四种维生素，命名为维生素D，其化学本质是类固醇类激素。维生素D的经典作用是调节钙磷代谢，保证正常细胞生理功能和维持骨骼健康。目前认为，除对骨骼健康的作用外，机体维生素D营养状况与多种慢性疾病的发生有关，包括常见肿瘤、心血管疾病、糖尿病、代谢综合征以及自身免疫性疾病等。

(一) 维生素D种类、来源和代谢

1. 维生素D种类 自然界中天然维生素D有两种形式，维生素D_2和维生素D_3。某些植物能合成维生素D_2(ergocalciferol)，又称麦角钙化醇或麦角骨化醇，哺乳动物合成维生素D_3(cholecalciferol)，又称胆钙化醇或胆骨化醇。二者基本结构相同，不同之处在于其侧链，

维生素 D_2 的 22 和 23 位碳之间是双键，且在 24 位碳多一甲基。研究之初，发现某些植物经紫外线照射后产生抗佝偻病作用，从中提取的物质麦角固醇（ergosterol）被称为维生素 D_1。而后发现真正抗佝偻病的物质不是麦角固醇而是麦角钙化醇（ergocalciferol），进而将麦角钙化醇命名为维生素 D_2。植物性食物（麦角、蕈类、酵母）含有维生素 D_2。大多数脊椎动物包括人类的表皮和真皮中富含 7- 脱氢胆固醇，经阳光中的紫外线（波长为 290~315nm）照射，转化生成维生素 D_3。

2. 维生素 D 来源 机体通过阳光照射皮肤产生的维生素 D_3 或通过膳食补充的维生素 D_2 和维生素 D_3 作为维生素 D 的来源。胎儿可通过胎盘从母体获得一定量维生素 D。就人体自然维生素 D 营养状况而言，人体需要的维生素 D，90% 由阳光照射皮肤产生，膳食提供的维生素 D_2 或 D_3 大约为 10%，因此阳光照射是自然状况下机体维生素 D 的主要来源。

（1）阳光维生素 D：阳光中的紫外线照射皮肤中的 7- 脱氢胆固醇，其 B 环重组形成双键，致使 B 环打开，成为维生素 D_3 前体（维生素 D 原），该前体十分不稳定，经光化学反应异构（热敏异构）生成为维生素 D_3，转移到细胞外间隙，经毛细血管网进入血液循环。该途径产生的维生素 D 称之为阳光维生素 D（图 7-6）。因是自身皮肤经阳光照射合成，也称之为内源性维生素 D。季节、皮肤颜色、日照时间、空气污染等因素均会影响皮肤产生维生素 D_3 的量。

（2）膳食维生素 D：人体摄入含有维生素 D 的食物或直接摄入维生素 D 营养补充剂可满足人体对维生素 D 的需要，该途径摄入的维生素 D 称之为膳食维生素 D（图 7-6），或外源性维生素 D。膳食维生素 D 可以是维生素 D_2 也可以是维生素 D_3。天然食物中，除如鱼肝油、乳酪、动物肝脏、蛋黄等含有一定量维生素 D 外，绝大部分食物维生素 D 含量都比较低，人乳每 100ml 维生素 D 含量在 1μg（40IU）以下，谷物、蔬菜、水果几乎不含维生素 D，肉类含量较少。婴儿乳制品大都强化了维生素 D。每 100g 婴儿配方奶粉含维生素 D 7.5μg（300IU）左右。强化维生素 D 的乳制品或维生素 D 补充剂是婴幼儿膳食维生素 D 的重要来源。

（3）母体 - 胎儿的转运：胎儿可通过胎盘从母体获得维生素 D（图 7-7）。母体血清 25(OH)D 浓度显著高于脐血，两者呈正相关关系。孕妇维生素 D 营养状况影响着胎儿和新生儿维生素 D 营养状况。母亲维生素 D 可经胎盘转至胎儿体内贮存，以满足生后一段时间的生长需要。胎龄越近于足月，胎儿体内贮存维生素 D 越多。早产儿获得维生素 D 储备较少。母体维生素 D 缺乏是常见的公共健康问题。因此通过胎盘转运提供给胎儿的维生素 D 是有限的。胎儿通常处于维生素 D 营养先天不足的状况。

3. 维生素 D 代谢（图 7-6） 维生素 D_2 和维生素 D_3 均无生物活性，不能直接发挥生理作用。维生素 D_2 和维生素 D_3 的代谢过程是相同的。无论是阳光维生素 D，还是膳食维生素 D 都需要经过肝脏和肾脏两次羟化，生成具有活性的 1,25（OH）$_2$D。阳光维生素 D（维生素 D_3）进入皮肤细胞外间隙，进而进入皮肤毛细血管网，归入血液循环。膳食维生素 D（维生素 D_2 或维生素 D_3），从肠道通过形成乳糜微粒经由淋巴系统转运至门静脉系统，进入血液循环；血液循环的维生素 D，一部分储存于脂肪组织，一部分与维生素 D 结合蛋白结合，转至肝脏。在肝细胞微粒体 25- 羟化酶（CYP2R1）作用下，维生素 D 侧链的 25 位发生羟化（第一次羟化），生成 25（OH）D，也称骨化二醇（calcidiol）。25（OH）D 生物活性较弱，抗佝偻病的

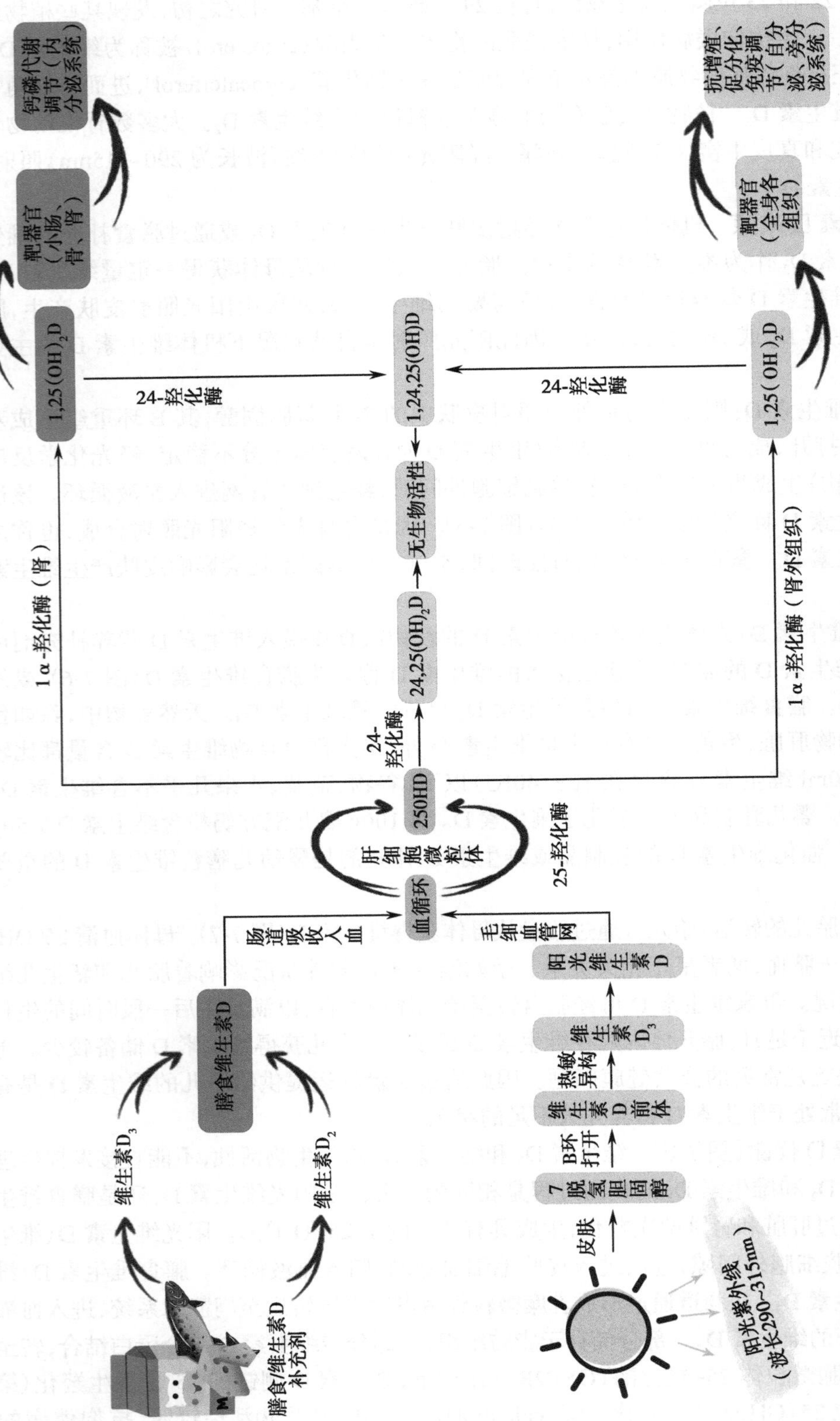

图 7-6　维生素 D 的来源和代谢

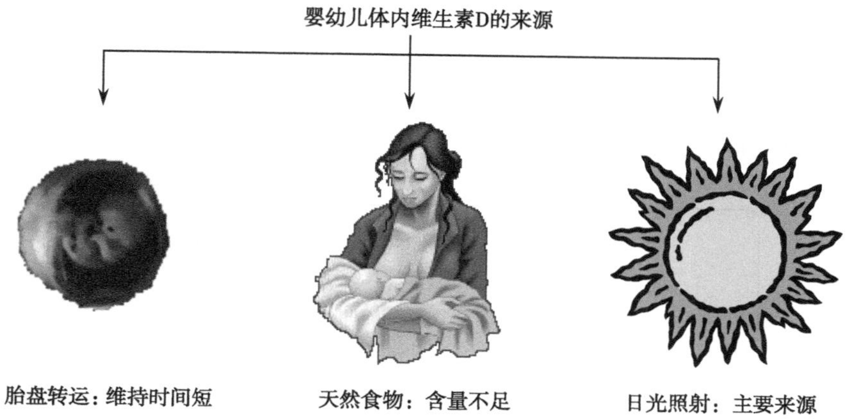

图 7-7 婴幼儿体内维生素 D 来源

生物活性较低。但 25(OH)D 半衰期较长，为 2~3 周，是人体血液循环中的主要形式，因此作为反映机体维生素 D 营养状况的金指标。肝脏羟化后形成的 25(OH)D 随血液循环到达肾脏，在肾脏近端肾小管上皮细胞线粒体 1α 羟化酶(CYP27B1)的作用下，发生 1α 羟化作用(第二次羟化)，A 环 1 位羟化，转化为 $1,25(OH)_2D$，也称骨化三醇(calcitriol)。$1,25(OH)_2D$ 为维生素 D 的生物活性形式。1α 羟化酶是催化 25(OH)D 形成活性维生素 D，即 $1,25(OH)_2D$ 的限速酶。一般情况下，1α 羟化酶活性的高低决定了血清中 $1,25(OH)_2D$ 的含量。$1,25(OH)_2D$ 诱导 25- 羟维生素 D-24- 羟化酶(CYP24A1)的表达，后者催化 25(OH)D 和 $1,25(OH)_2D$ 成为无生物活性的 $24,25(OH)_2D$ 和 $1,24,25(OH)_3D$，从而完成维生素 D 的完整代谢过程。这是 $1,25(OH)_2D$ 的重要调节机制，防止 $1,25(OH)_2D$ 产生过多，作用过强。$1,25(OH)_2D$ 合成受血中 25(OH)D 浓度的影响自行调节，即生成的 $1,25(OH)_2D$ 的量达到一定水平时，可抑制肝脏和肾脏的羟化过程。血液循环中的 $1,25(OH)_2D$ 约 85% 与 DBP 相结合；约 15% 与白蛋白结合；仅 0.4% 以游离形式存在，可对靶细胞发挥其生物效应。

(二) 维生素 D 内分泌系统和自分泌 / 旁分泌系统和生理作用

1. 维生素 D 内分泌系统(图 7-6) 阳光照射皮肤合成维生素 D，肝脏羟化后维生素 D 转化为 25(OH)D，在经肾脏二次羟化 25(OH)D 转化为 $1,25(OH)_2D$。$1,25(OH)_2D$ 与靶细胞维生素 D 受体结合后，作用于靶基因，对靶基因的转录进行调控，促进肠上皮细胞对钙、磷的吸收，促进肾近曲小管对钙、磷的重吸收，从而调节机体钙、磷平衡，维持骨骼正常矿化过程。机体自身合成维生素 D，经过肝脏和肾脏两次羟化，转化为具有活性的 $1,25(OH)_2D$，$1,25(OH)_2D$ 通过受体发挥作用，这是内分泌系统的经典作用方式。因此把维生素 D 系统也称为维生素 D 内分泌系统或激素 D 内分泌系统。维生素 D 内分泌系统的组成为皮肤(维生素 D)、肝脏[25(OH)D]、肾脏[$1,25(OH)_2D$]和靶器官(小肠、骨骼、肾脏)。

2. 以血钙稳态为核心的机体调节机制 当血钙过低时，甲状旁腺分泌甲状旁腺激素(parathyroid hormone，PTH)功能增强，PTH 刺激肾脏 $1,25(OH)_2D$ 合成增多；PTH 与 $1,25(OH)_2D$ 共同作用于骨组织，使破骨细胞活性增加，降低成骨细胞活性，骨重吸收增加，骨钙释放入血；二者还促进肾小管钙重吸收；$1,25(OH)_2D$ 同时促进肠道钙吸收增加，于是通过骨骼、肾脏和肠道三个靶器官，血钙浓度得以恢复正常，维持正常生理功能(图 7-8)。血钙升高时，PTH 分泌减少，降钙素（calcitonin，CT）分泌增加，抑制骨钙释放入血，抑制肾小管生成 1,25$(OH)_2D$ 的能力，血钙沉积到骨骼，肾小管重吸收钙减少，肠道吸收钙减少，进而血钙降低。1,25$(OH)_2D$、PTH 和 CT 保持协调一致，维护细胞外钙水平稳定在狭窄范围，保证着正常细胞生理功能和骨骼完整性。

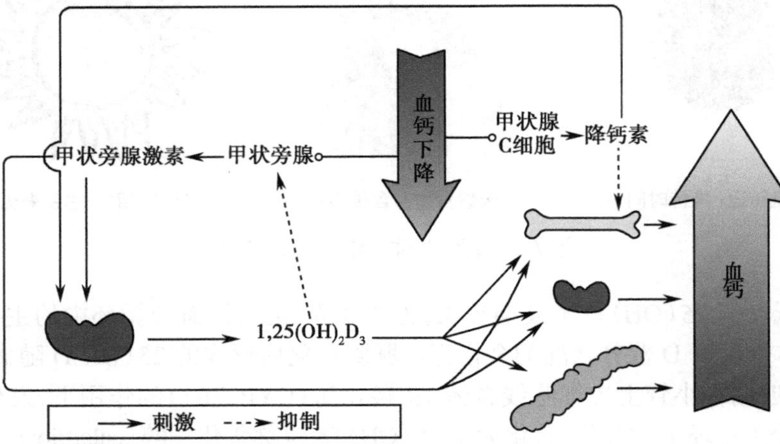

图 7-8 血钙的调节

3. 维生素 D 自分泌 / 旁分泌系统 除皮肤 - 肝脏 - 肾脏 - 靶器官（小肠、骨骼、肾脏）构成的维生素 D 内分泌系统外，目前已经证实，肾外多种细胞和组织，如免疫系统（B 淋巴细胞和 T 淋巴细胞）、上皮细胞（乳腺、结肠、肺、皮肤、前列腺）、肺泡巨噬细胞、毛囊、肌肉、脂肪、骨髓、淋巴结、胎盘等都存在 1α- 羟化酶，具有把 25（OH）D 转化为 1,25$(OH)_2D$ 的能力，并表达维生素 D 受体。这些组织细胞不能直接利用肾脏组织产生的 1,25$(OH)_2D$，而是依赖于循环25（OH）D水平在这些组织的局部合成1,25$(OH)_2D$。于是皮肤(维生素 D) - 肝脏[25(OH) D]-肾外组织[1,25$(OH)_2D$]构成维生素 D 自分泌 / 旁分泌系统（图 7-8）。维生素 D 以肾、骨和小肠以外组织器官为靶器官，利用血液循环 25（OH）D，在这些靶器官原位合成 1,25$(OH)_2D$ 并通过维生素 D 受体发挥抗增殖、促分化、免疫调节、抑制肿瘤的浸润和转移等作用。

4. 维生素 D 生理功能 维生素 D 的经典生物学作用是调节钙磷代谢。1,25$(OH)_2D$ 释放入血，85% 与维生素 D 结合蛋白（DBP）结合，约 15% 与白蛋白结合，被转运到靶器官。仅有 0.4% 以游离形式存在，可对靶器官发挥其生物效应。1,25$(OH)_2D$ 通过维生素 D 受体发挥生理作用。维生素 D 受体（vitamin D receptor，VDR）为核内受体蛋白，属于类固醇激素 / 甲状腺受体超家族的成员，其与 1,25$(OH)_2D$ 结合后形成复合物，该复合物可与靶基因上游启动子区域上的维生素 D 反应元件相结合，进而对靶基因的转录表达进行调控。1,25$(OH)_2D$ 是维持钙、磷代谢平衡的主要激素之一，主要通过作用于靶器官（肠、肾、骨）而发挥其抗佝偻病的生理功能：① 1,25$(OH)_2D$ 与小肠 VDR 结合后，促小肠黏膜细胞合成一种特殊的钙结合蛋白（CaBP），增加小肠对钙、磷的吸收，特别是磷的重吸收，提高血磷浓度，有利于骨的矿化。② 1,25$(OH)_2D$ 与肾脏的 VDR 结合后，可增加肾脏近端肾小管对钙、磷重吸收。③ 1,25$(OH)_2D$ 对骨组织具有双向作用，促进成骨细胞活性，促进骨桥蛋白及骨钙蛋白合成，参与骨形成和骨钙沉积；抑制破骨细胞增殖，促进破骨细胞的分化，促进骨钙、磷释放入血。

从自身合成过程看，人体皮肤可以合成维生素 D；而从维生素 D 的作用机制看，维生素 D 通过维生素 D 受体发挥生理作用，因此可以认为维生素 D 不属于维生素的范畴，而属于内分泌激素范畴。1，25（OH）$_2$D 已被确认是一种类固醇激素，以小肠上皮细胞、成骨细胞和肾近曲小管上皮细胞等为靶细胞，以内分泌形式发挥其对钙磷代谢的调控作用。

（三）维生素 D 缺乏性佝偻病

维生素 D 作为一种脂溶性维生素、微量营养素，在一定时期内，机体处于某一种维生素 D 的营养状态级别。维生素 D 营养状况分级是基于血清 25（OH）D 水平。目前把维生素 D 营养状况分为四个级别：缺乏、不足、充足和中毒，血清 25（OH）D<30nmol/L 为维生素 D 缺乏，30~50nmol/L 为维生素 D 不足，50~250nmol/L 为维生素 D 充足，>250nmol/L 为维生素 D 中毒。

我国儿童佝偻病（childhood rickets）的主要原因之一是维生素 D 缺乏。维生素 D 缺乏性佝偻病是由于儿童维生素 D 缺乏导致钙磷代谢紊乱、长骨生长板软骨细胞分化异常、生长板软骨基质矿化和类骨质矿化障碍的一种骨病。维生素 D 缺乏为其发病原因，钙磷代谢紊乱为其病理生理学特征，生长板软骨细胞分化异常、生长板和类骨质矿化障碍为其病理学特点，也是佝偻病各种骨骼体征的病理基础。

鉴于维生素 D 和钙对维持骨骼完整性密不可分的作用，在临床实际诊断过程中也不能鉴别佝偻病的原发因素是维生素 D 缺乏还是钙缺乏，而二者的共同缺乏很常见。为此，在维生素 D 缺乏性佝偻病的基础上，提出了营养性佝偻病（nutritional rickets）这一概念，描述发生在婴幼儿阶段的源于 2 种营养素（维生素 D 和钙）缺乏所发生的佝偻病。以维生素 D 缺乏为主的佝偻病，血液循环 25（OH）D 水平显著降低；而以钙缺乏为主的佝偻病，其血液循环 25（OH）D 水平并不下降。

【流行病学】

婴幼儿（特别是小婴儿），生长发育迅速、户外活动较少，是发生维生素 D 缺乏性佝偻病的高危人群。我国地域辽阔，各地维生素 D 缺乏性佝偻病的发生原因不尽相同。如我国北方地区冬春季节，日照时间短，阳光维生素 D 合成受限，维生素 D 缺乏性佝偻病北方患病率高于南方。随着我国公共卫生预防措施的加强，症状和体征较重的维生素 D 缺乏性佝偻病的发病率呈下降趋势，但维生素 D 缺乏仍然是普遍存在的公共健康问题，因此维生素 D 缺乏性佝偻病仍然是我国儿童需要重点预防的疾病之一。

【高危因素】

1. 围产期维生素 D 不足　母亲孕期，特别是孕后期维生素 D 缺乏。如母亲长期在室内工作生活、未及时补充维生素 D，会导致胎儿维生素 D 和钙储备减少。此外，母亲营养不良、肝肾疾病、慢性腹泻，以及早产、双胎均可使胎儿维生素 D 和钙贮存不足。

2. 日光照射不足　阳光维生素 D 是机体维生素 D 的主要来源。高层建筑遮挡日光照射，玻璃阻挡阳光紫外线，雾霾、尘埃可吸收紫外线；气候（季节）的影响，如冬季太阳离地面远，日照时间短，紫外线较弱。户外活动时间、皮肤颜色、纬度、季节、天空云量、空气污染、皮肤暴露面积、紫外线防护措施等都影响阳光维生素 D 产生。一旦阳光维生素 D 减少，机体维生素 D 就会缺乏。

3. 膳食维生素 D 不足　母乳喂养是维生素 D 缺乏的高危因素。母乳是婴儿最佳食品，母乳钙磷比例合适，吸收率高。但母乳维生素 D 含量不足，母乳维生素 D 含量仅为 15~50IU/L。

若母乳喂养儿每天摄入 750 ml 乳汁，在不接受阳光照射的前提下，每天获得的维生素 D 仅为 11~38IU，远远低于维生素 D 推荐摄入量。天然食物中含维生素 D 少，断母乳后未辅以配方奶或其他奶制品喂养或没有补充维生素 D，均会导致维生素 D 缺乏。

4. 生长速度快，维生素 D 需求多　婴儿尤其是早产及双胎婴儿以及青少年阶段生长速度快，骨骼生长迅速，对维生素 D 需求量增大。

5. 疾病影响　胃肠道或肝胆疾病如吸收不良综合征、慢性腹泻、先天性胆道狭窄或闭锁、婴儿肝炎综合征等均可影响维生素 D 及钙吸收利用。肝、肾疾病影响维生素 D 羟化，1，25（OH）$_2$D 生成不足而引起佝偻病。某些药物如苯妥英钠、苯巴比妥刺激肝细胞微粒体的氧化酶系统活性增加，使维生素 D 和 25（OH）D 加速分解为无活性的代谢产物，导致体内维生素 D 不足。应用糖皮质激素拮抗维生素 D 作用和促进钙丢失。

【发病机制】

维生素 D 缺乏性佝偻病的本质是较长时间维生素 D 缺乏所导致的骨病，是机体为维持血钙正常而消耗骨钙的结果。长期维生素 D 缺乏，致使肠道吸收钙、磷减少，尤其是钙吸收减少，血钙呈现下降趋势。血钙下降是甲状旁腺素分泌的强烈刺激因素。为维系血钙稳态，甲状旁腺功能代偿性增强，促进破骨细胞骨吸收功能，动员骨钙释放入血，进而使得血清钙浓度恢复正常或接近正常（偏低）。甲状旁腺素抑制肾小管磷吸收导致机体出现低血磷。由此可以看出维生素 D 缺乏导致的血生化特点是血钙正常或接近正常（偏低），但血磷降低。长骨生长板是生长发育阶段的儿童的特有结构。生长板是骨骺和干骺端之间的盘形软骨组织。生长板分为静止带、增殖带和肥大带。静止带含有产生增殖带软骨细胞新克隆的干细胞。增殖带软骨细胞体积逐渐增大，分化为肥大软骨细胞，肥大软骨细胞体积不断增大，最后终末肥大软骨细胞凋亡，周围软骨基质矿化。成骨细胞和破骨细胞伴随血管的侵入到达钙化的软骨基质，经过成骨细胞和破骨细胞的骨塑造过程，生成新骨，从而完成骨骼生长发育。细胞外液钙、磷浓度不足，破坏软骨细胞正常增殖、分化和凋亡的程序，使得生长板软骨细胞分化异常、生长板软骨基质矿化障碍（图 7-9），钙化带消失。骨样组织堆积于干骺端，骺端增厚，向两侧膨出形成“串珠”“手足镯”。骨干骨基质不能正常矿化，成骨细胞代偿增生，碱性磷酸酶分泌增加，骨骼发生弯曲，形成骨骼畸形。颅骨骨化障碍而颅骨软化，颅骨骨样组织堆积出现“方颅”。临床即出现一系列佝偻病症状和血生化改变。

【临床表现】

维生素 D 缺乏性佝偻病的临床症状和骨骼改变常在维生素 D 缺乏后数月出现。在围产期就出现维生素 D 缺乏的婴儿的佝偻病症状和体征会出现较早。主要表现为生长最快部位的骨骼改变，亦可影响肌肉发育及神经兴奋性的改变。随年龄不同，临床表现不同。基于维生素 D 具有更广泛的生物学作用，罹患佝偻病的患儿可能出现消化和心肺功能障碍，并可影响行为发育和免疫功能。临床上把维生素 D 缺乏性佝偻病分为 4 期，即初期、活动期、恢复期和后遗症期。

1. 初期（早期）　多见 6 月龄以内，特别是 3 月龄以内小婴儿。主要为神经兴奋性增高的表现，如易激惹、烦闹、汗多刺激头皮致婴儿常摇头、擦枕而出现枕秃。但这些并非佝偻病的特异症状，仅作为临床早期诊断的参考依据。血清 25（OH）D 下降，PTH 升高，一过性血钙下降，血磷降低，碱性磷酸酶正常或稍高是这个时期实验室检查最常见的特征。此期常无骨骼病变，骨骼 X 线可正常，或钙化带稍模糊。

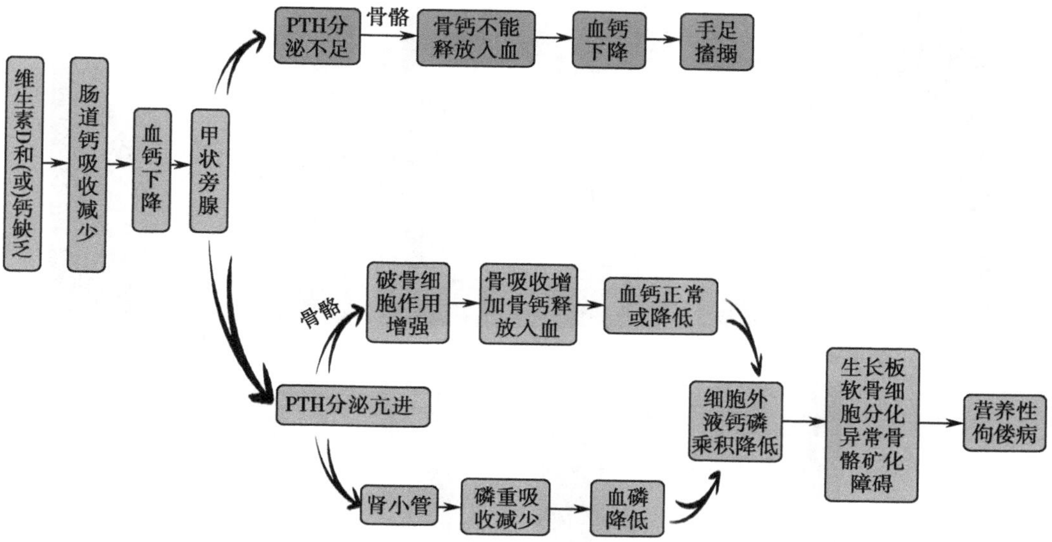

图 7-9　维生素 D 缺乏性佝偻病的发病机制

2. 激期(活动期)　维生素 D 缺乏性佝偻病初期的婴儿若未及时治疗,病程继续加重,导致 PTH 功能持续增强,出现钙、磷代谢失常的典型骨骼改变。①颅骨:6 月龄以内婴儿的维生素 D 缺乏性佝偻病骨骼损害以颅骨软化为主,前囟边较软,颅骨变薄。检查者用双手固定婴儿头部,指尖稍用力压迫枕骨或顶骨的后部,可有压乒乓球样的感觉;此后即使病情仍在进展,颅骨软化消失。7~8 月龄婴儿伴随脑组织发育增快,可出现额骨和顶骨中心部分因骨样组织矿化不良而增生致额骨及顶骨双侧呈对称性隆起,或称"方颅",重者可呈鞍状、十字状颅形;头围也较正常增大,前囟边软;②胸廓:1 岁左右婴儿沿肋骨方向于肋骨与肋软骨交界处可及圆形隆起,从上至下如串珠样突起,以第 7~10 肋骨最明显,称佝偻病串珠(rachitic rosary);膈肌附着处的肋骨受膈肌牵拉而内陷,胸廓的下缘形成一水平凹陷,即肋膈沟或郝氏沟(harrison groove)。胸骨和肋骨交界处向前突起,形成"鸡胸"畸形;③四肢:多见于 6 个月以上婴幼儿,手腕、足踝部可形成钝圆形环状隆起,称佝偻病"手镯""足镯"。由于骨质软化与肌肉关节松弛,婴儿站立与行走后双下肢负重,可出现股骨、胫骨、腓骨弯曲,形成严重膝内翻("O"形腿)或膝外翻("X"形腿)。偶见"K"形样下肢畸形(图 7-10)。需要注意正常儿童可有生理性弯曲和正常的姿势变化,如足尖向内或向外等,注意鉴别(详见第二章第三节与体格生长有关的其他系统的发育,图 2-18);④其他:婴儿会坐与站立后,因韧带松弛可致脊柱畸形,包括脊柱后突或侧弯;重症者骨盆前后径变短形成扁平骨盆。程度较重的维生素 D 缺乏性佝偻病患儿可全身肌肉松弛,肌张力降低和肌力减弱,如竖颈无力、蛙腹。该期的特征性血生化改变是血磷、25(OH)D 明显下降,碱性磷酸酶、PTH 增高,血清钙稍低或正常低限。X 线检查显示长骨干骺端临时钙化带模糊或消失,呈毛刷样、杯口状改变;生长板厚度增宽(>2mm);骨质稀疏,骨皮质变薄;可有骨干弯曲畸形或骨折(图 7-11)。此外,囟门闭合延迟(正常 2 岁前闭合),牙齿萌出延迟(10 月龄时门牙未萌出,18 月龄时磨牙未萌出)也是维生素 D 缺乏性佝偻病的体征。

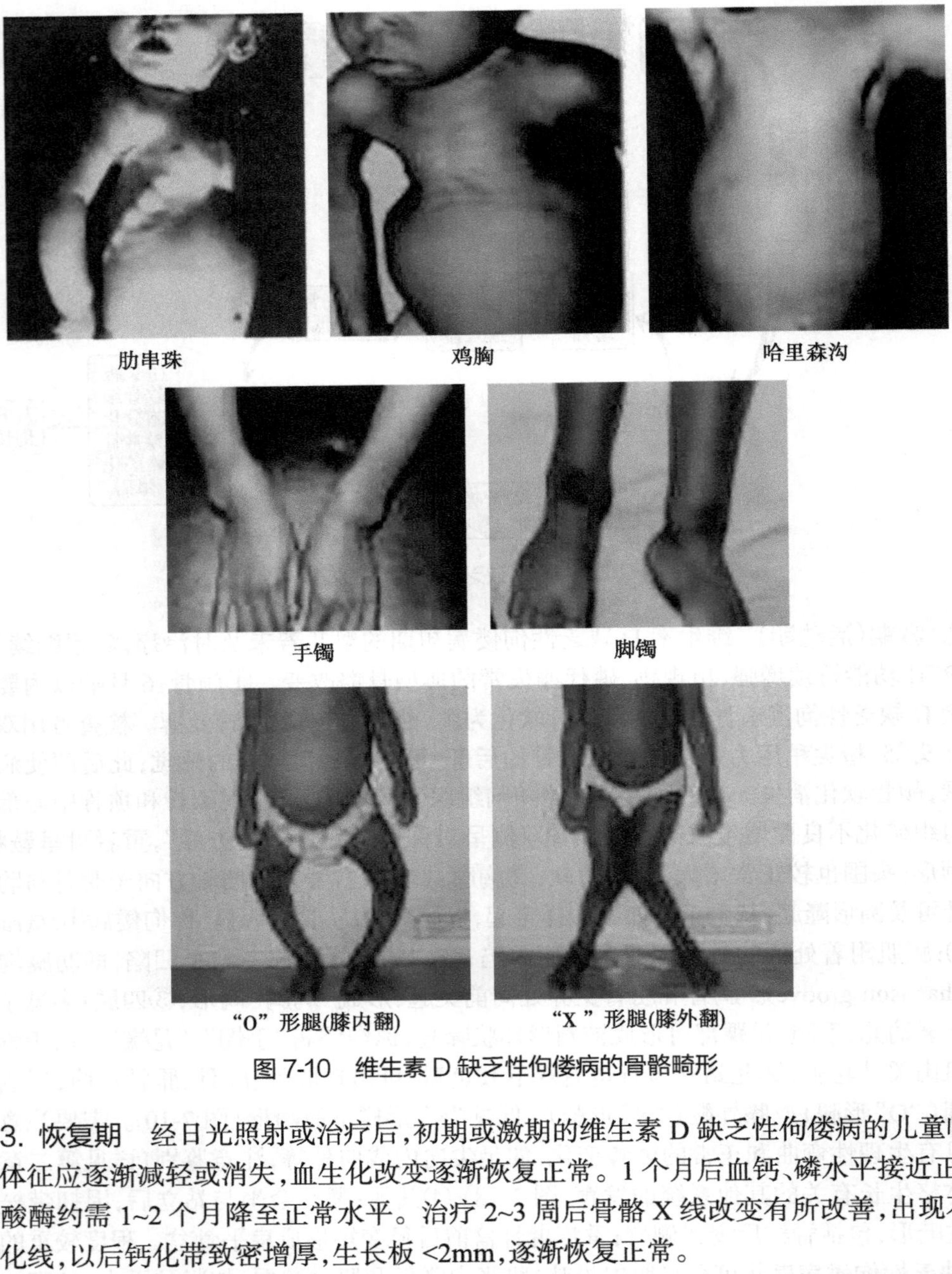

图 7-10　维生素 D 缺乏性佝偻病的骨骼畸形

3. 恢复期　经日光照射或治疗后，初期或激期的维生素 D 缺乏性佝偻病的儿童临床症状和体征应逐渐减轻或消失，血生化改变逐渐恢复正常。1 个月后血钙、磷水平接近正常，碱性磷酸酶约需 1~2 个月降至正常水平。治疗 2~3 周后骨骼 X 线改变有所改善，出现不规则的钙化线，以后钙化带致密增厚，生长板 <2mm，逐渐恢复正常。

4. 后遗症期　多见于 2 岁以上的儿童。若维生素 D 缺乏持续存在，骨骼损害程度较重，会残留不同程度的骨骼畸形。无任何临床症状，血生化正常，X 线检查骨骼干骺端病变消失。

【诊断】

根据维生素 D 缺乏的高危因素、临床表现，结合血生化而做出临床诊断，通过骨骼 X 线检查确诊。应注意早期神经兴奋性增高的症状无特异性，如多汗、烦躁、夜惊等，因此仅根据临床表现而做出的诊断准确率较低。维生素 D 缺乏性佝偻病典型的实验室检查表现是

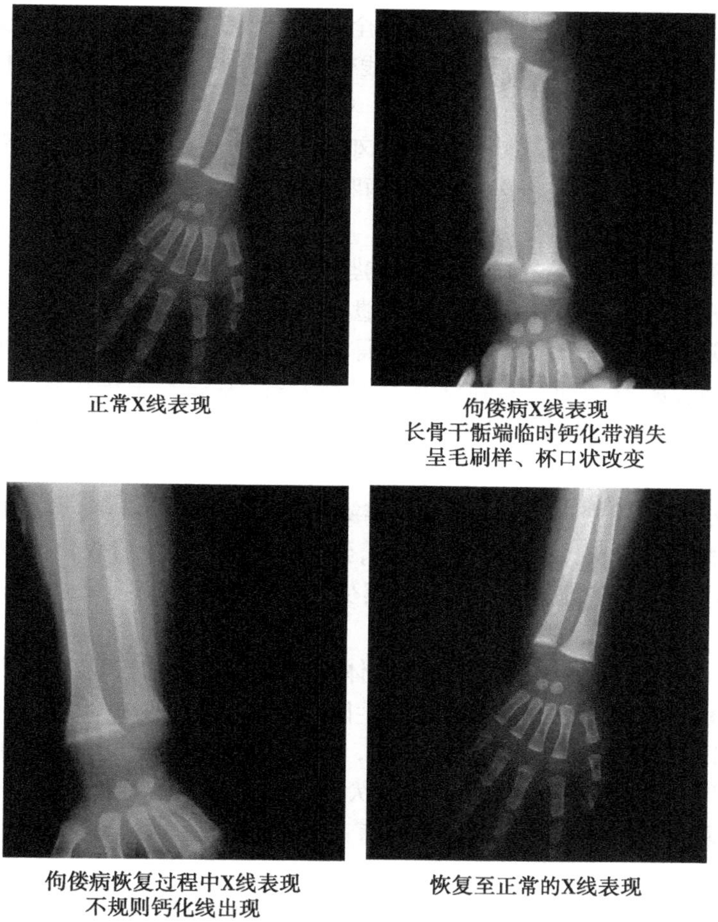

图 7-11 维生素 D 缺乏性佝偻病 X 线改变

25(OH)D、血清磷、血清钙和尿钙下降；与此相反，血清 PTH、碱性磷酸酶(ALP)和尿中磷水平升高。血清 25(OH)D 水平是评价机体维生素 D 营养状况可靠指标。维生素 D 缺乏性佝偻病患儿血清 25(OH)D 在早期明显降低[血清 25(OH)D<30nmol/L]。目前维生素 D 缺乏性佝偻病的临床表现总体偏轻，可具有初期的某些临床症状和较轻的激期骨骼体征，而不具有典型的骨骼 X 线特征性表现，因此不推荐为了诊断维生素 D 缺乏性佝偻病而做 X 线检查，仔细询问病史，明确维生素 D 缺乏的高危因素是做出诊断的关键。

【鉴别诊断】

1. 与具有佝偻病样骨骼体征但不是佝偻病的相关疾病鉴别

(1)软骨发育不全：遗传性软骨发育障碍，成纤维细胞生长因子受体 3(fibroblast growth factor receptor 3，FGFR3)基因突变所致，呈常染色体显性遗传。出生时即可见四肢短、头大、前额突出、腰椎前凸、臀部后翘、弓形腿、"V"字形手。根据特殊的体态(短肢型矮小)及骨骼 X 线作出诊断，基因检测可明确具体类型。

(2)黏多糖贮积症：黏多糖是一种长链复合糖分子，与蛋白质形成蛋白多糖。蛋白多糖是结缔组织、线粒体、核膜、质膜等的重要组成成分，在溶酶体内被降解代谢。黏多糖代谢异常时，常多器官受累，可出现多发性骨发育不全，如头大、头型异常、脊柱畸形、胸廓扁平等症状。此病除临床表现外，主要依据骨骼的X线变化及尿中黏多糖的测定作出诊断，基因检测可明确具体类型。

(3)脑积水：生后数月起病者，头围与前囟进行性增大。因颅内压增高，可见前囟饱满紧张，骨缝分离，颅骨叩诊有破壶声，严重时两眼向下呈落日状。头颅B超、CT检查可作出诊断。

2. 与其他不同病因导致的各类佝偻病的鉴别

(1)低血磷抗维生素D佝偻病：最常见遗传性佝偻病，常染色体显性或隐性遗传或性连锁遗传。发病原因为肾小管重吸收磷障碍，导致血磷降低和骨骼矿化障碍。血钙多正常，血磷明显降低，尿磷增加。多在学走路时被发现，发病晚于维生素D缺乏性佝偻病。采取通常治疗剂量维生素D治疗佝偻病无效时应与本病鉴别。基因检测可明确具体类型。

(2)远端肾小管性酸中毒；远端肾小管排泌H^+障碍，血H^+增多，血pH降低，代谢性酸中毒，尿液不能酸化，尿pH>6。酸中毒状态，致使骨质脱钙、骨骼软化而变形，出现佝偻病体征，身材矮小。泌H^+障碍，Na^+-H^+交换减少，导致Na^+-K^+交换增加，尿K排出增多，形成低血钾。

(3)维生素D依赖性佝偻病：为常染色体隐性遗传，可分二型：Ⅰ型为肾脏1α-羟化酶缺陷，使25(OH)D转变为$1,25(OH)_2D$发生障碍，血中25(OH)D浓度可升高，$1,25(OH)_2D$降低；Ⅱ型为靶器官$1,25(OH)_2D$受体缺陷，血中25(OH)D浓度正常，血中$1,25(OH)_2D$浓度增高。两型临床均有严重的佝偻病症状，低钙血症、低磷血症，碱性磷酸酶明显升高及继发性甲状旁腺功能亢进，Ⅰ型患儿可有高氨基酸尿症；Ⅱ型患儿的一个重要特征为脱发。

(4)肾性佝偻病：由于先天或后天原因所致的慢性肾功能障碍，导致钙磷代谢紊乱，血钙低，血磷高，甲状旁腺继发性功能亢进，骨质普遍脱钙，骨骼呈佝偻病改变。多于幼儿后期症状逐渐明显，形成侏儒状态(表7-5)。

表7-5　各型佝偻病的实验检查

病名	血清						氨基酸尿	其他
	钙	磷	碱性磷酸酶	25-OHD_3	1,25-$(OH)_2D_3$	甲状旁腺素		
维生素D缺乏性佝偻病	正常(↓)	↓(正常)	↑(正常)	↓	↓	↑(正常)	(-)	尿磷↑
家族性低磷血症	正常	↓	↑	正常(↑)	正常(↓)	正常	(-)	碱性尿、高氨低钾
远端肾小管性酸中毒	正常(↓)	↓	↑	正常(↑)	正常(↓)	正常(↑)	(-)	

续表

病名	血清						氨基酸尿	其他
	钙	磷	碱性磷酸酶	25-OHD_3	1,25-$(OH)_2D_3$	甲状旁腺素		
维生素D依赖性佝偻病								
Ⅰ型	↓	↓	↑	↑	↓	↑	(+)	
Ⅱ型	↓	↓	↑	正常	↑	↑	(+)	
肾性佝偻病	↓	↑	正常	正常	↓	↑	(-)	等渗尿、氮质血症酸中毒

【治疗】

目的在于控制活动期症状和体征，防止遗留骨骼畸形。

1. 补充维生素D　给药方式应以口服为主，由于口服用药比肌注能更快恢复血循环25(OH)D水平。依据患儿的年龄特点给予相应的维生素D治疗剂量(表7-6)。一般不建议采用大剂量冲击疗法。大剂量维生素D冲击疗法与治疗效果无正比例关系，不缩短疗程，与临床分期无关。大剂量冲击疗法时，极少数个体会出现高钙血症和/或高钙尿症。只有口服用药依从性差或无法口服时，可采取大剂量冲击疗法5万~30万IU一次。大剂量冲击疗法不可多次应用。任何一种给药方法，均需要用药1个月后评估疗效，以决定下一步治疗措施。如临床表现、血生化与骨骼X线改变无恢复征象，应与低磷性抗维生素D佝偻病鉴别。不可过多使用维生素D，以防中毒。不建议采用活性维生素D治疗维生素D缺乏性佝偻病，如1,25$(OH)_2D$(骨化三醇)治疗，当神经肌肉兴奋性增高的相关临床症状明显时，可酌情短期应用活性维生素D以快速提升血钙，缓解神经肌肉兴奋症状。维生素D_2制剂和维生素D_3制剂均可，基本等效。治疗维生素D缺乏性佝偻病的维生素D最小推荐剂量是2 000IU/d(50μg)，至少是3个月，有时可能需要更长疗程。3个月后改预防量400~800IU/d。

表7-6　维生素D缺乏性佝偻病的维生素D治疗量

年龄	持续90天的每日剂量(IU)	大剂量冲击疗法(IU)
<3月龄	2 000	不采用
3~12月龄	2 000	5万
1~12岁	3 000~6 000	15万
>12岁	6 000	30万

2. 膳食钙不足时可适当补充钙剂　提倡补充维生素D和补充钙同时进行。首选用含钙丰富膳食(牛奶、配方奶和豆制品等)补充钙。不需考虑年龄和体重，膳食来源的钙元素至少500mg/d。膳食不能满足时，额外口服补充钙剂。

【预后】

治疗后，较轻的骨骼畸形随着体格生长多能自行矫正。严重的下肢畸形，4岁后可考虑外科手术矫形。

【预防】

维生素 D 缺乏性佝偻病的原因是维生素 D 缺乏。因此只要补充充足的维生素 D,就能预防维生素 D 缺乏性佝偻病。预防的关键是晒太阳(日光浴)与适量维生素 D 补充。环境因素如纬度、海拔、季节、日照时间、云量和空气质量影响机体紫外线照射皮肤合成维生素 D 的剂量和循环 25(OH)D 水平。在日光照射上,我国预防策略与西方国家不同。紫外线照射可引起皮肤癌。出于对皮肤癌的担忧,西方国家不提倡生命早期日光照射。黄色人种皮肤癌的发生率远远低于白色人种。在夏季随着户外活动时间增加,血清 25(OH)D 水平明显提高。提倡夏秋季节晒太阳,冬春季节额外补充维生素 D。夏秋季节平均户外活动时间应在每天 1~2 小时。我国地域辽阔,纬度和海拔变化大,不同地区儿童的维生素 D 补充需要结合儿童所在的纬度地区、环境变化、空气质量、户外时间、穿衣情况等综合考虑。在预防维生素 D 缺乏同时,积极补充钙,确保钙元素摄入量至少 500mg/d。钙可耐受最高摄入量为 2 000mg/d。

1. 围产期　所有孕母都应该至少达到 400~800IU/d 的维生素 D 摄入量要求,有益于胎儿贮存维生素 D,以避免母源性维生素 D 缺乏,满足胎儿和生后一段时间生长发育的需要。孕母应多户外活动,食用富含钙、磷、维生素 D 以及其他营养素的食物。确保钙元素摄入量至少 500mg/d。

2. 婴幼儿期　足月新生儿出生后即可补充维生素 D,而不需要推迟到生后 2 周,基于维生素 A 不足和缺乏的普遍存在,推荐维生素 AD 滴剂(含维生素 A1 500IU 和维生素 D500IU)作为预防用药。早产儿、低出生体重儿、双胎儿生后即可开始补充维生素 D800IU/d,选择母乳喂养,母乳不足再用配方乳补充,确保钙元素摄入量至少 500mg/d。

3. 儿童青少年　长期以来,我国维生素 D 缺乏性佝偻病防治政策针对 0~3 岁婴幼儿。而学龄前儿童、学龄期儿童和青少年不再强调补充维生素 D 的重要性。最新的流行病学调查数据显示,随着儿童年龄的增加,血清 25(OH)D 水平呈现逐渐下降趋势。尤其是处于青春期生长突增阶段的青少年,学习任务重,户外活动少,更易出现维生素 D 缺乏,因此儿童青少年更需要补充维生素 D。补充的方式需要根据维生素 A 膳食摄入情况,选择是补充维生素 AD 滴剂(含维生素 A2 000IU 和维生素 D700IU),还是单纯补充维生素 D 滴剂(含维生素 D400IU)。预防性补充维生素 D 的剂量范围是 400~800IU/d。

(四) 维生素 D 缺乏性手足搐搦症

维生素 D 缺乏性手足搐搦症(tetany of vitamin D deficiency),也称低钙性惊厥(hypocalcaemia convulsions)多见于 <6 月龄小婴儿。因婴儿阶段普遍推广维生素 D 的补充策略,维生素 D 缺乏性手足搐搦症已较少发生。

【病因及发病机制】

维生素 D 缺乏时,血钙呈下降趋势,甲状旁腺负反馈调节机制发挥作用,甲状旁腺素代偿性分泌增加,以使血钙恢复正常。若甲状旁腺代偿功能不足,使血中钙离子浓度降低,当总血钙低于 1.75~1.8mmol/L(7~7.5mg/dl),或离子钙低于 1.0mmol/L(4mg/dl)时可引起神经肌肉兴奋性增高,出现全身惊厥、手足肌肉抽搐或喉痉挛等。血钙降低,甲状旁腺素急剧代偿分泌增加,这是正常调节反应。若血钙降低,甲状旁腺激素在"正常参考值"范围,就是甲状旁腺代偿功能不足。受到血钙降低的信号刺激后,甲状旁腺所代偿性分泌的甲状旁腺素不足以升高血钙,或甲状旁腺功能反应过度而出现甲状旁腺激素抵抗,出现血钙降低。因此,维生素 D 缺乏性手足搐搦症的患儿,同时存在佝偻病的表现和甲状旁腺功能低下的低血钙所致的临床表现(图 7-8)。

【临床表现】

主要为惊厥、喉痉挛和手足搐搦,并有不同程度的初期或激期佝偻病表现。

1. 隐匿型 血清钙多在 1.75~1.88mmol/L,无典型发作症状,但可通过刺激神经肌肉而引出体征。①面神经征(Chvostek sign,佛斯特征):以指尖或叩诊锤轻叩患儿颧弓与口角间的面颊部(第Ⅶ脑神经孔处),引起眼睑和口角抽动为阳性,新生儿期可呈假阳性;②腓反射(peroneal sign):以叩诊锤叩击膝下外侧腓骨小头处的腓神经,引起足向外展为阳性;③陶瑟征(Trousseau sign):以血压计袖带包裹上臂,充气使血压维持在收缩压与舒张压之间,5 分钟之内出现手痉挛症状为阳性。

2. 典型发作 血清钙低于 1.75mmol/L 时可出现惊厥、喉痉挛和手足搐搦。①惊厥:多见于婴儿期,突然发作,表现为四肢抽动,两眼上翻,面肌颤动,神志不清,发作时间可短至数秒钟,或长达数分钟以上,发作时间长者可伴口周发绀。可有暂时性意识丧失,但缓解后多入睡,醒后活泼如常。发作次数可数天 1 次或 1 天数次,甚至多至 1 天数十次。一般不发热,发作轻时仅有短暂的眼球上窜和面肌抽动,神志清楚。②手足搐搦:多见于较大婴幼儿,发作时,类似助产士手,双手腕部屈曲,手指强直,拇指内收掌心,强直痉挛;足部踝关节伸直,足趾同时向下弯曲呈“芭蕾舞足”。③喉痉挛:婴儿多见,喉部肌肉及声门突发痉挛,呼吸困难,有时可突然发生窒息,严重缺氧甚至死亡。三种发作中,以惊厥(无热)最为常见。

【诊断和鉴别诊断】

突发无热惊厥,且反复发作,发作后神志清醒无神经系统体征,同时有佝偻病存在;总血钙低于 1.75mmol/L,钙离子低于 1.0mmol/L。应与下列疾病鉴别:

1. 其他无热惊厥类疾病

(1)低血糖症:常发生于清晨空腹时,可有进食不足或腹泻史,重症惊厥后转入昏迷,一般口服或静脉注射葡萄糖液后立即恢复,血糖常低于 2.2mmol/L。

(2)低镁血症:常见于新生儿或婴儿,常有触觉、听觉过敏,引起肌肉颤动,甚至惊厥、手足搐搦,血镁常低于 0.58mmol/L(1.4mg/dl)。

(3)婴儿痉挛症:为癫痫一个类型,起病于 1 岁以内,呈突然发作,头及躯干、上肢均屈曲,手握拳,下肢弯曲至腹部,伴点头状抽搐和意识障碍,发作数秒至数十秒自停,伴智力异常,脑电图有特征性高幅异常节律波。

(4)原发性甲状旁腺功能减退症:表现为间歇性惊厥或手足搐搦,间隔几天或数周发作 1 次,血磷升高 >3.2mmol/L(10mg/d),血钙降至 1.75mmol/L(7mg/dl)以下,碱性磷酸酶正常或稍低,颅骨 X 线可见基底节钙化灶。

2. 中枢神经系统感染 脑膜炎、脑炎、脑脓肿等大多伴有发热和感染中毒症状,精神萎靡,食欲差等。体弱年幼儿反应差,有时可不发热。有颅内压增高体征及脑脊液改变。

3. 急性喉炎 大多伴有上呼吸道感染症状,也可突然发作,声音嘶哑伴犬吠样咳嗽及吸气困难,钙剂治疗无效。

【治疗】

1. 急救处理

(1)氧气吸入:惊厥期应立即吸氧,喉痉挛者须立即将舌头拉出口外,并进行口对口呼吸或加压给氧,必要时做气管插管以保证呼吸道通畅。

(2)迅速控制惊厥或喉痉挛:可用10%水合氯醛,每次0.4~0.5ml/kg,保留灌肠;或地西泮每次0.1~0.3mg/kg缓慢静脉注射。

2. 钙剂治疗 10%葡萄糖酸钙5~10ml加入5%~10%葡萄糖液10~20ml缓慢静脉注射(>10分钟)或静脉点滴。若注射过快,可引起血钙骤升发生呕吐,甚至心搏骤停。惊厥反复发作时,可每日注射2~3次,不可皮下或肌内注射以免造成局部坏死。惊厥停止后改口服钙剂。

3. 维生素D治疗 急诊情况控制后,按维生素D缺乏性佝偻病给予维生素D治疗。

三、铁缺乏症

铁(ferrum)是自然界比较丰富的金属之一,也是人体内含量最多的微量元素,属于研究较多和比较了解的营养素之一。虽然人群中膳食铁的摄入量常高于RDA(AI),但机体铁缺乏包括缺铁性贫血仍较普遍,是最常见的营养素缺乏症和全球性的主要营养问题之一。

(一)铁的生理与代谢

1. 来源 一般来说,动物性食物中的铁含量较高,且为血红素铁,其吸收率高,如鱼的铁吸收率为11%,肉和内脏为22%,肝和血红蛋白可高达25%;蛋类的铁因含卵黄高磷蛋白,阻碍铁吸收,吸收率仅为3%;牛奶不仅铁含量低,吸收率仅为10%。植物性食物含非血红素铁,吸收率大多较低,一般低于10%。我国人民的普通膳食以谷类为主粮,动物性食物量不多,故铁的来源以非血红素铁占绝大多数,血红素铁只占膳食总铁的5%~10%,故人群体内储铁量不高,缺铁性贫血的发病率也较高。

2. 代谢 食物中的铁摄入后,经小肠上端黏膜多数以Fe^{2+}及部分Fe^{3+}的形式被吸收。吸收后的铁经血浆和细胞外液到达骨髓等造血器官,并被结合进血红蛋白,后随红细胞进入周围血液;红细胞约存活4个月,衰老的红细胞在单核-吞噬细胞系统中被吞噬破坏,释出铁入血浆中再循环,少部分被储存与铁蛋白和含铁血黄素结合,小部分从尿、汗、血中排泄丢失,极少量从肠道再吸收。成人每天可获得来自破坏的红细胞的再生铁约20mg,可再利用参加合成血红蛋白,这样周而复始,铁可不断循环被利用。

影响肠道对食物中铁的吸收率主要有两方面因素。其一为膳食中铁的性质及同时进食的其他食物影响:根据食物中铁的性质可分两类,即血红素铁(主要存在于动物性食物中)和非血红素铁(主要在植物性食物中,大多为铁盐)。血红素铁主要来自肉、鱼含的血红蛋白和肌红蛋白,吸收率(23%左右)和利用率较高,且很少受肠道内生化环境影响;而非血红素铁主要存在于大米、小麦、玉米、花生的糠皮及植物木质素中,铁吸收率低(2%~20%),且受到进食的其他食物成分的影响,如肠腔中存在植酸、草酸、鞣酸、磷酸、咖啡因、茶碱、植物纤维等都可与铁形成不溶性铁盐,从而抑制其吸收,而维生素C可与铁形成可溶的螯合物,果酸、氨基酸、半胱氨酸等也可促进其吸收。研究还发现,维生素A的合理应用也能促进铁的利用率。肉、鱼、禽不仅本身含有高生物利用价值的血红素铁,而且其MFP因子(一种和肉、鱼、禽消化有关的能促进铁吸收的肉类因子)还能促进同餐进食的其他食物中所含的非血红素铁的吸收。膳食中钙丰富,有助于除去磷酸、草酸和植酸,保护铁的吸收,而锌过多则妨碍铁吸收。人奶中含铁量与牛奶中铁相仿(0.05mg/100g),但人乳铁吸收率高达50%,比牛乳铁高5倍,因人乳含乳运铁蛋白可与肠黏膜上乳运铁蛋白受体结合而促进铁吸收。其二为小肠黏膜的调节机制:小肠黏膜吸收铁的多少受到体内铁储存高低的影响,储存量多时,吸收率低。这种调节机制是铁缺乏和铁过负的一种自我保护机制。虽然铁的吸收率因人而异，且同一个人处于不同生长期其吸收率也不相同，但总的说来，膳食铁的吸收率在 10%~15% 左右。在患有胃肠道疾病的人群中铁吸收率低于 2%，而在健康快速生长的儿童吸收可高达 35%。

3. 生理功能

(1) 构成与氧代谢有关的蛋白：如血红蛋白、肌红蛋白、细胞色素等，通过电子传递及氧化磷酸化过程进行氧的运转、储存和利用。

(2) 参与含铁酶组成、促进铁依赖酶的活性：如过氧化氢酶、过氧化物酶、单胺氧化酶等，影响人体代谢过程，如核酸代谢、DNA 合成、儿茶酚胺代谢、免疫功能、白细胞杀伤力等。另外，体内三羧酸循环中有 1/2 以上的酶和其他因子在含铁的环境或铁充足的情况下才能发挥作用。

（二）铁缺乏症

铁缺乏症是指机体总铁含量（total body iron，TBI）降低的状态，包括铁减少期（iron depletion，ID）、红细胞生成缺铁期（iron deficient erythropoiesis，IDE）和缺铁性贫血（iron deficiency anemia，IDA）3 个发展阶段，各阶段具有不同的铁代谢特点。铁减少期仅机体储存铁水平降低，但红细胞造血并不受到影响，临床上无贫血征象。红细胞生成缺铁期由于储存铁进一步降低或耗竭，血清转铁蛋白饱和度降低，血清铁转运至骨髓幼红细胞参与血红蛋白（hemoglobin，Hb）合成减少，红细胞游离原卟啉（free erythrocyte protoporphyrin，FEP）水平增高，但临床仍无贫血。铁减少期和红细胞生成缺铁期因此也被统称为“无贫血的铁缺乏症”（iron deficiency without anemia）。IDA 是 ID 发展最为严重的阶段，随着体内铁缺乏进一步发展，最终导致 Hb 合成减少，临床上出现红细胞呈小细胞低色素性改变，血清铁蛋白、血清铁和转铁蛋白饱和度降低、总铁结合力增高等铁代谢异常的特点。

【流行病学】

铁缺乏症（iron deficiency，ID）是最常见的营养素缺乏症和全球性健康问题，据估计世界 1/3 人口缺铁。由于健康教育和广泛采用铁强化食品等措施，目前欧美发达国家儿童缺铁性贫血（iron deficiency anemia，IDA）患病率已显著降低。据美国 1999~2000 年全国流行病学调查，1~2 岁儿童 ID 和 IDA 患病率分别为 7% 和 2%，其中西班牙裔儿童 ID 患病率仍高达 17%。发展中国家儿童铁缺乏症情况更为严峻。WHO 报道，发展中国家 5 岁以下和 5~14 岁儿童贫血患病率分别为 39% 和 48%，其中半数以上为 IDA，而 ID 患病率至少为 IDA 患病率的 2 倍。

我国儿童铁缺乏症患病率仍显著高于发达国家。20 世纪 80 年代初，我国 16 个省（市）流行病学调查表明，6 月龄 ~7 岁儿童营养性贫血总患病率高达 43%，其中多数为 IDA。2000~2001 年“中国儿童铁缺乏症流行病学调查”发现，我国 7 月龄 ~7 岁儿童铁缺乏症总患病率 40.3%，IDA 患病率 7.8%。尽管 IDA 患病率已显著降低，但缺铁（不伴贫血的 ID）仍很严重，其中婴儿铁缺乏为 65.2%、IDA 患病率为 20.5%；幼儿铁缺乏达 43.7%、IDA 患病率为 7.8%。青春期儿童生长发育快，对铁的需求量大。因此，我国儿童铁缺乏症的高危人群主要是 6~24 月龄的婴幼儿和青春期儿童。

目前已有大量研究证据表明，缺铁可影响儿童生长发育、运动和免疫等各种功能。婴幼儿严重缺铁影响认知、学习能力和行为发育，甚至不能被补铁所逆转。因此，ID 的早期诊断、及时干预对预防缺铁导致的儿童健康损害具有十分重要的意义。

【高危因素】

1. 先天储铁不足　妊娠期孕母的铁逆浓度梯度跨胎盘主动转运至胎儿，尤其在妊娠晚期母胎铁转运量最大。因此，早产、双胎或多胎、胎儿失血和孕母严重缺铁均可导致胎儿先天储铁减少。另一方面，孕母孕早期缺铁性贫血与早产和低出生体重密切相关，而孕期补铁有可能降低早产和低出生体重儿发生率。

2. 铁摄入量不足　母乳尽管铁吸收率高，但含铁量低；长期单纯母乳喂养而未及时添加富铁食物，或未使用铁强化配方乳是儿童铁缺乏症的重要原因。

3. 肠道铁吸收障碍　不合理的饮食搭配和胃肠疾病均可影响铁的吸收。

4. 生长发育旺盛，铁的需求量增加　婴儿和青春期儿童生长发育快，对铁的需求量大，未及时添加富铁食物，易于发生铁缺乏症。

5. 铁丢失增多　体内任何部位的长期慢性失血均可导致缺铁，临床最常见各种原因所致消化道出血和青春期女孩月经增多。

【临床表现】

1. 消化系统症状　食欲减退，少数儿童可出现异食癖；可有呕吐、腹泻；可出现口腔炎、舌炎，严重者可发生萎缩性胃炎或吸收不良综合征。

2. 神经系统症状　研究已证明婴儿期铁缺乏对认知功能和行为发育有较长期的、不可逆的损害，可持续至儿童期，且铁剂治疗亦不能完全恢复损害的认知行为。可出现认知、行为方面异常，包括注意力不集中、记忆力减退、认知功能障碍。

3. 免疫系统　机体持续缺铁可使机体内的免疫功能下降，儿童感染疾病机会增加，死亡率增加。

4. 其他　缺铁性贫血期可出现皮肤黏膜苍白，乏力疲劳，不爱运动。小婴儿贫血可出现髓外造血，肝、脾、淋巴结可轻度肿大。严重贫血可心率增快、心脏扩大甚至心力衰竭。缺铁时肠道有毒重金属吸收增加，如铅、镉等。

【诊断】

1. 缺铁诊断标准　①有导致缺铁的高危因素的病史，如喂养不当、生长发育过快、胃肠疾病和慢性失血等；②血清铁蛋白 <15μg/L，伴或不伴血清转铁蛋白饱和度降低（15%）；③血红蛋白正常，且外周血成熟红细胞形态正常。

2. 缺铁性贫血诊断标准

(1) 血红蛋白（Hb）降低：符合 WHO 儿童贫血诊断标准，即 6 月龄 ~6 岁 Hb<110g/L；6~14 岁 Hb<120g/L。由于海拔高度对 Hb 值的影响，海拔每升高 1 000 米，Hb 上升约 4%。

(2) 外周血红细胞呈小细胞低色素性改变：平均红细胞容积（MCV）<80fl，平均红细胞血红蛋白含量（MCH）<27pg，平均红细胞血红蛋白浓度（MCHC）<310g/L。

(3) 有明确的缺铁病史：如铁供给不足、吸收障碍、需求增多或慢性失血等。

(4) 铁剂治疗有效：铁剂治疗 4 周后 Hb 应上升 20g/L 以上。

(5) 铁代谢检查指标符合缺铁性贫血诊断标准：下述 4 项中至少满足 2 项，但应注意血清铁和转铁蛋白饱和度易受感染和进食等因素影响，并存在一定程度的昼夜变化。①血清铁蛋白（serum ferritin，SF）降低（<15μg/L），建议最好同时检测血清 CRP，尽可能排除感染和炎症对血清铁蛋白水平的影响；②血清铁（serum iron，SI）<10.7μmol/L（60μg/dl）；③铁结合力（total iron binding capacity，TIBC）>62.7μmol/L（350μg/dl）；④铁蛋白饱和度（transferrin

saturation，TS)<15%。

(6)骨髓穿刺涂片和铁染色：骨髓可染色铁显著减少甚至消失、骨髓细胞外铁明显减少(0~±)(正常值：+~+++)、铁粒幼细胞比例<15%仍被认为是诊断缺铁性贫血的"金标准"；但由于为侵入性检查，一般情况下不需要进行该项检查。对于诊断困难，或诊断后铁剂治疗效果不理想的患儿，有条件的单位可以考虑进行，以明确或鉴别诊断。

(7)排除其他小细胞低色素性贫血：尤其应与轻型地中海贫血鉴别，注意鉴别慢性病贫血、肺含铁血黄素沉着症等。

凡符合上述诊断标准中的第(1)和第(2)项，即存在小细胞低色素性贫血者，结合病史和相关检查排除其他小细胞低色素性贫血，可拟诊为IDA。如铁代谢检查指标同时符合IDA诊断标准，则可确诊为IDA。

【治疗】

1. 一般治疗 加强护理，避免感染，合理喂养，给予富铁食物，注意休息。

2. 病因治疗 尽可能查找导致缺铁的原因和基础疾病，并采取相应措施去除病因。如纠正厌食和偏食等不良饮食行为习惯、治疗慢性失血疾病等。

3. 铁剂治疗 尽量给予铁剂口服治疗。

(1)在不能进行铁代谢检测的基层医疗单位，如患儿符合贫血诊断标准，红细胞形态呈典型小细胞低色素性改变，并具有引起缺铁性贫血的明确原因，可拟诊为缺铁性贫血，开始诊断性补铁治疗。在有条件的医疗单位，应尽可能开展铁代谢指标检查明确诊断。

(2)口服铁剂治疗：应采用亚铁剂口服补铁，利于铁的吸收。多种亚铁制剂可供选择，应根据情况决定采用何种制剂，但应按元素铁计算补铁剂量，即每日补充元素铁2~6mg/(kg·d)，餐间服用，分2~3次服用。可同时口服维生素C促进铁吸收。应在Hb正常后继续补铁2个月，恢复机体储存铁水平。必要时可同时补充其他维生素和微量元素，如叶酸、维生素B_{12}。循证医学资料表明，间断补充元素铁1~2mg/(kg·d)，每周1~2次或每日1次亦可达到补铁的效果，疗程2~3个月。

【预防】

减少铁缺乏和缺铁性贫血的发病率，必须从预防着手，指导合理喂养和饮食搭配；膳食安排中重视富铁食物的摄入以及强化铁饮食，大力宣传缺铁和缺铁性贫血的危害性，以及合理饮食的科学知识。2013年，中国居民膳食指南修订专家委员会设定了儿童青少年每日铁推荐摄入量(RNI)：<6个月0.3mg/d(AI)；6个月~1岁10mg/d；1~3岁9mg/d；4~7岁10mg/d；7~11岁13mg/d；11~14岁男童15mg/d、女童18mg/d；>14岁男童16mg/d、女童18mg/d。

1. 孕期预防 加强营养，摄入富铁食物。孕母每日需吸收1~3mg铁，食物中应每日供给20~40mg铁；同时补充小剂量叶酸(400μg/d)及其他维生素和矿物质。

2. 早产儿和低出生体重儿 提倡母乳喂养。纯母乳喂养者应从2~4周龄开始补铁，剂量1~2mg/(kg·d)元素铁，直至1周岁。不能母乳喂养的婴儿应选择铁强化配方乳，一般无需额外补铁。牛乳含铁量和吸收率低，1岁以内不宜采用单纯牛乳喂养。

3. 足月儿 由于母乳铁生物利用度高，应尽量母乳喂养4~6月龄；此后如继续母乳喂养，应及时添加富铁食物；必要时可按每日剂量1mg/kg元素铁补铁。未采用母乳喂养或母乳喂养后改为部分母乳喂养或不能母乳喂养的婴儿人工喂养者，应采用铁强化配方乳，并及时添加富铁食物。1岁以内应尽量避免单纯牛乳喂养。

4. 幼儿 注意食物的均衡和营养，纠正厌食和偏食等不良习惯；鼓励进食蔬菜和水果，促进肠道铁吸收；尽量采用铁强化配方乳，不建议单纯牛乳喂养。

5. 青春期儿童 青春期儿童，尤其是女孩往往由于偏食厌食和月经增多等原因易于发生缺铁甚至缺铁性贫血；应注重青春期心理健康和咨询，加强营养，合理搭配饮食，鼓励进食富铁食物，以及蔬菜水果促进铁的吸收。一般无需额外补充铁剂，对拟诊为缺铁或 IDA 的青春期女孩，可口服补充铁剂，剂量 30~60mg/d 元素铁。

四、碘缺乏症

碘(iodine)是一种具有氧化剂作用的非金属元素，在自然界中以碘化物的形式存在，居地壳含量第 47 位。世界五大洲因地质因素存在一些缺碘地区，居住于该地区的人群广泛发生碘缺乏症，严重影响人口质量，已成为国际上十分关注的公共卫生问题。

(一) 碘的生理和代谢

1. 来源 碘主要来源于海盐和海产品，如海带(干)每 100g 含 24mg 碘、紫菜(干)为 1.8mg/100g、发菜(干)为 1.18mg/100g、淡菜(干)为 1mg/100g 等。沿海地区水和土壤中含碘量较高，当地生产的食物大多不缺碘，居民少见碘缺乏，而内陆缺碘地区、边缘山区则食物含碘量少，碘缺乏和缺碘性甲状腺肿发病率高。

2. 代谢 食物中的碘在肠道中以碘离子形式直接被吸收，进入血液循环，血液中碘与球蛋白结合后运输至各器官如甲状腺、肾、肌肉、唾液腺、胃黏膜、泌乳的乳腺、卵巢等处被摄取，其中甲状腺摄取最多，占总吸收碘的 30%~50%，甲状腺内含碘是血浆的 25 倍。碘的运转和摄取都需钠 - 钾 ATP 酶参与。碘在甲状腺腺细胞中经过氧化酶催化变成活性碘，立即与胶质腔中甲状腺球蛋白分子上的酪氨酰基结合，形成单碘酪氨酸和双碘酪氨酸，再以不同方式耦联，合成甲状腺素(T_4)和三碘甲状腺原氨酸(T_3)，储存于胶质腔中，T_3 与 T_4 之比为 1∶20。在 TSH 刺激下，滤泡细胞经胞饮将胶质吞入，在滤泡中的甲状腺球蛋白通过与溶酶体结合，经蛋白酶水解将 T_4、T_3 从甲状腺球蛋白分子中释出，扩散入血液，发挥激素作用。血液中的 T_4 全部来源于甲状腺，而 T_3 只有 20% 来源于甲状腺，80% 在其他组织由 T_4 经脱碘酶作用转化为 T_3。T_3 和 T_4 在血液中主要和甲状腺结合球蛋白、甲状腺结合前蛋白和白蛋白结合。T_4 大部分在肝、肾等处经脱碘转化为 T_3，故主要是 T_3 进入靶细胞核，与核内特异 T_3 受体结合而发挥生理功能。甲状腺功能除主要受垂体分泌的促甲状腺素(TSH)调节外，在无 TSH 影响下甲状腺自身也有调控作用。体内碘主要由尿排出，约 1/3 甲状腺素在肝内与葡萄糖醛酸结合，经胆汁由粪便排出，其中 1/3~1/2 可在经肠腔时被重新吸收而再利用。汗液、乳汁、呼吸时也可排出少量。成人每天排出约 100~200μg 碘。

3. 生理功能 碘被吸收后在甲状腺内合成甲状腺激素 T_4 和 T_3，发挥生理功能，主要有以下几方面：

(1) 增加基础代谢率、氧消耗和产热，增加细胞线粒体能量代谢，提高钠 - 钾 ATP 酶泵作用，促进蛋白质合成，保证儿童少年生长发育。碘缺乏使甲状腺功能减退，生长发育停滞，智力发育落后。

(2) 促进营养的吸收和利用，增加脂肪组织对肾上腺素及胰高血糖素的敏感性，促进脂肪水解，释出脂肪酸，增加胆固醇、甘油三酯和磷脂的降解，影响其代谢，调节儿茶酚胺、胰岛素等激素对糖原的作用，促其合成或分解，促进单糖在肠内吸收等，也影响水溶性及脂溶性维生素的代谢和利用。甲状腺激素有利尿作用，并促进破骨和成骨。

(3)影响大脑生长发育及功能：胎儿期、婴儿期碘缺乏影响脑发育可发生耳聋、痴呆等。甲状腺激素过多则神经肌肉应激性增强，而减少时则肌肉收缩缓慢。

(二) 碘缺乏症

碘缺乏症(iodine deficiency disorders，IDD)是指由于自然环境中碘缺乏造成机体碘营养不良所表现的一组有关联疾病的总称，包括地方性甲状腺肿、甲状腺功能减退、亚临床甲状腺功能减退症和其他有关缺碘引起的疾病。

【流行病学】

碘缺乏被 WHO 和 UNICEF 列为因单一微量营养素缺乏所产生的全球性营养性疾病之一。碘缺乏主要是食物中和饮水中缺碘所致。

目前全世界有 1.57 亿的人面临缺碘的危险，约占世界人口的 30%；有 2 亿 ~3 亿的地方性甲状腺肿患儿，2 000 万的人由于碘缺乏而致智力发育迟滞。发达国家新生儿甲减的检出率为 1/5 000~1/3 500，发展中国家则可高达 5%~10%，明显较发达国家增加了 200~500 倍。

我国曾是碘缺乏病(IDD)的高发区，约有 4 亿人口生活在缺碘环境，约有 3 500 万人患地方性甲状腺肿，25 万人患典型的甲状腺功能减退症，每年新增加的 100 万智力残疾的儿童中有 80% 是缺碘所致。我国于 1995 年进行的碘盐预防碘缺乏病(IDD)效果检测结果显示新疆、四川等地 8~10 岁儿童中缺碘性甲状腺肿的发病率高达 43%，为碘缺乏病(IDD)重病区(表 7-7)。1994 年，我国卫生部(现称为国家卫生健康委员会)已将“5 月 15 日”定为“全国碘缺乏病防治日”。自 1995 年实施全民食盐加碘后，于 2003 年经 WHO 和国际控制碘缺乏病理事会(International Council for Control of Iodine Deficiency，ICCIDD)评估后，已成为碘营养适宜的国家。

表 7-7　碘缺乏(IDD)流行率的指征

指征	正常	轻	中	重
学龄儿童甲状腺肿(%)	<5	5~19.9	20~29.9	>30
学龄儿童甲状腺(>P97)(%)	<5	5~19.9	20~29.9	>30
学龄儿童尿碘(μg/L)(%)	100~200	50~99	20~49	<20
新生儿 TSH>5μU/ml(%)	<3	3~19.9	20~39.9	>40

【高危因素】

1. **主要由于膳食中碘摄入不足**　包括食物中碘和水中的碘均不能满足人体需要。

2. **食用能干扰甲状腺摄碘功能的食物**　如包菜、油菜等含丰富的硫氰酸盐、高氯酸盐和铷盐等，可影响碘吸收和甲状腺吸碘。

3. **服用某些阻碍酪氨酸碘化过程的药物**　如硫脲、磺胺及咪唑等，可引起缺碘。

【临床表现】

取决于碘缺乏的程度、持续时间和碘缺乏时儿童所处的发育阶段。缺碘主要影响儿童神经系统、骨骼生长发育，表现神经精神发育迟滞、非匀称性矮小症。

1. **胎儿期缺碘**　可使先天异常和围产期婴儿死亡率增高，导致胎儿发育不良，造成流产、早产、死胎、畸形，新生儿死亡；胎儿的脑和神经系统发育异常、甲状腺功能减退，出现不同程度的智力伤残。

2. **儿童期和青春期缺碘** 地方性甲状腺肿、地方性甲状腺功能减退、单纯聋哑等，儿童体格发育落后、神经精神发育迟滞。

【诊断】

先天性甲状腺功能减退症状不典型，需作筛查确定。典型甲状腺功能减退症临床不难诊断。长期轻度碘缺乏致亚临床甲状腺功能减退症状可不典型，诊断要点应具备：

1. **必备条件** ①有高危因素，出生或居住于缺碘地区；②发育受损，轻度精神运动障碍。

2. **辅助条件（具备其中1项以上者）**

(1)神经系统障碍：①轻度听力障碍；②极轻语言障碍；③精神运动障碍。

(2)临床表现：①轻度体格发育障碍；②轻度骨骼发育落后；③甲状腺功能减退。

3. **实验室检查**

(1)尿碘：是碘缺乏的主要指定指标，<20.1~37.32μg/g肌酐或50~100μg/24小时尿是个体碘缺乏的佐证。

(2)甲状腺功能：血清总T_3、T_4及游离T_3、T_4明显降低，TSH升高。

(3)骨X线片显示骨龄延迟。

(4)脑电图：轻度缺碘可出现阵发性同步波增多，重者可出现异常脑电图波型。

【治疗】

碘化钾钠盐10~15mg/d或复方碘溶液1~2滴/日，连续服2周为一个疗程，间隔2~3个月再重复一个疗程，反复服药1年。大剂量长期服用可引起甲状腺功能亢进，应注意。有甲状腺功能减退者可服甲状腺干粉，开始小剂量、剂量逐渐增加，直至血清T_4和TSH正常，经常随访生长发育及症状体征改善情况。

【预防】

1. **健康教育** 普及碘缺乏相关的科普知识以及正确的碘盐使用方法。

2. **新生儿筛查** 新生儿出生时足跟采血筛查先天性甲状腺功能减退症。

3. **碘的补充** 膳食中补充碘最为重要，如碘盐等措施来补充碘，满足儿童生长发育需要。2013年，中国居民膳食指南修订专家委员会设定了儿童青少年每日碘推荐摄入量(RNI)：<6个月85μg/d(AI)；6个月~1岁115μg/d(AI)；1~3岁为90μg/d；4~10岁为90μg/d；11~13岁为110μg/d；14~18岁为120μg/d。胎儿和小婴儿从母体或人乳中获得碘营养，因此妊娠期与哺乳期妇女应常食用富含碘或强化碘的食物。妊娠期与哺乳期妇女碘的RNI为200μg/d。

居住在缺碘地区的妇女应注意定期尿碘筛查。年长儿和成人一样常食用富含碘或强化碘的食物；缺碘地区特需人群如婴儿、孕妇、乳母可注射碘油，注射1次可在4~5年内不会发生缺碘，剂量0~12月龄0.5ml，1~45岁1ml，孕妇注射2ml可满足孕期、哺乳期及胎儿婴儿所需碘量。但不可用碘剂作常规补碘，避免因碘剂使用不当致碘中毒。近年WHO的资料显示目前全世界通过食用碘盐成功地在全世界控制碘缺乏产生的疾病，中国已有90%的人群食用碘盐。甲状腺功能亢进与结节性甲状腺肿的患儿用无碘盐，避免食用含碘丰富食物。

（徐 秀 张会丰）

第三节 Ⅱ型营养素缺乏症

一、蛋白质-能量营养不良

30年前蛋白质缺乏是发展中国家儿童营养不良的主要原因。因能量摄入不足常常是蛋白质不足的原因，故称为“蛋白质-能量营养不良（protein-energy malnutrition，PEM）”。近来的研究显示微营养素缺乏，如缺铁性贫血常常同时有能量、蛋白质摄入不足，故能量不足时的微营养素缺乏称之为“能量-微营养素缺乏营养不良”（energy-micronutrients malnutrition）。PEM常伴多种微量营养素缺乏，可能导致儿童生长障碍、抵抗力下降、智力发育迟缓、学习能力下降等后果，对其成年后的健康和发展可产生长远的不利影响（图7-12）。

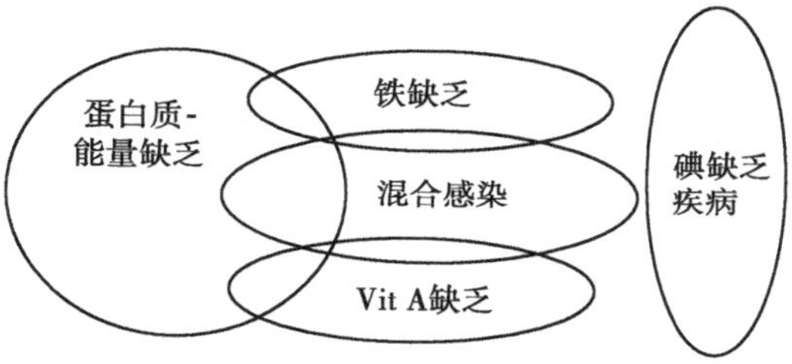

图7-12 儿童健康与营养的5种挑战

（一）概述

蛋白质-能量营养不良（PEM）又称营养不良，是由于多种原因引起的蛋白质和/或总能量长期摄入不足，不能维持正常新陈代谢而导致自身组织消耗的营养缺乏性疾病。PEM多见于3岁以下婴幼儿，是全球5岁以下儿童死亡的重要原因。即使是轻度的营养不良，也会增加患病时的死亡风险。每年超过350万母亲和5岁以下儿童因与营养不良相关的原因而死亡，更有数百万人因此发生残疾或发育不良。根据全球预测估计，生长迟缓、严重消瘦和胎儿生长受限（FGR）每年共同导致220万5岁以下儿童死亡。尽管这个估计结果比以前的数据低，但仍然占全球儿童死亡率的35%。发展中国家50%以上的儿童死亡与营养不良有关（图7-13）。因此，世界各国都将5岁以下儿童营养不良患病率作为评价国家社会发展进步的重要指标之一。在孕期和2岁以前发生营养不良的危害最大，会造成体格和认知能力的不可逆损伤，影响儿童一生的健康。营养不良的女童长大后，也更容易分娩低出生体重的孩子，使营养不良形成恶性循环，传递到下一代。这种早期营养不良对健康、大脑发育、智力、可教性以及动手能力的影响存在潜在的不可逆转性。因此，孕期和出生满两岁前，是纠正营养不良的重要窗口期。

营养不良的其他影响包括：医疗保健费用的额外增加、低出生体重儿在新生儿期的看护或婴儿期照顾的额外费用、由此相关的疾病带来的生产力损失和由于低认知能力和成就而损失的生产力、因新生儿以及早期儿童营养不良导致的慢性病带来的损失、母体营养不良对下一代造成的后果。认知力的损伤造成学习能力下降，入学晚，甚至无法完成学业，限制了儿童的受教育程度。

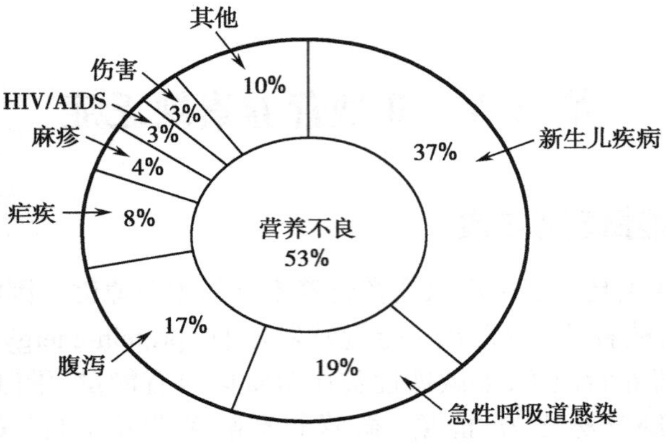

图 7-13 2005 年世界健康报告

营养不良还与感染性疾病互为因果。出生时营养物质和微量元素缺乏将损害免疫系统。感染性疾病又减少了营养素的吸收，发热使分解代谢增加，儿童食欲缺乏，可加重营养不良。

联合国儿童基金会（UNICEF）提出了 2025 年儿童营养改善的五个目标，即：5 岁以下生长迟缓减少 40%，低出生体重减少 30%，消瘦的现患率控制在 5% 以下，肥胖率不再增加，同时将纯母乳喂养率提高至 50% 以上。

1955 年，Gomez 首先采用体重减少评价营养状况，以低于体重中位数的百分数作为评价指标。1972 年，Waterlow 提出体重值的变化可有身高发育迟缓和身高正常的两种情况，仅用体重不能全面评价儿童营养状况，建议加上身高的指标。1978 年，WHO 正式推荐使用 Waterlow 推荐的指标，即体重 / 年龄（weight for age，W/A）、身高 / 年龄（height for age，H/A）和体重 / 身高（weight for height，W/H）三个指标，以较全面筛查 <5 岁儿童的营养不良。

（二）人体测量评价

1. 评价目的 人体测量评价（anthropometric evaluation）结果是筛查儿童营养不良的重要依据，提示是否存在营养不良和营养不良的严重程度。

2. 统计学指标 采用适合的参考数值作为评价的依据。WHO 建议采用中位数与 SD 或标准差比值法（standard deviation score，Z score）进行统计学分析，界值点为中位数减 2SD 或 Z 值 <–2。

3. 人体发育指标 目前采用 WHO 推荐使用的三个指标，即体重 / 年龄（W/A）、身高 / 年龄（H/A）和体重 / 身高（W/H），全面筛查 5 岁以下儿童的营养不良。年龄、体重、身高三个指标的综合应用，不但考虑了年龄 / 体重的急性营养不良，而且用年龄 / 身高判断是否有生长发育迟缓，而体重 / 身高则反映了同身高时的体重变化，较全面地评价儿童的营养状况，给予正确的营养指导。

4. 分型与分度 不同人体测量指标评价营养不良的分型可提示不同的营养不良病因或主要缺乏的营养素在体内的生理生化功能改变，如儿童体重降低提示能量摄入不足，身高发育迟缓提示蛋白质缺乏。低体重（underweight）是指体重低于同年龄、同性别参照人群值的均值减 2*SD*；生长迟缓（stunting）是身长低于同年龄、同性别参照人群值的均值减 2*SD*；消瘦（wasting）是体重低于同性别、同身高参照人群值的均值减 2*SD*，三者可不一致；以均值 $-nSD$ 决定营养不良的严重程度，如“中度”为≤ $-2\sim-3SD$，“重度”为 $<-3SD$（表 7-8）。

表 7-8 营养不良分型与分度方法（WHO）

分型	分度	
	中	重
低体重（$<-2SD$ weight for age）	≤ $-2\sim-3SD$	$<-3SD$
生长迟缓（$<-2SD$ height for age）	≤ $-2\sim-3SD$	$<-3SD$（持续营养不良）
消瘦（<–2SD weight for height）	≤ $-2\sim-3SD$	$<-3SD$（急性营养不良）

生长迟缓不能统称为“慢性营养不良”，因生长迟缓并不一定是长期营养不良持续状态，而是某种状态的残留，如身长小于胎龄儿（SGA）；也不能将“急性营养不良”与“消瘦”完全等同。个体儿童“生长迟缓”并不都是营养不良，也不完全是“过去营养不良”。影响骨骼发育的因素较为复杂，应具体分析病因。

（三）群体营养不良流行率（患病率）的调查

调查群体营养不良的流行率（或患病率）是现状调查，研究营养不良在儿童人群中的流行特征。根据人群数量的不同，可以采用全面的普查方法，也可用随机抽样的调查方法，或者是两者结合的随机整群抽样的方法。可对不同地区或同一地区几年内儿童营养状况进行资料比较。结果可用营养不良患病率表示，如中（重）度低体重患病率 = 调查儿童中的中（重）度低体重人数 / 调查儿童总数（%）。调查结果不代表病因，应分析营养不良患病率较高的原因，制订相应干预措施。

（四）高危因素

1. 膳食供给不足（原发性营养不良） 因战争、贫穷、饥荒致食物匮乏，儿童发生营养不良。随着我国经济、文化的发展，因食物匮乏所致营养不良的儿童已显著减少。目前儿童营养不良主要原因是因家长知识缺乏，使儿童能量、蛋白质以及与能量、蛋白质有关的微量营养素摄入不足。原发性营养不良多见于婴幼儿，如长期婴儿乳类不足（质或量），幼儿低能量食物（米粉、稀粥、面汤）摄入。年长儿的不良饮食习惯，如零食多、进食时间玩耍、挑食，可致摄入量不足。

2. 疾病因素（继发性营养不良） 消化道畸形，慢性感染性疾病如结核，迁延性腹泻，严重心、肝、肾疾病等致营养素吸收不良或消耗增加。

（五）病理生理学

为什么有些儿童会发生营养不良性水肿而其他儿童会发生非水肿性营养不良的原因目前还不清楚。可能因素是婴儿营养需求的个体差异、发生时间和摄入的营养素缺乏种类同时存在。研究发现，给予非水肿性营养不良儿童过多的碳水化合物可以改变其对低蛋白摄取的适应性反应，动员机体储存的蛋白质，白蛋白合成减少，最后出现伴有低白蛋白血症的水肿。随后会产生脂肪肝，过多的摄取碳水化合物促使脂肪形成和降低载脂蛋白的合成。营养不良性水肿的其他原因是黄曲霉毒素和腹泻使肾功能受损和 Na^+/K^+ 酶活性降低。有观点认为，自由基损伤可能是营养不良性水肿的一个重要因素，其已经获得的支持证据有：血浆中蛋氨酸浓度降低，这是半胱氨酸的前体饮食，是合成主要抗氧化因子谷胱甘肽所必需。水肿性营养不良儿童谷胱甘肽合成率比非水肿性营养不良儿童要低的研究结果也支持了这一观点的可能性。

（六）个体营养不良的诊断与处理

1. 诊断步骤 根据病史、膳食调查、体检、测量、实验室检查等综合分析。

(1)体格测量评价。

(2)病史:喂养史、生长发育史和疾病史对于全面正确评价个体的营养状况非常重要。

(3)膳食调查:评价儿童3天的食物摄入量,包括儿童的进食习惯、行为(餐次、进食功能、水或汁汤摄入等)(详见第六章第五节营养状况评价原则)。

(4)临床表现:临床上蛋白质-能量营养不良可分为能量缺乏为主型和蛋白质缺乏为主型。能量摄入严重不足,会导致婴儿极度消瘦(marasmus)(图7-14);蛋白质严重缺乏的水肿型营养不良又称恶性营养不良(kwashiorkor)(图7-15);中间型为消瘦-水肿型。

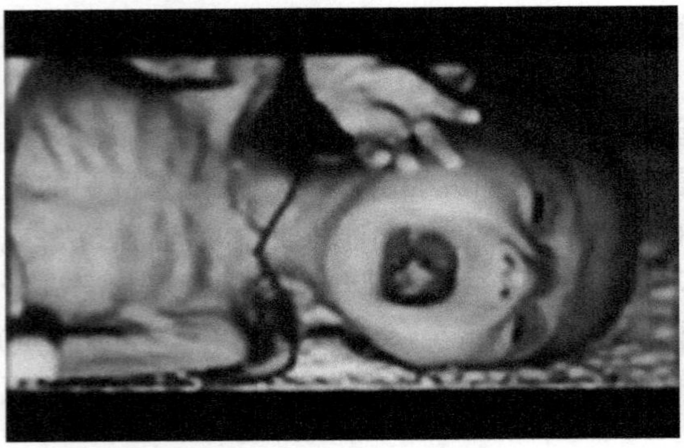

图7-14 消瘦型营养不良

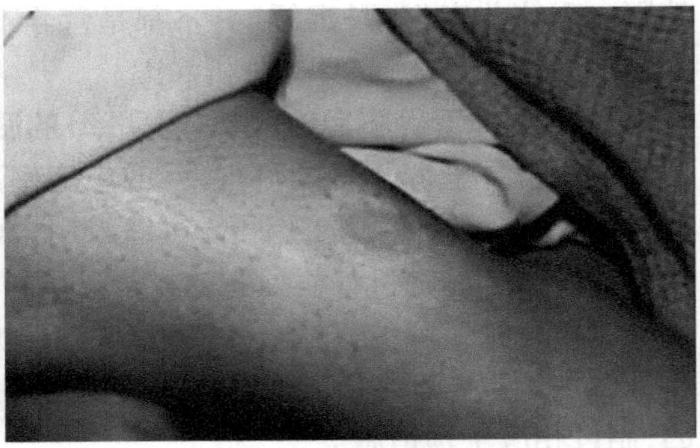

图7-15 水肿型营养不良

体重不增是营养不良的早期表现。随营养失调日久加重,体重逐渐下降,主要表现为消瘦。皮下脂肪层厚度是判断营养不良程度的重要指标之一。皮下脂肪逐渐减少以致消失,皮肤干燥、苍白,皮肤逐渐失去弹性,额部出现皱纹如老人状,肌张力逐渐降低、肌肉松弛、肌肉萎缩呈"皮包骨"时,四肢可有挛缩。皮下脂肪层消耗的顺序首先是腹部,其次为躯干、臀部、四肢,最后为面颊。营养不良初期身高无明显影响,随着病情加重,生长减慢,身高亦低于正常。严重时可精神萎靡,反应差,体温偏低,脉细无力,无食欲,腹泻、便秘交替。合并血浆白蛋白明显下降时出现凹陷性水肿,严重时感染形成慢性溃疡。重度营养不良可有重要脏器功能损害,如心脏功能下降,可有心音低钝、血压偏低、脉搏变缓、呼吸浅表等。

常见并发症有营养性贫血,以小细胞低色素性贫血最为常见。营养不良可有多种维生素缺乏,以维生素A缺乏常见。营养不良时维生素D缺乏症状不明显,恢复期生长发育加快时症状比较突出。约有3/4的患儿伴有锌缺乏。免疫功能低下,易患各种感染,加重营养不良,形成恶性循环(图7-16)。

营养不良可并发自发性低血糖,患儿可突然表现为面色灰白、神志不清、脉搏减慢、呼吸暂停、体温不升但无抽搐,若不及时诊治,可危及生命。

(5)实验室检查:缺乏特异性或敏感的早期诊断营养不良的指标。营养不良时,血中微量营养素的水平,以及血红蛋白、白蛋白、血清前白蛋白、甲状腺素、转铁蛋白水平、胰岛素样生长因子Ⅰ(IGF-Ⅰ)和免疫功能等不同程度下降。

要对影响到患儿一般情况的实验室指标予以确认，如三大常规，可以明确患儿是否已经发生贫血以及贫血程度和类型；肝肾功能是否正常，有无电解质失衡；有无微量营养素的缺乏，如维生素A、维生素D、锌、铁、钙等的情况，这对于治疗有重要指导意义。

(6)鉴别诊断：婴儿期营养不良的诊断，需要排除一些器官系统的器质性原发性病变导致不能进食或消耗过多而致的消瘦和水肿型营养不良。包括：婴幼儿发生严重反复腹泻而导致的继发性营养不良，可以根据疾病史诊断；三个月内小婴儿因各种消化道畸形，进食少而发生的体重降低和营养不良；肿瘤性疾病；各种慢性消耗性疾病。另外，口腔畸形如唇腭裂也可能影响进食而导致体重不增。

婴幼儿、儿童期除诊断原发病以外，如果伴有低体重和/或生长迟缓也应做出相应的诊断，并应按照相应的处理原则进行治疗和康复。

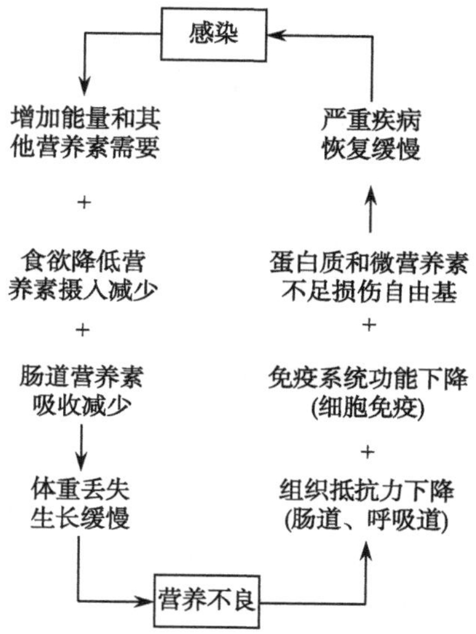

图7-16 营养不良与感染形成恶性循环

2. 处理 原则是依营养不良严重程度采取相应措施。补足微量营养素的贮存，修复异常机体成分，促进体重和身高的增长。恢复生长的能量需要量不仅依赖于体重的增加率，同时也依赖儿童开始恢复的机体成分。临床中不可能测机体成分的变化，因此体重的恢复是最重要的临床指征。其他营养素配给适当时儿童应有最高的食物摄取，避免增加儿童肠道负担或产生不耐受。

(1)中度营养不良：多因膳食供给不足致儿童原发性营养不良。

1)去除病因：改善家长喂养方法或行为，纠正缺铁性贫血、感染等疾病。

2)营养补充：据膳食分析结果调整家长喂养方法或行为，适量补充蛋白质、能量和相应的营养素。

(2)重度营养不良：

1)积极治疗原发病：如纠正消化道畸形，治疗腹泻和消耗性疾病，如结核和心、肝、肾疾病。

2)控制感染与其他合并症：适当采用抗生素控制感染性疾病，最常见的是胃肠道、呼吸道和皮肤感染。真菌感染的患儿，除支持治疗外，还要给予必要的抗真菌治疗和其他相应的处理。严重贫血者可输血，轻、中度贫血可用铁剂治疗，2~3mg/(kg·d)，疗程3个月。纠正严重营养不良时的水、电解质紊乱，或因腹泻致脱水、电解质紊乱、酸中毒、低血糖等症状。

3)高蛋白、高能量：可以营养素/能量的密度比为治疗的指导原则。营养不良儿童消化道长期摄入过少，已适应低营养的摄入，过快增加摄食量容易出现消化不良，甚至重度营养不良时，肠道或心脏功能不足导致不良后果。故饮食调整的量应个体化，根据患儿实际的消化能力和病情逐步增加。婴幼儿以乳制品为主，较大儿童可逐渐增加蛋类、肝泥、肉末、鱼粉等高蛋白食物，必要时可使用酪蛋白水解物，氨基酸混合液或要素饮食。食物中应含有丰富的维生素和微量元素。

4)能量计算:WHO 建议 <3 岁营养不良儿童的能量补充计算可分三步进行,即第一步需维持现有体重,先计算出已获得的食物能量,与现有体重的能量的需要比较;第二步逐渐增加能量使体重达实际身高体重的 $P50^{th}$ 或均值,故按此计算应该获得的能量,又因营养不良儿童多有感染,能量需要较正常儿童增加 8kcal/kg;第三步计算出生理需要量,即营养不良儿童的能量摄入按实际年龄的体重(的 $P50^{th}$ 或均值)计算。蛋白质从 1~2g/(kg·d)逐渐增加至 3~4.5g/(kg·d)。

恢复指征:治疗后 4~6 月龄体重逐渐恢复正常,身长的追赶需更长时间。

举例:男孩,1 岁 3 月龄,体重 7.7kg,身高 73.6cm。

每日稀粥 2 餐,奶 480ml,能量摄入约 513kcal/d。

能量补充计划:

①与实际体重比较(即维持实际体重所需能量):

$$Q = 90\text{kcal}/(\text{kg}\cdot\text{d})^{*} \times 7.7\text{kg} = 693\text{kcal/d}$$

[* 按 1 岁平均体重 10kg,能量 DRI 为 900kcal/(kg·d),计算为 90kcal/(kg·d)。]

②按实际身高的平均体重补充:

$$Q = {}^{*}98\text{kcal}/(\text{kg}\cdot\text{d}) \times 9.3\text{kg}\,(W/73.6\text{cm}) = 911.4\text{kcal/d}$$

(* 补充感染损失,限于 <3 岁营养不良儿童。)

③按实际年龄的平均体重补充:

$$Q = 90\text{kcal}/(\text{kg}\cdot\text{d}) \times 11.2\text{kg}\,(W/15\ \text{月龄}) = 1\,008\text{kcal/d}$$

(注:1kcal = 4.184kJ。)

5)药物:帮助消化功能的药物包括胃蛋白酶、胰酶和 B 族维生素。补充足够的能量和蛋白质,可适当使用蛋白同化类固醇制剂如苯丙酸诺龙,每次肌内注射 0.5~1mg/kg,每周 1~2 次,连续 2~3 周,可促进机体蛋白质合成,增进食欲。严重食欲缺乏患儿可肌内注射胰岛素 2~3U/d,2~3 周为一疗程;为避免发生低血糖,注射前可口服葡萄糖 20~30g。适当补充锌营养素能提高味觉敏感度,促进食欲(详见本章锌缺乏症)。

(七) 预防

儿童营养不良是可预防的疾病,与一个国家或地区的文化、经济、教育水平有关。包括定期儿童保健、科学喂养(提倡母乳喂养、其他食物的合理引入)、合理安排生活制度、定期生长监测并得到专业医生的指导、预防各种传染病和矫正先天畸形等。

二、锌缺乏症

锌缺乏症(zinc deficiency)是指体内因长期缺乏微量元素锌所引起的以食欲减退、生长发育迟缓、异食癖以及皮炎为主的临床表现。血清锌浓度不是锌缺乏的确诊指标,可以用于人群的筛查中,但不能在个体中使用。故锌缺乏难以测量,是基于临床表现进行评估。

【流行病学】

锌缺乏在全球各地的婴儿和儿童中均有发生。锌缺乏的流行率是根据每个国家食品供应预测的国家锌摄入不足的风险来估计的,代表的是锌摄入量不足的风险,而不是来自锌的生物结果。估计全世界有 25% 的人群存在锌缺乏的高危因素。估计锌缺乏与 40 万儿童死亡相关。

【高危因素】

锌缺乏常常发生在机体丢失增加，或需要量增加时锌摄入不足或吸收不良。锌缺乏很少单一发生，常常同时有能量、蛋白质以及其他微量营养素的摄入不足。

1. 锌摄入不足　饮食习惯不良的儿童或素食者，可因锌的摄入不足而导致锌缺乏。

2. 锌吸收减少或消耗量增加　慢性腹泻、肠吸收不良综合征、胰腺纤维囊性变致肠道锌吸收不良；慢性肾病、创伤可使锌从尿液中的排泄量增加；烧伤、营养不良的恢复期、外科术后、急性感染性疾病时锌消耗量增加。

3. 遗传性疾病　肠病性肢端性皮炎（acrodermatitis enteropathica），为常染色体隐性遗传性疾病。因小肠上皮黏膜细胞对锌的聚集能力降低，机体对锌的吸收降低，导致锌缺乏症。

4. 药物的使用　因病情的需要应用利尿剂、类固醇等药物，或接受青霉胺、组氨酸等螯合剂，或长期接受肠外营养或腹膜透析的儿童，可发生医源性的锌缺乏。过多钙剂、铁剂摄入也可导致锌吸收下降缺乏。

【对儿童健康的危害】

1. 影响机体蛋白质代谢　锌的生理功能主要与人体内 80 多种含锌酶的功能有关，如 DNA 聚合酶、RNA 聚合酶、碳酸酐酶、碱性磷酸酶、胸腺嘧啶核苷酸酶、乳酸脱氢酶等。因此，锌缺乏时可以影响 DNA 聚合酶和 RNA 聚合酶的生理活性，使核酸、蛋白质合成障碍，出现伤口不易愈合、毛发干枯易脱落、皮炎等。有文献报道锌缺乏可直接或间接地影响到儿童的生长发育，但目前循证医学证据不足。

2. 味觉不良　人味觉细胞上的味觉素每分子含 2 个锌离子，锌缺乏使细胞转换率很高的味蕾易于受累，舌和唾液腺的碳酸酐酶活性降低，味觉敏感性下降、食欲缺乏。动物实验研究发现幼年小鼠缺锌可造成舌味蕾数目减少、形态及微细结构改变。

3. 影响维生素 A 的营养，暗适应能力降低　维生素 A 醇还原酶是赖锌性酶类，维持维生素 A 在血液中与蛋白质结合、转运及在肝脏和视网膜内的代谢过程。如锌缺乏可影响贮存的视黄醇利用与转运，内源性血液维生素 A 浓度下降，儿童眼睛暗适应能力降低。

4. 免疫力下降　因锌能维持免疫细胞的正常功能，锌缺乏时细胞免疫功能低下、胸腺萎缩，儿童可反复感染，常常被临床忽略。

5. 神经系统受损　现已认为锌作为一种神经递质（neurotransmitter）参与脑发育。长期锌缺乏可影响儿童行为、智力发育，可出现注意力不集中、学习困难、智力发育迟滞等。补锌治疗后行为异常等可恢复。

【实验室检查】

目前尚无单一的实验室方法可测定锌的营养状况。以下方法仅供参考。

餐后血清锌浓度反应试验（PICR）：较一次血清锌测定准确。正常最低值为 11.47μmol/L（75μg/dl）。测空腹血清锌浓度（A_0）作为基础水平，然后给予标准饮食（按全天总热量的 20% 计算，其中蛋白质为 10%~15%，脂肪为 30%~35%，碳水化合物为 50%~60%），2 小时后复查血清锌（A_2），按公式 $PICR=(A_0-A_2)/A_0 \times 100\%$ 计算，若 PICR>15% 提示缺锌。PICR 结果较一次血清锌测定更接近人体内锌营养状况。

【诊断】

主要据高危因素、膳食调查、临床表现、血清锌浓度测定以及补锌后的反应进行综合判断。

1. 确诊（具备下列 5 项中的 3 项）

（1）膳食调查（连续 3 日记录法）每日锌摄入量 <RNI 的 60%。

（2）典型临床表现：纳呆、生长发育迟缓、皮炎、反复感染、免疫功能低下、异嗜癖等 2 项以上。

（3）空腹血清锌浓度 <11.47mmol/L（原子吸收法）。

（4）餐后血清锌浓度反应试验进餐后 2 小时血清锌浓度较餐前下降 15%。

（5）单独用锌剂治疗 1 个月有效者。

2. 可疑（具备下列项中的 2 项）

（1）空腹血清锌浓度在 3.74~11.47mmol/L（原子吸收法）。

（2）与上述 2、3、4、5 相同。

【干预措施】

疑诊锌缺乏需考虑高危因素，如能量摄入不足、素食者、消化系统疾病、影响生长的疾病。

1. **去除病因**　寻找病因，治疗原发病。

2. **腹泻儿童的补锌措施**　研究证实儿童急性腹泻时与腹泻后补锌可减少腹泻病程和缓解病情，2~3 月龄儿童再发生腹泻概率降低。2006 年，WHO 和 UNICEF 制订的"临床处理腹泻的新建议"（Implementing the New Recommendations on the Clinical Management of Diarrhoea，WHO&UNICEF，2006），要求治疗儿童腹泻的同时采用含锌糖浆（10mg/5ml，20mg/5ml）或锌片剂（硫酸锌片剂 50mg/ 片、葡萄糖酸锌片 70mg/ 片）。元素锌推荐剂量为 0.5~1.5mg/（kg·d）。<6 月龄婴儿 10mg/d，年长儿 20mg/d，10~14 天。

3. **避免医源性锌缺乏**　如儿童因病情需要使用利尿剂、类固醇等药物，或接受青霉胺、组氨酸等螯合剂，或长期接受肠外营养或腹膜透析，应及时补充锌元素。正确使用钙、铁制剂，避免相互之间发生拮抗作用。

4. **科学喂养**　给儿童提供充足的富含锌的动物性食物。

【预防措施】

1. **健康教育**　经常在儿童家长中广泛进行正确的锌营养知识的宣传与教育，避免广告与错误信息的影响。

2. **加强母亲孕期保健**　加强营养，平衡膳食，摄入富锌食物。

3. **科学喂养**　鼓励母乳喂养婴儿，合理引入其他食物；培养良好的饮食习惯，为年长儿提供平衡膳食，充足的乳类食物（>500ml/d），每周为儿童提供 1~2 次动物肝脏、菌类食物等方式可满足儿童生长所需，不必另外补锌制剂。

（毛　萌）

第四节　营养素过多

一、超重 / 肥胖

超重（overweight）或肥胖（obesity）是由于多种原因引起的脂肪成分过多且超过正常人

平均量的病理状态。根据脂肪组织的分布特点，可将超重或肥胖分为中心性和均匀性两类，以中心性超重或肥胖对健康的危害较大。

95% 的儿童肥胖症为生活行为及环境因素所造成的肥胖，是最常见的公共健康问题之一。过去的 30 年，无论是发达国家还是发展中国家，儿童肥胖率均呈持续上升趋势。究其原因，除遗传倾向外，主要是由于膳食模式不合理、能量摄入过多、不健康的饮食行为，如：不吃早餐、常吃西式快餐、常喝含糖饮料；城市儿童骑车或步行上学的越来越少导致活动和运动不足；学习压力大，做作业、看电视、玩电脑等静态活动时间长而体育锻炼与户外活动较少等；有研究发现，母亲妊娠期及哺乳期存在较长时间的高糖、高脂饮食行为，或家庭潜在不良饮食习惯（如食量偏大、吃饭速度快、随意加餐等）及不健康食物偏好（油腻、高糖），会影响儿童甚至造成某些食物成瘾（含糖饮料、速食快餐），导致肥胖发生。另有研究显示，学龄儿童、青少年屏幕使用时间 >2h ／周也是肥胖的独立危险因素。

学龄期肥胖 70%~80% 可发展为成人肥胖，甚至发展为代谢综合征（metabolic syndrome，MS），即包括高血压、肥胖、高胰岛素血症、糖耐量异常、血脂异常等代谢异常的一组临床综合征，此外，儿童及青春期肥胖还可能导致哮喘、睡眠呼吸暂停、骨骼问题、性早熟、多囊卵巢综合征等疾病，肥胖也可能影响儿童的心理发育，导致自尊心降低、生活质量下降等。大量前瞻性纵向研究显示，80% 的肥胖青少年成年后仍肥胖，64% 的青春期前肥胖儿童成年后仍肥胖。meta 分析证实了儿童与成年人肥胖的强烈联系，肥胖儿童至成年期仍肥胖的风险是非肥胖儿童的 5 倍。肥胖正在成为一个日趋严重的、全球性的、危害健康的，并呈一定流行趋势的公共卫生问题。

【流行病学】

20 世纪 70 年代，发达国家和地区学龄前儿童肥胖开始流行，肥胖检出率逐年上升，呈全球流行趋势。美国流行病学研究显示，17% 的 2~19 岁儿童及青少年存在肥胖，32% 存在超重或肥胖，由于社会发展相对稳定，近 10 年美国儿童肥胖发病率并无显著升高，但在特定人群，如非洲裔女孩和西班牙裔男孩中，重度肥胖发病率仍在升高。与美国不同，在过去 30 年间，我国社会经济高速发展，儿童及青少年超重及肥胖检出率持续增长。根据 2017 年《中国儿童肥胖报告》，1985~2014 年，我国 7 岁及以上学龄儿童超重率由 2.1% 增至 12.2%，肥胖率由 0.5% 增至 7.3%，超重、肥胖人数也有 615 万人增至 3496 万人。截止 2015 年，世界上有超过 1 亿儿童和 6 亿成人存在肥胖。自 1980 年以来，70 多个国家肥胖患病率增加了 1 倍，其余多数国家的患病率也在持续上升。1990 年开始与高体重指数（body mass index，BMI）相关的疾病负担开始增加。

随着社会经济和生活模式转变，心血管疾病发病率呈现低龄化趋势，营养转型时期代谢综合征是我国重要的公共卫生问题之一。儿童肥胖既是一种独立的慢性代谢性疾病，也是儿童高血压、高血脂、2 型糖尿病、脂肪肝、代谢综合征等慢性疾病的重要危险因素，且增加成年期慢性疾病的风险。超重及肥胖快速增长，已经成为影响我国儿童青少年身心健康的重要问题。因此，预防心血管疾病（cardiovascular disease，CVD）的重点应从成人转移到儿童，控制儿童肥胖的流行是儿童保健的重要内容之一。

【临床表现】

肥胖最常见于婴儿期、5~6 岁和青春期。可见皮下脂肪丰满，分布比较均匀，身体脂肪积聚以乳部、腹部、臀部及肩部为显著。严重者腹部、臀部和大腿皮肤出现白纹或紫纹。活动时气短或腿痛。可有膝外翻或扁平足。

【超重 / 肥胖判断】

1. 体格发育指标判断

(1)体重 / 身高评价:常用于<2 岁的儿童,若体重 / 身高在 $P85^{th}$~$P97^{th}$ 为超重,≥ $P97^{th}$ 为肥胖。W/H 与 BMI/age 不可相互转换,没有相等的结果。

(2)体重指数 / 年龄(BMI/age)评价:体重指数(BMI),是指体重(kg)/ 身长的平方(m^2),对于年龄≥ 2 岁的儿童青少年,推荐将 85 ≤ BMI<95 百分位(同年龄同性别)作为超重的诊断标准,将 BMI ≥ 95 百分位(同年龄同性别)作为肥胖的诊断标准。国际上推荐 BMI 作为评价儿童和青少年肥胖首选指标(表 7-9)。儿童的 BMI 值与年龄、性别、成熟状况、种族等有关,虽然 BMI 不能区分肌肉组织和脂肪组织,但儿童和青少年的 BMI 与用更直接的方法测量的体脂百分位数有相当好的关联性,且计算方法简单、易获得,适合临床及较大人群筛查应用。BMI/age 是超重的健康危险预测因素,对伴有超重的疾病,BMI/age 是很强的临床危险因子。采用 BMI 值可跟踪 2 岁到成人期整个生命周期的身体变化,因此 BMI 常用于筛查儿童和青少年超重。

表 7-9 WHO 推荐 BMI/age 界值点

BMI/age	体重异常
≥ $P95^{th}$	肥胖(obesity)
$P85th$ ≤ BMI/age< $P95^{th}$	超重(overweight)
<$P5^{th}$	低体重(underweight)

婴儿 BMI 值增加快,学龄前下降,4~6 岁为最低;然后上升逐渐达成人水平。从最低点或下降再向上的趋势,称之为脂肪重聚(adiposity rebound)。脂肪重聚年龄提前的儿童以后发生肥胖的危险性增加。定期测量则能显示 BMI 值的真实意义,如 BMI 的值向上跨过百分位线提示有发生肥胖的危险。BMI/age 可有效筛查有不正常脂肪儿童。然而,BMI/age 不是诊断工具,可作为进一步评价、转诊、治疗的线索,而不是仅给儿童标记“肥胖”。确定儿童 BMI 的增加是否为肥胖需要皮下脂肪测量、共患病(comorbidity)、家族史以及近来健康史等更多信息。

除了肥胖的全身性表现及体重、BMI 增加之外,肥胖者脂肪分布的部位如内脏脂肪堆积过多更具有病理意义。许多研究表明高血压、糖尿病、高脂血症、高尿酸血症以及胰岛素抵抗等不但与人总体脂肪增加有关,还与腹部脂肪尤其是腹腔内脂肪增加有关。中心性肥胖又称腹型肥胖,肥胖患儿腹部脂肪聚集,与一般皮下脂肪较多的超重者相比要承受更严重的代谢后果,中心性肥胖发生疾病和死亡的风险较 BMI 反映的全身性肥胖高。控制儿童和青少年中心性肥胖有利于预防代谢综合征和心血管疾病。作为评价超重 / 肥胖的指标,相同 BMI 的个体往往有着不同的体脂比例和脂肪分布,而腰围在一定程度上弥补 BMI 的不足,可以较好地反映内脏脂肪和腹部脂肪的聚集情况。

2. 病史资料

(1)家族史:询问家庭中三代人肥胖、高血压、动脉粥样硬化、高血脂、2 型糖尿病以及癌症等发生情况。

(2)生活习惯与行为:家庭成员与儿童进食习惯;参加户外活动与体力活动情况。

(3)膳食评价:记录 3 天进食量,计算总能量摄入,了解儿童过多能量的食物来源。

(4)社会心理病史:如抑郁、学校和社会问题(是否有朋友? 是否会遭到同伴的嘲笑和戏弄?),使用烟草等不良行为。

3. 体格检查　除常规体格检查外,测定血压。选择汞柱式标准袖带血压计(血压带宽度为上臂的 2/3),许多肥胖儿童和青少年需要用成人号的袖带。休息 10 分钟后测右上臂血压,连续三次,误差 <4mmHg(1mmHg= 0.133kPa),取第 2、3 次数据的平均值。

4. 实验室检查　建议筛查 2 型糖尿病和糖调节异常,推荐的实验室检查有空腹血糖或空腹末梢血糖(fasting capillary blood glucose,FCBG)、血脂,肝、肾功能,肝脏 B 超。

【鉴别诊断】

主要与遗传和神经内分泌疾病的继发性肥胖鉴别(表 7-10)。

表 7-10　与肥胖有关的疾病

疾病分类	疾病名称
内分泌疾病	皮质醇增多症或库欣综合征(Cushing syndrome)
	2 型糖尿病
	多囊卵巢综合征(Stein-Leventhal's syndrome)
代谢性疾病	普瑞德 - 威利综合征(Prader-Willi syndrome,PWS)
	劳 - 蒙 - 比综合征(Laurence-Moon-Biedl syndrome)
中枢神经系统疾病	肥胖生殖无能综合征(Frohlich syndrome)

1. 皮质醇增多症　又称库欣综合征(Cushing syndrome),可分为促肾上腺皮质激素(adrenocorticotrophic hormone,ACTH)依赖性和非依赖性两类。促肾上腺皮质激素依赖性皮质醇增多症为下丘脑 / 垂体或垂体外的肿瘤组织分泌过量的 ACTH 或促肾上腺皮质激素释放激素(corticotropin releasing hormone,CRH),导致双侧肾上腺皮质增生并分泌过量皮质醇。促肾上腺皮质激素非依赖性皮质醇增多症为肾上腺皮质肿瘤或增生,自主分泌过量皮质醇引起。临床上表现为向心性肥胖,常伴高血压、皮肤紫纹。女孩可能会因肾上腺皮质产生过多雄激素(如某些分泌雄激素的肾上腺皮质肿瘤)出现多毛、痤疮和不同程度男性化体征。体检注意腹部有无包块(如肾上腺皮质肿瘤),皮肤有无色素加深(如垂体分泌 ACTH 增多,ACTH 含促黑素细胞活性的肽段),有无视野缺损(垂体肿瘤压迫视交叉)。如患儿肥胖伴多毛痤疮、皮肤色素加深、视力障碍,或腹部有包块等体征应高度怀疑此病。实验室检查血皮质醇水平升高,昼夜节律消失,或虽有变化但基础值较高支持皮质醇增多症,或者测定 24 小时尿皮质醇含量,这是诊断皮质醇增多症最直接和可靠的指标;小剂量地塞米松抑制试验不被抑制提示为皮质醇增多症,被抑制者提示单纯性肥胖或长期应用糖皮质激素者。腹部和垂体 CT 和 MRI 可帮助诊断。

2. 普瑞德 - 威利综合征(Prader-Willi syndrome,PWS)　是一种与基因组印迹(genomic imprinting)相关的遗传性疾病,是由于父源性染色体 15q11-q13 基因缺失所致。异常涉及多系统,临床表现也具有多样性。临床主要特征为新生儿期和婴儿期严重肌张力低下及喂养困难；儿童期食欲过盛而明显肥胖、不同程度的智能障碍、行为异常；常伴身材矮小、手足异常（手足小）、特殊外貌如颅盖高、眼小及性腺发育落后。临床高度怀疑普拉德-威利综合征的儿童可以应用甲基化特异性PCR（MSPCR）及荧光原位杂交（FISH）技术进行基因分析。

3. 肥胖生殖无能综合征（Frohlich syndrome）　幼儿及学龄期男孩多见，多数因脑炎、脑外伤或下丘脑肿瘤（如颅咽管瘤）所致。肥胖伴性发育障碍为主要临床表现，可有颅内高压，部分患儿伴尿崩症。肥胖常在短期内迅速出现，脂肪分布以乳房、下腹部和阴阜明显，面部和四肢相对较瘦。第二性征发育延迟或不发育，睾丸小或不降，身高增长迟缓，骨龄延迟。实验室检查促性腺激素黄体生成素（LH）、卵泡刺激素（FSH）和性激素（睾酮）水平降低支持本病诊断，头颅CT、MRI有助于诊断。

4. 劳-蒙-比综合征（Laurence-Moon-Biedl syndrome）　又称性幼稚色素性视网膜炎多指畸形综合征，系罕见的先天性家族性疾病，常染色体隐性遗传病。可能为下丘脑功能先天缺陷所致。临床特征为肥胖、智能低下、性器官发育不全、视网膜色素变性、多指（趾）或并指（趾）畸形，亦可伴其他先天性异常。疑诊儿童应作血浆LH、FSH和性激素水平检测以及眼科检查。少数患儿可有糖尿病、胰岛素抵抗和肾小球功能受损。

5. 多囊卵巢综合征（Stein-Leventhal's syndrome）　女性常见的内分泌紊乱性疾病。因下丘脑-垂体-卵巢轴功能紊乱，初潮后月经量少甚至闭经，无排卵，长大的卵泡在卵巢皮质内形成多发性囊肿。临床主要表现为月经少甚至闭经、不孕、多毛、肥胖以及一系列内分泌激素改变如高雄激素、LH与FSH比值升高、胰岛素抵抗、高胰岛素血症等。

6. 甲状腺功能减退症（hypothyroidism）　小儿甲状腺功能减退症多为先天性，亦可见于桥本甲状腺炎伴甲状腺功能减退。典型表现为：特殊面容和体态；反应迟钝、智能低下及生殖功能减退三大类症状。确诊可做血清T_3、T_4、FT_3、FT_4、TSH、TGAb、TPOAb测定，若TGAb或TPOAb为阳性则为桥本甲状腺炎，如FT_4下降，TSH升高即可确诊。

7. 药物性肥胖　长期使用肾上腺皮质激素、氯丙嗪、丙戊酸钠、胰岛素或促进蛋白质合成制剂，使患者食欲亢进，导致肥胖，停药以后，肥胖可逐渐消失。

【管理与干预】

应将控制超重/肥胖视为慢性病来管理，而不应期待获得“治愈”的效果。干预的基本目标是改变生活方式，包括健康饮食（食物指导）、增加每日运动量，减少产热能性食物的摄入和增加机体对热能的消耗，除生活方式干预外，根据具体情况还有药物治疗及手术治疗。

1. 常规筛查　常规筛查儿童肥胖很重要，应作为儿科健康工作的一部分。如儿童疑超重BMI/age ≥ $P85^{th}$或BMI/age ≥ $P95^{th}$，都应进行相关检查。

2. 饮食干预　脂肪组织对血管的直接损害作用引起内皮细胞功能障碍，是动脉粥样硬化的早期改变。成年人的动脉粥样硬化在出现临床表现前有一个很长的临床前期，在儿童期和青年时期已发生动脉病理改变。因此，控制儿童期体重可改善胰岛素敏感性、脂质水平及血管健康状况。膳食评价的结果可有效帮助儿童恢复平衡膳食，控制儿童体重的增加。应减少含糖分高的食物的摄入；减少高果糖玉米糖浆摄入；减少饱和脂肪酸饮食的摄入；推荐膳食纤维、水果和蔬菜饮食；7岁以上儿童超重有高脂血症或高血压应降低体重，或维持体重不增，按平均体重/身高计算能量摄入，采用低热量、低脂肪、低糖、高蛋白的饮食，提供适量的维生素和微量元素以保证儿童生长发育所需营养。

3. 运动疗法　增加能量消耗，使脂肪细胞释放游离脂肪酸，脂肪细胞体积变小；增强肌肉，使身体强壮。运动疗法主要包括综合有氧运动、力量训练、日常活动的增加。每天至少有30~60分钟运动时间，且建立在控制饮食热量的基础上。综合有氧运动（3次/周，50min/次）作为传统的运动疗法，能较好地控制运动强度和运动时间。增加日常活动，如长期低强度体力活动（散步、做家务、上学步行等），或中等强度的体育活动（爬楼梯、游泳、玩球类等），养成经常运动的习惯以维持控制体重的治疗效果。

4. 行为矫治　需让儿童与家庭认识超重/肥胖影响健康，配合治疗是儿童肥胖干预成功的关键，包括饮食行为和生活行为调整。帮助儿童建立减肥日记可逐步让儿童认识自己的行为问题，如记录所有食物的摄入时间、种类、数量，以及每天的活动时间、活动类型，定期测量体重，学习计算BMI，进行自我监督。适时、规律饮食。避免儿童青少年环境中引起进食的因素，如无聊、压力、孤独，或面对电子屏幕等。

5. 药物治疗　一般儿童肥胖不建议采用药物控制体重。只有正规的强化生活方式干预方案未能限制体重增加或改善并发症时，才使用药物治疗。除了临床试验，不推荐年龄<16岁超重但不肥胖的儿童和青少年使用药物治疗。

6. 手术治疗　只有在以下条件才使用外科手术：①患者青春期发育已达到Tanner 4/5期，身高已经达到或接近成年人身高，且BMI>40伴轻度并发症（高血压、血脂异常、中度骨科并发症、轻度睡眠呼吸暂停、非酒精性脂肪肝炎等）或BMI>35伴显著并发症（2型糖尿病、中重度睡眠呼吸暂停、假性脑瘤、骨科并发症、非酒精性肝炎伴晚期纤维化）；②经过正规方案改变生活方式，使用或未使用药物治疗，极度肥胖和并发症持续存在；③心理评估确认家庭单元的稳定性和能力；④患者有坚持健康饮食和活动习惯的能力；⑤应在能提供必要护理基础设施的儿童减肥手术中心，由经验丰富的外科医生进行手术，中心还应包括一个能够长期随访患者及其家庭代谢和心理社会需求的团队。

【预后】

超重是发展为肥胖的危险因素，儿童期肥胖是成人期代谢综合征的危险因素。

肥胖使脂肪沉积过多，体重超重，加重心脏、肾脏、肝脏等器官的负担，使机体代谢发生异常。如肥胖同时有非酒精性脂肪肝病（NAFLD）时，血脂异常加重，肝功损害明显，以血清丙氨酸转氨酶（ALT）升高为著；脂肪代谢紊乱和肝功损害与儿童肥胖程度一致。儿童NAFLD和脂肪肝是可逆性病变，早期发现与治疗可改善或恢复；如长期未经治疗，NAFLD可发展为非乙醇性脂肪肝炎，出现肝纤维化，进展为肝硬化。肥胖儿童易出现呼吸系统并发症，如阻塞性睡眠呼吸暂停、哮喘和慢性鼾病。儿童肥胖症与成人期疾病明显相关，如心血管疾病（高血压、冠心病）、代谢性疾病（2型糖尿病、高脂血症、高胆固醇血症等），以及脑血管疾病。肥胖儿童运动明显减少，骨骼负重，易发生骨折。儿童肥胖可有社会和情绪问题。

【预防】

1. 出生前预防　妊娠过程中，胎儿与母体的代谢密切相关，胎儿在宫内的发育及母亲的营养状况可以影响其终身健康。胎儿期孕母无论是营养不良还是营养过剩，对胎儿出生后的发育均会造成不良影响。胎儿期孕母营养不良，会造成胎儿期宫内营养不良或生长发育迟缓，导致低出生体重，出生后由于反馈调节，对摄入能量的利用率增高，从而增加儿童期发生肥胖的危险。胎儿期孕母营养过剩、超重或肥胖及孕期体重增加过多使孕妇体内脂肪组织明显增加，能量摄入大于消耗而导致孕妇及胎儿内分泌代谢平衡失调，出生后婴儿发生肥胖的风险较大。母亲孕期暴露于高血糖和高胰岛素血症，通过糖代谢的改变间接影响脂肪积聚，也会使其子女在儿童期发生肥胖的风险大大提高。因此，预防肥胖应从孕期抓起，保证孕期合理营养；预防和控制低出生体重；预防和控制孕期肥胖和糖尿病。

2. 出生后预防 通过各种方式或媒体进行科学知识宣传，使人们对肥胖对健康的危害有正确认识，改变不良的生活方式、饮食习惯和不合理的膳食结构等；提高对危险因素易感人群的识别，并及时给予医疗监督和指导，控制肥胖症的进展。针对重点人群积极预防，提倡母乳喂养可降低婴幼儿超重发生。培养良好生活习惯和进食习惯，养成参加各种体力活动和劳动的习惯是关键。

二、维生素A中毒

维生素 A 中毒多因家长给儿童服用过多不适当的鱼肝油制剂，或把维生素 A 胶丸当作糖丸误食所致。一次剂量超过 30 万 IU 即可能发生急性中毒。年长儿与成人一样可因一次大量进食深海鱼如大比目鱼、鳕鱼的肝脏而急性中毒。成人超过 300mg RE（100 万 IU）可发生急性中毒。每日连续服维生素 A 15~30mg（5 万 ~10 万 IU）超过 6 个月，可发生慢性中毒。中国营养学会规定的膳食维生素 A 的可耐受最高摄入量（UL）：1 岁以内为 600μgRE（1 980IU），1~3 岁为 700μgRE（2 310IU），4~6 岁为 900μgRE（2 970IU），7~10 岁为 1 500μgRE（4 950IU），11~14 岁 2 100μgRE（6 930IU）。一般年幼婴儿较为敏感。每日摄入 6 500~12 000μgRE（2~6 万 IU）达一个月以上时，有可能引起中毒症状。早产儿服 1.71mg 或（5 700IU），7 天内即可有中毒症状。因个人敏感程度及体内原储存量不同，维生素 A 的中毒量有个体差异。

【发病机制】

维生素 A 过量摄入会降低细胞膜和溶酶体膜的稳定性，导致细胞膜受损，组织酶释放，引起皮肤、骨骼、脑、肝等多种脏器组织病变。脑受损可使颅压增高；破骨细胞活性增强，导致骨质脱钙、骨脆性增加、生长受阻、长骨变粗及骨关节疼痛；肝组织受损则引起肝脏肿大，肝功能改变。基于以上病理损害，患儿出现皮肤干燥、痒、鳞皮、皮疹、脱皮、脱发、指（趾）甲易脆；易激动、疲乏、头痛、恶心、呕吐、肌肉无力、坐立不安。食欲降低、腹痛、腹泻、肝脾大、黄疸；血液中血红蛋白和钾减少，凝血时间延长，易于出血。血钙和尿钙都上升。

【临床表现】

1. 急性中毒 可在摄入后 6~8 小时出现症状，最迟在 1~2 天内出现。婴幼儿以高颅压为主要临床特征，囟门未闭者可出现前囟隆起。婴幼儿嗜睡或过度兴奋，年长儿头痛、呕吐等高颅压症状，而后出现皮肤红肿以及脱皮，以手掌、脚底等厚处最为明显，数周后方恢复正常。脑脊液检查压力增高，细胞数正常，蛋白质量偏低，糖正常。血浆维生素 A 水平剧增，可达 700μg/L 以上。

2. 慢性中毒 临床表现多样，早期不易引起注意。其轻重与剂量无一定关系。首先出现的常是胃纳减退，体重下降，易激惹烦躁，可有低热，消化紊乱；继而有皮肤干燥、脱屑、皲裂、毛发干枯、脱发、齿龈红肿、唇干裂和鼻出血等皮肤黏膜损伤现象。常有长骨肌肉连接处疼痛伴肿胀，以前臂小腿为多见。体检可见贫血、肝脾大。X 线检查长骨可见骨皮质增生、骨膜增厚。脑脊液检查可有压力增高。肝功能检查可出现转氨酶升高，严重者可出现肝硬化表现。有时可见血钙和尿钙升高。

【诊断】

根据过量摄入维生素A的病史、临床表现、血浆维生素A浓度明显升高以及X线检查等其他实验室检查结果。但慢性维生素A中毒的早期临床表现可能只是个别症状或体征，容易误诊，应注意同佝偻病、维生素C缺乏病等鉴别。

【治疗】

维生素A中毒一旦确诊，应立即停止服用维生素A制剂和含维生素A的食物。急性维生素A中毒的症状一般在1~2周内消失，但肝脾大及骨骼改变需6个月左右才能恢复。一般不需要其他治疗，预后较好。伴有高颅压引起的反复呕吐以及因此发生的水和电解质紊乱应给予对症治疗。个别病程长、病情严重者可留下身材矮小后遗症。

三、维生素D中毒

目前将高钙血症和血清25（OH）D>250nmol/L，并伴有高钙尿症和甲状旁腺激素抑制界定为维生素D中毒（vitamin D toxicity）。

当维生素D被普遍关注，其推荐摄入量和可耐受最高摄入量都有所增加的背景下，过量摄入维生素D可能造成的潜在危险或毒性也必须给予重视。维生素D作为一种脂溶性维生素，过量或中毒对机体都是有害的。维生素D摄入过量引起中毒的病例时有发生。大剂量维生素D摄入引起持续性高钙血症和高钙尿症，继而发生各脏器组织钙盐沉积，使脏器功能受损。

【病因】

我国人群从出生到成年人阶段维生素D推荐摄入量均为400IU/d。美国为600IU/d。我国人群所规定的维生素D可耐受最高摄入量：婴幼儿为800IU/d，学龄前儿童为1 200IU，学龄期儿童为1 800IU青少年为2 000IU。美国规定的维生素D可耐受最高摄入量高于我国。维生素D与其他营养素不同，机体可以通过阳光照射皮肤直接生成所需要的维生素D。目前维生素D的推荐摄入量（recommended nutrient intake，RNI）和可耐受最高摄入量（tolerable upper intake level，UL）是在不考虑阳光因素的前提下所制定的。

人体对维生素D具有良好耐受性，维生素D安全剂量范围宽泛。营养性佝偻病时，按照维生素D治疗量给予；预防维生素D缺乏，改善机体维生素D营养状况时，按照《中国居民膳食营养素参考摄入量（2013版）》给予，都不会导致维生素D过量或中毒。维生素D过量或中毒的常见原因为：①治疗营养性佝偻病时，短期内多次（超过3次）、大剂量应用维生素D（一次剂量超过30万IU）；②预防性用药时，半年之内数次（超过2次）应用大剂量维生素D（一次剂量超过30万IU）；③误将其他骨骼代谢性疾病或内分泌疾病诊断为营养性佝偻病而长期大剂量补充维生素D。维生素D中毒剂量的个体差异大。从所报道的维生素D中毒病例看，若儿童每日服用2万~5万IU，或每日2 000IU/kg，连续数周或数月即可发生中毒。敏感儿童每日4 000IU，连续1~3个月也可中毒。

【发病机制】

当大量维生素D进入机体，肝脏合成25羟维生素D升高，进而肾脏合成的1,25$(OH)_2D$增加，致使肠钙吸收增加，血钙浓度升高。血钙升高将导致血钙稳态失衡，甲状旁腺激素分泌减少，尿钙排出增加；降钙素（CT）分泌增加，调节使血钙沉积于骨与其他器官组织，从而维持血钙稳态。因此维生素D过量或中毒的早期改变是一过性血钙升高，进而血钙正常，但尿钙持续性增加。伴随维生素 D 持续进入体内，肝脏合成 25 羟维生素 D 持续升高，肾脏合成的 1，25（OH）$_2$D 进一步增加，血钙急剧升高，即使尿钙排泄增多，也不能维持血钙稳态。此时，血钙升高，尿钙进一步升高。持续性高血钙是维生素 D 过量的病理基础。如钙盐沉积于肾脏可产生肾小管坏死和肾钙化，严重时可发生肾萎缩、慢性肾功能损害；钙盐沉积于小支气管与肺泡，损坏呼吸道上皮细胞引起溃疡或钙化灶；如在中枢神经系统、心血管等重要器官组织出现较多钙化灶，可产生不可逆的严重损害。

【临床表现】

高血钙所导致的高颅压导致临床症状出现。早期症状为厌食、恶心、倦怠、烦躁不安、低热、呕吐、顽固性便秘、体重下降。重症可出现惊厥、血压升高、心律不齐、烦渴、尿频、夜尿甚至脱水酸中毒；尿中出现蛋白质、红细胞、管型等改变，随即发生慢性肾衰竭。

【诊断】

诊断维生素 D 过量，病史是关键。所有维生素 D 中毒病例都是各种原因摄入大剂量维生素 D 所致。对维生素 D 中毒的诊断基于维生素 D 过量病史和临床高血钙的症状，再结合血清 25 羟维生素 D、甲状旁腺激素以及血钙和尿钙。目前认为儿童血液循环 25 羟维生素 D（D_2+D_3）>250nmol/L 就要考虑维生素 D 中毒；若不能检测 25（OH）D，但存在高钙血症伴 PTH 抑制和维生素 D 过量病史，也可诊断维生素 D 中毒；若既不能检测 25（OH）D，也不能检测 PTH，但有维生素 D 过量病史，出现了高钙血症的相关症状，仍可诊断维生素 D 中毒。

因早期症状无特异性，且与早期佝偻病的症状有重叠，如烦躁不安、多汗等，易漏诊、误诊。应仔细询问病史加以鉴别。早期血钙可升高 >3mmol/L（12mg/dl），尿钙 / 肌酐比值 ≥ 0.21。但在高血钙发生之前，机体代偿，通过尿钙排出增加以降低血钙，维持血钙正常。因此，即使血钙正常，而尿钙持续高水平，伴有血清 25 羟维生素 D 高水平，就要警惕维生素 D 中毒。当机体尿钙增加后仍不足以排出更多钙时，血钙升高。后期往往血钙下降致正常或略高。尿常规检查示尿蛋白阳性，严重时可见红细胞、白细胞、管型。X 线检查可见长骨干骺端钙化带增宽（>1mm），致密，骨干皮质增厚，骨质疏松或骨硬化；颅骨增厚，呈现环形密度增深带；重症时大脑、心、肾、大血管、皮肤有钙化灶。可出现氮质血症、脱水和电解质紊乱。肾脏 B 超示肾萎缩。

【治疗】

立即停服维生素 D，应限制钙的摄入，包括减少富含钙的食物摄入；加速钙的排泄，口服 $Al(OH)_3$ 或依地酸二钠减少肠道钙的吸收，使钙从肠道排出；口服泼尼松抑制肠内钙结合蛋白的生成而降肠钙的吸收；亦可使用降钙素。注意保持水电解质的平衡。

【预防】

伴随维生素 D 受到重视，维生素 D 摄入量增加，敏感个体发生维生素 D 中毒的危险性加大。尤其是儿童青少年阶段，更应警惕维生素 D 中毒。维生素 D 总体安全性好。膳食推荐量维生素 D 或营养性佝偻病治疗剂量维生素 D 导致高钙血症或高钙尿症的风险极小。无需常规监测血钙及尿钙。使用活性维生素 D 时，需要监测血钙和尿钙。尽量避免大剂量、反复多次应用维生素 D。

（杨　凡　张会丰）

第八章　青春期健康与常见问题

08章

学习目标

1. **掌握**　青春期常见健康问题；神经性厌食和神经性贪食的临床表现、诊断；发生暴力和自杀的高危因素及预防；自杀的保护因素及干预方式。
2. **熟悉**　青春期的发育特征；青少年物质成瘾的预防与治疗方法；神经性厌食和神经性贪食的流行病学特点、高危因素；暴力和自杀的流行病学特征；暴力的特征。
3. **了解**　青春期健康问题的干预；成瘾物质的分类与危害；网络成瘾的主要影响因素及治疗干预方法；神经性厌食和神经性贪食的治疗；暴力和自杀的定义、带来的影响、自杀的表现。

第一节　概　　述

青春期(adolescence，puberty)是儿童到成人的过渡阶段，也是儿童发育过程的特殊时期。这一时期生理变化的特点是生长发育突增、第二性征开始出现到体格发育完全及性成熟，儿童经历了体格、形态、生理、心理和社会功能的快速变化。

青春期包括青春早期、青春中期和青春晚期三个阶段(见第二章第二节青春期的体格生长规律)，各阶段都有其特定的生物学特征及心理、社会的相关问题。激素的变化和增长带来了青春期的发育，青春期的发育又与儿童社会性转变相承接和交互作用，共同参与儿童期到成人期的过渡。尽管青少年躯体发生改变的时间及社会经历存在很大的个体差异，但青春期的发展仍有规律可循。性别、文化、生理、社会压力、生存环境，对青春期发育的影响具有深远的意义。

青春期又称青少年期，其特征为在青春期结束时第二性征达到成人水平、具有生殖能力。研究结果证实，早在6岁时，肾上腺皮质即可产生雄激素，主要为脱氢异雄酮硫酸盐(DHEAS)，此时会出现腋下气味和阴毛(肾上腺皮质功能初现)。青春早期，黄体生成素(LH)和促卵泡生成素(FSH)的水平持续增长，但对机体功能无显著影响。青春期的快速改变始于脑垂体对促性腺释放激素(GnRH)的敏感性增加，在睡眠时GnRH、LH和FSH呈现脉冲式分泌，雄激素或雌激素的分泌亦相应增加。这些变化的始动因子尚不明确，可能与儿童中期和青春期神经元的发育有关。

青春期持续大约 7~10 年。青春期前(prepuberty)的生长突增(growth spurt),发生在第二性征出现之前,第二性征的出现标志着青春期的开始;随着体格快速生长、第二性征出现,生殖系统迅速发育;到骨骺完全融合、身高停止生长、性发育成熟,至此青春期结束。在此年龄阶段所发生的一系列形态、生理、生化以及心理和行为的改变程度,对每一个体来说,都是一生中其他年龄阶段所不能比拟的。

青春发育期,各种与生长发育有关的激素不仅保证了机体各个器官与组织的生长、发育及成熟过程的顺利进行,促进生殖器官和生殖功能的发育与成熟,还可调节中枢神经系统与自主神经系统的功能,从而影响学习、记忆与行为等。在青春期,生长激素、促肾上腺皮质激素、促甲状腺素、促性腺激素等的分泌都达到新的水平。生长激素直接作用于全身的组织细胞,可以增加细胞的体积和数量,促进个体生长。促甲状腺素分泌增加引起体内甲状腺素水平的增高,可以增进全身的代谢过程。促性腺激素有两种,一种是卵泡刺激素,刺激卵巢中滤泡的发育和睾丸中精子的生成;一种是黄体生成素,促进卵巢黄体的生成和刺激睾丸间质细胞的功能。促肾上腺皮质激素刺激肾上腺皮质主要产生糖皮质类固醇和性激素。这些激素水平的高低主要是受下丘脑 - 垂体系统的调节,并直接与青春期的改变有关,同时可能导致一些青春期常见的生理或病理变化。

青春期儿童进入生殖系统和性征发育时期。由于丘脑下部 - 垂体 - 性器官的发育渐趋成熟,女孩体内雌激素的水平增高,雌激素主要来自卵巢,以雌二醇的生物活性最强。雌激素的生理功能主要是促进女性内外生殖器及乳房的发育,促进月经初潮来临。雌激素也有促进体格生长、促进骨骺愈合的作用。青春期的女性身体及内、外生殖器(即第一性征)发育极快,第一性征的发育包括卵巢增大、子宫增大、输卵管变粗、阴道长度及宽度增加等;第二性征显著,包括声调变高,乳房丰满而隆起,腋毛、阴毛出现,骨盆进一步宽大,皮下脂肪增多等;月经开始来潮。月经初潮时卵巢尚未发育完全,因此可能出现月经不规律。青春期后,卵巢功能逐步完善,月经周期也逐渐正常。月经对女性心理、情绪和身体各系统生理功能都有影响。直接促使男性性成熟的主要器官是睾丸。睾丸可分泌雄激素,其中以睾酮作用最强。睾酮的主要作用是促进蛋白质的合成,使骨骼肌肉发育,肌肉力量增强。青春期男性随着生殖器官发育,出现第二性征如毛发(阴毛、腋毛及胡须)生长、变声及出现喉结等。阴毛最先出现,其次是腋毛,然后长出胡须。喉结的突出是男性特有的第二性征。外生殖器在睾酮的作用下迅速发育,并产生了遗精。男性首次遗精年龄平均为 14~16 岁,比女性月经初潮平均年龄约晚 2 年。初期的精液里可能没有成熟的精子。首次遗精发生后体格发育渐趋缓慢,而睾丸、附睾及阴茎却在迅速发育,达到成人水平。

随着青春期青少年身体上的变化,青少年自我意识急剧增强。生理上的很快成熟使青春期后的儿童已完成进入成人的身体准备,但由于进程迅速,一部分儿童在青春期心理、行为和社会学方面的发育相对滞后,造成青春期发育过程中一些特有的问题。青春期儿童常关注自己身体的变化、反复检视自己的外表,出现害羞、行为怪异、躲避以及回避交流等行为。

父母可能会发现青春期儿童不愿与他们沟通。儿科医生指导家长如何单独与孩子交谈的方法和艺术十分重要,可增加儿童对家长的信任。当儿科医生对青少年进行访谈或检查时,要认识到被检查的儿童其生理成熟与性成熟相关,而其心理发展水平与实际年龄联系更为紧密。要让青春早期儿童知道他们正在经历的躯体变化是正常的。

儿科医生需要帮助有青春期儿童的父母鉴别该阶段儿童的行为是属于正常现象还是真正的行为问题。更多的自主行为，例如逃避家庭活动、要求个人隐私、变得“爱顶嘴”是属于正常的心理变化过程中的现象；而极度内向、反抗心极强、暴力趋向甚至自杀趋向就可能是社会功能不良的表现。进入青春期的儿童出现认知上的困惑和声音变化是正常的。但如果出现几周、几个月都适应不了新环境的情况，往往提示存在更严重的问题，需要及时评估。在青春早期出现有限的“冒险”是正常的，但如果出现过度的冒险行为就需要引起重视。父母必须调整自己，与儿童充分交流，使他们拥有思考、评估、解决问题的能力，因此沟通的方法至关重要。与在抚育中更为严厉或纵容的父母相比，与孩子协商沟通良好的父母能获得更好的结果。这也提示青春期的儿童非常需要有合适的成人与他们沟通和交心，这对青春期儿童认识自身生理和心理产生的巨大变化很有帮助。

另外，父母与儿童的沟通、对其群体活动的密切关注和及时有效的交流，都可以预防早期性行为及其他危险性行为的发生，并且可以促进青年向积极的方向发展。父母应该在儿童从青春期到成年期的过渡中发挥积极作用，确保他们接受适当的预防性健康服务。

媒体对性、暴力和物质滥用的过度宣传对青少年的自我意识有着深远影响。根据2015年南京市的调查，青少年平均每天花在屏幕上（包括电视、网络）的时间大约在3.07个小时左右（上学日平均2.09小时，周末平均为5.53个小时）。男生平均屏幕时间长于女生，年级越高，屏幕时间越长。无处不在的手机短信功能和社交网站的出现显著增加了各年龄段青少年之间的交流，也带来新的青春期问题。青春期问题是全球问题，尽管不同国家、地区和民族的社会背景、文化及生活方式等存在差异，但都具有一定的共性，应给予充分的认识和注意。

（毛　萌）

第二节　发育与相关问题

一、青春期甲状腺肿大

甲状腺的发育在青春期达到人一生中之高峰。甲状腺分泌甲状腺素，发挥兴奋神经、调节新陈代谢、促进生长发育的功能，以促进青春期儿童的全面发展。在青春期阶段，为了满足生长发育的需要，机体需要摄入充足的碘来合成甲状腺素，对碘的需求量猛增，若摄取量不足，可发生甲状腺代偿性肥大。在非缺碘地区的青春期少男少女，也有可能出现不同程度的甲状腺肿大，以女孩多见。为两侧甲状腺腺体弥漫性肿大，质地柔软，一般摸不到结节。过了青春期以后甲状腺肿大可以自行消退。防治青春期甲状腺肿大的措施主要是补碘。多吃含碘丰富的食物，如海带、海蜇皮、紫菜及各种海鱼等，食用碘盐也是补碘的一种有效途径。

二、青春期高血压

青春期高血压的特点是收缩压升高，可达140~150mmHg（18.7~20kPa），而舒张压不高或升高不明显。一般情况下没有什么不良感觉或症状,仅在过度疲劳或剧烈运动时才出现头晕、胸闷等症状。引起青春期高血压的主要原因是青春期身体各器官系统迅速发育,心脏也随着发育,心肌收缩力大大提高,但血管发育却往往落后于心脏,故导致血压暂时增高。另外,青春发育时期内分泌腺发育增强,激素分泌增多,神经系统兴奋性提高,自主神经调节功能还没有达到平衡,也会产生血压增高现象。

青春期高血压的发生是暂时性的,过了青春期,心血管系统发育达到平衡,血压就会逐渐恢复正常。因此一般不主张过早应用降压药物,但必须通过建立良好健康的生活方式来达到使血压恢复正常的目的。养成良好的饮食习惯,少吃咸食、甜食及含脂肪高的食物,多吃新鲜蔬菜和水果,不吸烟、不酗酒,保持情绪愉快,减少心理紧张和心理压力。定期测量血压及检查,以便及时发现高血压,必要时进一步确诊,并查明原因,及时治疗。

三、痤疮

痤疮(acne)又称粉刺,是青春期常见的毛囊皮脂腺的慢性炎症性皮肤病,不影响健康,但因影响面容美观,往往使青少年十分苦恼。痤疮有多种发病因素,其发病机制目前还不十分明了。内分泌因素、皮脂的作用、毛囊内微生物是痤疮发病的主要因素。近年来有人认为本病与免疫有关。此外,遗传也是本病发生的一个重要因素。多吃动物脂肪及糖类食物,消化不良或便秘等胃肠障碍,某些微量元素如锌缺乏、精神紧张、湿热气候等因素对痤疮患者可以有不利的影响,矿物油类的接触或碘化物、溴化物及某些其他药物内服也可加剧痤疮的恶化。痤疮的皮损主要发生于面部,也可发生在胸背上部及肩部,偶尔发生于其他部位。开始时多有黑头粉刺及油性皮脂溢出,还常有丘疹、结节、脓疱、脓肿、窦道或瘢痕。多无自觉症状,如炎症明显时,则可引起疼痛和触痛,症状时轻时重。青春期后大多数患者均能自然痊愈或症状减轻。饮食调节有助于防治痤疮,多吃富含纤维和维生素的食物,少吃动物性脂肪、甜食和刺激性食物。经常保持皮肤清洁是防治痤疮的有效措施,要常用温水或其他去脂消炎的香皂清洗患处。不要用手抠或挤压,不要用油脂类化妆品擦脸,以免阻塞毛囊口和皮脂腺开口,加重症状。以感染为主的痤疮应选用抗生素,也可选用复合维生素 B、维生素 A、锌制剂等,或进行局部理疗,减轻皮损。

四、月经不调和经前期综合征

月经不调是青春期女性的一种常见疾病,表现为月经周期紊乱,出血期延长或缩短,出血量增多或减少,甚至月经闭止。正常月经的形成有赖于完整的神经内分泌系统,即下丘脑-垂体-卵巢轴(H-P-O 轴)。下丘脑通过分泌 GnRH,控制 LH 和 FSH 的分泌,从而调节雌激素的分泌量。在 H-P-O 轴的调节和相互作用下,正常排卵和月经周期就形成了。

月经初潮时,卵巢功能尚不稳定,不够成熟,故月经周期不一定规律,出现青春期月经失调。卵巢功能失调、全身性疾病或其他内分泌腺体疾病影响卵巢功能者都可能引起月经失调。月经失调主要是心理原因造成的,如果精神压力过重,引起情绪上的忧思焦虑,严重的甚至闭经。在经前期,约有 1/3 的女生会出现经前期综合征,其主要表现是头痛、眩晕、恶心、呕吐、心悸等。这些症状也会引起心理变化。如有的女孩子易怒、好攻击、对周围人苛求、易与人发生口角;有些人烦躁、事事不如意、坐卧不安;有些人孤僻、多愁善感、多疑、好猜、好哭。此外,还有些人感到乳房胀痛、失眠、记忆力减退、注意力涣散等。一般月经过后,症状即减弱或消失。经前期综合征是由于神经-内分泌功能失调造成的，心理因素在发病中占有重要地位。情绪抑郁愁闷，心理矛盾得不到适当的解决，都可能引起神经内分泌功能失调而引起本症。因此，保持乐观而稳定的情绪，将有助于减少和消除经前期综合征。

五、乳房发育

女性青春期启动的第一个信号就是乳房发育。在发育过程中，有可能出现乳房过小或过大、双侧乳房发育不均、乳房不发育、乳房畸形以及乳房包块等现象。若发现这些情况，一是可通过健美运动促进胸肌发达，使乳房显得丰满；二是在医生指导下进行适当治疗。少女要到身体发育定型、性完全成熟才能确定乳房是否发育不良，不要过早下结论。

六、遗精

在没有性交或手淫的情况下射精，称为遗精（spermatorrhoea）。遗精多发生于夜间睡眠中，也可在清醒状态下发生。遗精是男性中学生中常见的一种正常生理现象。因为男性到了青春发育期，睾丸不断分泌大量的雄激素，同时产生大量精子，精子与精浆共同组成精液。精液不断产生并不断积聚在输精管内，当达到饱和状态时，便会通过遗精的方式排出体外。遗精虽然是一种正常的生理现象，但是它的间隔日期没有规律，一个月遗精在7~8次内均属正常。遗精次数过于频繁，尤其是梦遗，可能会扰乱睡眠，引起心理紧张、头痛、头晕、无精打采、胃纳不佳、浑身无力等症状。

七、手淫

手淫（masturbation）在青春期是一个极为普遍的性行为问题，是指通过自我抚弄或刺激性器官而产生性兴奋或性高潮的一种行为，这种刺激可以通过手或是某种物体，甚至两腿夹挤生殖器产生。通常男孩的第一次射精发生在手淫过程中，以后可能发生在睡梦中。手淫在青春期男、女均可发生，以男性更多见。许多研究表明，手淫可以起到缓解性心理和性生理紧张的作用。但青少年对手淫问题有许多不正确的看法，这些看法在不同程度上影响了他们的身心健康。有过手淫经历的青少年常常对此感到内疚，手淫后感到情绪低落、担心、困惑、害怕、痛苦。因此，手淫并不是值得提倡的行为。应当设法引导青少年将这方面的精力转移到学习或其他活动中去。

八、青春期妊娠

青春期是成长过程中非常特殊的时期。随着身体的生长发育和性功能的逐步成熟，性意识也在逐步发展。大约半数以上的男性在16岁、女性在15岁时已有异性向往，可在特定的环境下产生性冲动和性行为。即便如此，大多数的青春期儿童由于社会观念和自我意识的约束，与性行为有关的活动得以抑制和克制。但青春期儿童社会心理尚未成熟，自我约束能力还不够，随着年龄增长很容易在接触面和信息量不断增加的情况下，在特定的环境影响下发生过早的性行为。由于很多女性青少年缺乏避孕知识，很容易导致生殖道损伤、妊娠和感染性病的风险。

过早怀孕对正处在生长发育阶段的少女是一个沉重的负担和打击。更由于怀孕后不想让人知道，不能获得正确的产前保健和指导，导致擅自流产、较高的妊娠并发症和难产率，死亡率也高。给家庭和社会都带来负担，更影响到她们的学业和前途。

对青少年进行性教育是有效防止青春期妊娠的措施。如果已经有性行为，要在向青少年进行如何正确对待性行为和婚前性关系的危害教育同时，鼓励她们一旦怀孕，要告诉家长并及时就医，接受正确的指导和采用正确的方法处理，得到相关的产前保健服务和安全终止妊娠。要理解她们的心理负担和恐惧心理，尊重她们的人格，保护她们的隐私。要积极宣传有关的生育知识和避孕方法。

九、性传播疾病

性传播疾病（sexually transmitted diseases，STD）是由性接触而传播的传染病。常见的性传播性疾病有淋病、梅毒、尖锐湿疣、沙眼衣原体感染、软下疳、生殖器疱疹、滴虫病、乙型肝炎和艾滋病等。有些性传播疾病只能通过性传播行为传播，有的还可以通过其他途径传播，如乙型肝炎、艾滋病等。性传播疾病在近40年呈迅速上升的趋势。

青春期的生理特点和性行为特点使得青春期发生性行为具有易罹患性传播疾病的高危险。感染后的青少年常常没有任何临床症状，早期症状和体征难以觉察，容易被忽略而造成更加严重的后果。尤其在女性，难以进行早期诊断和早期治疗。

不良性行为、物质滥用以及青春期容易冲动、好奇、爱冒险等心理特点，是造成罹患性传播疾病的主要原因。没有接受及早的性教育和其他综合指导，也是原因之一。当有性行为的青少年出现尿道炎、附睾炎、阴道炎（外阴炎）、宫颈炎、盆腔炎、生殖器溃疡疾病群、生殖器病变和赘生物等表现时，要高度警惕并做相应的检查以及早诊断。对有性行为的青少年，也应该常规检查，以预防性传播疾病的发生。一旦诊断，应尽快治疗。

（毛 萌）

第三节 常见心理行为问题

一、物质滥用

（一）概述

物质滥用（substance abuse）是指反复、大量地使用改变人体精神状态，而与医疗目的无关且具有依赖性的一类有害物质。这种滥用远非尝试性使用、社会娱乐或随处境需要的使用，而是逐渐转入强化性的使用状态，从而导致依赖的形成。物质滥用具有下述特点：①为了能继续使用这些药物而不择手段去获取它；②用量不断增加（产生耐药性）；③可产生精神性的和躯体性的依赖（戒断症状），对个人、社会产生恶劣影响。

按照滥用物质性质将其分为麻醉药品、精神药品及其他三大类。麻醉药品包括阿片类、可卡因和大麻类药物；精神药品包括镇静催眠药、中枢兴奋剂和致幻剂；其他类成瘾物质包括烟草、酒精、挥发性有机溶剂。

由于青春期的心理特点、现代社会复杂性增加，加之各种药物的可得性，物质滥用群体中相当大的一部分是青少年。2010年，登记在册的吸毒者中25岁以下的青少年占了65%。根据全国禁毒委员会的统计，35岁以下的吸毒者占了85.11%，吸毒人员低龄化特征明显。

近三年，全国新增吸毒人员逐年下降，但是18~25岁这个年龄段的新增吸毒人员却在逐年上升。目前毒品滥用问题仍呈蔓延之势，合成毒品变异加快，新类型毒品不断出现。青少年群体成为易感易害的高危人群之一。因此，青少年物质滥用的防治是当前迫切需要关注的问题。

（二）病因

青少年物质滥用的发生受到心理与社会两方面因素的影响，也与基因遗传等生理因素相关。社会因素中更多的是对青少年的一种文化的影响，家庭环境十分重要。最明显的是西方社会的青少年，经常受亚文化群体团伙的影响，集体吸食大麻或其他毒品，容易产生大面积流行。还有一些地区的居民风俗习惯容易导致流行，如南美印地安人吃古柯叶等社会环境因素。

心理因素则包含人格缺陷和心理阳性强化作用。通常认为有三种人格缺陷者易产生物质依赖，即变态人格、孤独人格和依赖性人格。这些人格缺陷所表现的共同特征是，易产生焦虑、紧张、欲望不满足、情感易冲动、自制能力差等。另外，滥用物质产生的欣快感，可以产生直接的阳性强化作用，而避免戒断时的痛苦则产生间接的阳性强化作用。两者协同形成一级强化。形成物质依赖的情景和条件也可形成环境上的强化作用，即二级强化。这两级强化作用的叠加遂使人的行为固定，从而形成物质依赖。

此外，心理尚不成熟的青少年容易受到同伴的影响，或是模仿同伴进行物质滥用，或是在同伴的怂恿下开始物质滥用。发现物质滥用的青少年时，应考虑所用物质的类型，使用的环境、次数和时间，开始使用前的个性以及青少年的一般状态等因素，以此帮助判断物质滥用的严重程度。

（三）诊断标准

物质成瘾（substance dependence）诊断标准：ICD-11对物质成瘾的诊断标准进行了简化，由原来的6条核心症状简化为3条，并要求在过去1年中反复出现，或者既往1个月中持续出现下述核心症状中的至少2条即可以诊断物质成瘾：

(1)对物质使用行为难以控制，通常伴有主观强烈的渴求感；对使用某种物质的控制能力受损，指开始或停止使用该物质，以及使用该物质的量及使用环境等各方面的控制力都受到损害，通常（但非必须）还伴有对该物质的渴求。

(2)物质使用在日常生活中处于优先地位，超过其他兴趣爱好、日常活动、自身责任、健康，以及自我照顾等。即使已经有不良后果出现依旧坚持使用成瘾物质。

(3)生理特征的出现（神经适应性的产生）：①主要表现为耐受性；②停止或减少使用后出现戒断症状；③再次使用原来物质（或者药理作用相似的物质）可以避免或减轻戒断症状。必须是该成瘾物质所致的戒断症状，而非仅仅是宿醉效应。

（四）各种物质滥用的形成及临床表现

在我国，青少年容易滥用的精神活性物质主要包括香烟、酒精、阿片类物质和摇头丸等兴奋剂。

1. 酒精　过度饮酒可以被看作是一个渐进的过程，酒精滥用障碍从早期出现、中期加重到最终发展为晚期。青少年每日饮酒数周后，即可对酒精产生生理性依赖。

酒精的危害主要是损伤中枢神经系统。酒精是中枢神经系统抑制剂，对神经系统损害最强。若一次大量饮酒，由于中枢神经系统功能受到抑制，人的行为便发生改变，表现为定向障碍，伴有神志模糊、洞察力和判断力下降。可出现情感不稳定、或哭或笑，易受外界刺激影响，容易激怒。长期过量饮酒可引起情绪低落、自杀倾向等精神损伤的表现。突然减少酒量或停止饮酒，可出现幻觉和妄想等精神病障碍。长期过度摄入酒精，对大脑产生毒性，损伤脑皮层、脑细胞，使脑萎缩，导致“酒精依赖综合征”的发生，中枢神经系统功能下降，影响记忆力、理解力等智力因素，出现思维、情感、智能、行为等方面异常。慢性酒精中毒导致的大脑萎缩，记忆力和判断力明显下降，甚至痴呆；自我控制能力减退，易发生挑衅性、攻击性和危害性行为。周围神经损害表现为四肢痛觉和温度觉下降。

由于95%以上的酒精是在肝脏内代谢的，大量饮酒会直接加重肝脏的负担。肝脏对酒精的代谢量有限，酒精及其中间代谢产物对肝脏造成直接的损害，导致酒精性肝炎、肝硬化。

2. 烟草 我国是世界上最大的烟草生产和消费国，烟草具有极为广泛的可获得性，常常是青少年滥用的第一个、也是滥用最多的精神活性物质。烟草中有4 000多种化学物质，其中有害物质在气相中有20多种，粒相中有30多种，有些具有致癌或促癌作用。吸烟是导致心血管病、慢性支气管炎、肺气肿、肺癌、喉癌、咽癌、口腔癌及呼吸道和胃溃疡等疾病的主要危险因素。在青春期开始吸烟者动脉硬化的风险增加。吸烟对健康的不良影响可在青春期就出现，如慢性咳嗽、喘鸣等。

在烟草中对人体危害最大的是一氧化碳和尼古丁，而尼古丁是导致烟草滥用和依赖最主要的成分。吸入尼古丁后，对中枢神经系统和植物神经节产生短暂的兴奋作用，吸烟者通常会感到学习和工作的效率提高。但是，在短暂的兴奋作用后，尼古丁对中枢神经系统产生长久的抑制作用。吸烟不会增加脑力活动，故学习效率和记忆力非但不会因吸烟而提高，而且会受到损害。

3. 阿片类物质 阿片是从罂粟果提取的酯状渗出物，包含吗啡、可卡因等活性成分。阿片类物质是任何天然的、半天然的或合成的、对机体产生类似吗啡效应的一类物质，其中海洛因是目前滥用得最为广泛的阿片类物质。

长时间使用阿片类物质会逐渐导致对毒品的强烈生理渴求。形成这种吸毒恶习所需的时间因人而异，但根据研究估计，持续使用30天以上就足以成瘾。当对毒品产生了生理依赖后，一旦没有毒品摄入，生理上会产生极度不适。另外，阿片类物质的使用者会逐渐对毒品产生耐受性，因此为了达到渴望的药效，他们需要摄入更多的毒品。阿片类物质成瘾者如果在大约8小时内没有摄入毒品，就会开始出现戒断症状。这些生理反应的特点和严重程度取决于很多因素，包括成瘾者日常使用的麻醉剂数量、使用间隔、成瘾持续时间，尤其是成瘾者的健康情况和人格特征。

流行病学调查表明，我国阿片类物质滥用有低龄化的趋势。青少年常常因为好奇、无知或受到同伴团体的压力而尝试使用这类物质。而且，共用针头、注射器注射这类物质是HIV传播最为重要的途径，到目前为止仍占所有HIV感染的2/3。

4. 苯丙胺类物质 苯丙胺类物质，也称苯丙胺类兴奋剂，是对所有由苯胺转换而来的中枢神经兴奋剂的统称，包括比较流行的摇头丸和冰毒等。

“摇头丸”的化学名称为亚甲二氧基甲基苯丙胺，其药理作用机制不完全清楚，可能通过作用于网状结构导致大脑皮层兴奋。服用后人体极度兴奋，摇头不止。急性中毒者表现为欣快、兴奋、不安、过分警惕、敏感多疑、话多、焦虑、紧张、夸大、刻板重复动作、易怒、好争斗，严重者可出现呼吸抑制、心律紊乱、高热，甚至昏迷、抽搐等。慢性中毒主要表现为幻觉、妄想等精神病性症状。此类药物反复使用就会形成心理依赖。戒断症状包括疲劳、多梦、恶梦、失眠或嗜睡，精神运动性迟钝或兴奋、抑郁、对药物有强烈的渴求感。

甲基苯丙胺，俗称冰毒，常温下为无色透明片状结晶，是一种非常容易成瘾的兴奋剂，能够使人迅速产生持久的“兴奋”。然而，由于它变幻莫测的特性和令人厌恶的效果，它被列为最危险的违禁药物之一。一次服用较大剂量的甲基苯丙胺，可以对肾功能造成严重损害，还可以导致吸毒者全身骨骼肌痉挛、肌溶解，出现恶性高热从而导致死亡，这也是苯丙胺类兴奋剂最常见的危害之一。苯丙胺类兴奋剂还可以对脑血管产生损害作用，从而导致脑出血。

滥用苯丙胺类物质是某些青少年亚文化的特征，歌厅、舞厅等场所是使用这类物质的主要场所。

（五）青少年物质滥用的预防与治疗

预防青春期物质滥用的有效方法是加强青春期对抵制物质滥用的宣传和教育，积极和努力对青少年进行心理疏导和精神帮助。其中，稳定的家庭关系与父母引导对孩子产生重要的示范作用。家庭、学校、社会三者应当共同引导青少年养成良好的生活和行为习惯，教育青少年不吸烟不饮酒；宣传毒品对健康、家庭和社会产生的极大危害，让青少年远离毒品，正确把握好自己的好奇心，学会对毒品说“不”。

控制和解决物质滥用及其危害的努力包括 5 个层面：在法律层面规范合法精神活性物质的使用，严格控制和管理处方药物（如严格规定吗啡等镇痛药的适应证、只有一定级别的医生才有这类药物的处方权等）、严格禁止非法精神活性物质（毒品）的种植、生产、贸易和使用；通过大众传播媒介，广泛宣传使用精神活性物质的危害；针对青少年和高危人群，采取有针对性的预防措施；积极采取各种方法，治疗精神活性物质依赖，促进精神活性物质依赖者治疗后的康复；针对精神活性物质依赖者采取措施，预防严重躯体、心理和社会后果的产生，如在吸毒人群中采取美沙酮替代治疗、免费交换注射毒品用的针头和注射器以预防艾滋病及其他血液传播性疾病的传播。

对吸毒的青少年要进行戒毒治疗。对物质滥用的青少年成功戒断后的长期处理方法是，在生理戒断后进行连续的医学随访和提供适宜的社会和心理支持。进行心理行为矫正，有效地进行开导、心理暗示、精神转移和灵活多变的支持、指导、理解、鼓励等综合心理治疗。

二、网络 / 游戏成瘾

【定义】

网络成瘾（internet addiction，IA，简称网瘾）也称为网络成瘾障碍（internet addiction disorder，IAD）、病态互联网使用等，系指个体反复过度使用网络导致的一种精神行为障碍，表现为对网络的再度使用产生强烈欲望，停止或减少网络使用时出现戒断反应，同时可伴有精神及躯体症状。这一概念最早由 Goldberg 提出，Young 以病理性赌博为模型，把 IA 定义为一种没有成瘾物质作用的冲动控制障碍。近年研究显示，网瘾并非是对网络本身的成瘾，而是对其内容的成瘾，因此将 IA 分为一些特定类型，定义为特定网络使用障碍（specific Internet-use disorders），如网络游戏障碍（Internet-gaming disorder，IGD）、网络赌博障碍（Internet-gambling disorder）和网络色情浏览障碍（Internet-pornography-viewing disorder）等。

DSM-5（2013）将网络游戏成瘾纳入精神疾病范畴；WHO 最新发布的《国际疾病分类诊断标准》第 11 版（ICD-11，2018）也正式将游戏障碍，包括网络游戏障碍和线下游戏障碍纳入疾病分类体系，并归于物质滥用和成瘾性行为分类中。

我国儿童少年IA发生率报道约在4.4%~15.5%，男性显著高于女性；有研究对2009~2014年各国IA流行情况的meta分析结果显示，青少年IA率为10%，其中男性13%、女性7%。

【病因与发病机制】

网络成瘾被认为是一个多因素影响的疾病，包括生物、心理和社会等因素。

1. 遗传因素　如其他成瘾行为一样，网瘾也受遗传因素影响，基因的个体差异决定了网瘾的易感性。双生子研究显示，网瘾的不同行为维度所受遗传因素影响的贡献有所不同，行为调控（包括情绪调节、自我调节和失控）方面有高度的遗传相关性，且成瘾行为早期受到较明显的环境因素影响而遗传相关性较低，而在成瘾行为后期，如过度使用和戒断行为则主要受到遗传因素的影响；其遗传贡献率在21%~44%范围，增加“自我管理”变量，则使遗传作用增加至20%~65%。

遗传研究还报道，烟碱型乙酰胆碱受体的某些等位基因频率较低，说明游戏障碍可能与认知缺陷有关。网瘾者多巴胺D2关联基因的多态性可通过调节症状或气质特征促发网瘾发病，而5-羟色胺SS型等位基因可能促发抑郁症成为网瘾的危险因素。

2. 神经生物因素　神经影像学研究显示，网瘾者反应-抑制、情绪调控能力降低，前额叶功能如认知控制功能、工作记忆、决策制订等方面均较正常对照组减低，神经奖赏环路功能下降，而视、听功能增强。这些异常与物质依赖极为相似，表明物质依赖性成瘾和行为成瘾具有共同成因，同属于成瘾综合征。关联的多种神经递质，包括γ-氨基丁酸、乙酰胆碱、去甲肾上腺素、多巴胺、5-羟色胺等均呈代谢改变。

3. 心理因素

(1) 人格特点：网瘾者通常伴有不同程度的人格问题，如具有高水平的厌倦倾向，且表现依赖、害羞、抑郁、孤独、社交焦虑、敏感等特征；倾向于抽象思维、寻求外界认可、低自尊等人格特征等与网瘾的发生存在关联。

(2) 压力及生活事件：我国儿童少年的网瘾形成与其遭受的生活压力、生活事件的强度与频度呈正相关；如亲子依恋不足、人际关系紧张、学业压力大、情感不良、缺乏社会支持等均可增加儿童青少年的网瘾风险。这些儿童同时还具有时间观念失调、无法做合理的时间分配等特点。

4. 家庭因素　家庭功能、家庭类型、父母养育方式和家庭经济情况等均与网瘾呈相关。如家庭功能低下、亲子间沟通低效、缺乏情感交流、父母简单粗暴处置儿童等均可引起或加重网瘾的发生。父母关系恶劣、离异、单亲家庭及重组家庭子女网络成瘾率亦偏高，而核心家庭或大家庭中则较低。父母对子女管教过严、惩罚过多、拒绝否认、理解和支持差以及养育方式不一致，都可能增加网络成瘾的风险。此外，家庭经济状况过优或过差均与网瘾的发生有关。

【临床表现】

1. 网络过度使用　个体使用网络的频率和时间均超出正常限度，使用网络目的不是为了学习和工作，且损及个人的学习与工作，网络生活占据大部分业余时间，导致学习和工作效能低下，严重者频繁旷课、考试不及格、迟到、旷工、遭批评或开除等，并由此影响家庭及人际关系、社会适应能力等。

2. 临床表现　网瘾患者对网络使用有着极大渴求，不分场合沉迷于网络或网络相关意境中无法自拔；一旦接触网络则产生强烈的愉悦和满足感，出现持续忘我投入而不顾及其他，可由断续上网发展到数天数月连续上网，一旦中断则出现烦躁、易激惹、注意力不集中、睡眠障碍、抑郁等，严重者出现冲动、攻击、毁物等行为；下网后，亦可通过电视、掌上游戏机等来缓解个人上述戒断反应。戒断反应的结果包括社交回避、放弃个人其他爱好及娱乐、隐瞒与欺骗亲友、经济透支、家庭关系危机、辍学、失业、诈骗、偷窃、营养失调、睡眠障碍、其他躯体化疾病等。还可引发网瘾者一系列心理问题，如注意缺陷、情绪忽高忽低、焦虑、恐惧、强迫、妄想、悲观沮丧乃至抑郁症等。

躯体症状还包括食欲减退、胃肠功能障碍、植物神经功能紊乱、视疲劳、眼部干涩、视力下降、视屏晕厥（一过性黑矇、恶心、呕吐）等，也可导致腕关节综合征、偏头痛、颈肩疼痛及颈椎病，并增加了诱发过敏性疾病及癫痫的风险。网瘾可共患其他类精神障碍，包括酒精依赖、注意缺陷多动障碍、品行障碍、情绪障碍和人格障碍等，通常与患者的个性特质、生长环境、疾病严重程度密切相关。儿童青少年网瘾还容易引发意外伤害的发生。

【诊断与鉴别诊断】

DSM-5 诊断标准：

在 12 个月内满足下述 5 个及以上标准：

(1) 对玩游戏的渴求（玩游戏的行为、回想玩游戏和期待玩游戏支配了个体的日常生活）；

(2) 不能玩游戏时出现戒断症状（可以表现为易怒、焦虑、悲伤）；

(3) 耐受症状（需要玩的时间越来越长）；

(4) 无法控制要玩游戏的意图；

(5) 因游戏对其他爱好丧失兴趣；

(6) 即使知道玩游戏的潜在危害仍难以停止；

(7) 因玩游戏而向家人朋友撒谎；

(8) 用游戏逃避问题或缓解负性情绪；

(9) 玩游戏危害到工作、学习和人际关系。

网瘾需要和精神分裂症、抑郁症、焦虑症、恐惧症、强迫症、人格障碍等进行鉴别诊断。

【辅助检查】

1. 网络成瘾综合诊断问卷　网络成瘾综合诊断问卷（IAD-DQ）由 Young 根据 DSM-Ⅳ编制，共 8 个条目，每个问题要求被试者以“是”或“否”作答，当回答“是”的问题达到 5 个及以上即可界定为 IAD。

2. 网络游戏障碍量表-简版　网络游戏障碍量表-简版（Internet Gaming Disorder Scale-Short-Form，IGDS9-SF）是根据 DSM-5 诊断标准编制的量表，共包含 9 个条目，已经在多个国家进行了跨文化的信度、效度检验，证明有较好的临床适用性。

3. 心理测评　包括 SCL-90 症状自评量表、卡特尔人格测试、明尼苏达多项人格测验、艾森克个性问卷、主题统觉测试以及其他的社会家庭调查等，以全面了解青少年相应的人格、个性特征以及症状的严重程度。

4. 精神检查　用以筛查患儿是否伴有各类神经症、应激性精神障碍、精神分裂症等精神类疾病，包括对其一般情况的了解以及认知、情绪情感和意志与行为的检查。

5. 医学检查　包括体格检查、生化、微量元素等的测定、心电图、脑电图及头颅 CT、MR

等检查，以排除其他器质性疾病。

【治疗及预后】

网瘾的治疗需要综合性的干预，强调个体化的治疗方案，具体的治疗方法仍在探索当中，尚缺少临床指南与规范，大多数治疗都是基于临床随机对照研究推荐，包括以下几种：①药物治疗：研究显示抗抑郁药、抗焦虑药、抗精神病药、阿片受体拮抗剂、谷氨酸受体拮抗剂及兴奋剂可推荐使用；一些抗癫痫药物（如丙戊酸钠）被认为是可治疗网络成瘾的药物。若合并有 ADHD 则可考虑试用中枢兴奋剂（如哌甲酯）。辅助用药谷维素、维生素 B_1 可调节植物神经功能。②心理治疗：包括心理动力学治疗、认知行为治疗、现象学技术治疗、艺术治疗、系统家庭治疗、团体心理辅导等，其中认知行为治疗（CBT）和团体心理辅导被认为较有可靠的循证依据。③其他：体育运动干预、生物反馈治疗、中医治疗等也被国内相关领域使用，有改善网瘾作用的报道。

早期发现并进行规范和系统的治疗对于网络成瘾的预后有着重要的作用，大部分经过矫治的青少年都会有不同程度的恢复，但是由于网络成瘾患者大多非自愿治疗的，存在“假性康复”的问题，即患儿为了提早结束治疗，采取掩饰症状的方法，而使得治疗提前结束，需要特别关注。此外还需注重个人 - 家庭 - 社会预防的综合预防。

三、进食障碍

进食障碍（eating disorder）主要指在心理因素、社会因素以及特定文化因素的交互作用下导致的、以反常的摄食行为和心理紊乱为特征的、伴有显著体重改变或生理功能紊乱的一组综合征。包括神经性厌食（anorexia nervosa，AN）、神经性贪食（bulimia nervosa，BN）、暴食症（binge eating disorder，BED）、回避 - 限制性摄食障碍（avoidant/restrictive food intake disorder，ARFID）、异食癖（pica）和反刍 - 反流障碍（rumination-regurgitation disorder）。该病常在青春期发展的两个重要阶段中出现：青春期早期和青春期晚期向成年阶段的过渡时期。以青少年女性为主要发病人群。

（一）神经性厌食

神经性厌食是一种多见于青少年女性的进食行为障碍。特征为由于对肥胖的恐惧和对体型过度关注，通过限制饮食，并采取过度运动、呕吐、导泻等方法减轻体重，使体重降至明显低于正常标准，常伴有一系列生理、行为和心理的改变。神经性厌食的体重减轻并非躯体疾病所致，节食也非其他精神障碍的继发症状。若不及时治疗，可导致严重的营养不良与极度衰竭，损害青少年身心健康和发育。

【流行病学】

一项对美国青少年人群的流行病学调查研究发现，在 13~18 岁青少年中神经性厌食发病率为 0.3%，在 8~15 岁年龄段中神经性厌食发病率为 0.1%。过去一直认为神经性厌食在男孩中比较少见，但有一项调查显示在 5~12 岁男性中神经性厌食的发病率为 0.4%~1.2%。神经性厌食合并精神障碍的比例很高，80% 以上的患者伴发情感障碍。

【高危因素】

1. 生物学因素 神经性厌食具有一定的家族聚集性。研究发现，厌食症或贪食症患者的亲属，尤其是女性亲属，患进食障碍的可能性是一般人群的 4~5 倍。神经性厌食症的遗传率大约在 33%~84% 之间。神经性厌食还与 5- 羟色胺等中枢神经递质的代谢异常，以及脑结构和功能的异常改变等生物因素有关。

2. 心理因素　该症患者多具有自我评价低、高神经质、过度依赖及完美主义倾向、过度关注体型体重，并以此判断自我价值等特点。患者可能把控制进食作为应对紧张、焦虑的一种方式，通过限制进食，获得苗条身材来达到情绪满足。神经性厌食的青少年常常存在情绪紊乱，如过分依赖、孤独、抑郁等；家庭不和或家长教养方法不当使青少年敏感、任性自负、固执己见；青少年可能以节食为手段达到对父母的过度保护、过度控制的反抗，以此作为独立的象征，或解决家庭冲突的方法。早期的性虐待也被认为是青少年神经性厌食的一个高危因素。

3. 社会文化和家庭因素　社会价值观念崇尚“以瘦为美”，女性往往通过对苗条身材的追求来获得社会的认可和赞许。大众传媒也对进食障碍的发病有一定影响。在这种意识形态的影响下，女性为追求理想体形，极易走入进食障碍的误区。同伴影响也是进食障碍形成的因素。处于青春期的女性迫切希望得到同伴的认可，同伴对体重体型的评价和采取的进食行为都对她们极具影响力。

家庭在塑造青少年的价值观上意义重大。如果父母过度干涉，过度保护子女或对子女管教过严、期望值过高，容易导致子女对自己的要求过高，增加其患进食障碍的风险。另外，在进食障碍患者的家庭，成员之间是干预、敌对的关系，患者的情感需求常常被忽略。

【临床表现】

神经性厌食的发病常在青春早期，或高中毕业前后，男童发病可早至青春期开始以前。本病起病隐匿，刚开始时常常因为肥胖节食，每天进食量较发病前减少 2/3 以上，特别不愿意吃高能量的食物，喜欢参加剧烈的活动，继而厌食、呕吐、消瘦，后期主要脏器功能衰退，甚至危及生命。

【诊断】

神经性厌食的 DSM-5 诊断标准有以下 3 条：

(1) 限制能量摄入，导致相对于其年龄、性别、发育水平及躯体健康状况而言明显的低体重。

(2) 即使体重明显减轻，仍然强烈恐惧体重增加或变胖，或者持续进行妨碍体重增加的行为。

(3) 否认体重减轻的严重性，将体重与自我价值联系，曲解自己的形体。

神经性厌食的 ICD-11 诊断标准为：体重显著低于身高、年龄以及发育水平相称的水平，在成人中 BMI<18.5kg/m^2，在儿童或青少年中 BMI 低于 5% 的同龄人，且体重减轻不是由于其他疾病或食物缺乏造成的。患者往往存在异乎寻常的害怕发胖的观念，并存在试图减少食物摄入（限制进食），清除（自我引吐、自行导致的排便）或增加能量代谢（过度运动）的行为。患者以低体重作为自我评价的中心，过度不正常地追求低体重。

神经性厌食可分为两种类型，分别为限制型（restricting type，AN-R）和暴食 / 清除型（binge/purging type，AN-BP）。

(1) 限制型：在最近 3 个月中，无反复发作的暴饮暴食或清除行为（如自我诱导呕吐或滥用泻药、利尿剂或灌肠剂）发作。该亚型患者的体重量减轻主要是通过节食、禁食和 / 或过度运动实现。

(2) 暴食 / 清除型：在最近 3 个月中，存在反复发作的暴饮暴食或清除行为（即自我诱导呕吐或滥用泻药、利尿剂或灌肠剂)。

【治疗】

1. 恢复体重并监测任何可能出现的医学并发症 保证患者正常营养,纠正水、电解质紊乱,确定目标体重和理想体重增长率,供给高热量饮食并补充多种维生素及微量元素。渐进性地在8~12周内恢复体重。在营养重建期需要高度重视避免再摄食综合征、水肿和充血性心衰。

2. 心理治疗 认知治疗(CBT)、行为治疗和人文关系治疗。改变患者对体型的错误认知,建立合理、有计划的饮食行为。进食障碍患者的家庭一般充满敌意,缺乏良好的教育方式和共情,家庭治疗可以通过引入新的观点或做法,来改变与病态行为相互关联的循环圈。

3. 药物治疗 以对症为主,治疗目的一为调节与满足感有关的神经递质或神经肽进而改善食欲,二为治疗与神经性厌食共患的其他精神障碍。可使用抗抑郁剂如氟西汀、丙米嗪、阿米替林或抗精神病药物如舒必利。氟西汀在治疗成人神经性厌食上效果显著,但尚无足够的证据证明它在治疗青少年神经性厌食上的疗效。药物治疗不能明显增加患者的体重或改善患者的病理心理,因此不应单独使用药物治疗神经性厌食,尤其在改变患者的进食态度和行为上必须配合心理干预。

4. 长期观察并预防复发

【预后】

病程常为慢性迁延性,有周期性缓解和复发。约50%患者治疗效果较好,20%患者反复发作,25%患者迁延不愈,5%~10%患者死于极度营养不良,其他并发症或情绪障碍导致的自杀。

(二)神经性贪食

神经性贪食是一种不可控制、发作性的多食、暴食,并伴有不适当的代偿行为阻止体重的增长。可反复发作,多见于女性,有时伴发神经性厌食,特征是反复出现的暴食以及暴食后不恰当的消除行为,如诱吐、滥用利尿剂或泻药、节食或过度运动等。

【流行病学】

一项对美国青少年人群的流行病学调查研究发现,神经性贪食的发病率为0.9%(其中女性为1.3%,男性为0.5%)。我国人群的进食障碍终身患病率为<0.1%。

【病因】

1. 生物学因素 神经性贪食具有一定的家族聚集性,同卵双生子的同病率(23%)显著高于异卵双生子(9%),提示遗传的作用。神经性贪食的遗传率在28%~83%。与神经性厌食相比,神经性贪食患者血液和脑脊液中去甲肾上腺素和5-羟色胺水平的改变更为明显。此外,神经性贪食可能与青春期下丘脑功能改变有关。

2. 心理因素 神经性贪食患者青春期适应常常存在困难,较为敏感,情绪不稳定,易出现愤怒、冲动、抑郁、焦虑和罪恶感等。在个性或人格方面,神经性贪食患者自我评价低、神经质水平高,呈现过度依赖及完美主义的特点。

3. 社会文化和家庭因素 与神经性厌食相比,神经性贪食患者家庭中的冲突、被抛弃和被歧视更为多见。在这样的家庭中,患者的情感需求往往得不到认可和满足,家庭成员的关系、沟通方式、解决内外冲突的方式都会对患者的进食行为产生重要影响。

【临床表现】

有暴食-呕吐反复发作的典型表现，即强烈的进食冲动以致无法控制食量，继而担心暴食使体重增加，又采用催吐等方法控制，可伴发神经性厌食。在暴食之前，患者常有抑郁情绪，感到悲伤、孤独、空虚、孤立，或者因无法应对压力而感到焦虑。暴食时这些消极体验得到缓解，但随后又因为诋毁性的自我批评、内疚和自罪感，陷入抑郁。暴食行为常常秘密进行，持续的时间从几分钟到几个小时不等，多数是自发的，但有些也可能是有计划的。暴食之后采用补偿行为来避免体重增加，如自我引吐，滥用泻药、利尿剂或其他药物，禁食或过度运动。神经性贪食常常不显示疾病体征，体重通常是正常的，因此很难通过体格检查做出诊断。多数患者是神经性厌食的延续者。

【诊断标准】

神经性贪食的DSM-5诊断标准为：

(1)反复发作的暴食。暴食发作以下列2项为特征：①在一段固定的时间内进食（例如，在任何2小时内），食物量大于大多数人在相似时间段内和相似场合下的进食量。②发作时感到无法控制进食（例如，感觉不能停止进食或控制进食品种或进食数量）。

(2)反复出现不适当的代偿行为以预防体重增加，如自我引吐，滥用泻药、利尿剂或其他药物，禁食或过度锻炼。

(3)暴食和不适当的代偿行为同时出现，在3个月内平均每周至少1次。

(4)自我评价过度地受身体的体型和体重影响。

(5)该障碍并非仅仅出现在神经性厌食的发作期。

神经性贪食的ICD-11诊断标准为：存在反复发作的暴食（在过去的1个月内至少1周1次），指在一段特定时间内患者感到自己的食欲无法控制，进食比平常多许多的食物，并主观感觉自己无法停止进食或控制自己吃的食品的种类或数量。暴食发作伴有暴食后反复的清除行为：患者试图以自我诱导、吐泻和过度运动等不恰当的补救措施来防止体重增加。患者以低体重作为自我评价的中心，过度不正常地追求低体重。但患者并不存在极低的体重，也不符合神经性厌食的诊断标准。

【治疗】

神经性贪食的治疗包括营养治疗、药物治疗和综合心理治疗。营养治疗目标是营养状况的恢复和正常进食行为模式的重建，打破由于营养不良造成的躯体和心理问题，以及持续的进食障碍模式恶性循环。药物治疗以抗抑郁药为主。心理治疗中，认知行为治疗尤为重要，着重改变患者贪食和代偿行为相关的思维方式和感觉状态，以及对体型、体重的错误认知，建立合理、有计划的饮食行为。进食障碍患者的家庭一般充满敌意，缺乏良好的教育方式和共情，家庭治疗可以通过引入新的观点或做法，来改变与病态行为相互关联的恶性循环。此外，需要对神经性贪食进行长期观察并预防复发。

【预后】

跟踪研究发现，贪食症患者比厌食症患者有更大的康复机会。未经治疗的患者1~2年后25%~35%症状自行缓解，经正规治疗的患者50%~90%病情缓解。病期越长，预后越差。该病的复发率较高，有研究发现该病治疗成功后6个月至6年内的复发率为30%~50%。

四、其他

(一) 暴力

WHO 对暴力的定义是"蓄意地运用躯体的力量或权利,对自身、他人、群体或社会进行威胁或伤害,造成或极有可能造成损伤、死亡、精神伤害、发育障碍或权益的剥夺"。据 WHO 估计,2000 年全球青少年他杀死亡率高达 9.2/10 万。而在美国,他杀是造成 15~19 岁青少年死亡的第三大主要原因。

青少年暴力是一种常见的暴力类型,青少年不仅是暴力的受害者,也往往是暴力的犯罪者。2005 年,我国一项针对某省两所高校大学生的调查显示,在 3910 人中,最近一年内发生校园暴力者有 703 人,发生率为 17.98%,其中,男生发生率为 29.60%,女生发生率为 7.27%。遭遇的暴力类型包括躯体攻击、威胁勒索、情感虐待以及肢体或语言的性骚扰。引起暴力的原因可以是:同学之间纠纷冲突;嫉妒、自卑心理引发暴力;身体弱小或残疾者受欺辱;纪律、道德观念差以暴力达到自己的表现欲等。

1. 原因

(1) 暴力本身的传染性和扩散性:暴力具有流行病学的特征,即具有感染性和扩散性,不仅是暴力行为的施暴者和受害者很有可能再次使用暴力,而且旁观者也容易受到影响,模仿暴力的行为。

(2) 外在环境影响:

1) 家庭环境:家庭教育与青少年人格的形成存在很大关系,包括父母管教方法过严或疏于管教、家庭气氛紧张不和谐、青少年在家庭中缺乏关爱和安全感都会对青少年健全人格的培养产生不利影响。而在儿童期受虐待和忽视,目击暴力,遭受体罚、性侵害、暴力和攻击都会增加青少年日后发生暴力和犯罪行为的可能性。

2) 学校环境:处于等级化分层结构中的底层学校,更容易滋生暴力、越轨等社会问题;反过来,暴力、越轨等问题的存在也具有负外部性,相互滋生并进一步恶化学校的外在环境。在一项对北京朝阳区和丰台区的 7 所初中的调查中,研究者发现在薄弱学校中,"至少受到一次校园暴力"的学生比例占 38.9%,"至少实施过一次校园暴力"的学生比例占 37.6%,而在其他学校"受到校园暴力"的学生占 14.7%,"实施校园暴力"的学生比例只有 8.9%。学生纪律问题是影响教育教学进度和效果的重要原因,薄弱学校会制定严格的管理制度来限制学生活动,甚至不惜以限制学生自由的方式来预防可能出现的违纪行为或暴力。如果没有一个很好的社会机制来疏导和引导发泄,就容易形成较高程度的冲突。

3) 个人因素:有智力障碍、学习困难、中重度语言障碍和心理障碍的青少年更容易出现攻击性行为。

2. 特征 现在公认的暴力行为分为三种类型:身体攻击(physical victimization),语言攻击(verbal victimization)和关系攻击(relational victimization)。其中,身体攻击和语言攻击又被认为是"显性攻击(overt victimization)"。关系攻击具有间接与隐匿的特点,但却是对受暴人造成影响最深远的一种,包括破坏受暴者与他人的关系,侮辱受暴者,降低受暴者在群体中的接受度以及将受暴者与社交群体隔离开来。暴力行为一般涉及生理伤害、心理伤害和财产伤害,并在生理伤害和心理伤害方面呈现出深度伤害的特点。随着网络媒体、微博、微信等新兴媒体的广泛普及,信息的传播速度十分迅速。暴力行为一旦发生,呈现出快速传播的特点。一些边缘学生，如问题学生，问题家庭子女，贫困学生，有身体障碍、智力障碍者，性格或行为上有异于他人者，常常成为校园涉暴人群。受暴力者一般性格内向，害羞怕事，在同学间不受重视，只有很少的朋友，缺乏与同辈相处的社交技巧。

3. 影响　遭受暴力的学生身心表现影响有：恐惧、消沉、抑郁、创伤后遗症、忧虑、胃痛、自残自杀、自己也成为施暴力者，甚至参与暴力犯罪。青少年暴力犯罪的一个重要特点是一个人在多次受害后具有了行凶的倾向，许多施暴者都是在受害经历中学会对他人施暴的。因此，施暴者和受害者往往是在同一环境中产生的，又是在同一环境中成长的。

带来的长期影响可能包括抑郁症、精神失常、自杀未遂、慢性疼痛综合征、意外怀孕、艾滋病毒/艾滋病以及其他性传播感染。那些成为暴力受害者的儿童，具有饮酒和药物滥用、吸烟以及发生高危性行为的较高风险。这种状况即便在几十年以后也可能导致出现慢性病，比如心脏病和癌症，以及性传播感染。

4. 预防　预防暴力需要从改变个人行为、家庭环境、提高社区和全社会的整体环境上入手。一方面，改变青少年的个人行为，对有暴力倾向的青少年应及时识别原因并进行针对性干预。同时，从政策上消除学校等级分层的设定，转变教育评价的思路，重视对行为偏差学生的转化；另一面，改善学校内部的权力结构，缓和学校场域内人际关系的紧张。

（二）自杀

自杀(suicide)是指自愿的、自己动手让自己死亡的行为，是一种自我惩罚和毁灭的行为。可分为自杀意愿、自杀未遂、自杀身亡。自杀意愿是指有结束自己生命的想法，但未采取行动；自杀未遂是指有致死愿望的伤害自己生命的行动，但未造成死亡的结局；自杀身亡是指有充分依据判定死亡是故意采取自我致死的行为所致。

1. 流行病学　在美国，15~19 岁青少年中 14% 的死亡原因是由于自杀。自杀是美国所有儿童和青少年死亡的第三大原因。《2013 年中国卫生统计年鉴》数据显示，我国 10~14 岁和 15~19 岁城市青少年伤害导致的年龄别死亡率分别为 9.78/10 万和 12.37/10 万，前三位的原因分别是交通事故、自杀和溺水，自杀已成为导致 10~19 岁青少年死亡的第二位原因。2013 年，一项针对上海市嘉定区青少年的调查显示，在 1 087 名被调查的青少年中，过去 12 个月有 117 人(10.8%)有自杀行为，其中初中生高于高中生、职校生；女生发生自杀行为的概率高于男生。

2. 危险因素

(1)精神障碍：大多数有自杀行为的青少年均存在精神障碍，其中以抑郁症最为普遍。

(2)既往存在自杀行为：既往存在自杀行为的青少年再次发生自杀行为的概率较普通人群更高。研究显示，25%~67% 发生自杀行为的青少年会再次发生自杀行为，其中一次以上自杀行为后的一年内再次发生自杀行为的概率最高。

(3)存在情感障碍或自杀行为的家族史。

(4)既往存在身体或情感虐待的经历或暴露在暴力行为之中。研究显示，曾经目睹家庭暴力行为或作为家庭暴力行为的受害者的儿童和青少年会有更高的抑郁和自杀风险。

(5)生物学因素：多项研究显示，有自杀行为的个体脑脊液内 5- 羟吲哚乙酸(5-hydroxyindoleacetic acid，5-HIAA)的水平较无自杀行为的个体更高，而 5-HIAA 是血清素(serotonin)在体内重要的代谢产物之一。基因学研究显示，自杀行为和脑脊液内低 5-HIAA

与 *TPH* 基因的多态性有关，该基因编码色氨酸羟化酶（tryptophan hydroxylase），它是血清素合成途径的限速酶。

3. 保护因素 在自杀行为从自杀意念的产生，自杀计划的制订到自杀行为的实施并最终导致自杀成功的一系列过程中，寻找出能够起到保护作用的因素，从而降低自杀意念的产生，延缓自杀行为的实施，在青少年自杀行为的预防和干预中尤为重要。这些保护因素具体包括：积极的应对方式、心理韧性、社会支持以及其他因素，如朋辈心理辅导等。

4. 自杀的表现 自杀心理过程主要存在四个阶段：①诱因形成。个体在遇到挫折或打击时产生自杀念头。②心理矛盾冲突期。自杀动机产生后，求生的本能使自杀者陷入生与死的矛盾冲突中，此时自杀者常会讨论与自杀有关的话题、暗示自杀或以自杀威胁别人。如在这一阶段可以及时得到关注和帮助，找到解决问题的方法，自杀者有很大可能会减轻或终止自杀的企图。③自杀者平静阶段。自杀者不再讨论或暗示自杀，情绪好转，抑郁减轻显得平静。表面上似乎自杀者的心理状态已有好转，但这往往是自杀态度已经坚定不移的一种表现。④自杀实施阶段。自杀者选择各种不同的自杀方式结束自己的生命。但也有一些自杀者会得到救助，终止自杀。

自杀前的征兆往往存在于三方面：①语言：可能是直接的语言表白“我想死”，也可能会谨慎得暗示周围人“想逃学”“想出走”。②身体：躯体主诉多，如头痛、头晕、乏力、胸闷。③行为：如易激惹、行为障碍、饮食和睡眠改变等。常见的 14 岁以下青少年的自杀征兆为逃学、学校表现差、睡眠改变、焦虑、爱攻击、冲动、对挫折忍耐差。

有报告发现自杀青少年中前 1 个月内求助于精神科的比例仅为 18%，而自杀者在自杀前 3 个月常常因躯体症状就诊于非精神科医生，因此，在通科医生中作有关自杀风险评估和干预的培训十分必要。

5. 干预 当自杀行为已经发生时，应及时进行必需的医疗干预。在高危情况下可采取强制住院等措施。

对处于急性自杀危机期的青少年，应及时进行自杀意愿评估，并尽早进行干预。平衡模式是大多数青少年自杀危机干预模式，该模式认为危机是机体处于心理或情绪的失衡状态，干预的目的在于帮助处于危机中的个体重新恢复到危机前的平衡状态。危机干预的步骤包括建立接触、评估、确立问题、制订和实施计划、得到承诺和保证、干预结束。在干预结束后，干预者应考虑转诊和进一步评估处理，以确保自杀危机的青少年能获得可靠的帮助。

对有自杀风险的青少年还可通过多种心理治疗降低自杀风险，包括：认知治疗（CBT）、辩证行为疗法（DBT）、家庭治疗和团体治疗。

6. 预防 危险因素和保护因素的交互作用决定了脆弱的个体实施自杀行为。增加保护因素和降低自杀因素都可以降低自杀风险：①提高青少年心理素质，培养和教育青少年在面临应激处境时采用积极的防御机制；②避免危险因素，及时与青少年进行情感交流，关注其心理感受，避免过多、过重的惩罚或体罚；③加强自杀工具如刀具、药品、有机磷农药、除草剂灭鼠药等的管理；④及时治疗有关心理疾病。

（江 帆 静 进）

第九章　食物不良反应

学习目标

1. **掌握**　常见食物致敏原、IgE 介导食物过敏的诊断方法；乳糖不耐受的临床表现及诊断方法。
2. **熟悉**　食物过敏临床表现及管理治疗原则；乳糖不耐受的病因及治疗原则。
3. **了解**　食物过敏发生机制及自然病程；食物不耐受的临床表现。

食物不良反应（adverse reaction to food）是指由食物或食物添加剂引起的所有临床异常反应，包括食物过敏、食物不耐受和食物中毒，前两者合称为食物的非毒性反应（图 9-1）。食物过敏（food allergy，FA）指免疫学机制介导的食物不良反应，即食物蛋白引起的异常或过强的免疫反应，可由 IgE 或非 IgE 介导。FA 表现为一疾病群，症状累及皮肤、呼吸系统、消化系统、心血管系统等系统。食物不耐受(food intolerance，FI)则为非免疫介导的食物不良反应，包括机体本身代谢异常(如乳糖酶缺乏)、对某些食物内含的化学成分(如酪胺)的易感性增高，甚至是心理因素所致等。

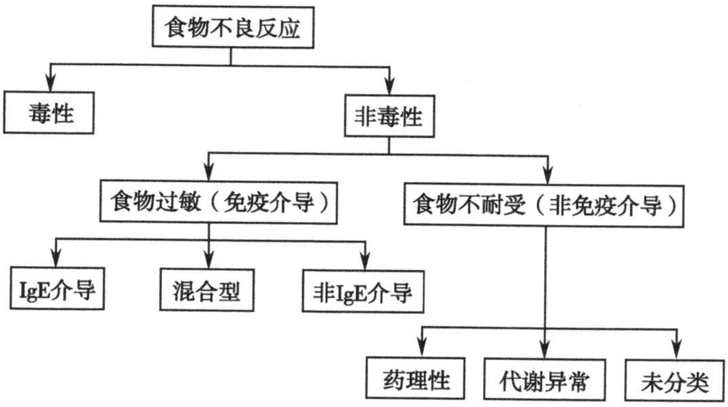

图 9-1　食物不良反应分类

第一节 食物过敏

最早发现牛奶可引起临床症状可追溯到公元前460~370年，但直到20世纪初学者才对食物过敏进行深入研究。近年来，随着人们对食物过敏认知度不断增强，自述或家长报告的食物过敏患病率约为9.1%~34.9%。发展中国家有关食物过敏的流行病学资料较少。我国重庆地区1999年及2009年调查结果显示，家长报告的食物过敏患病率约为13.7%~16.7%。

受各种因素影响，家长报告的食物过敏患病率远高于实际的患病率，被食物激发试验所确诊的仅约10%。国外资料显示，儿童期食物过敏的患病率约为6%~8%。2010年，我国重庆、珠海及杭州三市流行病学调查结果显示，0~2岁儿童食物过敏检出率为5.6%~7.3%，最常见的过敏原为鸡蛋，其次是牛奶、虾和鱼。

与其他过敏性疾病，如特应性皮炎、过敏性鼻炎及哮喘类似，食物过敏的患病率逐年增加。虽然多数食物过敏可随年龄增长而自愈，但却可能增加儿童后期呼吸道变态反应性疾病发生的危险性。因此，食物过敏已引起医生及家长的广泛重视。

【常见食物致敏原】

引起食物过敏反应的主要抗原物为糖蛋白，分子量大约为10~60kDa，少数分子量大于80kDa。对致敏食物抗原分离纯化发现，牛奶中含有大于40种蛋白质具有致敏潜力；花生、鸡蛋、鳕鱼、大豆中也有多种可诱发过敏的抗原存在。通常，过敏性食物抗原对热和酶较稳定，但是经物理处理，如加热和加压仍可以在一定程度上减少其免疫原性。

尽管任何食物均可诱发过敏，但在婴幼儿期，90%的食物过敏与牛奶、鸡蛋、大豆、小麦、花生、鱼、虾、坚果类等8种食物有关。虽然鸡蛋和牛奶过敏大部分可随年龄增长而有自愈趋势，但花生、坚果、海产品类过敏却可持续数年，甚至终身。此外，相近种类的食物可能产生交叉过敏反应。常见引起交叉反应的食物类属见表9-1。在临床工作中，不能因儿童对一种食物过敏而推测其对相似种类食物也过敏，除非由病史或口服食物激发试验证实。

表9-1 可引起交叉反应的食物

食物	交叉反应食物
牛奶	山羊奶，绵羊奶，水牛奶等
鸡蛋	各种禽蛋
大豆	其他豆荚类
坚果	其他坚果，与花生可发生交叉反应
鱼	其他鱼类（与金枪鱼和箭鱼发生过敏反应少）
虾	其他甲壳类
小麦	其他含有麸质的谷类（燕麦、大麦）
花生	其他豆荚类，豌豆，扁豆，与其他坚果可发生交叉反应
猕猴桃	香蕉，牛油果，橡胶
苹果、胡萝卜，桃子	桦树花粉，其他水果，坚果

【发病机制】

对食物的正常免疫反应是产生口服耐受,包括产生食物蛋白特异性 IgG。相反,异常的免疫应答则可导致食物过敏。食物过敏的免疫学机制非常复杂,尚不完全清楚,目前主要分为 IgE 介导、非 IgE 介导和混合型三类。

IgE 介导的速发型变态反应大多在进食后很快发生。食物特异性的 IgE 抗体与组织的肥大细胞和嗜碱性粒细胞上的高亲和力 IgE 受体结合,形成致敏状态。当再次暴露于相同的食物蛋白时,食物蛋白通过与致敏肥大细胞或嗜碱性粒细胞表面抗原特异性 IgE 抗体交叉结合,激活信号转导系统导致炎症介质释放,如组胺等。而这些介质作用于效应组织或器官产生症状,可累及皮肤、胃肠道、呼吸道、心血管系统。

另一类食物过敏常先累及胃肠道,如食物蛋白诱导的肠病或小肠结肠炎,为非 IgE 介导型,主要与 T 淋巴细胞活化有关,临床表现多为亚急性或慢性症状。

特应性皮炎和嗜酸粒细胞性胃肠疾病,可能是由食物过敏引起的第三类慢性疾病,其 IgE 抗体水平多变(IgE 介导 / 细胞介导的疾病),即为混合型。

【高危因素】

1. 遗传因素 与其他过敏性疾病相同,遗传因素仍然是食物过敏的易患因素。文献显示父母或同胞患有花生过敏者,其同病的危险性将上升 7 倍;若同卵双生子之一患花生过敏,另一子患病风险较正常人群高 10 倍。目前确认的高危人群为特应性疾病家族史阳性者(至少一位一级亲属患过敏性疾病),如哮喘、过敏性鼻炎、特应性皮炎等。近年有学者认为已有食物过敏原或环境过敏原致敏的儿童亦应是高危人群。

2. 环境因素 遗传尚不能完全解释近 20~30 年来过敏性疾病的快速上升。流行病学调查发现西方国家过敏性疾病的发病趋势的增加与西方国家公共健康设施改善、环境卫生改进和生活质量提高、家庭小型化、低感染率呈正相关。因此,表观遗传学在过敏性疾病研究中成为热点。剖宫产、过早或过晚引入固体食物、添加过多的维生素制剂、烟草烟雾暴露、抗酸剂的使用等均可增加食物过敏的发病风险。

【临床表现】

食物过敏通常表现为一组疾病群(表 9-2),因此临床表现多种多样而无特异性,常累及皮肤、消化系统、呼吸系统、心血管系统等;重者可致严重过敏反应,甚至休克死亡。

表 9-2 食物过敏相关疾病

IgE 介导	混合介导	非 IgE 介导
口腔过敏综合征	特应性皮炎	食物蛋白性小肠结肠炎
荨麻疹 / 血管性水肿	嗜酸细胞性食管炎	食物蛋白性肠病
严重过敏反应	嗜酸细胞性胃炎	食物蛋白性直肠炎
	嗜酸细胞性胃肠炎	乳糜泻
		疱疹样皮炎

1. 皮肤症状 是 IgE 介导的食物过敏最常见的临床表现,约有 50%~60% 食物过敏患儿出现皮肤症状。通常在摄入食物蛋白后几分钟至 2 小时内发生,表现为瘙痒、潮红、泛发

性荨麻疹、口周或眼周的血管性水肿或红斑，严重时伴有呕吐、腹泻、腹绞痛、呼吸困难、喘息、低血压，甚至过敏性休克的全身反应。此外，特应性皮炎也是儿童食物过敏常见表现。对于6月龄内婴儿中重度特应性皮炎应考虑可能与食物过敏有关；其中，鸡蛋是特应性皮炎患儿最常见的过敏原，其次是牛奶蛋白。

2. 消化系统症状　食物过敏引起的消化系统表现绝大多数为非 IgE 介导的免疫反应，通常包括一系列胃肠道疾病，如口腔过敏综合征、嗜酸粒细胞性食管炎及胃肠炎、食物蛋白诱发的肠病、食物蛋白诱发的小肠结肠炎综合征（foodprotein-induced enterocolitissyndrome，FPIES）及直肠结肠炎（表 9-3）。因此，几乎所有消化道症状均可以在食物过敏中出现且无特异性，如拒食、呕吐、腹痛、慢性腹泻 / 便秘、生长发育迟缓、胃肠道出血、缺铁性贫血、低蛋白血症，或内镜检查 / 组织学检查证实的肠病或严重的结肠炎、肛周皮疹等。此外，部分婴幼儿的肠绞痛、便秘、嗜酸粒细胞性肠炎、嗜酸粒细胞性食管炎、胃食管反流、肠易激综合征等表现也可能与食物过敏有关。

表 9-3　食物蛋白诱发的胃肠综合征

	小肠结肠炎	肠病	直肠结肠炎	嗜酸粒细胞性胃肠炎
发病时间	1天~1岁	取决于抗原暴露的年龄，如牛奶和大豆可在2岁内发病	1天~6月龄	婴儿~成人
常见过敏食物	牛奶、大豆	牛奶、大豆	牛奶、大豆	牛奶、大豆、鸡蛋白、小麦、花生
多食物过敏	>50% 牛奶和大豆	罕见	40% 牛奶和大豆	常见
发病时喂养方式	配方奶喂养	配方奶喂养	>50% 纯母乳喂养	配方奶喂养
自然病程	2岁耐受概率：牛奶为60%、大豆为25%	多数2~3岁耐受	9~12月耐受	持续、反复发生
临床特征				
呕吐	持续	间断	无	间断
腹泻	重度	中度	无	中度
血便	重度	罕见	中度	中度
水肿	急性、重度	中度	无	中度
休克	15%	无	无	无
生长障碍	重度	中度	无	中度

3. 呼吸系统症状　食物过敏的患儿更容易发生过敏性鼻炎、哮喘等呼吸道过敏性疾病。常见的呼吸系统症状包括鼻痒、流涕、中耳炎、慢性咳嗽和喘息等，严重者可出现急性喉水肿或气道阻塞，而这些症状通常并不独立存在。此外，牛奶蛋白过敏可引起过敏性肺部疾病——海纳斯综合征，多见于年幼儿童，主要特征为反复的肺部浸润伴慢性咳嗽。虽然此病在一般儿童中很罕见，但在儿童肺部疾病的鉴别诊断中应加以考虑。

4. 心血管系统症状　多见于年长儿童，表现为摄食后血压下降、心律紊乱、晕厥等，甚至可出现全身严重过敏反应。

5. 严重过敏反应　严重过敏反应(anaphylaxis)是指在接触过敏原后数分钟到数小时内迅速发生的危及生命的严重症候群,累及两个或以上器官/系统,严重时可发生过敏性休克,须给予紧急救治(表 9-4)。常见的过敏原是鸡蛋、牛奶、花生和其他豆科植物、坚果等。部分患儿在食入特殊食物后随着运动出现过敏反应称为食物依赖运动诱发过敏反应(food-dependent exercise-induced anaphylaxis,FDEIA)。

6. 其他　在年长儿童可能出现偏头痛、烦躁等主观症状。此外,由于食物过敏可能出现呕吐、腹泻等一系列胃肠道症状,导致胃肠道吸收功能降低,因此持续存在的食物过敏还可能造成营养素缺乏性疾病。

表 9-4　严重过敏反应危险信号

累及系统	症状	症状出现概率
消化	痉挛性腹痛、呕吐、腹泻等	25%~30%
皮肤及黏膜	突发全身性荨麻疹、瘙痒、脸红、唇-舌-悬雍垂肿胀等	85%~90%
呼吸	喘鸣、哮喘、呼吸费力、持续剧烈咳嗽、发绀等	45%~50%
心血管	低血压*、心律失常、晕厥等	30%~35%

*低血压标准(收缩压):新生儿 <60mmHg;婴儿 <70mmHg;1~10 岁 <70+[2×年龄(岁)]mmHg;>10 岁 <90mmHg

【诊断】

(一) IgE 介导的食物过敏诊断步骤

1. 病史及体检　虽然食物过敏病史采集中患儿家长的汇报常不准确,但可以为选择恰当诊断方法提供信息;更重要的是它可以帮助设计恰当而安全的食物激发试验程序。病史采集时应重点询问:①诱发反应的可疑食物;②摄入的量;③摄入食物到出现症状的时间;④在其他时间进食相同食物是否出现相同症状;⑤最后一次发病距就诊的时间;⑥症状出现的频率;⑦有无其他因素介入,如运动等;⑧用药情况;⑨有无食物污染的可能性等。

病史的价值很大程度上依赖于家长对患儿症状回忆的准确度及检查者区分由食物或其他原因引起疾病(胃肠道疾病、食物的污染、药物作用等)的能力。记录 2 周饮食日记能提供可靠的前瞻性信息,对于判断食物摄入与症状之间的关系很有帮助。

通常食物过敏没有典型而特定的体征,体格检查应在累及的器官系统进行,如眼、鼻、喉、胸、腹、皮肤等。

2. 皮肤点刺试验　皮肤点刺试验(skin prick test,SPT)是最常用的筛查 IgE 介导的食物过敏措施。方法是在前臂皮肤上滴一滴食物抗原提取物,然后用消毒针尖通过食物提取物轻刺皮肤,15 分钟后测量疹团的平均直径即可初步筛查有无食物过敏。目前食物提取物多采用天然食物加工制成,而在检测中应设立阳性对照(10mg/ml 组胺)和阴性对照(生理盐水)。当阳性对照疹团平均直径 >3mm、且阴性对照 <3mm 时,食物提取物疹团平均直径比阴性对照大 3mm 者为阳性结果。需要注意的是,SPT 具有较高的假阳性率,即使结果阳性,仍不能确诊为食物过敏;而因其假阴性率非常低,故被认为是排除 IgE 介导的食物过敏的较好方法。当考虑有蔬菜或水果过敏时,市售的食物提取物可能因损失不稳定的抗原而使结

果不可靠，因此可以选用新鲜食物直接做皮试，称为食物-皮肤点刺试验（prick-prick test）。但因缺少标准及安全性问题影响其在临床的应用。

SPT为体内试验，在测试前必须准备急救药品，如1‰肾上腺素、苯海拉明、地塞米松等。对病史中曾有明确严重过敏症状发生者，如过敏性休克，可考虑进行体外检测，如食物特异性IgE测定。临床上，对于皮肤点刺试验结果阳性，且病史中有明确的对特定食物发生严重过敏反应的儿童可不进行激发试验而诊断为食物过敏。

3. 食物特异性IgE检测　当病史怀疑患儿可能出现严重过敏反应或皮损较严重，无法进行SPT时，可采用体外食物特异性IgE检测。体外测定血清中食物抗原特异性IgE水平可以提供与SPT相同的阳性和阴性预报率。临床上通常采用定量CAP荧光酶联免疫法（CAP-FEIA）测定血清中食物特异性IgE水平。当检测值>0.35kIU/L为阳性。食物特异性IgE检测仍为筛查试验，故当临床高度疑诊食物过敏时，即使SPT及食物特异性IgE结果阴性，仍应进行口服食物激发试验确诊。

4. 食物回避试验　当病史、SPT或特异性IgE检测阳性时，可进一步行食物回避试验。儿童进行常规饮食2周后，根据病史及SPT结果将可疑致敏食物完全从儿童饮食中排除约2~4周，期间家长记录儿童摄入食物的种类、数量以及有关的症状。对于非IgE介导的食物蛋白诱发的胃肠道疾病，因肠道黏膜受损，故饮食回避时间适当延长，可达4~6周，必要时应进行要素饮食。若儿童在食物回避过程中症状明显改善或消失为食物回避试验阳性。

食物回避试验的成功依赖多种因素，如正确的判断抗原、家长的依从性、排除药物及其他干扰因素的影响等。严格食物回避试验持续时间一般不宜太长，以免儿童发生营养不良。因食物回避对于改善囊性纤维化、双糖酶缺乏等消化系统疾病症状亦有帮助，故不能作为确诊食物过敏的依据。

5. 口服食物激发试验　食物回避试验阳性者需进行口服食物激发试验（oral food challenge，OFC）以确诊食物过敏。口服食物激发试验是目前诊断食物过敏最有效的方法，包括开放式、单盲和双盲安慰剂对照（double-blind placebo-controlled food challenge，DBPCFC）食物激发试验。因口服食物激发试验为体内试验，可能诱发出严重过敏反应，故应在有抢救设备的医院及在专业医护人员的监测下进行。

在开始食物激发试验前2~4周应回避所有可疑致敏食物；对于非IgE介导的食物蛋白诱发的胃肠道疾病及怀疑多食物过敏者，因饮食回避时间较长，可进行要素饮食支持。同时，停止一切可影响症状的药物（如组胺等）。开放性食物激发试验进行时，可疑致敏食物以普通形式从不能引起症状的小量加入普通饮食中，逐渐增量至常量。增量间隔时间应根据病史或怀疑的免疫类型确定，多数为每间隔30分钟至2小时加量1次。在激发过程中，应密切监测受试者的生命体征，记录激发量及症状改变。因存在迟发反应可能，试验结束后受试者应留院观察2小时，若无特殊反应可回家继续观察，家长仔细记录症状并报告医生。口服食物激发试验结果应根据医生和家长记录的资料进行综合评价，一旦食物诱发出相关临床表现时应立即停止激发，并记录为阳性。开放性食物激发试验适用于具有客观症状的3岁内婴幼儿食物过敏的确诊。

当病史中儿童对于症状的描述具有主观性，为排除受试者心理因素干扰可采用单盲食物激发试验。通常根据受试者年龄不同将可疑致敏食物隐藏在一些常见的食品中，仅有医生一方知道受试者所食用的哪种是可疑致敏食物、哪种是安慰剂。若单盲食物激发试验结果阴性，应在观察下再进行开放性食物激发试验，以排除少见的假阴性结果。

双盲安慰剂对照的食物激发试验是诊断食物过敏的“金标准”，所有疑诊儿童都应进行该试验，以排除受试者及医生双方的心理因素影响，结果客观可靠。食物抗原可采用不同的载体包装，包括胶囊、婴儿配方食品、汉堡包和苹果馅饼等。因脱脂食物提取物与作为安慰剂的双糖或葡萄糖均易装入不透明胶囊中，能保证盲法，故胶囊为最常用的载体。

（二）非 IgE 介导的食物过敏诊断步骤

食物蛋白诱导的食管炎、胃肠炎、结肠炎等多属非 IgE 介导，或为混合型（IgE 和非 IgE 共同介导），故难以用 SPT 和血清特异性 IgE 检测结果判断。因此，目前诊断非 IgE 介导的食物过敏的方法主要依靠可疑食物回避试验，然后经口服食物激发试验确诊，具体步骤与 IgE 介导的食物过敏检查相同。若病史提示症状与食物摄入密切相关而食物回避效果不佳时，可根据消化专科医生建议行消化道内镜检查。内镜检查可获取消化道黏膜标本，若黏膜下嗜酸性粒细胞每高倍视野 >15~20 个，即可诊断为嗜酸性粒细胞浸润。

【饮食管理及治疗】

过敏性疾病属于慢性非传染性疾病，管理的主要策略包括对因治疗（回避过敏原或对部分患者采用特异性免疫疗法）和药物对症治疗。患者 / 家长的依从性是决定疗效的重要因素。食物过敏治疗需要多科协作，如儿科（监测生长发育等）、皮肤科、呼吸科、消化科医生及营养师参与。若食物过敏症状严重，应及时转诊至相关科室，由专科医生进行治疗。曾发生严重过敏反应者随身携带肾上腺素笔和医疗救助卡片是挽救生命的重要手段。

（一）饮食管理

1. 回避过敏食物　是目前临床治疗食物过敏唯一有效的方法。所有引起症状的食物均应从饮食中完全排除。由于食物过敏随年龄增长有自愈的可能，故应定期进行监测，通常主张每 3~6 个月进行重新评估以调整回避性饮食治疗方案及时间；但对于有过敏性休克家族史或严重症状的患儿，饮食回避的时间应适当延长。

单一的鸡蛋、大豆、花生、坚果及海产品过敏者，因其并非营养素的主要来源，且许多其他食物可提供类似的营养成分，故回避不会影响婴幼儿营养状况。对多食物过敏的幼儿，可选用低过敏原饮食配方，如谷类、羊肉、黄瓜、菜花、梨、香蕉、菜籽油等，仅以盐及糖作为调味品；同时应密切观察摄食后的反应，以减少罕见食物过敏的发生。

尽管通常建议严格回避过敏原，但越来越多的文献指出，在某些情况下并不必要。大约 70% 对奶制品和鸡蛋过敏的患者能够耐受经加热处理后的食物，如蛋糕或面包。推测加热这些特定的食物可能导致蛋白质构象的改变，使摄入的人仅产生较轻微的过敏，这可能是一种更容易缓解的过敏表型。然而，此方法仅适用于轻度过敏患者，一些儿童可对加热处理后的产品发生严重过敏反应，因此临床应用需谨慎。

在严格饮食回避治疗过程中应由医生及营养师共同对患儿的体格及营养进行监测，制订出患儿的最佳饮食方案；同时教育家长如何阅读商品上的饮食成分表，避免不必要的意外摄入造成严重后果。此外，食物过敏患儿，尤其是曾发生过严重全身过敏反应者，应随身携带包含过敏食物、处理方法及联系人等信息的救助卡片，便于及时处理。

2. 食物替代品　牛奶是婴儿的营养必需品，对于患有牛奶蛋白过敏的婴幼儿，采用恰当的食物替代非常重要。母乳喂养的牛奶蛋白过敏婴儿，建议继续母乳喂养，但母亲应回避含牛奶蛋白的食物。由于牛奶回避可能影响母亲的营养素摄入，如钙，故哺乳期母亲也应定期进行营养评估。非母乳喂养的牛奶蛋白过敏婴儿，可选用氨基酸配方粉或深度水解蛋白配方粉。氨基酸配方不含牛奶蛋白，理论上是牛奶过敏婴儿的理想食物替代品。因深度水解蛋白配方粉口感较好，价格易被家长接受，同时 >90% 的患儿可以耐受，故一般建议首先选用深度水解蛋白配方粉；若患儿不能耐受深度水解蛋白配方粉或为多食物过敏时，可改用氨基酸配方粉进行治疗；对于过敏症状严重者、食物蛋白介导的肠病等出现生长障碍者建议首选氨基酸配方粉。由于大豆与牛奶间存在交叉过敏反应和营养成分不足，一般不建议选用豆蛋白配方进行治疗；当考虑经济原因，患儿≥6 月龄，且无豆蛋白过敏者可选用豆蛋白配方进行替代治疗。不建议采用羊奶、驴奶进行替代。

（二）药物对症治疗

在回避食物蛋白同时，皮肤科、呼吸科、耳鼻咽喉科及消化科医生应对食物过敏患儿进行对症治疗，常用的药物包括肾上腺素、糖皮质激素、白三烯受体拮抗剂、肥大细胞膜稳定剂、抗组胺药以及白介素 -5 抗体等。所有药物以控制症状为主，故主张短期使用。对于食物蛋白诱发的严重过敏反应因可危及生命，迅速处理十分重要。肾上腺素是治疗严重过敏反应的首选药物。一旦发生严重过敏反应需立即使用 1‰ 肾上腺素，6 月龄 ~6 岁（<30kg），0.15mg/ 次；6~12 岁（≥ 30kg），0.3mg/ 次；>12 岁 0.5mg/ 次；若无缓解，5~10 分钟可重复使用 1 次。治疗关键是维持呼吸道通畅和保持有效血液循环，其他治疗药物包括糖皮质激素、抗组胺药物等。

（三）特异性免疫疗法

食物过敏的免疫治疗方法多数采用口服免疫疗法及舌下免疫疗法。虽然二者在治疗食物过敏中展现出良好的应用前景，但因存在潜在的风险，故目前仅限于研究阶段，尚未在临床常规开展。国外建议对于 4~5 岁以上过敏症状持续的儿童可在有严格医疗监测的医院进行。

【预后】

多数食物过敏患儿预后良好，随着年龄的增长具有自愈趋势；但仍有少数患儿可发生食物过敏持续、变应性鼻炎或支气管哮喘等过敏性疾病。大多数牛奶蛋白过敏患儿可在 3 岁前获得临床耐受；鸡蛋过敏在 3 岁前最易出现耐受，约 2/3 的鸡蛋过敏患儿能在 7 岁前耐受；花生、坚果、鱼、虾、蟹过敏持续时间较长，部分可能持续终身（表 9-5）。

表 9-5　常见食物过敏的自然病程

食物	过敏发生年龄	耐受年龄
鸡蛋白	0~1 岁	7 岁（75%）
牛奶	0~1 岁	5 岁（76%）
花生	1~2 岁	持续（20% 缓解）
坚果	1~2 岁，成人，桦树花粉过敏后	持续（9% 缓解）
鱼	儿童后期和成人	持续
甲壳类	成人（60%）	持续
小麦	6~24 月	5 岁（80%）
大豆	6~24 月	2 岁（67%）
猕猴桃	任何年龄	不清楚
苹果、胡萝卜、桃子	儿童后期和成人	不清楚

【预防】

虽然多数食物过敏可随年龄增长而自愈，但婴幼儿期发生食物过敏可能增加儿童后期呼吸道变态反应性疾病的危险性。因此，预防食物过敏的发生有助于阻断过敏进程，从而减少生命后期过敏性疾病的发生。

1. 母乳喂养　对于健康婴儿而言，尽管对于纯母乳喂养能否作为预防过敏性疾病的策略尚存争议，但其对母亲及婴儿的近期及远期的健康益处不容忽视，尤其是在中低收入国家，因此仍应遵循 WHO“纯母乳喂养至 6 月龄的建议”；其后逐渐引入谷物、水果，在能耐受数种固体食物后即可尝试引入易致敏食物。

2. 适度水解配方　对于不能母乳喂养的过敏性疾病高危儿，各国关于过敏性疾病（尤其是食物过敏）指南建议选择部分水解配方进行预防。不建议将部分水解配方作为健康儿童的初始配方，因为其在免疫、代谢及内分泌方面的长期影响还需要进一步研究。不主张采用豆蛋白及羊奶配方预防婴儿牛奶蛋白过敏。

3. 固体食物引入时间　对于过敏性疾病高危儿，尽管有证据显示早期引入固体食物可以减少过敏风险，但仍需医生在评估后给出个体化的喂养建议。目前仅有指南明确指出花生引入时间为 4~6 月龄，这种少量引入不会影响母乳喂养持续时间及频率，从而不会影响婴儿的生长和营养状态。需要注意的是，一旦易致敏性食物被引入后，保持常规摄入对于维持其耐受性很重要。

4. 其他　世界过敏组织 2015~2016 年过敏预防指南中指出：对于高危儿可以使用益生菌以预防湿疹；对于不能母乳喂养的婴儿建议添加含有益生元的配方粉以预防过敏；而对于其他免疫调节性营养食物（ω-3，维生素 D）能否长期预防过敏性疾病发生尚缺少证据支持。母孕期及婴儿期减少吸入过敏原暴露、避免烟草烟雾暴露可能对延缓过敏性疾病发生有帮助。

（胡 燕）

第二节　食物不耐受

食物不耐受常用于描述通过病史或激发试验证实的症状是由食物引起，但尚无证据表明有免疫因素参与的食物不良反应。目前认为食物不耐受的发生机制包括酶缺陷、药理作用或未分类三种。乳糖酶缺乏（lactase deficiency，LD）是最多见的食物不耐受，然而，其他原因引起的食物不耐受并不少见。据报道，人群中约 20% 的食物不耐受与药理作用相关。食物中含有的某些天然组成成分，如酒和甲壳类动物中含有的生物胺，可诱发出某些个体的临床症状。当发生机制或是原因不清楚时，这些反应就被归入未分类的食物不耐受，如对某些食物添加剂、食用色素和调味品的不耐受。此外，一些在摄入食物或食物添加剂后出现的反应也可被归入心因性或是心理躯体症状。

由于食物不耐受的机制尚未完全明确，因此对于其患病率并不清楚。基于访谈或是问卷获得的流行病学资料通常很难将食物不耐受与食物过敏区分开，因此结果并不可靠。然而，一些数据显示食物不耐受的患病率可能高于食物过敏，约为 5%~20%。功能性胃肠紊乱的消化道症状，即肠易激综合征中 50%~80% 与食物不耐受有关。

一、食物不耐受总论

【临床表现】

食物不耐受的症状可能与食物过敏的症状相似，也可累及胃肠道、呼吸道及皮肤等各器官系统。常见临床表现包括肠易激、头痛、偏头痛、倦怠、行为问题及荨麻疹。某些患者甚至会出现哮喘，偶可见过敏性休克样反应。食物不耐受的症状通常是剂量依赖性的且迟发出现(数小时至数天)，因此在临床上寻找可疑食物及化学成分较为困难。在临床上可能会发现对某种化学物不耐受的家族史。

1. **酶缺陷型食物不耐受** 是指由于机体中某种酶的缺陷，导致在摄入某类食物或添加剂后出现临床症状。最常见的酶缺陷型食物不耐受为乳糖酶缺乏，此类患者由于肠道缺少消化乳糖的酶而造成在进食乳糖后出现腹痛、腹泻等症状。本病可能为遗传缺陷，也可能是肠道感染后暂时性问题。其他的酶缺陷型食物不耐受非常罕见。

2. **药理因素所致食物不耐受** 药理因素所致食物不耐受可由食物添加剂或天然食物中所含的血管活性胺直接作用引起。血管活性胺对于血管系统具有直接或间接作用。酪胺在偏头痛和慢性荨麻疹的发生中有重要作用，尤其是在应用抗抑郁药单胺氧化酶抑制剂后。患儿通常对血管活性胺，如组胺、酪胺、苯乙胺和 5- 羟色胺具有较低的反应阈值，故在进食含有一种或多种胺类成分的少量食物后即可出现症状。含有大量组胺和酪胺的食物通常为发酵食物，如奶酪、酒精饮料、鱼罐头、泡菜和金枪鱼等。需要注意的是，食物不耐受患者可能同时对多种化学物发生反应，而这些化学物又可能在很多食物中存在，这给诊断带来一定困难。

3. **未分类食物不耐受** 某些个体对一些复合物，如食用色素、偶氮染料(如柠檬黄)和非偶氮染料(如樱桃红)、调味品(如阿斯巴甜、谷氨酸钠等)、防腐剂(如硫化物、苯甲酸酯、苯甲酸和山梨酸)、抗氧化剂(丁基羟基茴香醚、二丁基羟基甲苯)等发生反应被归类于未分类食物不耐受。对非甾体抗炎药(NSAID)不耐受者可能亦会对某些食物添加剂产生症状，如苯甲酸衍生物，偶氮或非偶氮染料，硫化物。

【诊断】

对于在反复摄入某种食物后出现相同症状者，诊断食物不良反应很容易，但要区分是食物过敏或是食物不耐受时则会相对困难(表 9-6)。因为很多症状可能存在一些潜在的原因。相同的食物在不同个体可能出现不同症状；而不同食物可能在同一个体也会产生不同的症状；即使是同一个体的症状表现也可能随时间变化而改变。因此，咨询过敏专科医生对于诊断食物不良反应及类型很重要。

对于食物不耐受目前尚缺少可靠的诊断方法。症状、化学促发剂及耐受量对于每个个体都可能不同，故其诊断需要个体化。由于免疫系统未参与，皮肤及血液试验不能帮助诊断；症状和家族史的采集非常重要，因为患儿的家族中可能存在类似对食物或是化学物不耐受的症状。因此，食物不耐受的确诊更侧重于病史及饮食史采集，而后将可疑食物或是化学成分从饮食中排除，当症状改善且通过激发试验再次诱发出症状即可确诊。当怀疑化学成分是导致食物不耐受的主要因素时，在回避试验过程中，还应注意避免水杨酸酯、胺类、谷氨酸、调味品、防腐剂及食用色素。若回避后症状明显改善，可以将其加入普通食物中或是将其包装入胶囊中通过 DBPCFC 进行确诊。DBPCFC 仍然是诊断食物不耐受的重要手段。

食物特异性 IgG 抗体在食物不耐受的诊断中存在较大争议。因食物特异性 IgG 抗体测定与临床症状吻合性差、缺乏具有诊断价值的对照试验、重复性差，故目前各国指南均不推荐将其作为食物不耐受诊断的依据。

表 9-6　食物不良反应常见症状

食物不耐受		食物过敏		
个体因素	食物因素	IgE 介导	混合介导	非 IgE 介导
酶缺陷——原发/继发乳糖不耐受、果糖不耐受(发育不成熟)	微生物感染——大肠埃希菌、金黄色葡萄球菌、梭状芽孢杆菌	皮肤——荨麻疹、血管性水肿、红疹、风团、接触性荨麻疹	皮肤——特应性皮炎、接触性皮炎	皮肤——接触性皮炎、疱疹样皮炎
胃肠道异常——炎性肠病、肠易激综合征	中毒——组胺(鲭亚目鱼中毒)、贝类毒素	胃肠道——口腔过敏综合征、胃肠道严重过敏反应	胃肠道——过敏性嗜酸性细胞增多性食管炎、胃肠炎	胃肠道——食物蛋白诱发的小肠结肠炎、直肠结肠炎及肠病、乳糜泻
特发性反应——软饮料中的咖啡因	药理反应——咖啡因、可可碱(巧克力、茶)、色胺(西红柿)、酪胺(奶酪)	呼吸系统——急性鼻结膜炎、支气管痉挛	呼吸系统——哮喘	呼吸系统——Heiner 综合征
心理因素——食物恐惧	污染——重金属、杀虫剂、抗生素	全身性——过敏性休克、运动诱发的严重过敏反应		
偏头痛(罕见)				

【治疗】

与食物过敏相同，目前尚无针对食物不耐受的特殊治疗方法，饮食回避是唯一有效的措施。但是对于化学成分的不耐受常常具有剂量依赖性，因此可以在专业医生的监测下采用低化学成分饮食，然后逐渐增加可疑化学成分的量，以寻找患者可以耐受的阈值。同时，患者还需在营养师的指导下获取充足而均衡的营养以支持正常生长发育。

二、乳糖不耐受

乳糖不耐受(lactose intolerance，LI)指由于小肠黏膜乳糖酶缺乏(lactase deficiency，LD)，导致乳糖消化吸收障碍而产生腹胀、腹痛及腹泻等一系列临床症状。当乳糖酶缺乏只引起乳糖消化吸收障碍而无临床症状，则称为乳糖吸收不良(lactose malabsorption，LM)。

LD 在人类普遍存在，呈常染色体隐性遗传。虽然 LD 的发生无性别差异，但却存在明显的种族差异。报道显示，欧洲地区约为 2%~23%；美国白种人为 6%~22%；黑种人及犹太人约为 60%~80%；东亚人群发生率可高达为 95%~100%。我国汉族人群 LD 的发生率为 75%~95%；儿童 3~5 岁组，7~8 岁组和 11~13 岁组中，LD 的发生率分别为 38.5%、87.6% 和

87.8%。

【病因及分类】

根据 LD 的原因不同，在临床上常将其分为 4 种类型。

1. 先天性 LD 属于罕见的常染色体隐性遗传病。乳糖酶的产生由 *LCT* 基因所控制，当 *LCT* 基因发生突变时，造成乳糖酶合成障碍，在出生时乳糖酶几乎完全缺失，故可在新生儿期即出现症状，且终身不能耐受乳糖，未经治疗可引起死亡。

2. 成人型（原发型）LD 为最常见类型。*LCT* 基因表达与 *MCM6* 基因上的两个单核苷多态性基因有关（*C/T13910* 和 *G/A22018*）。研究发现，基因型 *CC-13910* 造成乳糖酶缺乏，而基因型 *CT-13910*、*TT-19910* 时乳糖酶则持续产生。而基因型 *CC-13910* 在绝大多数种族表达，故乳糖酶水平在断乳后(2~15 岁)逐渐下降至出生时的 5%~10%，即为原发性 LD。然而，在某些种族，如经常食用乳制品的北欧白种人，其 *LCT* 基因可终身保持产生乳糖酶的能力。

3. 继发性 LD 乳糖酶位于小肠绒毛表面，其活性在空肠中最强，在十二指肠和末端回肠则低。因此，各种引起小肠绒毛广泛损伤的疾病都可导致乳糖酶分泌不足或活性降低，即为继发性 LD，如感染性腹泻、肠道手术、急性胃肠炎、局限性回肠炎、乳糜泻、短肠综合征、克罗恩病、β 胰蛋白缺乏症，或因服用新霉素或对氨基水杨酸等药物。在婴幼期，继发性 LI 较为常见，常由腹泻引起，其中轮状病毒性肠炎导致继发性 LI 的发生率最高。

4. 乳糖酶相对不足 当乳糖摄入量超过小肠内正常水平乳糖酶分解能力时，形成乳糖酶相对不足，导致部分乳糖不能被分解吸收，继而发生 LI。这可能是部分婴儿发生人乳性腹泻的原因之一。此外，由于乳糖酶在胎儿 34 周龄后才开始有活性，故早产儿可能因乳糖酶活性不足而发生乳糖不耐受症状。

【病理生理】

1. 乳糖的代谢 乳糖是哺乳动物乳汁中特有的糖类，由 1 分子 D- 葡萄糖和 1 分子 D- 半乳糖 β-1，4 糖苷键结合而成的双糖，是人体的能量来源之一。人乳中乳糖含量约为 70g/L，牛乳约为 47g/L。乳糖能够促进钙的吸收、调整肠道菌群（在结肠内促进乳酸菌和双歧杆菌的生长)、水解后所产生的半乳糖对婴幼儿的智力发育具有促进作用。因此，乳糖与人体健康，特别是婴幼儿的健康有着密切的关系。乳糖为双糖，其消化吸收需要乳糖酶的参与。

8~34 周胎儿即可检测出乳糖酶活性，并随胎龄增长而逐渐上升；至胎儿晚期增长更为迅速，婴儿期达到峰值。大多数人的乳糖酶活性持续至 2~15 岁，然后下降到成人水平，大约为正常婴儿酶活性水平的 5%~10%。发展中国家乳糖酶活性开始下降的年龄多为 1~3 岁；而在发达国家，乳糖酶活性下降则发生在 8 岁以后。我国 87% 的儿童乳糖酶活性下降的年龄在 7~8 岁。白人，尤其是北欧人群，乳糖酶活性可终生持续稳定或稍有下降而维持正常水平。

食物中的乳糖进入机体后，首先被小肠中的乳糖酶分解为葡萄糖和半乳糖，再通过小肠绒毛中与钠离子结合的蛋白质及 ATP 作用，主动转运吸收。半乳糖比葡萄糖的吸收速度更快。葡萄糖被吸收后进入机体的葡萄糖池而被利用。半乳糖主要是在肝脏中转化成葡萄糖，尿苷二磷酸半乳糖 -4- 表异构酶对这一代谢途径起调节作用。正常情况下，94% 的半乳糖通过这条途径代谢；其余由红细胞代谢或由尿排出。尿中半乳糖的浓度约为血中的 10 倍。

2. LI 的发病机制 任何原因致小肠黏膜受损时，绒毛顶部含双糖酶（包括乳糖酶）的上皮细胞丢失，造成乳糖酶分泌不足；加上修复后不成熟的上皮细胞乳糖酶活性较低，均可引起食物中乳糖不能被完全消化吸收，导致未吸收的乳糖在肠腔内停留。一方面使肠腔内渗透压增高，导致水和钠离子、氯离子向肠腔内运转，直到肠内容物与细胞外液的渗透梯度达到平衡，肠腔液体的增加可促进肠蠕动，加速肠内容物通过，引起水样便。另一方面未消化的乳糖到达末端回肠和结肠时，部分被细菌代谢为乳酸、乙酸和氢气，进一步增加了肠腔的渗透压力，促进腹泻的发生，严重者可发生脱水、酸中毒。

【临床表现】

完全乳糖酶缺乏很罕见，部分缺乏者是否发生临床症状受多种因素影响。个体是否发生临床症状取决于乳糖酶活性水平，乳糖摄入量，胃肠道转运及结肠菌群代谢乳糖的能力。

先天性 LD 于新生儿哺乳后 1~2 小时即出现以腹泻为主的症状，伴有腹胀、肠鸣音亢进，重者出现呕吐、失水、酸中毒。大便常为水样、泡沫状，呈酸性。继发性 LD 症状多于摄入一定量乳糖后 30 分钟至数小时内发生，表现为恶心、呕吐、腹胀、腹痉挛痛、腹泻及肠鸣音异常等小肠刺激征。水样泻是婴幼儿期的主要症状，可表现为急性、严重腹泻，甚至明显失水，粪便常呈水样，并伴有恶心、呕吐、腹胀和腹痛。严重或长时间的腹痛或腹泻等会影响儿童的生长发育，甚至导致营养不良或机体的水电解质酸碱平衡紊乱，也会相互影响形成恶性循环。在年长儿和成人表现可不典型，腹泻虽然为水样，但可为间歇性或以腹部绞痛、腹胀为主要症状。

【诊断】

目前诊断 LD 的实验室检查包括氢呼气试验、粪还原糖测定、血或尿半乳糖测定法、乳糖耐量试验、空肠活检与酶测定等。临床上，即使实验室检查结果阳性，仍需限制乳糖摄入后观察症状好转情况加以证实。

1. H_2 呼吸试验（lactose hydro breath test，LHBT）　正常人在摄食 1~3 小时内，因摄入的糖未到达结肠，呼气中不含有氢气。当 LD 或乳糖酶活性降低时，乳糖不能完全被水解和吸收，未吸收的乳糖在结肠内被结肠菌群酵解生成氢气，部分被吸收入门脉循环和通过吸收呼出。因此测定呼出氢水平可间接反映乳糖的消化吸收状况。方法为：患者整夜禁食后采取基础呼气样本，然后口服乳糖溶液 2g/kg，在 3 小时内每隔 30 分钟采集呼气样本，通过气相色谱分析氢含量。当呼出气体中氢含量高于基线值 20ppm（20×10^6mmol/L），则 LHBT 阳性。若 LHBT 阳性而无临床表现者为 LM；出现腹胀、肠鸣、排气增多、头晕、腹痛、腹泻等症状，其中 2 项或 2 项以上者为 LI。LHBT 方法灵敏、准确、简便，已成为应用最广的研究乳酶缺乏的方法。但约有 2% 的人群不产生氢气，睡眠、吸烟、情绪变化、试验前饮食以及抗生素的使用等均会影响试验结果。

2. 粪还原糖测定　当 LD 或乳糖酶活性降低时，部分乳糖经大便排出体外，使粪中还原糖增加。年长儿和成人结肠清除力强，粪便还原物质非常少，故本方法主要用于婴儿。国内常用的方法有醋酸铅法和班氏试剂法。均为半定量法，乳糖含量多少与沉淀物质及其颜色有关。当粪便中乳糖含量 >0.25g/dl 为阳性，是诊断乳糖吸收不良的指标。因醋酸铅法具有较高的灵敏度及特异性，故可作为健康人群普查 LD 的方法。

3. 尿半乳糖测定　当 LD 或乳糖酶活性降低时，乳糖不能完全被水解为葡萄糖及半乳糖。当尿中半乳糖水平 <2mmol/L 时提示乳糖酶缺乏。该方法具有采样简单、操作简便、特异性和灵敏性较高等优点。

4. 口服乳糖耐量试验　禁食 4~8 小时后口服乳糖 2g/kg，每半小时测血糖共 4 次。如

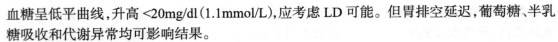

血糖呈低平曲线，升高 <20mg/dl（1.1mmol/L），应考虑 LD 可能。但胃排空延迟，葡萄糖、半乳糖吸收和代谢异常均可影响结果。

5. 乳糖酶活性检测　是唯一直接测定乳糖酶的方法，为诊断的“金标准”。取空肠活检，酶的活性用每克组织匀浆每分钟水解微克底物为单位表示。每克黏膜（湿重）的乳糖酶活性低于 2μg，即可认为乳糖酶缺乏，该方法较为可靠，但为有创操作，很少用于临床。

6. 基因诊断　研究发现基因型 *CC-13910* 与乳糖酶持续呈负相关，而基因型 *CT-13910*、*TT-19910* 与乳糖酶持续呈正相关。若检测出基因型为 *CC-13910*，即为乳糖酶缺乏。基因诊断方法虽然快速，但由于存在种族差异，如在非洲和亚洲未发现 *CT-13910* 多肽性与乳糖酶持续相关，因而此方法适用面较窄。

【治疗】

治疗原则是限制饮食中乳糖含量以改善临床症状，并以适当替代食物保证营养。

1. 调整饮食中乳糖含量　人群中能耐受摄入的乳糖量具有个体差异。部分学者推荐从小量开始逐渐增加食物中乳糖含量，以能耐受为度，以提供部分支持儿童生长发育的营养成分。

2. 无乳糖配方替代　无乳糖配方粉以麦芽糖糊精为碳水化合物来源，易于消化吸收，渗透性低，降低肠黏膜对高渗透性食物的敏感性，有利于减轻腹泻症状；同时，无乳糖配方能保证蛋白质的足量供应和良好利用，因而有助于促进儿童正常生长发育。继发性 LI 患儿给予去乳糖配方短期干预即可治愈，而先天性 LI 患儿则需终身使用。

3. 补充乳糖酶　在牛奶中加入乳糖酶（β 半乳糖苷酶），经过一定时间和温度的消解，利用乳糖酶分解乳糖，达到降低乳糖的目的。

4. 发酵乳及益生菌　发酵乳通过在牛奶中加入保加利亚乳杆菌和嗜热链球菌，利用乳酸的发酵作用制成。在活菌的 β 半乳糖苷酶作用下，牛奶中 25%~50% 的乳糖在发酵过程中被乳酸菌分解，使酸奶中的乳糖水平降低。发酵乳是解决 LI 患者乳制品摄入的一个好方法，但缺点是成本较高，不宜长期保存。此外，有研究表明益生菌能促进动物小肠绒毛上皮细胞增生，迁移替代病损的绒毛上皮细胞，有利于乳糖酶的恢复及治疗继发性 LI 引起的腹泻。持续摄入益生菌和酸奶有明显改善 LI 症状的作用。这可能与结肠 β 半乳糖苷酶活性增加有关。

（胡　燕）

第十章　环境污染性疾病

学习目标

1. **掌握**　铅对人体的危害；铅中毒的临床表现、诊断、治疗和预防；汞对人体的危害；汞中毒的临床表现、诊断和治疗；室外和室内空气污染的主要污染物、暴露途径以及个人干预措施。
2. **熟悉**　铅中毒的高危因素；汞中毒的高危因素；汞的毒理；空气污染对儿童健康的影响。
3. **了解**　铅中毒和汞中毒的流行病学；铅和汞在人体内的代谢；国家政府针对空气污染的干预措施。

环境污染（environmental pollution）包括土壤、水源和空气的污染。近年来，由于工业发展、全球气候变化等多种因素的影响，与环境污染密切相关的疾病受到越来越多的关注。环境污染可致多种呼吸道疾病与心血管疾病增加、癌症发病率上升、出生率下降、人体免疫系统受损以及其他的健康问题，带来严重经济损失。近来的研究显示全世界约 40% 的死亡与环境污染有关。儿童健康影响最密切的疾病中，除了伤害以外，哮喘、癌症、低出生体重、神经发育障碍以及出生缺陷等均与环境污染有关。这些疾病所导致的社会经济负担呈现出显著上升趋势，其对儿童健康的影响已经到了不容忽视的程度。

儿童不仅是环境污染的易感人群，同时环境污染对儿童健康的危害性远大于成人。因为胎儿与婴幼儿处于快速生长阶段，机体的某些分子生物学过程及细胞增殖过程如果受到环境有害物质的侵袭影响，可产生不可逆的身体结构缺陷或功能损害，导致严重的身体缺陷或障碍，如出生缺陷或者发育迟缓等。同时，儿童在饮食、行为以及生理代谢功能等方面与成人不同，如婴幼儿有喜欢舔物体表面行为、吃手行为等。儿童对环境化学污染物的吸收率较高，对环境化学污染物的毒性作用敏感。环境对儿童健康的影响可是单器官的、局部的，也可是全身性、多系统的；有的污染物在儿童体内同时存在剂量效应与蓄积效应。儿童的特点决定了儿童更容易受到环境有害物质的侵袭。儿童尚处于生长发育阶段，身体排毒功能尚未发育完善，对毒素的自我清理功能较弱，一些解毒酶要在出生后很长一段时间后才达到成人水平。目前由于技术条件的限制，尚无法对影响胎儿期或婴幼儿阶段各系统发育的环境有害物质进行准确测定，为进一步防治带来较大的难度。因此，环境污染对儿童健康的影响更加需要全社会高度重视。

第一节　铅　中　毒

儿童铅中毒(childhood leadpoisoning)是因儿童接触铅导致体内铅的负荷达到较高水平，危害儿童生长发育称之为儿童铅中毒。

【流行病学】

1890~1897 年间，澳大利亚布里斯班儿童医院 Turner 医生遇到一些外周性瘫痪病例，后确诊为儿童铅中毒。1904 年，Turner 医生的同事 Gibson 发现儿童在玩耍过程中通过手 - 口动作将围栏和墙壁上的含铅油漆食入，导致铅中毒。1923 年，美国通用汽车公司的工程师首次将四乙基铅作为抗爆剂添加进汽油中获得成功，随后添加了大量铅的含铅汽油在世界范围内广泛使用，通过汽车尾气的排放造成全球性严重铅污染。20 世纪 60 年代中期，美国文献报道因铅中毒致中毒性脑病的儿童与食入旧房屋中脱落的含铅油漆片有关。随着医学和经济的快速发展，儿童铅中毒的认识逐步从症状性铅中毒过渡到亚临床铅中毒。1970 年，美国 CDC 将儿童可接受的血铅水平上限从成人职业性铅中毒诊断标准的 600μg/L 下调到 400μg/L。1971 年初，由美国总统签署的《含铅油漆中毒预防法案》规定联邦政府资助社区建立血铅筛查项目，铲除住宅中含铅油漆，限制用于住宅、玩具和家具的油漆含铅量。在随后的十年间美国共筛查了近 400 万 1~6 岁儿童，发现其中 6.2% 血铅水平超过 400μg/L，数万名儿童接受了驱铅治疗。由于发现儿童对铅的毒性更加敏感，1975 年，美国 CDC 将儿童可接受的血铅水平上限下调到 300μg/L。1985 年，美国 CDC 再次修改儿童铅中毒的诊断标准为血铅水平为 250μg/L；1991 年，修订儿童铅中毒的血铅水平为 100μg/L，不管是否伴有任何临床表现和血液生化改变，均可诊断为铅中毒。美国 NHANES Ⅱ(1976~1980 年)调查结果发现 1~5 岁儿童平均血铅水平为 149μg/L，87.8% 的儿童血铅水平为 100μg/L；NHANES Ⅲ第一期（1988~1991 年）下降至 36μg/L，第二期（1992~1994 年）为 27μg/L，血铅水平 100μg/L 的儿童下降到 8.9% 和 4.4%。1999~2002 年，NHANES 调查显示 1~5 岁儿童平均血铅水平下降 19μg/L，血铅水平 100μg/L 的儿童下降为 1.6%。美国自 1976 开始减少汽油中加铅量，1995 年完全停止使用含铅汽油。随后世界各国相继开始推广使用无铅汽油。据统计 2005 年底全球仍有 30 多个国家在使用含铅汽油，为此世界卫生组织力图推动并促使这些国家尽早完全停止使用。

随着对铅毒性与儿童健康研究的不断深入，发现即使是在更低的水平，铅也会导致儿童神经系统的发育损害，仍然可以导致儿童出现认知能力下降、行为异常。2012 年，美国疾病控制中心（CDC）又把儿童铅中毒标准修订为 50μg/L。

美国诊断标准于 1996 年被我国学者引进，推动了我国儿童铅中毒防治工作的开展。我国儿童铅中毒防治研究始于 20 世纪 80 年代末期，国内学者的研究发现我国工业污染区的儿童血铅平均水平高达 200~400μg/L，儿童铅中毒的流行率为 85%；无明显工业污染的普通市区儿童血铅水平也在 100μg/L 左右。研究还发现血铅水平与儿童的智商呈负相关，即高铅儿童智商明显低于低铅儿童。我国学者的研究推动了我国汽油无铅化的进程，2000 年 7 月 1 日在全国范围内完全停止生产、使用含铅汽油。

近年来，随着各级政府和社会各界对控制环境污染的重视和综合治理，除少数工业污染区外，我国普通城市儿童平均血铅水平已出现明显的下降。如北京1990年的一项研究发现儿童平均血铅水平为122μg/L，73%的儿童血铅水平≥100μg/L；2015年，儿童平均血铅水平为32.92μg/L，超标比例为0.44%。上海20世纪90年代初儿童血铅平均值为96μg/L，40.8%儿童血铅≥100μg/L；2015年，血铅平均值为37.07μg/L，超标比例为0.68%（表10-1）。

表10-1　近20年北京上海儿童血铅水平变化情况

城市	发表日期	儿童年龄（岁）	标本类型	测试方法	样本数	平均血铅	≥100μg/L	≥200μg/L
北京	1990	5.5~6	静脉血	GFAAS	167	122	73%	
	1996	3~4	静脉血	GFAAS	246	123	68.7%	14.2%
	2001	0~6	末梢血	GFAAS	2 262	97	35.7%	2.5%
	2003	1~7	末梢血	GFAAS	1 087		11.1%	
	2004	6~12	末梢血	GFAAS	505	86	18.81%	0.2%
	2004	0~6	末梢血	AAS	111 453		9.07%	
	2015	0~6	末梢血	GFAAS	1 149	32.92	0.44%	0
上海	1989	1~7	静脉血	GFAAS	273	218	95%	
	1994~1995	脐血	脐带血	GFAAS	384	96	40.8%	
	1997	0~6	末梢血	GFAAS	1 969	83	37.8%	4.7%
	1998	0~6	末梢血	GFAAS	1 972	80	25.7%	0.35%
	1999	0~6	末梢血	GFAAS	1 992	76	24.8%	0.6%
	2006	0~6	末梢血	GFAAS	2 041	62	3.9%	0.02%
	2015	0~6	末梢血	GFAAS	1 184	37.07	0.68%	0

注：GFAAS：石墨炉原子吸收分光光谱法；AAS：金属炉火焰法

目前，我国普通城市儿童的平均血铅水平在35~52μg/L，其中血铅水平>100μg/L的儿童为1%~17%，血铅水平>200μg/L的儿童为低于1%，接近发达国家儿童血铅水平。

【高危因素】

（一）儿童是铅毒性的高危人群

儿童血脑屏障功能发育不成熟，铅可通过血脑屏障到神经系统；神经系统对铅的毒性特别敏感，极易受到铅毒性的损害。同时，儿童手-口动作较多的生理发育特点，使儿童易将铅摄入体内；儿童消化道、呼吸道吸收率比成人高5~10倍，肾脏排泄铅的能力显著低于成人。因此，儿童是铅毒性的高危人群，特别是0~6岁儿童。

（二）铅的污染源

1. 工业环境铅污染　国外早期铅的污染源主要来自工业污染和含铅汽油的广泛使用，以及室内含铅油漆问题。全球仅有非洲极少数国家还在使用含铅汽油，因此汽油作为环境铅污染来源的地位已明显降低。目前世界上铅的最主要用途是制造蓄电池，占全世界总消耗量的40%。此外，金属冶炼、机械制造、印刷、造船、电缆制造、不规范的蓄电池和电子垃圾回收等工业都是引起环境铅污染的重要行业。近来发达国家将一些铅污染工业转移到发展中国家，而发展中国家则从城市向乡村转移，加重了发展中国家和贫困地区铅的污染。我国主要是工业污染，包括铅的开采、冶炼、生产、使用和回收过程所造成环境铅污染。

我国汽车工业、助动车工业的发展对铅酸蓄电池的需求激增，由此带动了铅矿开采、冶炼、蓄电池制造、蓄电池回收等相关工业的快速发展；同时，近年来很多铅工业由城市迁往农村，由于乡镇企业工艺落后、缺少环保措施、缺乏环保意识，已经在部分地区造成严重的铅污染，群体性铅中毒事件时有发生。

据报道全世界 70% 的电子垃圾运往发展中国家成为新的铅污染源。如我国汕头市某地区因不规范的电子废物回收拆解，导致污染区儿童的平均血铅水平达 153μg/L，81.8% 的儿童血铅水平 >100μg/L。

2. 生活习俗　传统的锡箔制造业在我国沿海一些地区仍然是当地儿童铅中毒的一个主要原因。浙江等地用锡壶作为调料容器盛放烧酒、醋、饮料等导致全家铅中毒的现象十分常见。江西、福建、浙江、湖北和江苏等地用红丹粉（四氧化三铅）为原料制作婴幼儿皮肤护理用品，或与市售爽身粉混合使用导致婴幼儿严重铅中毒。食用含铅皮蛋（松花蛋）或爆米花（旧式爆方法）。

【铅的危害】

铅对人体无任何生理功能。急性高水平铅暴露可导致中毒性脑病，出现头痛、惊厥、呕吐甚至死亡；多脏器功能损害，包括神经系统、造血系统、消化系统、免疫系统、内分泌系统及肾脏、肝脏等。低水平铅暴露主要损害儿童神经系统的发育，包括影响儿童的认知和行为发育。铅对儿童的危害存在剂量 - 效应关系，与暴露时间有关。

铅是具有较强神经毒性的重金属元素，对发育中的儿童神经系统的影响是低水平铅暴露危害儿童健康的最主要方面。国内外的研究都发现环境铅污染越严重的地方，儿童智力低下的发病率越高；儿童的血铅水平每上升 100μg/L，其智商（IQ）下降 6~8 分。研究还发现儿童过高的血铅水平与儿童多动症、注意力不集中、学习困难、攻击性行为以及成年后的犯罪行为密切相关。

近年报道过量的铅影响儿童的体格生长，高血铅儿童的身高往往低于正常的儿童。儿童铅中毒亦可导致贫血、便秘、腹痛等。

【铅的代谢】

高血铅母亲体内的铅可经血液通过胎盘进入胎儿体内。生后铅从消化道、呼吸道和皮肤进入儿童体内，如儿童体内的铅 80%~85% 从消化道摄入，15% 从呼吸道吸入。一般铅很少从皮肤吸收。

铅在肠道的吸收率受食物的影响，空腹或食物脂肪可促进铅的吸收，钙、铁、锌等元素可抑制铅的吸收。铅从小肠吸收入血后 99% 进入红细胞与血红蛋白结合，再随血液进入脂肪、肌肉、脑、内脏等软组织，最后长期蓄积在骨骼和牙齿，仅极少部分铅从大便、小便排出。血液中铅的半衰期约为 25~35 天，骨骼中铅的半衰期长达 10~20 年。因此，测定血液铅可知近期铅暴露情况，骨骼中的铅水平则反映长期铅暴露状况。

【诊断】

儿童铅中毒可伴有某些非特异的临床症状，如腹隐痛、便秘、贫血、多动、易冲动等。血铅≥ 700μg/L 时可伴有昏迷、惊厥等铅中毒脑病表现。

目前认为儿童血铅水平低于 100μg/L 是可以接受的铅水平，但铅对儿童生长发育的危害没有最低域限值，任何水平铅暴露都是有害的。2006 年 2 月，我国卫生部（现称国家卫生健康委员会）制定的儿童铅中毒的诊断标准：连续两次静脉血铅 ≥ 200μg/L 时，结合铅暴露源和临床表现，即可诊断儿童铅中毒；当血铅水平 100~199μg/L 时，即使无任何临床表现可诊断儿童高铅血症（表 10-2）。

表 10-2　铅中毒的血铅水平

铅中毒	血铅水平	铅中毒	血铅水平
高铅血症	100~199μg/L	中度	250~449μg/L
轻度	200~249μg/L	重度	≥ 450μg/L

【治疗】

1. 治疗原则　脱离铅污染源；卫生指导，纠正年长儿的不良手 - 口习惯；营养干预；进行驱铅治疗。

2. 驱铅治疗　通过驱铅药物与体内铅结合并排泄，以达到阻止铅对机体产生毒性作用的目的。驱铅治疗只用于血铅水平在中度及以上铅中毒。

【预防】

1. 洗手　婴儿后期始培养勤洗手的好习惯，特别是进食前洗手。应给儿童勤剪指甲，指甲缝不仅是虫卵、细菌藏匿的部位，也是铅尘藏匿的部位。

2. 清洁儿童玩具　儿童的玩具或物品可能黏附铅尘，经常清洗，减少铅尘误入儿童体内。木质玩具表面的油漆层可含有铅，不宜选用作为年幼儿童的玩具。

3. 减少铅暴露　儿童不宜带到铅作业工厂附近散步、玩耍。生活于工业区附近的家庭应尽可能经常地用湿揩布抹去儿童能触及部位的灰尘。食品和儿童食具不宜直接暴露空气，加罩或置食品柜。从事铅作业劳动的工人在下班前必须按规定洗澡、更衣，工作服和家人、儿童的衣物分开洗涤。母亲为婴儿哺乳前须洗手、更衣。燃煤家庭应将厨房和儿童卧室及儿童玩耍的活动场所分开。

4. 避免进食含铅较高的食物　如含铅皮蛋（松花蛋）、爆米花等。早上应先将水龙头打开约 1~3 分钟，放弃可能被自来水管道铅污染的水；不可将这部分自来水用以烹食和为婴儿调制奶制品。使用自来水管道中的冷水烧开水，或者烹饪或蒸煮食品，而不要用热水管道的水制作食品。儿童应定时进食，少吃太油腻的食品，空腹时铅在肠道的吸收率成倍增加，油腻食物可促进铅在肠道的吸收。儿童膳食中应含有足够量的钙、铁和锌减少铅的吸收。

（江　帆）

第二节　汞　中　毒

汞是一种古老重金属，呈银白色，在常温下呈液态，称之为“水银”。汞在常温下能蒸发，蒸发量与温度、汞的表面积有关。汞能溶解很多金属，如金、银、锡、镉、铅等，形成合金，称为汞齐。汞在生活中用途十分广泛，如提取金银、镀金、镏金，制造仪器、灯具、颜料、药物、农药等。汞中毒（mercurypoisoning）是接触汞而使人体内汞的负荷超过一定限度而导致的疾病。汞通常可见三种氧化价态，元素汞（Hg）是以液态金属汞或者水银蒸气的形式存在；一价汞离子（Hg^{+}）和二价汞离子（Hg^{2+}）可以形成多种无机化合物。

【流行病学】

汞的化合物作为药物最早始于古代中国和印度，用于治疗神志不安、心悸怔忡、失眠、惊痫，消炎杀菌治疗皮肤病，还可作为轻泻药、利尿药和驱虫剂等。因汞入药用而中毒有较多记载，中国汉代之前开始有用朱砂（硫化汞）炼丹服用而导致中毒死亡的病例。现代最严重的汞中毒事件是日本水俣病事件，20 世纪 50 年代初，日本九州岛南部熊本县水俣镇出现了一些患口齿不清、面部发呆、手脚发抖、神经失常的患儿，治疗无效，最后死亡。镇上 4 万居民中先后有近万人有此症状。1956 年 8 月，由日本熊本国立大学医学院研究报告证实是因该镇居民长期食用八代海水俣湾中含有甲基汞的海产品所致，涉及孕妇和胎儿。20 世纪 60 年代中期，日本新潟县阿贺野川流域发生了类似的甲基汞中毒事件。20 世纪 70 年代伊拉克也发生了食物甲基汞中毒事件。

日常生活中接触的金属汞主要见于体温计、温度计、血压计等，日光灯管中往往也充填汞蒸气，口腔科最常用的修补牙齿龋洞的填料是汞齐 - 银汞合金。

【汞的代谢】

1. 吸收和分布　有机汞主要由胃肠道吸收，吸收率达 90%，易经呼吸道、皮肤黏膜吸收。金属汞及其化合物主要以蒸气或粉尘形态经呼吸道进入人体；少量可经皮肤吸收。当汞蒸气浓度为 0.05~0.35mg/m^3 时，吸入汞的 75%~85% 被呼吸道吸收。血液中的汞与血浆蛋白结合，主要分布于肾、肝、心及中枢神经系统。肝内合成金属硫蛋白与汞结合成汞硫蛋白后使汞在肾脏长期蓄积。金属硫蛋白耗尽时，游离汞对肾脏产生毒性作用。有机汞多为脂溶性，进入体内主要与脂肪组织结合，分布于机体的脂肪部分，不易排出；脑组织中含脂肪比例较高，是有机汞的主要靶位。少部分有机汞在体内可以释放无机汞，与无机汞在体内的代谢相同。

2. 排出　无机汞主要由肾脏排出，约占总排出量的 70%；粪便、汗液、月经等也可排出少量汞。甲基汞经尿排出量约为 10%，大部分经胆汁以甲基汞半胱氨酸形式从肠道排出，其中约有 50% 降解为无机汞，另一部分在肠道内可再吸收，故当甲基汞摄入与排出相对平衡时，每天的排出量仅为总负荷量的 1%。

【汞的毒理】

无机汞化合物的毒性与其溶解度密切相关，硝酸汞易溶于水，毒性最大，成人致死剂量为 0.05~0.25g，升汞（氯化汞）次之，朱砂（硫化汞）的溶解度很小，毒性较其他汞化合物稍低。汞在红细胞内或肝细胞内被氧化为二价汞离子。汞离子易与蛋白质或其他活性物质中的巯基结合，形成较稳定的硫醇盐，使含巯基活性中心的酶失去活性。如汞可与脑中硫辛酸、辅酶 A 内的巯基结合干扰大脑皮质丙酮酸的代谢。汞可刺激血管及内脏感受器，使大脑皮质持续兴奋而导致衰竭，出现一系列神经、精神症状；运动中枢功能障碍，反射活动协调紊乱，表现出汞毒性震颤（mercurial tremor）的肌肉纤维震颤。

汞与各种蛋白质中的巯基稳定结合，如血浆蛋白的巯基，体内组织中的巯基、氨基、羟基等功能基团结合；汞作用于细胞膜的巯基、磷酰基，抑制细胞 ATP 酶，改变了细胞膜通透性，影响细胞功能。汞与细胞某些酶或受体结合而抑制酶的活性。

【高危因素】

1. 空气污染　每日吸入汞蒸气 0.4~1.0mg，连续一个月即可出现中毒症状。自然环境中汞由地壳运动、火山爆发、地震、森林火灾等排放到大气。含汞垃圾填埋场及燃煤可造成汞蒸气或汞的化合物排入大气。职业性中毒多为吸入大量无机汞化合物粉尘或汞蒸气而中毒。中东和南亚有些民族有将水银洒在室内地面及一些角落避邪的习俗，导致吸入水银蒸气慢性中毒。汞蒸气较空气重 6 倍，故汞蒸气多沉积在室内较低位置，易于被儿童吸入。汞蒸气很容易被不光滑的墙壁、地面、天花板、工作台、工具及衣服所吸附。汞表面张力较大，若洒落在地面或桌面上，即可分散成许多小颗粒的汞珠，到处流散，不易清除。散成小汞珠后表面积增大，蒸发面也增大，蒸发速度加快，成为持续污染空气的来源。

2. 水污染　我国西南地区出产的煤含汞量较高，燃煤时汞蒸气随烟尘排入大气，经大气循环降雨过程进入河道水体，水中含有甲基化辅酶的细菌将其转化为毒性极强的甲基汞。河流湖泊中的甲基汞被水生植物链富集，浓度升高。食入含汞较高的鱼类等海产品可造成慢性低水平甲基汞暴露。甲基汞经食物链的富集，使处于食物链高端的鱼类体内含汞量相对较高，如金枪鱼、鲨鱼、箭鱼等。甲基汞因具有亲脂性，脂肪部分含量最高，鱼腹底部及鱼脑等脂肪部分的汞含量是鱼肉汞含量的数十倍。

3. 药物　如某些含汞的中药、硫柳汞作为疫苗防腐剂、外用红药水(红汞)、牛皮癣药膏、作为消毒剂的硫柳汞等。

4. 误吞水银　误吞少量水银一般不会导致中毒，金属汞在消化道不易被吸收，可从肠道排出。体温表折断水银可从损伤的黏膜进入体内造成慢性中毒。

5. 儿童补牙　含汞合金的汞齐作为补牙材料可释放出少量汞，不宜作为儿童的补牙充填材料。

【临床表现】

汞是另一种易于蓄积的重金属，长期低剂量暴露可慢性中毒。中毒汞类型不同，症状及预后不同。

1. 急性汞中毒　短期内吸入高浓度汞($1\sim3mg/m^3$)蒸气后数小时即可出现急性汞中毒症状。可出现急性气管炎和细支气管炎，甚至是间质性肺炎。很快发生咳嗽、发绀、呼吸困难，可伴有发热、寒战、胸痛、头痛、视力障碍、全身乏力等症状；肺部可听到湿啰音，白细胞计数增加，X 线胸片可见一叶或两肺下部大片云雾状阴影，轻度可逐步缓解，重者可致肺水肿呼吸衰竭死亡。

口服无机汞盐可出现口腔、咽喉灼痛，黏膜坏死，严重者喉头水肿；对胃肠道黏膜的强烈刺激作用，可出现剧烈恶心、呕吐、上腹痛，2~3 天后出现腹泻，排出黏液便或脓血便等，严重者可致胃肠道穿孔。中毒后 4~10 天可出现汞中毒性肾炎，重者 1~2 天即可发生，出现腰痛、少尿、管型和蛋白尿，可因急性肾衰竭而致死。

2. 慢性汞中毒　长期低浓度吸入汞蒸气可引起慢性中毒。慢性汞中毒症状隐匿。慢性元素汞中毒可出现肢痛病，又称红皮病(pink disease)，主要发生于婴幼儿；特征性表现是出汗、高血压、心跳加快、瘙痒、虚弱、肌张力减退，失眠、厌食；手掌足底出现典型粉红色斑块、皮丘并脱皮、瘙痒；口腔黏膜发红、牙龈水肿，口腔黏膜溃疡或牙齿脱落等。慢性元素汞中毒亦可出现过敏症。汞慢性中毒可发生特征性的人格变化，出现记忆力减退、嗜睡、害羞退缩、压抑、沮丧和易激惹；动作不协调，精细运动不协调，表现为肌肉震颤，如眼睑、舌、手指细微震颤或双手意向性震颤；神经精神症状，如轻度乏力、头痛、健忘、记忆力减退、兴奋性增高、情绪不稳、失眠等。

有机汞中毒时神经症状最早出现，可有肌肉震颤；继而全身性运动失调、步态不稳、吞咽及言语障碍；随后手指、腕、臂和下肢运动困难，向心性视野缩小；部分重症患儿可出现严重或者完全瘫痪。严重者可出现心律失常、心悸、心前区痛、Q-T 间期延长等心脏受损表现。

【预后】

汞具有脂溶性，容易通过细胞膜，贮存在含脂量高的组织产生毒性作用。

1. 神经系统受损　汞易通过血脑屏障而使中枢神经系统受损。临床资料表明汞作业工人脑中汞浓度可达 5~18mg/kg（正常 <0.5mg/kg），严重的汞中毒患儿可高达 34mg/kg。电镜及组织化学研究显示汞主要沉积在神经细胞核周围、线粒体及微粒体，提示汞可能参与细胞的酶反应。甲基汞进入脑组织，在大脑的感觉区和运动区蓄积量较高，尤其是在大脑的后叶蓄积量最高。

2. 出生缺陷　甲基汞有强烈的致畸性及致染色体突变效应。人体细胞内蓄积甲基汞时，可对细胞的遗传物质造成损伤。孕妇血中的汞沉积于胎盘，影响胎盘功能使胎儿生长受限。汞可快速透过胎盘，与胎儿的血红蛋白有较高的亲和力，造成胎儿汞暴露。通过胎盘的汞可迅速到达胎脑，产生广泛损害。曾报道孕妇职业性汞蒸气暴露，使胎儿出现严重的先天性脑损伤。孕妇发汞高于正常时，胎儿出现异常、畸形或在发育过程中死亡的概率明显增加。先天性婴儿甲基汞中毒可造成中枢神经系统发育迟缓、脑畸形或精神异常、运动迟缓等。严重者致痉挛麻痹、共济失调、言语、听力损害及智力障碍等。

3. 肾脏损伤与中毒性肾病　急性汞中毒时，肾脏中汞含量最高，可高达 70mg/kg。肾脏损伤主要在近曲小管，表现为细胞变性，坏死管腔内有蛋白样物及脱落细胞，曲管细胞刷毛缘缺损，核糖体弥散，胞质内空泡及无定形致密团块增加等；同时近曲小管各种酶活性迅速下降，其中以细胞膜的酶类下降更为明显。随着中毒的发展出现细胞膜结构溃解、线粒体肿胀、细胞肿胀、细胞内水分及钙离子增加，导致细胞坏死。

近来有人认为汞中毒性肾病与免疫有关，因肺毛细血管基底膜与肾小球毛细血管基底膜有相同的抗原性。当汞蒸气吸入损害肺毛细血管基底膜，引起蛋白质变性，产生自身抗原，从而产生自身抗体，形成内生性抗原抗体复合物，导致复合物型变态反应，引起免疫性肾小球肾炎。

【诊断】

（一）病史和临床表现

存在急慢性汞暴露史是诊断的关键，结合临床病史、体格检查可以帮助诊断。汞中毒时尿液与血液中汞浓度可以升高，但是血汞正常也不能排除汞中毒。

（二）实验室检查

1. 血汞检测　汞在血液中的半衰期较短，血汞只反映近期的汞暴露水平，全血汞 >10μg/L 为异常。

2. 尿汞及 24 小时尿汞检测　一次尿汞 >4μg/L 或 24 小时尿汞量 >50μg/L 为异常。

3. 发汞　发汞可作为衡量机体长期或较远期汞负荷水平的指标，>1 000μg/kg 发重为异常。

【治疗】

1. 远离汞污染源,去除残存含汞污染物　消化道食入致急性中毒者应立即灌肠洗胃,将未吸收的毒物洗出,除外腐蚀性的消化道穿孔;以牛奶蛋清保护胃黏膜,可加活性炭吸附。适当的支持疗法。

2. 驱汞治疗　二巯基丁二酸(DMSA)、二巯基丙磺酸钠、二巯基丙醇等螯合剂进行驱汞治疗。

(江　帆)

第三节　空　气　污　染

空气污染(air pollution)包括室外和室内空气污染。

一、室外空气污染

机动车尾气和工业排放是室外空气污染(outdoor air pollution)的主要来源。机动车尾气排放物中通常会包含许多呼吸道刺激物以及一些致癌物质。其他来源还包括来自大型工业设施、小型加工厂、干洗店、加油站、汽车、飞机甚至自然界的大火等。这些空气污染物对周围居民造成的影响往往受到污染源距离居民区的距离、气候条件等的影响。对个体健康的影响则取决于污染物的组成、浓度,暴露时间、个体健康状况以及遗传易感性等。

(一) 空气中主要污染物

目前主要的空气污染物包括总悬浮颗粒物、臭氧、氮氧化物、硫氧化合物、一氧化碳、铅、汞等。除此之外,还有许多有毒性的污染物也可能存在于空气中,如挥发性有机物、重金属,如有机溶剂、二噁英等一些已知或被怀疑有致癌性的物质。

1. 总悬浮颗粒物　总悬浮颗粒物(total suspended particulate,TSP)是指空气中空气动力学当量直径≤ 100μm 的颗粒物。总悬浮颗粒物的分类方法可按照是否能够进入人体下呼吸道来进行界定。通常直径 >10μm 的颗粒物无法通过人体鼻气道进入人体的下呼吸道,但是对经常用嘴呼吸的儿童,因为绕过了鼻道的屏障作用,这些大颗粒物可以经口进入体内。空气动力学当量直径 <10μm 的颗粒物也称为可吸入颗粒物或 PM10,这样大小的颗粒物无法被人眼识别,但是其存在于日常大气中,形成影响视线的霾,可悬浮颗粒物是雾霾的主要成分。空气中空气动力学当量直径 <2.5μm 的颗粒物也被称为细颗粒物或 PM2.5,细颗粒物的人为来源主要包括各种燃料燃烧,如发电、冶金、石油、化学等工业污染,同时还来自各类机动车行驶过程中的尾气排放。由于可以进入下呼吸道,所以细颗粒物对儿童影响较大。

2. 臭氧　臭氧(ozone,O_3)是室外空气污染物中普遍存在的有害物质。臭氧与其他一些光化学氧化物都是由挥发性有机化合物与氮氧化物在加热或者阳光照射下发生化学反应后形成的二次污染物。这些化合物的前体主要来自于机动车尾气、发电站、化工厂、冶炼厂,也有一部分来自自然界自发释放的碳氢化合物。这些污染物随大气运动可以在污染地下游几百公里处产生臭氧。

3. 氮氧化物　氮氧化物(nitrogen oxide,NOx)指的是只由氮、氧两种元素组成的化合物，作为空气污染物的氮氧化物常指 NO 和 NO_2。人为活动排放的氮氧化物，大部分来自矿石燃料的燃烧过程，如汽车、飞机、内燃机及工业窑炉的燃烧过程；也可来自生产、使用硝酸的过程，如氮肥厂、有色及黑色金属冶炼厂等。

4. 硫氧化物 硫氧化物（sulfoxide，SOx）是硫的氧化合物的总称。在大气中比较重要的是 SO_2 和 SO_3，它们与水滴、粉尘并存于大气中。由于颗粒物中铁、锰等的催化氧化作用而形成硫酸雾，严重时会发生煤烟型烟雾事件，如伦敦烟雾事件，或造成酸性降雨。硫氧化物是大气污染、环境酸化的主要污染物。矿石燃料的燃烧和工业废气的排放物中均含有大量硫氧化物。硫氧化物可以对呼吸系统造成明显的短期和长期影响。

5. 一氧化碳 一氧化碳（carbonic oxide，CO）是不完全燃烧的产物之一，凡含碳的物质燃烧不完全时，都可产生一氧化碳气体。在工业生产中，如冶金工业中炼焦、炼铁、锻冶、铸造和热处理的生产，化学工业中合成氨、丙酮、光气、甲醇的生产过程均会产生一氧化碳。此外，使用柴油、汽油的机动车排放的尾气也含约 1%~8% 的一氧化碳。因此，室外交通繁忙区域的一氧化碳浓度较高，尤其在寒冷的季节更明显。

此外，铅和汞也是空气中的污染物（见本章铅中毒、汞中毒相关内容）。工业污染的排放可以显著增加当地的铅尘水平，从而影响儿童神经系统发育。胎儿期汞暴露，胎儿出生缺陷或在发育过程中死亡的概率明显增加。

（二）空气污染的暴露途径

人体对空气污染的暴露途径主要是吸入体内。另外，释放入大气的空气污染物也可以进入水循环系统，从而污染水源以及土壤。因此，人体也可能因为摄入被污染的水源及其中的鱼类，以及被污染土壤中生长的蔬菜等而通过消化道接触到这些污染物。

（三）空气污染对儿童健康影响

大多数空气污染物都可以对呼吸系统造成影响，尤其是臭氧的呼吸系统刺激作用最强烈。一些毒性空气污染物还可以对人体产生系统影响，如致癌或影响神经系统发育。相对于成人，儿童健康更容易受到空气污染的损害。首先，儿童更多在户外活动，更容易接触到空气污染物；其次，儿童无论在安静或运动时，呼吸频率较成人更快，因此同样体重下吸入的空气污染物更多；同时，儿童的气道比成人更狭窄，由于空气污染造成的气道炎症更容易造成气道堵塞；另外，由于儿童自控能力尚不成熟，有时即使是气道处于痉挛状态还会继续在户外活动从而加重症状。

室外空气污染（包括臭氧及颗粒物）造成的儿童急性健康损害主要是呼吸道症状，如气喘、咳嗽、暂时性肺功能下降，甚至造成更为严重的下呼吸道感染，有些儿童会因此而无法上学。哮喘儿童气道本身已处于高敏状态，因此空气污染对哮喘儿童的影响更加显著。研究发现在城市区域空气污染严重时哮喘儿童急诊入院比例以及使用额外控制症状药物等都明显增加。大多数由于室外空气污染导致的呼吸道症状，如咳嗽、气急、肺功能下降都被认为是可逆的。但是近期有研究发现长期暴露于空气污染中会对儿童肺功能造成长期的影响，一些成年期慢性阻塞性肺病的升高可能与儿童期空气污染暴露有关。目前，大量研究表明空气污染可以加重哮喘发作，也有证据证明空气污染会诱发哮喘发生。

空气污染除了对人体气道有影响以外，研究还发现颗粒物的暴露与低出生体重、早产以及婴儿死亡率相关，也与成人期心脑血管疾病相关。

有关空气污染对人体影响的机制非常复杂，基因 - 环境交互作用在其中有着重要的作用。研究已经发现，一些控制炎症反应和氧化应激反应的基因可以影响儿童对空气污染物的易感性。此外，流行病学、临床以及机制研究也发现，机体的抗氧化状态以及营养状况也能调节空气污染对呼吸道的影响，今后还需要有进一步的干预研究证实是否可以通过人为调节这些状态来保护空气污染严重区域的儿童健康。

（四）干预措施

环境治理是对室外空气污染干预的最重要举措，而环境保护部门的立法及监督是重要的保障措施。我国有专门针对环境污染与治理而颁布实施的《中华人民共和国环境保护法》和《中华人民共和国大气污染防治法》，这些法律的制定都旨在保护环境、保障人群健康、防治大气污染。针对近年来空气污染对人群健康的影响越来越得到关注，我国环境保护部于 2018 年 7 月 31 日通过了《环境空气质量标准》(GB3095-2012) 修改单，该标准修改单自 2018 年 9 月 1 日起实施。

此外，我国环境保护部同期还进一步颁布了我国《环境空气质量指数(AQI)技术规定(试行)》，这一标准规定了环境空气质量指数的分级方案，同时对公众提供了健康指引。对于儿童来说，当空气质量不佳时，户外活动时间应当加以限制，尤其是居住于交通繁忙路段以及工业污染严重地区的儿童。该标准中公布的空气质量指数以及相关健康信息见表 10-3。

表 10-3　空气质量指数及相关健康信息

空气质量指数	空气质量指数级别	空气质量指数类别及表示颜色		对健康影响情况	建议采取措施
0~50	一级	优	绿色	空气质量令人满意，基本无空气污染	各类人群可正常活动
51~100	二级	良	黄色	空气质量可接受，但某些污染物可能对极少数异常敏感人群健康有较弱影响	极少数异常敏感人群应减少户外活动
101~150	三级	轻度污染	橙色	易感人群症状有轻度加剧，健康人群出现刺激症状	儿童、老年人及心脏病、呼吸系统疾病患儿避免长时间、高强度的户外锻炼
151~200	四级	中度污染	红色	进一步加剧易感人群症状，可能对健康人群心脏、呼吸系统有影响	儿童、老年人和心脏病、肺病患儿应停留在室内，停止户外运动，一般人群减少户外运动
201~300	五级	重度污染	紫色	心脏病和肺病患儿症状显著加剧，运动耐受力降低，健康人群普遍出现症状	儿童、老年人和心脏病、肺病患儿应停留在室内，停止户外运动，一般人群减少户外运动
>300	六级	严重污染	褐红色	健康人群运动耐受力降低，有明显强烈症状，提前出现某些疾病	儿童、老年人和患儿应当留在室内，避免体力消耗，一般人群应避免户外活动

二、室内空气污染

儿童 80%~90% 的活动时间在家中、幼儿园或学校室内，因此室内空气污染（indoor air pollution）对儿童健康具有重要的影响。室内环境中可能含有空气污染物，包括颗粒物、气体、蒸气、生物材料和纤维等，均有可能影响儿童健康。家庭中空气污染物的来源主要包括烟草烟雾、燃气灶和柴灶、装修和建筑材料释放的挥发性气体。过敏原和生物制剂则包括动物皮屑、屋尘螨和及其他昆虫的粪便、霉菌孢子及细菌。颗粒物等污染可能通过自然或强制通风由室外进入室内环境。

（一）挥发性有机污染物

挥发性有机污染物（VOCs）是一类具有挥发特性（沸点通常为 50~240℃）的有机化合物的统称，主要有烃类、氧烃类、含卤烃类、氮烃及硫烃类、低沸点的多环芳烃类。常见的有醛类、苯系物、丙酮、异丙醇、丙醇、己醛、柠檬烯等。甲醛、苯系物（苯、甲苯、二甲苯等）是最为常见的对人体危害较大的室内 VOCs。

1. 暴露途径　室内空气中的 VOCs 主要来源于住宅家庭使用的油漆、涂料、胶类、人造板材、地毯、沙发等装修建材和日用消费品。

2. 临床表现　空气中的 VOCs 对人体主要有两方面影响：导致人体机体免疫系统功能的失调和影响人体中枢神经系统功能。当居室中 VOCs 超过一定浓度时，在短时间内人们感到头痛、恶心、呕吐、四肢乏力，严重时会抽搐、昏迷、记忆力减退。重者伤及肝脏、肾脏、大脑和神经系统。此外，甲醛、苯系物等许多 VOCs 被公认为是高毒性、致病、致癌的有毒化合物。

3. 预防措施　减少使用含 VOCs 的家用产品；在必须使用的情况下应增加通风。并将此类产品放在儿童不能接触的地方，安全丢弃此类产品的容器。

（二）烹饪导致的室内空气污染

烹饪是室内空气污染的重要来源之一。烹调油烟和燃料燃烧是产生污染物的主要途径。不同种类的食用油在高温下会发生裂解，裂解物高达 200 多种，主要有醛类、酮类、芳香族化合物，不同的烹饪方式均会产生一定的 PM2.5；煤气、液化石油气、天然气等燃烧时会排出一氧化碳、二氧化碳、氮氧化合物等有毒气体和颗粒。

1. 暴露途径　空气吸入是烹饪导致的室内空气污染的主要暴露途径。室内空气中的气态污染源（也即有毒气相物）包括一氧化碳、二氧化碳、甲醛及有机蒸气等，部分会附着在颗粒物上被消除掉，大部分会被吸入口肺部。

2. 临床表现　将含 PM2.5 的气体吸入细支气管和肺泡内，直接影响肺的通气功能。其他有毒有害成分，附着在小颗粒物上，进入人体血液循环系统，引起肺损伤、肝脏毒性及免疫力下降。儿童免疫系统比较脆弱，更易受室内空气污染的危害，增加儿童哮喘病的发病率，部分含致癌物的污染物可诱发儿童的血液性疾病。

3. 预防措施　改变烹饪习惯，多以蒸煮代替炒菜；烹饪时采用清洁燃料，保持良好的通风，油锅温度不宜过高，烹饪完毕后，继续抽排 5~10 分钟，以便彻底抽出室内残留污染物。另外，烹饪空间应与起居室隔开。

（三）烟草使用及二手烟暴露

吸烟是室内空气中可吸入颗粒物水平最重要的决定因素。家中成员吸烟的家庭 PM2.5 可吸入颗粒物的浓度是无吸烟者家庭的 2~3 倍。二手烟雾是由吸烟者直接呼出的烟雾和烟草、雪茄、烟斗燃烧后释放烟雾的动态混合,它包含有多于 4 000 种的化学物质,许多都有毒性。

1. **暴露途径** 主要的暴露途径为空气吸入,也有部分是烟雾附着于颗粒表面,通过消化道进入体内。儿童的二手烟暴露很多都是来自于家庭成员吸烟,即使香烟熄灭之后,烟雾成分也可在空间中存在较长的时间。因此吸烟者离开后,仍存在二手烟暴露。儿童的暴露环境也包括亲戚和朋友的家中、饭店、酒吧以及机动车辆内。

2. **临床表现** 二手烟暴露对成人非吸烟者的影响包括增加肿瘤、心脏疾病、生殖系统及呼吸系统疾病的发生风险。儿童对二手烟暴露比成人更为敏感。短期主要表现为呼吸系统影响,增加上下呼吸道感染的发生率及严重程度,以及引起分泌性中耳炎、婴儿猝死综合征及哮喘急性发作。儿童期,特别是儿童早期长时间的二手烟暴露能够降低肺功能,增加哮喘的发生风险(包括成人期哮喘)及增加肿瘤的发生率。二手烟暴露的儿童更容易发生龋齿且在接受全身麻醉时更容易发生呼吸系统的并发症。

3. **预防措施** 燃烧的烟草所产生的烟雾具有非常强的渗透作用。有研究表明,如果在一套两居室的房间内点燃一根香烟,同时在厨房与相邻的客厅的门有一条 <10cm 的缝隙,此时即使是与客厅相邻的卧室的门紧闭,卧室内的一氧化碳的浓度也会显著上升。

(1) 建议家长保持家中及其他环境中无烟:如果家长不能戒烟,也应采取折中的方法减少二手烟暴露,强化无烟规范。在家中任何房间、汽车及交通工具中,以及在接近儿童的范围内均应保持无烟环境。

(2) 建议父母戒烟:父母戒烟可能是减少儿童二手烟暴露的最有效的方法。儿科医生以及医务工作者应该利用一切可能的机会向其提出减少儿童的二手烟暴露。尤其是二手烟暴露导致儿童疾病发作,如哮喘或复发性中耳炎加重时,都是向父母提出建议的最佳时机。很多儿科医生担心门诊短暂的时间劝导家长戒烟效果不大,但是多项研究表明儿科医生建议父母减少儿童二手烟暴露,能有效地引起家长的戒烟兴趣,做出戒烟尝试,并且最终成功戒烟。

(四) 霉菌

真菌有 200 000 多种,包括霉菌、酵母和蘑菇,已确认的霉菌种类有 100 000 多种。

1. **暴露途径** 霉菌的暴露主要通过吸入含有霉菌的空气或与霉菌附着表面直接的皮肤接触。霉菌可通过门窗、空调系统、加热或通风系统进入室内。霉菌的滋生地主要是较潮湿的地方,包括管道泄漏处、屋顶、墙、宠物尿液及花盆。室内最常见的霉菌包括枝孢菌、青霉、曲霉及交链孢霉。如果室内潮湿且持续时间较长,一些对水需求较高的霉菌,也可滋生葡萄穗霉、木霉。

2. **临床表现** 霉菌可影响眼睛、鼻、咽喉及呼吸道,也可影响到皮肤和神经系统。霉菌暴露可导致感染、过敏反应及毒性效应。儿童霉菌暴露与持续的上呼吸道症状(鼻炎和打喷嚏)、眼睛刺激及下呼吸道症状(咳嗽和喘息)的发生风险增加相关。世界卫生组织最新指南也有充足的证据证实霉菌暴露与哮喘发生相关。

3. **预防措施** 24 小时内及时清洁溢出或泄漏的水,并移除易被水浸润的物品(如地毯),避免霉菌生长。

(江 帆)

第十一章 疾病预防与健康促进措施

学习目标

1. **掌握** 儿童规划免疫的内容和程序;预防接种禁忌证与接种反应的处置。
2. **熟悉** 儿童习惯与适应性行为培养;儿童运动和锻炼的形式与内容。
3. **了解** 儿童伤害的分类、防控原则与措施。

基于健康的全生命周期观,各不同生命阶段之间的连续性和相互影响,成年期慢性病发生往往起源于胎儿期和儿童期的不良营养和环境因素暴露导致的病理改变。因此,疾病预防与控制(disease control and prevention)应从整个生命周期出发,考虑全局性。一方面,加强围产期营养与保健,进行出生缺陷和先天遗传代谢病的预防,加强产前筛查、咨询、新生儿期筛查和早期干预治疗(详见第十二章新生儿筛查与遗传病);另一方面,婴儿出生后,在促进儿童健康发育和疾病防控的同时,降低成年期慢性非传染性疾病(慢性病)发生的风险。疾病预防要适应生物-心理-社会医学模式,躯体疾病和心理行为异常、精神疾病并重,采取预防为主、防治结合,群体保健干预和个体保健服务相结合的方式,涉及Ⅰ、Ⅱ级预防和部分Ⅲ级预防内容。因此,疾病预防并早期识别和干预是儿童保健工作的重要内容之一。

第一节 护　理

护理是儿童保健和临床医疗工作的基础内容,年龄越小的儿童,越需要适宜和精心的护理。

1. 居室　宜阳光充足,通风良好,整洁有序;室内温度应保持在18~24℃,冬季应注意保暖。新生儿期提倡母婴同室,以便于母亲哺乳和照顾婴儿;为避免新生儿感染,应尽量避免过多来客的探访。对于低出生体重婴儿或早产儿,世界卫生组织建议一经出生,即采取"袋鼠妈妈护理法",或保持母亲与婴儿之间的直接皮肤接触,并进行频繁的纯母乳喂养。母亲和养护人员应健康,注意勤洗手等个人卫生。

2. 衣着(尿布)　婴儿不宜被包裹得过紧,以便于自如活动,并保持双下肢屈曲的姿势以利于髋关节的发育。婴儿的内衣裤应色浅、纯棉且质地柔软,同时便于穿、脱,宽松而少接缝，以避免损伤到婴儿稚嫩的皮肤；婴儿最好穿连衣裤或背带裤（活动裆），既有利于胸廓的发育，又可保持会阴皮肤清洁。婴儿冬季不宜穿得过多、过厚，以免影响机体的血液循环和四肢的活动。

（齐可民）

第二节　合理营养与喂养

合理营养与喂养是保证婴幼儿、儿童和青少年生长发育与健康的物质基础，必须及时对家长和有关人员就有关营养学的基本知识、液体食物喂养的方法、婴儿食物转换（泥糊状、半固体与固体食物的引入）、幼儿期正确的进食行为的培养、学前及学龄期儿童合理膳食的安排等内容进行宣教和指导；其中6月龄内婴儿坚持母乳喂养，不仅有利于减少儿童患病率、死亡率，更有利于儿童远期健康（减少成年期慢性病发生风险）和促进神经认知发育（详见第六章儿童营养）。同时，鉴于健康全生命周期的理论，母孕期乃至孕前育龄期均应保持合理均衡的营养储备，以保证胎儿的良好发育，为出生后生长发育和健康奠定基础。

（齐可民）

第三节　免 疫 规 划

免疫规划（programme on immunization）是指根据国家传染病防治的规划，使用有效的疫苗（vaccine）对易感人群进行预防接种所制定的策略，按照国家或省（自治区、直辖市）指定的疫苗品种、免疫程序或接种方案，在人群中有计划地进行疫苗接种，以预防和控制特定传染病的发生和流行。

一、免疫规划的发展历史

预防接种是最有效、最经济的感染性疾病预防措施，许多传染性疾病进行预防接种后发病率大大降低，其中最显著的成功是通过多年的预防接种，于1979年在世界范围内消灭了天花。20世纪70年代世界卫生组织（WHO）提出扩大免疫规划（expanded programme on immunization，EPI），要求1990年全球80%以上的儿童进行卡介苗、百白破、脊髓灰质炎三型混合疫苗和麻疹减毒活疫苗的接种。我国自新中国成立后，在全国范围内开展了大规模的牛痘、鼠疫、霍乱等疫苗的接种运动，为计划免疫前期。

20世纪70年代中期，进入计划免疫时期，制定了《全国计划免疫工作条例》，把普及儿童计划免疫纳入国家卫生计划；其主要内容为“四苗防六病”，即对7周岁及以下儿童进行卡介苗、脊髓灰质炎三价糖丸疫苗、百白破三联疫苗和麻疹疫苗的基础免疫以及及时加强免疫接种，使儿童获得对结核、脊髓灰质炎、百日咳、白喉、破伤风和麻疹的免疫。1982年，中华人民共和国卫生部（现称为国家卫生健康委员会）颁布的《全国计划免疫工作条例》中有对儿童基础免疫程序的规定。1986年卫生部（现称为国家卫生健康委员会）重新修订了我国儿童计划免疫，并成立了全国儿童计划免疫协调小组，确定每年4月25日为全国儿童预防接种日。

2000年以来进入免疫规划期，自2002年起，将乙肝疫苗纳入全国儿童计划免疫范围。2007年，国务院决定实施扩大国家免疫规划，共包括14种疫苗，可以预防15种疾病，其中儿童接种的11种疫苗，可预防12种传染性疾病，包括乙肝、脊髓灰质炎、麻疹、风疹、流行性腮腺炎、白喉、破伤风、百日咳、甲肝、乙脑、流行性脑脊髓膜炎和结核病；重点地区接种出血热疫苗、炭疽疫苗、钩端螺旋体疫苗。

我国1978年开始实施计划免疫以来，通过普及儿童免疫，减少了疫苗针对疾病的发病和死亡。儿童接种率达到较高水平，1988年、1990年、1996年我国卡介苗、脊灰疫苗、百白破疫苗和麻疹疫苗分别达到以省、县、乡为单位接种率85%的目标。目前，以乡为单位国家免疫规划疫苗接种率达到了90%的目标。疾病防控效果显著，比如2000年我国通过无脊灰的证实；推广新生儿乙肝疫苗接种后，小于5岁儿童乙肝病毒表面抗原携带率从1992年的9.67%降至2014年的0.32%。

二、免疫规划的内容和程序

(一) 免疫规划内容

实现免疫规划有赖于预防接种的实施；预防接种的方式有常规接种、临时接种、群体性接种、应急接种等。免疫规划属常规接种，是根据免疫学原理、儿童免疫特点及传染病发生的规律，按照国家免疫规划疫苗儿童免疫程序、疫苗使用指导原则、疫苗使用说明书，在相对固定的接种服务周期内，为接种对象提供的预防接种服务。

用于预防接种的免疫制剂有人工主动免疫制剂和被动免疫制剂。主动免疫制剂主要指疫苗，即利用病原微生物（如细菌、病毒等）及其代谢产物，通过人工减毒、灭活或基因重组等方法制成，具有抗原属性。疫苗可分为不同的类型，如减毒活疫苗、灭活疫苗、多糖疫苗、亚单位疫苗、基因工程疫苗、合成疫苗等。

疫苗接种后所产生的免疫应答反应是人工诱导宿主对特异性病原所产生的特异性反应，其与自然感染所引起的免疫反应相一致。免疫应答反应包括抗原的摄取与识别、淋巴细胞的转化与增殖和产物释放3个阶段。在免疫应答反应的第二个阶段，即B细胞与T细胞分化增殖的过程中，有少量的B细胞和T细胞在中途停顿下来，不再继续增殖分化，成为记忆细胞；记忆细胞在机体内可存活数月或数年，平时处于“休止”状态，当再次接触同一抗原时便会在短时间内迅速大量分化增殖为浆细胞和致敏淋巴细胞，而产生强有力的特异性反应，消灭抗原。被动免疫制剂属特异性免疫球蛋白，如抗毒素、抗血清、特异性免疫球蛋白等，具有抗体属性，可增加机体被动免疫力，达到预防疾病的目的。

(二) 免疫规划程序

免疫规划程序（immunization schedule）主要是依据疫苗本身的生物学特性和免疫效果、传染性疾病的流行病学特征、机体的免疫应答反应能力以及具体实施的条件等因素而制定，通常包括儿童基础免疫程序（也称常规免疫）和成人、特殊职业人群、特殊地区需要接种疫苗的免疫程序两种。免疫规划程序的内容有免疫起始月龄，接种次数、剂量和途径，间隔时间，加强免疫以及联合免疫等；而这些内容和疫苗本身的免疫原性、疫苗的储运、机体的营养和健康状况以及儿童的个体差异等因素，均会直接影响到机体对疫苗的免疫应答反应。科学的免疫规划程序可以充分发挥疫苗的免疫效果，同时降低预防接种异常反应发生的风险。儿童免疫规划程序在全球各国家、各地区略有不同；目前我国的儿童免疫规划程序须按规定的时间接种 11 种疫苗，预防 12 种传染性疾病（表 11-1）。

表 11-1　国家免疫规划疫苗儿童免疫程序表（2016 年版）

疫苗种类		接种年(月)龄														
名称	缩写	出生	1 月龄	2 月龄	3 月龄	4 月龄	5 月龄	6 月龄	8 月龄	9 月龄	18 月龄	2 岁	3 岁	4 岁	5 岁	6 岁
乙肝疫苗	HepB	1	2					3								
卡介苗	BCG	1														
脊灰灭活疫苗	IPV			1												
脊灰减毒活疫苗	OPV				1	2								3		
百白破疫苗	DTaP				1	2	3				4					
白破疫苗	DT															1
麻风疫苗	MR								1							
麻腮风疫苗	MMR										1					
乙脑减毒活疫苗或乙脑灭活疫苗[1]	JE-L								1			2				
	JE-I								1、2			3				4
A 群流脑多糖疫苗或 A 群 C 群流脑多糖疫苗	MPSV-A							1		2						
	MPSV-AC												1			2
甲肝减毒活疫苗或甲肝灭活疫苗[2]	HepA-L										1					
	HepA-I										1	2				

注：1. 选择乙脑减毒活疫苗接种时，采用两剂次接种程序。选择乙脑灭活疫苗接种时，采用四剂次接种程序；乙脑灭活疫苗第 1、2 剂间隔 7~10 天。2. 选择甲肝减毒活疫苗接种时，采用一剂次接种程序。选择甲肝灭活疫苗接种时，采用两剂次接种程序

1. 起始月龄　免疫起始月龄的确定取决于婴儿产生理想免疫应答反应及疾病侵袭后对婴儿伤害较为严重的最小月龄，同时还要考虑到婴儿胎传抗体消失的月龄。如新生儿对结核病无先天免疫，出生即易感；同时新生儿细胞免疫发育较成熟，故新生儿出生后即可接种卡介苗。新生儿从母体获得脊髓灰质炎和百日咳被动免疫抗体的量极微，婴儿早期容易发病，而且威胁较大。因此，我国规定分别于生后 2 和 3 月龄开始接种脊髓灰质炎疫苗和百日咳疫苗。麻疹抗体虽可胎传，但在婴儿出生后 8 月龄左右时来自母体的麻疹抗体基本消耗殆尽，故规定婴儿 8 月龄时开始接种麻疹疫苗。

2. 接种针次　疫苗的接种间隔与疫苗有关，如活疫苗（菌苗）接种后在机体内具有一定

的繁殖或复制的能力，类似一次轻型的自然感染过程。因此，活疫苗只需较少接种的次数即可产生较为持久的免疫力；我国的免疫程序规定卡介苗、麻疹或麻风联合疫苗接种1次即可完成基础免疫。灭活疫苗接种后不会在体内进行繁殖或复制，但需接种多次才能使机体产生较为持久稳固的免疫力，如乙肝疫苗、百白破混合疫苗的基础免疫需接种3剂次。

3. 接种间隔　基础免疫间隔2次或2次以上的疫苗，2次之间必须要有一定的时间间隔，间隔过长或过短均可影响到疫苗的免疫效果。因此，疫苗接种时间间隔要适宜，比如脊髓灰质炎疫苗和百白破混合疫苗的基础免疫需要进行3剂次，每2剂次之间的间隔不能短于28天，但也不宜超过60天。

4. 加强免疫　机体在完成基础免疫之后，体内的保护性抗体会随着时间的流逝逐渐递减，甚至消失，故而选择适宜的时间点进行加强免疫（booster vaccination）可刺激机体产生回忆性的免疫应答反应（IgG二次反应），从而使抗体在短时间内迅速增长并维持较长时间。据此，各种疫苗加强免疫的时间都有具体规定，比如百白破混合疫苗在完成3剂次的基础免疫后，在1.5~2岁之间进行1次加强免疫。

5. 联合免疫　随着人工主动免疫制剂种类的逐渐增多，往往几种疫苗需要在同一月龄（年龄）接种，几种疫苗同时接种被称为联合免疫（combined vaccination）。联合免疫不但可简化免疫程序、提高免疫接种的覆盖率，同时还可减少儿童家长往返医疗卫生机构的次数、降低不良反应发生的风险。联合免疫可采用两种不同的方式：①使用联合疫苗，即将不同的抗原进行物理或化学混合后制成的一种混合制剂（多种疫苗和多价疫苗），如百白破混合疫苗、麻风腮疫苗等；②不同部位同次使用多种疫苗，即将两种以上不同的疫苗进行不同部位和不同途径的同时接种，如脊灰疫苗、百白破混合疫苗、麻疹疫苗可同时经不同途径和部位接种，不会产生疫苗之间免疫应答反应的干扰，也不会增加疫苗接种不良反应发生的风险。

6. 完成基础免疫的时间　基于各种疫苗起始月龄和剂次间隔的时间（≥ 28天），制定免疫程序和接种形式，12月龄内完成5种疫苗的基础免疫。

7. 合理使用疫苗　预防接种应考虑疾病发生的特殊人群，合理使用疫苗，如青春期女童接种破伤风疫苗和风疹疫苗可有效预防日后新生儿破伤风、胎儿风疹病毒感染；若已成年并准备结婚的女性，能提前接种上麻疹、麻风或麻风腮疫苗，可在一定程度上解决初始免疫年龄以下婴儿麻疹发病的问题，也可避免母体因感染风疹病毒而给新生婴儿带来的风险。

三、疫苗管理

中国将疫苗分为一类疫苗和二类疫苗进行管理。一类疫苗（class I vaccine）是指政府免费向公民提供，公民应当依照政府的规定而接种的疫苗，用于预防严重危害儿童健康的常见传染病，预防在我国发病率和死亡率相对较高的传染病，以及其他国家普遍纳入免疫规划的疾病和纳入全球消灭或控制的疾病等。一类疫苗包括以下几类：①国家免疫规划确定的疫苗；②省、自治区、直辖市人民政府在执行国家免疫规划时，根据辖区的传染病流行情况、人群免疫状况等因素，增加免费向公民提供接种的疫苗种类或剂次；③在疫苗针对传染病暴发、流行时，县级以上人民政府或者其卫生主管部门组织的应急接种或者群体性预防接种所使用的疫苗。二类疫苗（class Ⅱ vaccine）是指由公民自费并且自愿接种的其他疫苗；政府根据疫苗能预防的疾病对公众健康的危害程度、疫苗的效果和安全性、国产疫苗的生产供应能力和政府财政负担等方面因素，会适时将二类疫苗纳入一类疫苗。

疫苗和其他免疫制剂因其生物学特性，需要特殊的管理，包括生产、流通和使用等全过程严格监管，以保证其质量和生物免疫活性。针对疫苗管理，我国已发布相关规范、制度和法律法规，比如《疫苗流通和预防接种管理条例》《国家免疫规划疫苗儿童免疫程序及说明》《预防接种工作规范》《疫苗储存和运输管理规范》等。特别是在疫苗生产、运输、储存和使用的全过程，应当使用冷链系统（cold chain system）以保障疫苗的质量；根据具体疫苗储存、运输的温度要求进行储存和运输。冷链设施设备包括冷藏车、配有冷藏设备的疫苗运输车（以下称疫苗运输车）、冷库、冰箱、冷藏箱、冷藏包、冰排及安置设备的房屋等。所有疫苗除脊灰减毒活疫苗外应在 2~8℃条件下避光储存；脊灰减毒活疫苗在 -20℃以下储存，运输过程可在冷藏条件下进行。

四、预防接种

儿童和公民应当依照政府的规定接种一类疫苗。常规接种国家规划疫苗包括儿童常规接种疫苗（表 11-1）和重点人群接种疫苗。重点人群接种疫苗包括在重点地区对重点人群预防接种的双价肾综合征出血热灭活疫苗（出血热疫苗，EHF）；发生炭疽和钩端螺旋体病疫情时，对重点人群应接种皮上划痕人用炭疽活疫苗（炭疽疫苗，Anth）和钩端螺旋体疫苗（钩体疫苗，Lep）。国家规划疫苗预防接种对象、起始月龄、接种剂次、间隔、部位、途径和剂量，按照国家卫生健康行政部门公布的免疫程序执行。在传染病暴发、流行等情况下，儿童应接种省、市、县级人民政府或者其卫生主管部门组织的应急疫苗。

儿童出生后 1 个月内，其监护人应当到儿童居住地的接种单位为其办理预防接种证、卡（薄），儿童年（月）龄达到相应疫苗的起始接种年（月）龄时，应尽早接种；如果未按照推荐年龄完成国家免疫规划规定剂次接种的 14 岁以下的儿童，应尽早进行补种。预防接种按照受种者的居住地实行属地化管理；儿童预防接种电子档案由乡（镇）卫生院、社区卫生服务中心或接种单位进行妥善保管。对于随父母或其他监护人在流入地暂时居住的儿童（流动儿童）的预防接种实行现居住地管理，享受与本地儿童同样的预防接种服务。

一类疫苗和二类疫苗在接种时间上有冲突的，原则上应优先接种一类疫苗；但在特殊情况下，用于预防紧急性疾病风险的二类疫苗，如狂犬病疫苗、黄热病疫苗或其他需应急接种的疫苗，可优先接种。

（一）预防接种服务形式

县级卫生健康行政部门应当根据人口密度、服务半径、地理条件和医疗卫生资源配置等情况，合理规划和设置接种单位。城镇地区的每个社区卫生服务中心、农村地区的每个乡至少设立 1 个预防接种门诊；农村地区根据人口、交通情况及服务半径等因素，设置覆盖 1 个或几个行政村的定点接种单位。交通不便的边远山区、牧区、海岛等地区，可采取入户方式进行预防接种。

（二）预防接种操作

1. 口服剂型疫苗的使用　液体剂型疫苗直接将规定剂量的疫苗滴入儿童口中，适用于口服脊灰减毒活疫苗等。糖丸剂型疫苗用消毒药匙送入儿童口中，用凉开水送服。对于小月龄儿童，喂服糖丸剂型时可将糖丸放在消毒的小药袋中，用手碾碎后放入药匙内，加少许凉开水溶解成糊状服用，或将糖丸溶于约 5ml 凉开水中，使其完全溶化后口服。

2. 注射剂型疫苗的使用 根据说明书进行疫苗准备，用 75% 乙醇溶液棉球皮肤消毒后按要求注射。皮下注射部位为上臂外侧三角肌下缘附着处，适用于麻疹疫苗、麻风疫苗、麻腮风疫苗、乙脑疫苗、A 群流脑多糖疫苗、A 群 C 群流脑多糖疫苗、甲肝减毒活疫苗、钩体疫苗等；皮内注射部位为上臂外侧三角肌中部略下处，适用于卡介苗；肌内注射部位在上臂外侧三角肌、大腿前外侧中部肌肉，适用于百白破疫苗、白破疫苗、乙肝疫苗、脊灰灭活疫苗、甲肝灭活疫苗、出血热疫苗等；皮肤划痕为上臂外侧，适用于炭疽活疫苗和鼠疫活疫苗。

(三) 预防接种记录、观察与预约

预防接种后告知儿童监护人，受种者在预防接种后留在预防接种现场观察 30 分钟；如出现不良反应，及时处理和报告。同时，及时在预防接种证，卡(簿)记录接种疫苗品种、规格，疫苗最小包装单位的识别信息（或批号)、时间等。预防接种记录书写工整，不得用其他符号代替。使用儿童预防接种信息化管理地区，需将儿童预防接种相关资料录入信息系统。

(四) 一类疫苗接种

1. 重组乙型肝炎疫苗(乙肝疫苗，HepB)

(1) 接种对象及剂次：共接种 3 剂次，其中第 1 剂在新生儿出生后 24 小时内接种，第 2 剂在 1 月龄时接种，第 3 剂在 6 月龄时接种。

(2) 接种部位、途径和剂量：上臂外侧三角肌或大腿前外侧中部，肌内注射。重组(酵母) HepB 每剂次 10μg，不论产妇 HBsAg 阳性或阴性，新生儿均接种 10 μg 的 HepB；重组(CHO 细胞)HepB 每剂次 10μg 或 20μg，HBsAg 阴性产妇的新生儿接种 10μg 的 HepB，HBsAg 阳性产妇的新生儿接种 20μg 的 HepB。

(3) 注意事项：

1) 在医院分娩的新生儿由出生的医疗机构接种第 1 剂乙肝疫苗，由辖区预防接种单位完成后续剂次接种；未在医疗机构出生婴儿由辖区预防接种单位全程接种。

2) 母亲 HBsAg 阳性或不详，婴儿应在生后 24 小时内尽早接种第 1 剂；早产儿、低体重儿也应在出生后 24 小时内尽早接种第 1 剂，但满 1 月龄后，再按 0、1、6 月程序完成 3 剂次免疫。

3) 母亲 HBsAg 阴性，婴儿也应在生后 24 小时内接种第 1 剂，最迟应在出院前完成。

4) 危重症新生儿，如极低出生体重儿、严重出生缺陷、重度窒息、呼吸窘迫综合征等，应在生命体征平稳后尽早接种第 1 剂。

5) 母亲 HBsAg 阳性，婴儿出生后接种第 1 剂疫苗的同时，在不同(肢体)部位肌内注射 100 IU 乙肝免疫球蛋白(HBIG)。

6) 建议对 HBsAg 阳性母亲所生婴儿接种第 3 剂疫苗 1~2 个月后进行 HBsAg 和抗 -HBs 检测。若发现 HBsAg 阴性、抗 -HBs<10mIU/ml，可按照 0、1、6 月免疫程序再接种 3 剂疫苗。

(4) 补种原则：

1) 若出生 24 小时内未及时接种，应尽早接种。

2) 对于未完成全程免疫程序者，需尽早补种，补齐未接种剂次即可。

3) 第 1 剂与第 2 剂间隔应≥ 28 天，第 2 剂与第 3 剂间隔应≥ 60 天。

2. 卡介苗(BCG) 系用人工减毒的牛型结核分枝杆菌制成的活疫苗，无致病力，保留产生免疫力的抗原性，为冻干剂型。卡介苗接种为诱导机体 T 细胞免疫反应，新生儿细胞免疫发育成熟，接种卡介苗反应好。BCG 特异性免疫建立约需 3 个月。

(1)接种对象和剂次：出生时接种1剂。

(2)接种部位、途径和剂量：上臂外侧三角肌中部略下处，皮内注射0.1ml。

(3)注意事项：严禁皮下或肌内注射。

(4)补种原则：未接种卡介苗的<3月龄儿童可直接补种；3月龄~3岁儿童对结核菌素纯蛋白衍生物(TB-PPD)或卡介菌蛋白衍生物(BCG-PPD)试验阴性者，应予补种；≥4岁儿童不予补种；已接种卡介苗的儿童，即使卡痕未形成也不再予以补种。

3. 脊髓灰质炎减毒活疫苗(脊灰减毒活疫苗，OPV)、脊灰灭活疫苗(IPV)　我国自2016年5月1日开始使用二价OPV(bOPV)和IPV，取代了之前使用的三价OPV(tOPV)。

(1)接种对象和剂次：共接种4剂次，其中2月龄接种1剂灭活脊灰疫苗(IPV)，3、4月龄和4周岁各接种1剂脊灰减毒活疫苗(OPV)。

(2)接种部位、途径和剂量：IPV于上臂外侧三角肌或大腿前外侧中部，肌内注射)0.5ml。OPV口服接种，糖丸剂型每次1粒；液体剂型每次2滴，约0.1ml。

(3)注意事项：

1)以下人群建议按照说明书全程使用IPV：原发性免疫缺陷、胸腺疾病、有症状的HIV感染或CD4 T细胞计数低、正在接受化疗的恶性肿瘤、近期接受造血干细胞移植、正在使用具有免疫抑制或免疫调节作用的药物、目前或近期曾接受免疫细胞靶向放射治疗。

2)如果儿童已按疫苗说明书接种过IPV或含脊灰疫苗成分的联合疫苗，可视为完成相应剂次的脊灰疫苗接种。

(4)补种原则：

1)对于脊灰疫苗迟种、漏种儿童，补种相应剂次即可，无需重新开始全程接种。<4岁儿童未达到3剂(含补充免疫等)，应补种完成3剂；≥4岁儿童未达到4剂(含补充免疫等)，应补种完成4剂。补种时2剂次之间间隔≥28天。

2)IPV疫苗纳入国家免疫规划以后，无论在补充免疫、查漏补种或者常规免疫中发现脊灰疫苗为0剂次的目标儿童，首剂接种IPV。

3)2016年5月1日后，对于仅有bOPV接种史(无IPV或tOPV接种史)的儿童，补种1剂IPV。

4)既往已有tOPV免疫史(无论剂次数)而无IPV免疫史的迟种、漏种儿童，用现行免疫规划用OPV补种即可，不再补种IPV。

4. 吸附无细胞百白破联合疫苗(百白破疫苗，DTaP)

(1)接种对象和剂次：共接种4剂次，分别于3、4、5、18月龄各接种1剂。

(2)接种部位、途径和剂量：上臂外侧三角肌或臀部，肌内注射0.5ml。

(3)注意事项：如儿童已按疫苗说明书接种含百白破疫苗成分的其他联合疫苗，可视为完成相应剂次的DTaP接种。

(4)补种原则：

1)3月龄~5岁未完成DTaP规定剂次的儿童，需补种未完成的剂次，前3剂每剂间隔≥28天，第4剂与第3剂间隔≥6个月。

2)≥6岁接种DTaP和白破疫苗累计<3剂的儿童，用白破疫苗补齐3剂；第2剂与第1剂间隔1~2月，第3剂与第2剂间隔6~12个月。

3)根据补种时的年龄选择疫苗种类，3月龄~5岁使用DTaP，6~11岁使用吸附白喉破伤风联合疫苗（儿童用），≥ 12 岁使用吸附白喉破伤风联合疫苗（成人及青少年用）。

5. 吸附白喉破伤风联合疫苗（白破疫苗，DT）

(1)接种对象及剂次：6 周岁时接种 1 剂。

(2)接种部位、途径和剂量：上臂外侧三角肌，肌内注射 0.5ml。

(3)注意事项：6~11 岁使用吸附白喉破伤风联合疫苗（儿童用），≥ 12 岁使用吸附白喉破伤风联合疫苗（成人及青少年用）。

(4)补种原则：>6 岁未接种白破疫苗的儿童，补种 1 剂；其他参照无细胞百白破疫苗的补种原则。

6. 麻疹风疹联合减毒活疫苗（麻风疫苗，MR）

(1)接种对象及剂次：8 月龄接种 1 剂。

(2)接种部位、途径和剂量：上臂外侧三角肌下缘，皮下注射 0.5ml。

(3)注意事项：

1)满 8 月龄儿童应尽早接种 MR。

2)如果接种时选择用麻腮风疫苗（MMR），可视为完成 MR 接种。

3)MR 可与其他的国家免疫规划疫苗按照免疫程序或补种原则同时、不同部位接种。

4)如需接种多种疫苗但无法同时完成接种时，则优先接种 MR 疫苗，若未能与其他注射类减毒活疫苗同时接种，则需间隔≥ 28 天。

5)注射免疫球蛋白者应间隔≥ 3 个月接种 MR，接种 MR 后 2 周内避免使用免疫球蛋白。

6)当针对麻疹疫情开展应急接种时，可根据疫情流行病学特征考虑对疫情波及范围内的 6~7 月龄儿童接种 1 剂 MR，但不计入常规免疫剂次。

(4)补种原则：

1)扩大免疫前出生的≤ 14 岁儿童，如果未完成 2 剂含麻疹成分疫苗接种，使用 MR 或 MMR 补齐。

2)扩大免疫后出生的≤ 14 岁适龄儿童，应至少接种 2 剂含麻疹成分疫苗、1 剂含风疹成分疫苗和 1 剂含腮腺炎成分疫苗，对未完成上述接种剂次者，使用 MR 或 MMR 补齐。

7. 麻疹腮腺炎风疹联合减毒活疫苗（麻腮风疫苗，MMR）

(1)接种对象及剂次：18 月龄接种 1 剂。

(2)接种部位、途径和剂量：上臂外侧三角肌下缘，皮下注射 0.5ml。

(3)其他事项

1)满 18 月龄儿童应尽早接种 MMR 疫苗。

2)MMR 疫苗可与其他的国家免疫规划疫苗同时、不同部位接种，特别是免疫月龄有交叉的甲肝疫苗、百白破疫苗等。

3)如需接种多种疫苗但无法同时完成接种时，则优先接种 MMR 疫苗，若未能与其他注射类减毒活疫苗同时接种，则需间隔≥ 28 天。

4)注射免疫球蛋白者应间隔≥ 3 个月接种 MMR，接种 MMR 后 2 周内避免使用免疫球蛋白。

(4)补种原则：参照 MR 的补种原则。如果需补种两剂次含麻疹成分疫苗，接种间隔≥ 28 天。

8. 乙型脑炎减毒活疫苗（乙脑减毒活疫苗，JE-L）

（1）接种对象及剂次：共接种 2 剂次。8 月龄、2 周岁各接种 1 剂。

（2）接种部位、途径和剂量：上臂外侧三角肌下缘，皮下注射 0.5ml。

（3）注意事项：青海、新疆和西藏地区无免疫史的居民迁居其他省份或在乙脑流行季节前往其他省份旅行时，建议接种 1 剂乙脑减毒活疫苗。注射免疫球蛋白者应间隔≥ 3 个月接种 JE-L。

（4）补种原则：扩大免疫后出生的≤ 14 岁适龄儿童，未接种乙脑疫苗者，如果使用乙脑减毒疫苗进行补种，应补齐 2 剂，接种间隔≥ 12 个月。

9. A 群脑膜炎球菌多糖疫苗（A 群流脑多糖疫苗，MPSV-A）、A 群 C 群脑膜炎球菌多糖疫苗（A 群 C 群流脑多糖疫苗，MPSV-AC）

（1）接种对象及剂次：A 群流脑多糖疫苗接种 2 剂次，分别于 6、9 月龄各接种 1 剂。A 群 C 群流脑多糖疫苗接种 2 剂次，分别于 3、6 周岁各接种 1 剂。

（2）接种部位、途径和剂量：上臂外侧三角肌下缘，皮下注射 0.5ml。

（3）注意事项：

1）A 群流脑多糖疫苗两剂次间隔≥ 3 个月。

2）A 群 C 群流脑多糖疫苗第 1 剂与 A 群流脑多糖疫苗第 2 剂，间隔≥ 12 个月。

3）A 群 C 群流脑多糖疫苗两剂次间隔≥ 3 年。3 年内避免重复接种。

4）当针对流脑疫情开展应急接种时，应根据引起疫情的菌群和流行病学特征，选择相应种类流脑疫苗。

5）对于≤ 18 月龄儿童，如已按流脑结合疫苗说明书接种了规定的剂次，可视为完成流脑疫苗基础免疫；加强免疫应在 3 和 6 岁时各接种 1 剂流脑多糖疫苗。

（4）补种原则：

扩大免疫后出生的≤ 14 岁适龄儿童，未接种流脑疫苗或未完成规定剂次的，根据补种时的年龄选择流脑疫苗的种类：

1）<24 月龄儿童补齐 A 群流脑多糖疫苗剂次。

2）≥ 24 月龄儿童补齐 A 群 C 群流脑多糖疫苗剂次，不再补种 A 群流脑多糖疫苗。

3）补种剂次间隔参照本疫苗其他事项要求执行。

10. 乙型脑炎灭活疫苗（乙脑灭活疫苗，JE-I）

（1）接种对象及剂次：共接种 4 剂次。8 月龄接种 2 剂，间隔 7~10 天；2 和 6 周岁各接种 1 剂。

（2）接种部位、途径和剂量：上臂外侧三角肌下缘，皮下注射 0.5ml。

（3）补种原则：扩大免疫后出生的≤ 14 岁适龄儿童，未接种乙脑疫苗者，如果使用乙脑灭活疫苗进行补种，应补齐 4 剂，第 1 剂与第 2 剂接种间隔为 7~10 天，第 2 剂与第 3 剂接种间隔为 1~12 个月，第 3 剂与第 4 剂接种间隔≥ 3 年。

11. 甲型肝炎减毒活疫苗（甲肝减毒活疫苗，HepA-L）

（1）接种对象及剂次：18 月龄接种 1 剂。

（2）接种部位、途径和剂量：上臂外侧三角肌下缘，皮下注射 0.5ml 或 1.0ml，按照疫苗说明书使用。

（3）注意事项：甲肝减毒活疫苗不推荐加强免疫；注射免疫球蛋白者应间隔≥ 3 个月接种 HepA-L。

(4)补种原则:扩大国家免疫规划疫苗后出生的≤ 14 岁适龄儿童,未接种甲肝疫苗者,如果使用甲肝减毒活疫苗进行补种,补种 1 剂。

12. 甲型肝炎灭活疫苗(甲肝灭活疫苗,HepA-I)

(1)接种对象及剂次:共接种 2 剂次,18 和 24 月龄各接种 1 剂。

(2)接种部位、途径和剂量:上臂外侧三角肌,肌内注射 0.5ml。

(3)注意事项:如果接种 2 剂次及以上含甲肝灭活疫苗成分的联合疫苗,可视为完成甲肝灭活疫苗免疫程序。

(4)补种原则:

1)扩大免疫后出生的≤ 14 岁适龄儿童,未接种甲肝疫苗者,如果使用甲肝灭活疫苗进行补种,应补齐 2 剂,接种间隔≥ 6 个月。

2)如已接种过 1 剂次甲肝灭活疫苗,但无条件接种第 2 剂甲肝灭活疫苗时,可接种 1 剂甲肝减毒活疫苗完成补种。

(五)二类疫苗接种

1. 流感疫苗　接种流感疫苗是预防流感最有效的手段,可以显著降低接种者罹患流感和发生严重并发症的风险。流感的流行特征每年会有变化,病毒抗原性易变,为匹配不断变异的流感病毒,WHO 在多数季节推荐的流感疫苗组份会更新一个或多个毒株。流感灭活疫苗可分为全病毒灭活疫苗、裂解疫苗和亚单位疫苗。目前,我国批准上市的流感疫苗包括三价灭活(IIV3)和四价灭活疫苗(IIV4)。其中,三价疫苗有裂解疫苗和亚单位疫苗,含有 A(H3N2)亚型、A(H1N1)亚型和 B 型毒株的一个系,可用于≥ 6 月龄人群接种;四价疫苗为裂解疫苗,含 A(H3N2)亚型、A(H1N1)亚型和 B 型 Victoria 系、Yamagata 系,可用于≥ 36 月龄人群接种。

(1)接种对象及剂次:60 岁及以上老年人、6 月龄至 5 岁儿童、孕妇、6 月龄以下儿童家庭成员和看护人员、慢性病患者和医务人员等人群,每年接种。6 月龄 ~8 岁儿童:首次接种者应接种 2 剂次,间隔≥ 4 周。9 岁以上儿童和成人:接种 1 剂次。前一年接种过 1 剂或以上者,则接种 1 剂。

(2)接种部位、途径:采用肌内注射(皮内制剂除外)。成人和大于 1 岁儿童首选上臂三角肌接种,6 月龄至 1 岁婴幼儿以大腿前外侧为最佳。

(3)注意事项:严格掌握疫苗剂量和适用人群的年龄范围。

2. 13 价肺炎球菌多糖结合疫苗

(1)接种对象及剂次:6 周龄 ~15 个月龄婴幼儿。基础免疫在 2、4、6 月龄各接种 1 剂、12~15 月龄加强接种 1 剂。基础免疫首次可在 6 周龄接种,之后各剂间隔 4~8 周。

(2)接种部位、途径和剂量:婴儿大腿前外侧区域(股外侧肌),幼儿上臂外侧三角肌,肌内注射 0.5 ml。

(3)注意事项:①不推荐与其他疫苗同时接种。疫苗含有 1、3、4、5、6A、6B、7F、9V、14、18C、19A、19F 和 23F 这 13 种肺炎球菌血清型,诱导机体产生免疫记忆,可预防由上述 13 种肺炎球菌血清型引起的肺炎球菌疾病。② 2 岁以上儿童宜用 23 价肺炎球菌多糖结合疫苗。

3. 口服五价重配轮状病毒减毒活疫苗(Vero 细胞)

(1)接种对象及剂次:6 周龄 ~32 周龄婴儿;共口服 3 剂次,6~12 周龄时开始口服第 1 剂,每剂接种间隔 4~10 周,第 3 剂接种不应晚于 32 周龄。

(2)接种途径和剂量：口服，每剂2.0ml。

(3)注意事项：可用于预防血清型G1、G2、G3、G4、G9导致的婴幼儿轮状病毒胃肠炎。

4. 国产口服轮状病毒活疫苗

(1)接种对象及剂次：2月龄~3岁的婴幼儿；2月龄时开始口服第1剂，3岁内每年应服1次。

(2)接种途径和剂量：口服，每剂3.0ml。

(3)注意事项：可用于预防婴幼儿A群轮状病毒引起的腹泻。

5. 水痘疫苗

(1)接种对象及剂次：12月龄~12岁的健康水痘易感者。1~12岁儿童基础免疫接种1剂，12岁以下人群必要时进行1剂加强。

(2)接种途径和剂量：上臂外侧三角肌下缘附着处皮下注射0.5ml。

(3)注意事项：可刺激机体产生抗水痘-带状疱疹病毒的免疫力，用于预防水痘。

6. 肠道病毒71型(EV-A71)灭活疫苗

(1)接种对象及剂次：6月龄~5岁儿童；共接种2剂次，间隔1个月。

(2)接种部位、途径和剂量：上臂外侧三角肌，肌内注射0.5ml。

(3)注意事项：可用于6月龄~5岁儿童预防EV-A71感染所致的手足口病；与其他疫苗接种间隔2周以上。有条件的地区，可将EV71灭活疫苗接种纳入免疫规划管理。

7. 人用狂犬病疫苗(Vero细胞)

(1)接种对象及剂次：所有人群。暴露后免疫程序有两种方案：2-1-1免疫程序：一般咬伤者于0天(第1天，当天)在不同部位各接种1剂(共2剂)，7天(第8天，以下类推)、21天各注射本疫苗1剂，全程免疫共注射4剂。五针免疫程序：一般咬伤者于0天(第1天，当天)、3天(第4天，以下类推)、7天、14天、28天各注射本疫苗1剂，全程免疫共注射5剂。对于咬抓伤出血者，应同时使用抗狂犬病血清(40IU/kg)或狂犬病免疫球蛋白(20IU/kg)，浸润咬伤局部和肌内注射。暴露前免疫程序：按0天、7天、21天或28天各注射1剂，全程免疫共注射3剂。

有下列情形之一的，建议首剂狂犬病疫苗剂量加倍：①注射疫苗前一天或更早一些时间内注射过狂犬患者免疫球蛋白或抗狂犬病血清的慢性疾病患者；②先天性或获得性免疫缺陷患者；③接受免疫抑制剂(包括抗疟疾药物)治疗的患者；④老年人；⑤于暴露后48小时或更长时间后才注射狂犬病疫苗的人员。

(2)接种部位、途径和剂量：上臂三角肌肌内注射，幼儿可在大腿前外侧区肌内注射，每剂次0.5ml。

(3)注意事项：由于狂犬病是致死性疾病，暴露后程序接种疫苗无任何禁忌证；暴露前预防性接种禁忌证同普通疫苗。

(六)疫苗接种禁忌证

1. 急性疾病　发热特别是体温在37.6℃以上者，或同时伴有其他明显症状的儿童，应暂缓接种疫苗，待康复并经过一段时间调养后再接种疫苗。此外，如果处于某种急性疾病的发病期或恢复期，或处于某种慢性疾病的急性发作期，均应推迟疫苗的接种，待康复以后再接种疫苗。

2. 过敏体质　有过敏体质的儿童接种疫苗后偶可引起过敏，发生不良反应。如果儿童过去接种某种疫苗曾发生过敏反应，则应停止接种同类疫苗。患严重湿疹或其他皮肤疾病，待治疗好转或痊愈后再行接种。

3. 免疫功能不全 儿童免疫功能不全，预防接种后不仅效果差，而且容易引起不良反应，特别是接种活疫苗时。比较严重的免疫功能不全包括免疫缺陷（例如无/低丙种球蛋白血症）、胸腺疾病、有症状的 HIV 感染或 CD4 T 细胞计数低、白血病、淋巴瘤、恶性肿瘤等或正在接受免疫抑制剂治疗者。如果儿童容易反复发生细菌或病毒感染，感染后常常伴有发热、皮疹及淋巴结肿大等症状，应怀疑存在免疫功能不全的可能性，接种疫苗时需特别小心。

4. 神经系统疾患 患有神经系统疾患的儿童，例如患有癫痫、脑病、癔症、脑炎后遗症、抽搐或惊厥等疾病，应在医生的指导下，谨慎接种疫苗。

五、疫苗接种后反应

（一）疑似预防接种异常反应

绝大多数人可通过疫苗的接种获得抗感染的、有益的免疫应答反应；但疫苗对人体而言是一种异体蛋白，故个别人可出现一些除正常免疫反应以外的其他反应，怀疑与预防接种有关，称之为疑似预防接种异常反应（adverse events following immunization，AEFI）。偶有发生过敏性休克罕见症状，因而应配备急救药品和医生。目前将 AEFI 分为六类：

1. 不良反应 合格的疫苗在实施规范预防接种后，发生的与预防接种目的无关或意外的有害反应，称预防接种不良反应，包括一般反应和异常反应。

（1）一般反应：在预防接种后发生的，由疫苗本身所固有的特性引起的，对机体只会造成一过性生理功能障碍的反应，主要有发热和局部红肿或硬结，同时可能伴有全身不适、倦怠、食欲缺乏、乏力等综合症状。

（2）异常反应：合格的疫苗在实施规范预防接种过程中或者接种后造成受种者机体组织器官、功能损害，相关各方均无过错的药品不良反应。

2. 疫苗质量事故 由于疫苗质量不合格，预防接种后造成受种者机体组织器官、功能损害。

3. 预防接种事故 由于在预防接种实施过程中违反预防接种工作规范、免疫程序、疫苗使用指导原则、预防接种方案，造成受种者机体组织器官、功能损害。

4. 偶合症 是指受种者在接种时正处于某一种疾病的潜伏期或前驱期，接种后偶合发病。

5. 心因性反应 是指在预防接种实施的过程中或接种后受种者心理因素发生的个人或群体性反应。

6. 不明原因反应 是指经过调查、分析，其发生的原因仍不能明确的疑似预防接种异常反应。

AEFI 监测处置实行属地化管理，医疗机构、接种单位、疾控机构、药品不良反应监测机构、疫苗生产企业及其执行职务的人员，在发现 AEFI（包括接到受种者或其监护人的报告）后应当及时向受种者所在地的区（县）级卫生健康行政部门、药品监督管理部门报告；然后由省、市、县级及疾控机构成立预防接种异常反应调查诊断专家组，对除一般反应（如单纯发热、接种部位红肿、硬结等）外的 AEFI 进行调查。任何医疗单位或个人均不得作出预防接种异常反应的诊断。

（二）常见反应的处置

接种人员对轻微的全身性和接种局部的一般反应，可给予一般的处理指导；对接种后现场留观期间出现的急性严重过敏反应等，应立即组织紧急抢救。对于其他较为严重的AEFI，应及时到规范的医疗机构就诊。

1. 全身性一般反应

（1）临床表现：少数受种者接种灭活疫苗后24小时内可能出现发热，一般持续1~2天，很少超过3天。接种减毒活疫苗后，出现发热的时间比接种灭活疫苗稍晚，如接种麻疹疫苗后6~10天可能会出现发热，个别可伴有轻型麻疹样症状。症状除出现发热外，还可能出现头痛、头晕、乏力、全身不适等情况，一般持续1~2天。个别可出现恶心、呕吐、腹泻等胃肠道症状，一般以接种当天多见，很少超过2~3天。

（2）处置原则：发热在≤37.5℃时，应加强观察，适当休息，多饮水，防止继发其他疾病。发热>37.5℃或≤37.5℃并伴有其他全身症状、异常哭闹等情况，应及时到医院诊治。

2. 局部一般反应

（1）临床表现：少数受种者在接种后数小时至24小时或稍后，局部出现红肿，伴疼痛，一般在24~48小时逐步消退；红肿范围一般不大，仅有少数人红肿直径>30mm。接种卡介苗2周左右，局部可出现红肿浸润，随后化脓，形成小溃疡，大多在8~12周后结痂（卡疤），一般不需处理，但要注意局部清洁，防止继发感染。部分受种者接种含吸附剂的疫苗，会出现因注射部位吸附剂未完全吸收，刺激结缔组织增生，而形成硬结。

（2）处置原则：红肿直径和硬结<15mm时，一般不需任何处理。红肿直径和硬结在15~30mm，可用干净的毛巾先冷敷，出现硬结者可热敷，每日数次，每次10~15分钟。红肿和硬结直径≥30mm时，应及时到医院就诊。接种卡介苗出现的局部红肿，不能热敷。

六、特殊人群预防接种

1. 早产儿　一般来说，正常早产儿能够对疫苗反应，与同龄足月儿一样能够接受常规的免疫规划程序，接受同样的剂量。低出生体重的早产儿则应待体重上升至2 500g以后再开始接受常规的免疫规划程序。

2. 人类免疫缺陷病毒（HIV）感染母亲所生儿童接种疫苗建议　HIV感染母亲所生儿童可分为HIV感染、感染状况不详和未感染三种情况。HIV感染母亲所生的小于18月龄婴儿在接种前不必进行HIV抗体筛查，按HIV感染状况不详儿童进行接种。对HIV感染婴儿接种国家免疫规划疫苗的建议见表11-2，具体包括：①婴儿在出生后暂缓接种卡介苗，当确认未感染HIV后再予以补种；当确认婴儿HIV感染时，不予接种卡介苗。②婴儿如经医疗机构诊断出现艾滋病相关症状或免疫抑制症状，不予接种含麻疹成分疫苗；如无艾滋病相关症状，可接种含麻疹成分疫苗。③婴儿可按照免疫程序接种乙肝疫苗、百白破疫苗、A群流脑多糖疫苗、A群C群流脑多糖疫苗和白破疫苗等。④婴儿除非已明确未感染HIV，否则不予接种乙脑减毒活疫苗、甲肝减毒活疫苗、脊灰减毒活疫苗，可按照免疫程序接种乙脑灭活疫苗、甲肝灭活疫苗、脊灰灭活疫苗。⑤非HIV感染母亲所生婴儿，接种疫苗前无需常规开展HIV筛查。如果有其他暴露风险，确诊为HIV感染的，后续疫苗接种按照表11-2中HIV感染儿童的接种建议。

表 11-2 HIV 感染母亲所生儿童接种国家免疫规划疫苗建议

疫苗	HIV 感染儿童		HIV 感染状况不详儿童		HIV 未感染儿童
	有症状或有免疫抑制	无症状和无免疫抑制	有症状或有免疫抑制	无症状	
乙肝疫苗	√	√	√	√	√
卡介苗	×	×	暂缓接种	暂缓接种	√
脊灰灭活疫苗	√	√	√	√	√
脊灰减毒活疫苗	×	×	×	×	√
百白破疫苗	√	√	√	√	√
白破疫苗	√	√	√	√	√
麻风疫苗	×	√	×	√	√
麻腮风疫苗	×	√	×	√	√
乙脑灭活疫苗	√	√	√	√	√
乙脑减毒活疫苗	×	×	×	×	√
A 群流脑多糖疫苗	√	√	√	√	√
A 群 C 群流脑多糖疫苗	√	√	√	√	√
甲肝减毒活疫苗	×	×	×	×	√
甲肝灭活疫苗	√	√	√	√	√

注：暂缓接种：当确认儿童 HIV 抗体阴性后再补种，确认 HIV 抗体阳性儿童不予接种；"√"表示"无特殊禁忌"，"×"表示"禁止接种"

3. 妊娠期疫苗接种　由于孕期机体的免疫力较低，容易被细菌和病毒所感染，所以在适当的时候可以接受一些必要的预防接种。注意：要禁用活性疫苗，如卡介苗疫苗、水痘疫苗、麻疹疫苗、腮腺炎疫苗、风疹疫苗、HPV 疫苗等在妊娠期不宜接种；育龄妇女应在接种麻腮风疹三联疫苗（MMR）3~6 个月后再受孕。有些灭活疫苗是比较安全的，如百白破疫苗、灭活流感疫苗、甲肝灭活疫苗、乙肝疫苗等。

七、免疫规划效果评价

根据《预防接种工作规范》（2016 年版），针对国家免疫规划工作的内容，如组织管理和专业队伍建设、疫苗使用管理、冷链设备管理、安全注射、预防接种服务、免疫规划信息化、AEFI 监测、疾病监测，提高接种率的活动等，经常性地实施督导检查、考核与评价。免疫规划效果评价（evaluation on efficacy of immunization programme）是免疫规划管理工作的一项重要内容，常用指标如下：

（一）疫苗接种与资料管理

1. 疫苗接种率　某疫苗（某剂次）实际受种人数占该疫苗（该剂次）应种人数的百分比。应种人数指到本次预防接种时，在接种单位辖区范围内，达到免疫程序规定应接受某疫苗

(剂次)预防接种的适龄儿童人数,加上次预防接种时该疫苗(剂次)应种儿童中漏种者。实际受种人数指报告月常规接种中,某疫苗(某剂次)实际接种人数。

2. 疫苗累计接种率 某疫苗(某剂次)累计实受种人数占该疫苗(该剂次)累计应种人数的百分比。累计应种人数指本年度某疫苗(某剂次)上次累计实种人数与本年度最后1次该疫苗(该剂次)的应种人数之和。累计实种人数指某疫苗(某剂次)的各次实种人数之和。

3. 覆盖率(疫苗全程接种率) 完成基础免疫的人数占应完成基础免疫人数的百分比。

4. 建预防接种档(证)率 某地已建立预防接种档(证)人数占该地应建立预防接种档(证)人数的百分比,此指标适用于居住于本辖区的常住人口。

5. 预防接种档、证填写符合率 预防接种档、证符合人数占调查人数的百分比。

6. 报表报告率 某报表按要求已报告的次数与应报告次数的百分比。

7. AEFI 报告发生率 AEFI 报告发生数 / 疫苗接种剂次数 ×10 万剂。

(二)冷链管理

1. 冷链设备规范管理率 规范管理的冷链设备数占抽查的冷链设备数的百分比。

2. 冷链设备温度监测率 有温度记录的冷链设备数占实际使用的冷链设备总数的百分比。

3. 温度报警处置率 温度报警后有处置记录的次数占温度报警总次数的百分比。

(三)接种免疫效果监测

1. 抗体阳转率 某种疫苗免疫后抗体阳转的人数与检测人数的百分比。抗体阳转指的是免疫前抗体阴性免疫后产生抗体。

2. 免疫成功率 某种疫苗免疫后免疫成功的人数与检测人数的百分比。免疫成功是指免疫前抗体阴性或有低水平抗体,免疫后抗体阳转或≥ 4 倍增长。

(四)疫苗针对的传染病监测

1. 年发病率 某地在某年内某病新发病例的频率,一般以每 10 万人口表示。年发病率(/10 万)=(某地某年某病新发病例数 / 该地该年平均人口数)×10 万。

2. 年龄别发病 专率某地在某年内某年龄人群某病新发病病例的频率,一般以每 10 万人口表示。年龄别发病专率(/10 万)=(某地某年某年龄某病新发病例数 / 该地该年该年龄平均人口数)×10 万。

3. 传染病漏报率 被调查人群或医疗单位在某一时期内漏报某传染病病例数与调查中发现某病病例总数的百分比。某病漏报率(%)=[某病漏报的病例数 /(该病漏报病例数 + 该病已报告病例数)]×100。

校正发病率(/10 万)= 报告发病率 /(1− 漏报率)(分母不等于 0 时适用)。

八、免疫规划健康教育

预防接种的推广实施及高接种率水平的维持都需要与之相关的健康教育工作作为基础,而免疫规划工作人员需要掌握基本的健康教育方法。市、区疾控中心依照各自职责,根据国家免疫规划或者接种方案,开展与预防接种相关的宣传;接种单位根据服务区域的人群特点,结合各级疾控中心及本单位对于预防接种健康宣教的工作要求,围绕受种者的免疫规划信息需求,负责或参与相关的健康教育实施。宣教形式上可采用个体和群体相结合的方式；宣教内容应包括疫苗可预防疾病及其疫苗知识、免疫规划策略与政策规定、预防接种流程与接种事项等。另外，可通过相关主题宣传活动，提供健康教育内容，如全国预防接种宣传日主题、狂犬病宣传日主题等。

（齐可民）

第四节　习惯与适应性行为培养

一、良好习惯的培养

良好习惯的培养应根据儿童神经、精神发育水平正确引导，采取正性强化、负性淡化的原则，根据儿童气质类型形成条件反射。

1. 睡眠行为和习惯　足够的睡眠、适宜的睡眠环境和良好的睡眠质量是保证婴幼儿健康成长的先决条件之一，良好的睡眠行为（sleep behavior）和习惯是保证婴幼儿充足睡眠的前提。在睡眠过程中，低水平的氧气和能量消耗利于疲劳的恢复和脑的发育；良好的睡眠也有助于生长激素等的规律分泌以及免疫系统的发育，促进体格生长、情绪稳定和疾病预防。2017年，国家卫生和计划生育委员会（现称为国家卫生健康委员会）发布了《0岁~5岁儿童睡眠卫生指南》（WS/T579-2017），0~3个月、4~11个月、1~3岁和4~5岁年龄段的推荐睡眠时间分别为13~18、12~16、11~14和10~13个小时。

睡眠卫生指导如下：①睡眠环境卧室应空气清新，温度适宜。可在卧室开盏小灯，睡后应熄灯。不宜在卧室放置电视、电话、电脑、游戏机等设备。②睡床方式婴儿宜睡在自己的婴儿床里，与父母同一房间。幼儿期可逐渐从婴儿床过渡到小床，有条件的家庭宜让儿童单独一个房间睡眠。③规律作息从3个月~5个月起，儿童睡眠逐渐规律，宜固定就寝时间，一般不晚于21:00，但也不提倡过早上床。节假日保持固定、规律的睡眠作息。④睡前活动安排3~4项睡前活动，如盥洗、如厕、讲故事等。活动内容每天基本保持一致，固定有序，温馨适度。活动时间控制在20分钟内，活动结束时，尽量确保儿童处于较安静状态。⑤入睡方式培养儿童独自入睡的能力，在儿童瞌睡但未睡着时单独放置小床睡眠，不宜摇睡、搂睡。将喂奶或进食与睡眠分开，至少在幼儿睡前1小时喂奶。允许儿童抱安慰物入睡。儿童哭闹时父母先耐心等待几分钟，再进房间短暂待在其身边1~2分钟后立即离开，重新等候，并逐步延长等候时间，帮助儿童学会独自入睡和顺利完成整个夜间连续睡眠。⑥睡眠姿势1岁之前宜仰卧位睡眠，不宜侧卧或俯卧位睡眠，直至婴幼儿可以自行变换睡眠姿势。白天睡眠时间要求，0~6个月2~4次，每次2~3小时；6个月以后1~2次，每次1~3小时。婴儿夜间觉醒的次数依据哺乳次数而定，0~3个月夜间哺乳2~3次，4~6个月逐渐培养昼夜规律，哺乳1~2次，7~12个月应逐渐停止夜间哺乳，形成整夜连续睡眠。

2. 进食行为和习惯　良好的进食行为（eating behavior）和习惯有益于儿童摄入营养丰富的食物。鼓励母乳喂养，喂养时注意与婴儿眼神交流，培养良好的进食行为；3月龄后的婴儿可逐渐规律按时哺喂；食物转换时间不宜早于4个月和晚于6个月，开始添加泥糊状食品时需用小勺哺喂，示范婴儿学习咀嚼、运送和吞咽固体食物；7~8个月后学习用杯子喝奶、水，提供泥末状食物；9~10月龄时可训练婴儿抓取和自喂指状食物的能力，促进手与眼的协调。

鼓励儿童自我进食，如 12 月龄后用杯喝奶，18 个月后逐渐自己进食。儿童尽早学习自己用勺、筷进食，有益于手部肌肉的发育，促进儿童独立、自主性格的发育。儿童食物的种类应丰富多样，避免挑食、偏食；控制餐间零食，不提供不健康的零食。儿童进餐要定时，增加与成人共同进餐的机会；进餐环境宜安静、舒适，不宜看电视、玩玩具或训斥儿童。

3. 卫生习惯　生后即应开始培养良好的卫生习惯，定时洗澡、勤换衣裤，用尿布或纸尿裤保护会阴皮肤的清洁，不随地大、小便。婴儿在哺乳或进食后可喂给少量温开水清洁口腔。乳牙萌出后即可于晚上最后一次进食后用少量凉开水或用指套牙刷清洁乳牙，但不宜用纱布等清洁乳牙，以免擦伤口腔黏膜与牙龈。3 岁开始教儿童学会刷牙，并培养儿童早晚自己刷牙、饭后漱口、饭前便后洗手的良好习惯；不喝生水和吃未洗净的瓜果，不食掉在地上的食物；不随地吐痰，不乱扔果皮纸屑。

4. 如厕训练　婴幼儿的排便习惯为条件反射，与年长儿控制排便能力不同；大便控制能力的发育早于小便。儿童控制排便的能力与括约肌和神经系统发育的成熟度有关，受个体差异和遗传等因素的影响。通常女孩在 18 个月时即有膀胱控制力，而男孩则要到 22 个月之后，因而 1.5~2 岁时，无论从生理上还是心理上，发育的成熟度均已具备了进行如厕训练(toilet training)的基本条件，是开始训练如厕的最佳年龄段。在这个年龄，孩子往往会有一些表现，预示可以接受如厕训练了，比如快要大便时会脸红、神情专注；能较长时间不尿湿尿布，达到 3~6 小时的持续干爽状态，提示膀胱功能和控制能力不断提高。这样孩子开始能意识到需要大小便时的感觉，经过训练很快便能学会在大小便之前告诉你他的这些需要。训练时应使用便盆，并采取正性强化法。注意不宜过多训练儿童排尿次数，因过多会增加儿童心理负担并影响儿童膀胱的充盈。3 岁时儿童多已能独立如厕，女孩比男孩会早些；如 3~4 岁后仍不能独立如厕，或者 5 岁后仍尿床，应到专科就诊。

二、社会适应性行为的培养

培养儿童具有良好的适应社会能力是促进儿童健康成长和早期教育的重要内容之一。儿童、青少年的社会适应性行为(social adaptive behavior)是各年龄阶段相应神经心理发展的综合表现，与儿童本身(性别、年龄、性格、出生和出生前情况等)、家庭(经济、育儿方式、家庭关系等)、学校和社会密切相关。在家庭和学校培养儿童适应社会的同时，也应该改善整个社会的环境，禁止毒品、暴力等行为，为儿童创造一个良好的成长氛围。对于留守儿童，父母应最大限度地创造与孩子在一起的机会和时间，并通过电话等形式经常性地给予关心、沟通、鼓励和希望；同时学校和社会也应给予足够的关爱。

1. 自我服务与独立能力　利用日常生活环境培养婴幼儿自我服务的能力(self regulation)与独立能力(independence)，如自我进食、大小便如厕、独立睡觉、自己穿衣鞋等习惯。

2. 情绪控制　儿童情绪控制(emotional control)能力与亲子依恋关系、语言和思维的发展、成人教育的影响等因素有关。安全的母子依恋关系有助于婴幼儿的情绪发展和控制；回避性依恋和反抗性依恋可产生消极的情绪和行为问题，如发脾气、攻击性行为等。儿童的要求与自发的行为，应按社会标准予以满足或加以约束，并应预见性地处理问题，减少儿童产生消极行为的机会；在处理方式上，应采用对话、讲道理和诱导的方法，以减少对立情绪，有利于儿童控制能力的发展。

3. 意志 成人应在日常生活、游戏、学习中有意识地培养儿童克服困难、自己解决问题,减少依赖,以培养其自觉、坚持、果断、自制能力等意志(volition)品质。

4. 社交能力 儿童的人际交往关系从亲子关系发展到玩伴关系,最后是群体关系。成人应为儿童提供培养社交行为和技能的环境,给儿童积极愉快的感受,增加儿童与周围环境和谐一致的生活能力。婴儿期,哺喂时母亲与婴儿应有肌肤的接触、眼神以及语言的交流,常抱抱婴儿,常与婴儿说话、常给婴儿唱歌等。幼儿期,应鼓励儿童与同伴玩耍,学习轮流、分享和合作,并通过玩具、假扮性游戏学习与他人的交往和情绪调控。学龄前期,应培养孩子学会关心别人、互助友爱,比如在成人的指导下参与家庭中一些简单的劳动(用餐前后协助成人收拾餐具、扫地等),完成力所能及的事情;同时引导、鼓励儿童与他人交往,并从中学会分享、谦让、帮助、利他与合作等优良行为。在幼儿园和学校,应注意培养儿童之间互相友爱,鼓励儿童帮助朋友,增进善良的情绪;在游戏中学会遵守规则、团结友爱、互相谦让,通过与人交流促进语言发育。

5. 读写训练 儿童学习读写(literacy)是一个复杂的长时间的过程,需要建立在神经心理发育逐渐成熟和掌握一系列其他技能的基础之上。读写技能从孩子一出生便开始积累,婴儿期与父母和照顾者之间表情、语言的互动,幼儿期通过语言、游戏等与他人之间的交流等,均为读写训练在奠定基础。注意孩子是一个主动学习者,能在语言学习和利用复杂语言与他人进行沟通的过程中,得到快乐。良好读写习惯的培养不仅取决于这些基础,而且也取决于给孩子提供合适的读物书籍,并能保证足够的读写时间。

6. 创造能力 创造能力发展与想象能力密切相关。通过模仿游戏、辨别声音、讲故事、绘画、听音乐、自制小玩具、表演和看图片等,引导儿童自己发现和探索问题,促进儿童想象力的发展,发挥儿童的智慧。

7. 性教育 应针对不同的年龄阶段,进行性别角色识别、生殖器官发育和卫生以及有关性科学、性知识、性道德和性文明等方面的教育和培养;同时教育儿童提高自我保护和防范意识。注意儿童性教育要坚持自然、合适的原则,不能刻意为之,也不能用成人的眼光来看待孩子的问题。

8. 预防成瘾等不良行为与疾病 从小养成良好的看电视、玩电脑、手机和网络游戏的习惯,减少屏幕时间,在保护视力、预防肥胖等疾病的同时,预防网络游戏成瘾等不良行为,同时远离烟、酒和毒品等。

(齐可民)

第五节 身体活动

身体活动(physical activity)是指任何骨骼肌收缩引起的高于基础代谢水平能量消耗的身体活动,包括自由身体活动(unstructured physical activity)(如工作、学习、家务、玩耍、休闲娱乐等基本活动)和有计划、有组织的身体活动(structured physical activity)(如体育运动和以健身和健康为目的的身体锻炼),因而运动是体力活动的一部分。体力活动按强度可分为低强度、中等强度和高强度;按类型可分为有氧运动、无氧运动和抗阻训练。体力活动是日常健康生活方式的重要组成部分,规律的运动和锻炼(exercise)不仅可以促进肌肉、骨骼发育和身心健康，提升自信和学习能力，而且还可以预防疾病发生，因而应该从婴儿期开始培养运动锻炼的习惯。

一、身体活动对儿童健康的作用

1. 改善器官功能、增强机体抗病能力　婴幼儿运动和锻炼可以增加与外界环境（自然空气、阳光、水等）的接触和适应，增加皮肤对冷空气的适应能力，提高机体免疫力；接受日光照射、防止佝偻病的发生；增强心肺功能；提高消化酶活性，增进食欲，改善胃肠道功能。另外，运动锻炼可通过增加能量消耗和改善代谢而预防肥胖等慢病发生。

2. 促进体格发育　运动和锻炼可强健肌肉及骨骼；改善睡眠，促进生长激素的分泌，利于身高发育。

3. 促进心理行为发育　运动（包括精细运动）和锻炼有益于视觉、听觉、触觉和平衡觉等综合信息的传递，使大脑更加协调准确地完成各种复杂动作，增加对外界环境的反应敏捷性；同时可促进与他人的情感交流，利于儿童智力发育，尤其是情绪智商的发展和提高。

4. 有益于意志与能力培养　运动和锻炼可以培养儿童的组织性、纪律性、人际交往能力以及坚强的意志和克服困难的信心。

二、内容与方法

2018 年，我国相继发布了《中国儿童青少年身体活动指南》和《学龄前儿童（3~6 岁）运动指南（专家共识版）》。对于健康的 6~17 岁的儿童青少年，每日应进行至少累计 60 分钟的中高强度身体活动，包括每周至少 3 天的高强度身体活动和增强肌肉力量、骨骼健康的抗阻活动，同时每日屏幕时间应限制在 2 小时内，并减少持续久坐行为，在课间休息时应进行适当的活动。学龄前儿童全天内各种类型的身体活动时间应累计达到 180 分钟以上，其中中等及以上强度的身体活动累计不少于 60 分钟，并且户外活动时间每天至少 120 分钟；学步幼儿每天至少有 30 分钟的有组织的身体活动，有至少 60 分钟的自由活动。对于学龄前和学步儿童，也应尽量减少久坐行为，学龄前屏幕时间每天累计不超过 60 分钟；任何久坐行为每次持续时间均应限制在 60 分钟以内。

儿童运动和锻炼的方法，应符合儿童身心发育特点，采取被动与主动的体操活动、游戏与集体活动等多种形式；充分利用自然条件，如阳光、空气、水进行体格锻炼，以增加婴儿对环境的适应能力。

（一）三浴锻炼

1. 空气浴与日光浴　主要是利用气温和人体皮肤表面的温度之间的差异形成刺激，促进新陈代谢。

（1）开窗睡眠：是开始接触新鲜空气锻炼的第一步，睡眠时应注意避免冷风直吹身体和受凉。

（2）户外活动：一年四季均可进行。婴儿满月后应尽早开始户外活动，最好到人少、空气新鲜的地方；随着年龄增加户外活动时间由每日 1~2 次，每次 10~15 分钟，逐渐延长到 1~2 小时；冬季宜中午户外活动，活动时仅暴露面、手部，注意保护眼睛和身体保暖。年长儿除恶劣气候外，应多在户外玩耍。

(3) 日光浴：适合托幼机构儿童，场所应避风、清洁。为防止皮肤灼伤，儿童日光浴时间冬季可在近中午、夏季在上午或下午进行，同时应戴帽护眼并平卧，全身均匀地接受日光照射。在成人的“指令”下按背部、两侧、胸腹部的顺序，从每部分 30 秒，增加为 1 分钟，日光浴时间每天 25~30 分钟；1 个月为 1 期，休息 1 个月后进行第 2 期。若儿童出现满头大汗、皮肤疼痛等强烈反应时，应停止日光浴。注意儿童进行日光浴时不宜空腹，日光浴后应及时补充水分。

2. 水浴

(1) 温水浴：冬季应注意室温和水温，并做好温水浴前的准备工作，减少体表热能散发。新生儿脐带脱落后即可行温水浴，每日 1~2 次。

(2) 擦浴：7~8 月龄以上的婴儿可进行身体擦浴。擦浴时室温保持 16~18℃，水温 32~33℃，待婴儿适应后，水温可逐渐降至 26℃。先用毛巾浸入温水，拧半干，然后在婴儿四肢做向心性擦浴，擦毕再用干毛巾擦至皮肤微红。

(3) 淋浴：适用于 3 岁以上儿童，效果比擦浴更好。每日 1 次，每次冲淋身体 20~40 秒钟，水温 35~36℃，浴后用干毛巾轻轻擦摩至全身皮肤微红。待儿童适应后，可逐渐将水温降至 26~28℃。

(4) 游泳：根据儿童发育规律，学习游泳宜在 4 岁后进行。进入游泳池前需事先做好准备活动，如活动全身，从头部、胸部、四肢等，然后全身逐渐入水；初学儿童可用双手摩擦身体，保持皮肤温度。游泳时需要注意的问题：儿童需在成人的监护之下从事游泳活动；一旦儿童有寒冷感或开始打寒战时应立即停止游泳；离开游泳池时应擦干身体并进行适度的活动使身体产生热量；空腹或过饱均不适宜游泳，体弱或患有心脏病、肾脏病、贫血及风湿等疾病的儿童不宜游泳。没有证据表明婴幼儿游泳对健康和发育的益处，小婴儿用游泳圈套颈部的游泳有一定危险性。

(二) 体操

1. 婴儿皮肤按摩　也称婴儿抚触。国内外多项研究和临床实践证实给婴儿进行系统的抚触，有利于婴儿的生长发育，可增强免疫力，促进食物的消化与吸收，减少婴儿哭闹，改善睡眠。同时，抚触还可以增强婴儿与父母之间的情感交流，帮助婴儿获得安全感，发展对父母的信任感。生后 1~2 周的新生婴儿需生命体征稳定后才可进行抚触。抚触前需准备好毛巾、需替换的衣物、尿布以及抚触油等物品。抚触时房间内应保持安静、清洁以及适宜的温度，以 25℃左右为宜；做抚触时房间内可放一些柔美轻音乐作为背景；每天可进行 2~3 次，每次 15~20 分钟；最好在沐浴后进行；抚触的力度要适度。

在婴儿情绪不佳、过饥、过饱、剧烈哭闹、身体不适等情况下不宜进行抚触；成人在为婴儿进行抚触时应去掉手链、手表、戒指等饰物，并剪去过长的指甲，并使用适量的润肤油。

2. 婴儿被动操　适于 2~6 月龄婴儿。由成人给婴儿做四肢的伸屈运动，逐渐过渡到主动操，以促进基本动作的发展。

3. 婴儿主动操　6~12 月龄婴儿大运动开始发育，可训练婴儿爬、坐、仰卧起身、滚动、扶站、扶走、双手取物等动作。

4. 幼儿体操　12~18 月龄幼儿学走尚不稳时，在成人的扶持下，帮助其进行有节奏的体操类活动；18 月龄 ~3 岁的幼儿可配合音乐做模仿操。

5. 徒手操、广播操及各种健美操　适于 3~6 岁儿童。

(三) 体育运动和锻炼

年长儿可利用器械进行正式体力活动锻炼,如木马、滑梯、田径类运动、球类、舞蹈、跳绳等。

三、运动和锻炼效果的评价

体质水平是评价运动和锻炼效果的主要指标,注意按不同年龄阶段评价;对学龄前、学龄期儿童和青少年的评价通常纳入托幼机构和学校的日常工作和考核指标。指标主要包括以下几方面:

1. 身体形态指标　身高、体重、头围、胸围、坐高、上臂围、皮下脂肪的厚度等。

2. 生理功能指标　安静状态下的脉搏、血压、心率、体温、肺活量、握力、背肌力、肌耐力、动态机能试验(台阶试验)、最大吸氧量的测定等。

3. 运动能力指标　20m(50m、400m)跑、1 000m 跑(男)、800m 跑(女)、肩上投沙包(重 150g)、立定跳远、纵跳摸高、立位体前屈、引体向上(男)、仰卧起坐(女)等。

4. 常见病、多发病的发病率　贫血、肺炎、腹泻、佝偻病、蛋白质 - 能量营养不良、肥胖、血脂异常、代谢综合征等。

5. 智能、智商和发育商指标

(齐可民)

第六节　定期健康检查

定期健康检查(health examination)是指婴儿出生后按一定时间间隔对其进行的体格和神经精神发育检查,是儿童保健工作的重要内容之一;旨在早期发现儿童在护理、喂养、教养和环境中存在的问题,有助于生长发育偏移、异常和疾病的筛查,及时干预和治疗,促进儿童健康。

一、健康检查时间

健康检查时间的设定主要按照婴幼儿、儿童和青少年生长发育的速度、规律、对疾病易感性等年龄和性别特点决定,即年龄越小,检查间隔时间越短,高危儿(包括早产儿、低体重儿、高危妊娠孕母的婴儿、异常分娩的婴儿、营养性疾病或其他疾病患儿等)宜适当增加检查次数。

1. 新生儿访视　社区妇幼保健人员于新生儿出生 28 天内家访 2 次(生后 7 日内和满月),高危儿应增加到 3 次,首次访视应在得到高危儿出院(或家庭分娩)报告后 3 日内进行。目的是早期发现问题、及时指导处理,减少新生儿疾病发生,促进其生长发育(详见第十三章儿童保健工作内容)。

2. 健康检查时间　婴儿期至少 4 次,建议分别在 3、6、8 和 12 月龄;3 岁及以下儿童每年至少 2 次,每次间隔 6 个月,时间在 1 岁半、2 岁、2 岁半和 3 岁;3 岁以上儿童每年至少 1 次。健康检查可根据儿童个体情况,结合预防接种时间或本地区实际情况适当调整检查时间、增加检查次数。

二、健康检查内容

健康检查包括询问个人史、既往史、体格测量及评价、全身各系统检查、常见病的定期实验室检查以及发育迟缓等相应的筛查实验。新生儿期应询问一般情况、预防接种和先天性疾病筛查情况，观察家居环境，进行体格检查、护理和母乳喂养指导；婴幼儿和学龄前儿童询问发育和患病情况，进行体格检查、生长发育和心理行为评估，健康指导包括科学喂养、合理膳食、生长发育、免疫接种、伤害预防和五官保健等（详见第十二章新生儿筛查与遗传病）。

医生及时与家长讨论儿童健康检查的结果，提供有针对性的咨询意见，指导家长对儿童进行科学喂养、合理护理、疾病预防，让家长学会应用儿童生长曲线图观察儿童的生长状况，及时发现儿童生长发育和心理行为出现偏离的问题，主动找医师检查和指导，促使家长主动参与自己子女的保健工作。

对每位儿童建立健康档案，高危儿需建立专案管理，门诊随访观察。检查发现有神经行为发育落后或异常以及其他严重问题的儿童，应及时转诊。

（齐可民）

第七节　儿童安全与伤害防控

安全(safety)贯穿于整个生命周期，是儿童健康成长的最基本保障，需要父母、儿童本人、其他家庭成员、社区、幼儿园和学校的共同参与，进行儿童伤害(harm and injury)预防和控制，同时更需要儿童健康医疗工作者的宣教和救治。因此，伤害预防和控制涉及个人、家庭和社会的各个层面。国际疾病分类（ICD-10）将伤害列在了第 S00-T88 章节，并对各器官系统的伤害、中毒、药物毒副作用等进行了分类。通常，伤害可分为意外伤害(交通创伤、跌落、溺水、中毒等）和故意伤害（暴力、自杀等）两大类，其中前者是危害儿童健康和死亡的主要原因。伤害是可以被预测、早期识别和控制的，通过流行病学、统计学、卫生学技术进行干预，可有效促进安全、减少伤亡、降低损失。

一、流行病学

目前，我国每年 0~18 岁儿童青少年伤害病例达 13 万左右，前三位的伤害类型为溺水、道路交通伤害和暴露于机械性力量。伤害是造成儿童，特别是婴幼儿致伤、致残和死亡的最重要原因之一；2013 年调查数据显示，每年儿童伤害死亡数为 7 万左右，死亡率为 29.46/10 万，较 1990 年有明显下降。不同年龄儿童伤害的原因不同，婴幼儿主要为跌（坠）落、窒息、烧（烫）伤或切割伤；学龄前儿童主要为碰撞、切割伤或跌（坠）落伤。随着年龄的增长以及活动范围的增加，跌（坠）落伤的比率逐渐降低，骑车、溜冰以及与体育活动有关的运动及机动车交通事故逐渐增多。儿童伤害为目前威胁儿童健康和生命的主要问题，是儿科和儿童保健工作中的一项重要内容。

二、儿童伤害的分类

儿童伤害的分类目前尚未统一，常见分类方法有以下几种，见表 11-3。

表 11-3　常见儿童伤害分类

分类方法	伤害名称
ICD-10	各器官系统机械伤害；烧伤和腐蚀性伤；中毒；动物咬伤；药物毒副作用；手术等医疗并发症等
发生原因	窒息；溺水；交通事故；中毒；跌落伤；烧烫伤；触电；自然灾害（地震、洪水、泥石流、台风、雪崩、山体滑坡等）；砸伤；其他伤害如：烟花爆竹引起的伤害、各种机械损伤或锐器伤、动物咬伤等
发生性质	躯体伤害如物理损伤（烧伤、烫伤、触电、跌落、运动伤等）、化学损伤（药物毒副作用、农药中毒、强酸、强碱、一氧化碳中毒等）和生物伤害（窒息、食物中毒、动物咬伤、蜂蜇伤等）；心理伤害（虐待、恐吓、性骚扰等）
主客观性	意外伤害（交通事故、跌落、溺水、窒息、触电、中毒、自然灾害等）；故意伤害（躯体虐待、情感虐待、性虐待、忽视、体罚、暴力、恐吓、性骚扰、自杀、自伤等）
发生场所	家庭伤害；托幼机构、学校伤害；社会公共场所伤害等

三、儿童伤害的防控原则与措施

儿童伤害预防和控制（control and prevention for harm and injury）应遵循Ⅲ级预防原则，即预防伤害事件的发生或减少接触伤害物的机会，伤害事件一旦发生后应采取措施减少伤害的程度以及伤害的不良后果，包括有效的医学急诊服务、创伤护理、特殊的儿科康复服务，尽可能让儿童恢复到正常的功能状态，提高生命质量。针对伤害防控，有专家提出十项策略：①预防危险因素的形成；②减少危险因素的产生量；③阻止或减少危险因素的释放；④减少危险因素释放率及空间分布；⑤分离危险因素与受害人（从时间 / 空间等方面）；⑥利用屏障分离危险因素与受害人；⑦减少危险因素的暴露；⑧增加人对危险因素的抵抗力；⑨加强处理伤害的快速反应能力；⑩加强有效的急救治疗和康复治疗的能力。国家卫生部疾病预防控制局于 2011 年发布了儿童常见伤害（跌倒、道路交通伤害和溺水）的干预技术指南；同时国家卫生和计划生育委员会（现称为国家卫生健康委员会）于 2015 年发布了《0~6 岁儿童健康管理技术规范》（WS/T 497-2015），其中包括了常见伤害的预防指导。

研究表明，造成儿童伤害主要危险因素有不安全的行为、不当的态度与习惯、不熟练的技术、环境或用具不安全、监管不当、知识不足等。伤害预防措施的制定应根据这些危险因素，并结合不同年龄、性别的发育特点进行。国际公认的伤害防控策略（harm and injury prevention strategies）包括五个方面：教育干预（education）、技术干预（engineering）、强制干预（enforcement）、经济干预（economics）和评估策略（evaluation），通过 5E 综合策略的实施，大部分的意外伤害事件是可以避免的。

1. 强制干预　通过法律对增加伤害危险的行为进行干预，如对建筑安全、交通规则、农药管理、食品卫生的管理立法，提高全社会预防儿童意外伤害和保障儿童安全的意识。

2. 技术干预　改善环境对产品的设计与革新，使伤害风险减少或无风险。强调安全措施、安全设计、安全控制。如设计安全的儿童玩具、衣物，药瓶使用安全瓶盖减少儿童中毒机会，实施交通安全措施以减少行人发生交通事故的危险。加强安全管理，减少或去除安全隐患，如给幼儿园、学校、家庭内的楼梯、窗户等安装护栏；危险品如火柴、热水瓶、剪刀、药品等要放在儿童不能自己拿到的安全地方；炉灶周围要有护栏以免烫伤，炉子要有烟囱，以免发生煤气中毒；家用电器的电源插座有安全膜或安装在婴幼儿难以接触到的地方。

3. 教育干预　通过健康教育增强人们对伤害危险的认识，改变不良行为方式。教育家长不宜让1岁内婴儿侧卧或俯卧睡眠，因其导致婴儿猝死综合征（sudden infant death syndrome，SIDS）的概率是仰卧位睡眠的9倍；不宜让婴幼儿独自在家，可避免婴幼儿跌落伤、溺水等伤害的发生。对有理解能力的儿童应进行安全教育，训练儿童学习独自应付环境。家长、托幼机构和学校教育工作人员及教师应对儿童伤害的发生有一定预见性，具备预防伤害和急救的常识。

4. 经济干预　用经济手段影响人们的行为，例如保险公司或房产公司在住宅内安装自动烟雾报警器或喷水系统防止火灾。有关部门对有造成事故预兆的行为进行经济处罚以减少伤害的发生。

5. 评估策略　涉及判断哪些干预措施、项目和政策对预防伤害最有效。

为了避免故意伤害事件的发生，应着重以下几方面的工作：加强立法、行政管理和宣传教育，保护儿童的合法权利，防止虐待、忽视、暴力等；政府部门支持，设立儿童虐待和疏忽等援助中心，建立儿童保护工作网络，开展监测工作；进行有关防止虐待等伤害的宣传教育，营造一个良好的儿童成长环境；对儿童进行自我保护教育，使其能够警惕、识别和躲避可能发生的各种伤害事件，以及提供求助和举报方法途径；加强该领域的调研工作，明确危险因素，制定防控策略与措施。

（齐可民）

第十二章　新生儿筛查与遗传病

12章

学习目标

1. **掌握**　新生儿筛查的概念和原则；我国实施的新生儿筛查，包括先天性甲状腺功能减退症、苯丙酮尿症、听力损失的筛查、诊治和随访；遗传病的概念和分类。
2. **熟悉**　新生儿筛查的病种；早产儿视网膜病筛查；遗传病的早期识别和诊断。
3. **了解**　新生儿筛查管理系统；先天性肾上腺皮质增生症、葡萄糖-6-磷酸脱氢酶缺乏症及新生儿遗传代谢病的串联质谱筛查；遗传病的Ⅲ级预防。

第一节　新生儿筛查

一、概述

新生儿筛查（newborn screening，NBS 或 neonatal screening）是指在新生儿群体中，用快速、简便、敏感的方法，对一些导致儿童体格生长及智能发育障碍，甚至危及生命的内分泌、基因、代谢和其他疾病进行筛查性检验，早期识别诊断，在患儿临床症状出现之前，给予及时治疗，避免患儿机体各器官受到不可逆损害，使患儿身心健康能最优化发展的一项系统保健服务。新生儿遗传代谢性疾病筛查（neonatal screening for inherited metabolic diseases）是目前常规新生儿筛查的主要内容。新生儿筛查作为出生缺陷的预防措施之一，是防止儿童智力低下、提高出生人口素质的基本手段，也是时代进步和科学技术发展的标志。

1961 年，美国 Guthrie 医师成功建立了细菌抑制法对血液样本中苯丙氨酸进行半定量测定，尤其是创立了干血滤纸片血样采集法。该方法采用外周血，量少简便，且易于保管与递送，为大规模群体筛查提供了基本条件，从而使苯丙酮尿症（phenylketonuria，PKU）的新生儿筛查得以实现，开创了新生儿筛查的一个新时代，1966 年，在前南斯拉夫召开了首届新生儿筛查的国际会议。此后，新生儿筛查逐渐扩展至其他疾病。

1973 年，Dussault 等用放射免疫方法测定干血滤纸片中的新生儿末梢血 T_4 进行先天性甲状腺功能减退症（CH）筛查。1975 年，Naruse 等在日本采用干血滤纸片中的 TSH 进行 CH 筛查也获得成功。1982 年，在日本东京召开的第二届国际新生儿筛查大会上提出了适合大规律常规筛查的四种疾病为 PKU、CH、先天性肾上腺皮质增生症（CAH）与半乳糖血症（GAL）。

20 世纪 90 年代，串联质谱技术开始应用于新生儿遗传代谢病筛查。鉴于其高灵敏性、高特异性、高选择性和快速检测的特性，目前已能在 2 分钟内对 1 个标本同时进行数十种小分子物质的检测，即同时检测多种氨基酸、有机酸代谢紊乱和脂肪酸氧化缺陷病。实现了从“一种实验检测一种疾病，到一种实验检测多种疾病”的转变，不仅增加了检测疾病的种类，而且显著降低了假阳性率。

中国新生儿疾病筛查始于 20 世纪 80 年代。1981 年，上海第二医科大学附属新华医院（现称为上海交通大学医学院附属新华医院）最早开始了中国新生儿疾病筛查之路的探索。1983 年，首次报告了 31 862 例新生儿疾病筛查结果。CH 发病率为 1 : 6 309，PKU 发病率为 1 : 15 930，未发现 GAL。

中国新生儿疾病筛查真正进入快速发展阶段是在20世纪90年代中期以后。1994年，《中华人民共和国母婴保健法》颁布，该法第一次提出了“逐步开展新生儿疾病筛查”，使开展新生儿疾病筛查工作有了根本的法律保障。2009 年公布了《新生儿疾病筛查管理办法》，对各级卫生行政部门、新生儿筛查中心和医疗机构的职责作了明确规定。同年，卫生部（现称为国家卫生健康委员会）组织专家制定了《全国新生儿疾病筛查工作规划》。2010 年，卫生部（现称为国家卫生健康委员会）颁布了《新生儿疾病筛查技术规范》。中国地域广阔，地理环境不同，又是一个多民族国家，新生儿遗传代谢病可随人种不同、地理环境不同，发病率也随之变化。近 10 年来，各地还结合当地新生儿遗传代谢病发病情况的不同，选择不同病种进行了筛查。广东、福州、上海等地相继开展了对葡萄糖 -6- 磷酸脱氢酶缺乏症（G-6-PD）的筛查。根据广州、福州、上海、济南 4 市累计筛查新生儿 1 291 323 例的分析发现，G-6-PD 的平均发病率达到 1 : 28，其中以广州的发病率为最高。

2003 年，上海市儿科医学研究所开始应用串联质谱技术开展新生儿遗传代谢病筛查。2005 年后，浙江、广州等地相继开展串联质谱技术用于新生儿遗传代谢病的群体筛查。

二、新生儿筛查原则和注意事项

（一）新生儿筛查疾病种类选择原则

1968 年，由世界卫生组织发布的“疾病筛查原则和实践”（Wilson & Jungner）提出的筛查检验标准是：①筛查的疾病应是重要的公共健康问题；②应了解疾病的自然病史和过程，包括潜伏期与临床表现，疾病存在可识别的潜在或早期症状阶段；③具有易于实施和解释、可被人群接受、准确、可靠、敏感和特异的筛查检验方法；④筛查的疾病具有公认的可接受的治疗方法；⑤早期治疗更有效；⑥应有诊断治疗的政策，诊断治疗必须有很好的效益 - 经费投入比；⑦病例发现应该是一个连续的过程，而不是“最后一次”进行的项目。

目前国际上公认的新生儿疾病筛查病种的选择标准为：①疾病危害严重，可导致残疾或死亡；②疾病的发生率相对较高，发病机制已阐明，异常代谢产物已明确；③疾病早期无特殊症状，但实验室检查可发现异常；④有准确可靠、适合在新生儿群体中大规模进行筛查的方法，假阳性率和假阴性率均较低，并易为人群所接受；⑤已建立有效治疗方法，早期治疗能逆转或减慢疾病发展，或者改善预后；⑥筛查费用、医学治疗效果及社会经济效益的比例合理。美国新生儿和儿童遗传性疾病咨询委员会对筛查疾病病种提名进行严格的循证审查，主要的原则是:①筛查的疾病应是重要的公共卫生问题;②具有准确、低费用的检验手段;③具有有效的治疗方法;④国家有能力进行筛查和随访。

新生儿疾病筛查的病种全世界各地不一。美国儿科学会(AAP)新生儿筛查专题组认为新生儿筛查方案统一将有利于家庭、专业人员和公共卫生机构。2008年,美国医学遗传学院(ACMG)发布了新生儿筛查计划指南,建议全美统一筛查29种核心疾病(AAP,2008),2010年增加严重联合免疫缺陷病筛查。疾病包括异戊酸血症(IVA)、戊二酸血症(GAI)、戊二酸尿症(HMG)、多种羧化酶缺乏症(MCD)、变位酶缺乏型甲基丙二酸血症(MUT)、甲基丙二酸血症(Cbl A,B)、3-甲基巴豆酰辅酶A羧化酶缺乏症(3MCC)、丙酸血症(PROP)和B-酮硫解酶缺乏症(BKT);中链酰基辅酶A脱氢酶缺乏症(MCAD)、极长链酰基辅酶A脱氢酶缺乏症(VLCAD)、长链*L*-3酰基辅酶A脱氢酶缺乏症(LCHAD)、三功能蛋白缺乏症(TFP)、肉碱摄取障碍(CHD)、苯丙酮尿症(PKU)、枫糖浆尿症(MSUD)、Ⅰ型同型胱氨酸尿症、胱硫醚β合成酶(CBS)缺乏型胱氨酸尿症(HCY)、瓜氨酸血症(CIT)、精氨酸琥珀酸血症(ASA)、Ⅰ型酪氨酸血症(TYR Ⅰ)、镰状细胞贫血(Hb SS)、血红蛋白S病/β地中海贫血(Hb S/Th)、血红蛋白S/C病(Hb S/C)、先天性甲状腺功能减退症(CH)、生物素酶缺乏症、先天性肾上腺皮质增生症21羟化酶缺乏型(CAH)、经典半乳糖血症(GALT)、听力损失(HEAR)、囊性纤维病(CF)。

根据2009年我国国家卫生计划和生育委员会(现称为国家卫生健康委员会)颁布的《新生儿疾病筛查管理办法》,我国全国范围常规实施3种遗传代谢性疾病(先天性甲状腺功能减退症、苯丙酮尿症、先天性肾上腺皮质增生症)筛查及听力筛查。

(二)新生儿遗传代谢性疾病筛查注意事项

1. 资料收集　认真填写采血卡片,要求字迹清楚,登记完整。卡片内容包括:采血单位、母亲姓名、住院号、居住地址、联系地址、新生儿性别、孕周、出生体重、出生日期、采血日期及开奶时间等。筛查前应将新生儿遗传代谢病筛查的项目、筛查病种、方式及局限性、费用等情况如实告知新生儿的监护人,并应遵循知情选择的原则。

2. 采血时间及方法　一般应在婴儿出生3天后(72小时)、哺乳6次后采血。由于各种原因(如早产、低体重、病重患儿入院NICU者、提前出院)未采血者,最迟不宜超过20天。

3. 采血部位　多选择婴儿足跟内或外侧缘,血滴缓慢渗透滤纸,血斑直径应≥8mm。

4. 标本保存　将血片置于清洁空气中,避免阳光直射,自然晾干呈深褐色,并登记造册后,置于塑料袋内,保存在2~8℃冰箱中。

5. 标本递送在采集后5个工作日内递送,3天内必须送到筛查检测机构。

6. 复筛与确诊　凡筛查结果阳性者,对原血片进行再次筛查,如2次实验结果均大于阳性切值的,须召回可疑病例进行复查及相应的实验室检查确诊,确诊后尽早给予治疗及干预。

7. 质量控制　需对包括采血时间及方法、滤纸血斑质量、标本递送时间和保存条件、实验方法、试剂、实验操作程序等质控指标进行监测和质量控制,包括实验室内质控与室间质控等。

8. 治疗、随访及评估　疾病确诊后立即治疗。需对阳性样本召回率进行监控。一般在出生后1月龄内开始治疗,定期检测与随访。医师应向父母提供遗传咨询,使儿童与家长有较好的依从性,定期评估儿童生长发育,包括神经认知发育的监测。

规范化的新生儿疾病筛查流程可保证标本的质量和实验检测的质量,提高新生儿疾病筛查实验结果的准确性和可靠性。

三、新生儿筛查系统

新生儿筛查是一个系统工程,涉及政策、法律、法规、伦理、健康教育、卫生行政管理、医疗服务等。我国新生儿疾病筛查由国家卫生健康委员会组织领导。各省(市、自治区)卫生健康委妇幼处负责实施,组建各级新生儿疾病筛查管理中心,形成筛查网络,开展辖区内所有医疗保健机构中活产新生儿的筛查和管理。中华预防医学会出生缺陷预防与控制专业委员会、国家新生儿疾病筛查实验室质量控制中心等组织专家参与新生儿疾病筛查的专业技术指导和筛查质量的监控,共同形成管理体系(图 12-1)。

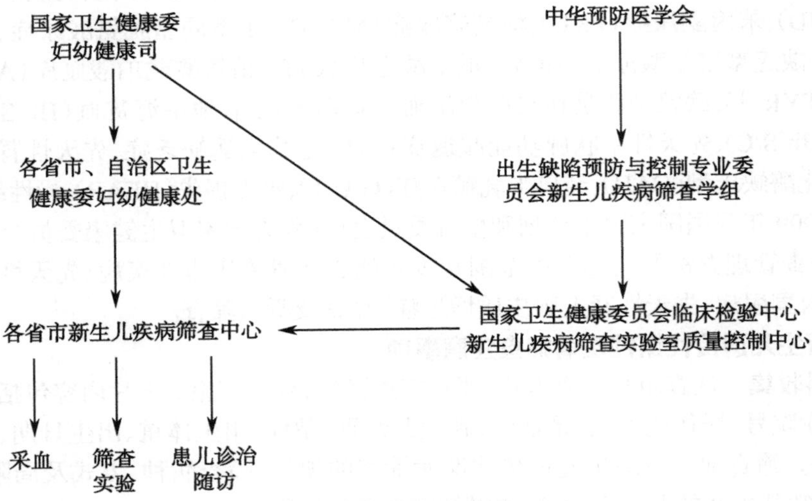

图 12-1 新生儿疾病筛查管理体系流程图

四、新生儿疾病筛查内容

(一) 先天性甲状腺功能减退症

先天性甲状腺功能减退症(congenital hypothyroidism, CH)是儿科常见的内分泌疾病之一,其主要临床表现为体格和智能发育障碍。

先天性甲状腺功能减退症是由于甲状腺发育不全、异位或甲状腺激素合成及功能障碍所造成的,临床上较常见,可通过新生儿筛查获得早期诊断、治疗,其预后良好。我国已累计筛查新生儿 55 619 114 例,诊断先天性甲状腺功能减退症 5 134 例,发病率为 1∶10 833,西部地区发病率高于东、中部地区。

1. 新生儿筛查方法　一般正常新生儿生后 2~4 天采血,我国国家卫生健康委员会规定出生后 72 小时至 7 天之内采血;为了避免遗漏筛查,可选择出院前或输血前筛查。新生儿重症监护室(NICU)住院的新生儿或早产儿应在生后 7 天采血。如孕母有甲状腺疾病或家族中有 CH 病史者采用脐血筛查;同胞(双胎或多胎)可能存在宫内交叉输血,若其中一例筛查阳性,即使同胞筛查正常,亦需要一起复查。筛查方法有如下选择:

(1) 促甲状腺激素(TSH)筛查:1998 年以前我国以放射免疫法(RIA)为主,1998 年后主要采用灵敏度较高的时间分辨荧光免疫分析法（TRFIA），其敏感性及特异性均较高，分别为97.5% 及 99%。少数地区采用酶联免疫吸附法（ELISA）和酶标法（EIA）。TSH 阳性界值点根据各地实验室及试剂盒的不同情况采用 10~20mU/L 不等，超过切值者召回复查。此种筛查可能使以下各种因素所致 TSH 延迟性升高的患儿漏诊，包括甲状腺结合球蛋白（thyroid-binding globulin，TBG）缺乏、中枢性甲状腺功能减退、低甲状腺素血症，低体重及极低体重儿。

（2）四碘甲状腺原氨酸（T_4）筛查：与 TSH 筛查方法相比，T_4 筛查敏感性及特异性较低，且测试费用较高及操作复杂，我国较少使用。T_4 筛查可以及时发现迟发性 TSH 增高的患儿及高甲状腺素血症的患儿，但可漏诊初期 T_4 正常的延迟性 TSH 升高患儿。

（3）TSH+T_4 筛查：是较为理想的筛查方法。有些国家甚至采用 T_4-TSH-TBG 筛查方法，即在 T_4 为主筛查的基础上，若 $T_4 \leqslant -0.8SD$，加筛 TSH；$T_4 \leqslant -1.6SD$，加筛 TBG。此筛查方法对各种原因 CH 筛查的敏感性和特异性分别达 98% 及 99%，但因成本效益比率高，目前很少用。

（4）筛查假阴性的控制：由于筛查过程中受筛查方法的选择、实验操作过程的质量控制，及出生时新生儿的疾病、生后的输血、早产、低体重等因素影响，使筛查存在未能检出阳性的可能性，即漏诊（假阴性）。目前的筛查方法漏诊率可达 5%~10%。美国部分地区 CH 筛查设定在生后 2~4 天及 2 周。生后 2 周时筛查，检出的 CH 患儿占总 CH 患儿的 10%，主要为轻度或延迟增高 TSH 的低体重儿或极低体重儿。其中有一些病例可能是由于甲状腺发育异常或内分泌功能障碍所致。为防止新生儿筛查假阴性，早产儿或低出生体重儿可在生后 2~4 周或体重超过 2 500g 时重新采血复查。

2. 甲状腺功能检测筛查阳性者召回检测甲状腺功能 血清 TSH、游离甲状腺素（FT_4）、T_4、游离三碘甲状腺原氨酸（FT_3）、三碘甲状腺原氨酸（T_3）浓度。FT_4 浓度不受甲状腺结合球蛋白（TBG）水平影响。若血 TSH 增高、FT_4 降低者，诊断为先天性甲状腺功能减退症；若 TSH 增高，FT_4 正常，无临床症状，诊断为高 TSH 血症。若 TSH 正常或降低，FT_4 降低，可见于继发性或中枢性甲低。早产儿或低出生体重儿由于下丘脑 - 垂体、甲状腺轴反馈建立延迟，可出现 TSH 延迟升高，可见于 3%~5% 的新生儿，尤其早产儿。

3. 辅助检查

（1）甲状腺 B 超检查：为避免接触放射线，目前已将甲状腺 B 超检查作为形态学检查的主要手段，可评估甲状腺的发育情况；但对异位甲状腺不敏感。甲状腺肿大提示甲状腺激素合成障碍或缺碘。

（2）下肢 X 线片：新生儿膝关节正位片显示股骨远端骨化中心出现延迟，提示胎儿骨发育延迟，提示存在宫内 CH。腕骨 X 线检查不用于 CH 早期骨发育判断。

（3）甲状腺放射性核素摄取和显像：扫描检查必须在治疗前进行，目前常用 ^{123}碘（^{123}I）或 ^{99m}锝（^{99m}Tc）。由于核素的不良作用，目前对筛查阳性患儿采用核素扫描仍有争议。该检查可帮助判断甲状腺的位置、大小、发育情况及摄取功能。结合 B 超可明确是否甲状腺缺如。

（4）甲状腺球蛋白（Tg）测定：可反映甲状腺存在及其活性。甲状腺发育不良患儿 Tg 水平明显低于正常。

4. 治疗与随访 一旦诊断为 CH，则应立即开始治疗，治疗首选 *L*-T_4，初始剂量 10~15μg/（kg·d），同时作病因诊断；对于 TSH>10muU/L，而 FT_4 正常的高 TSH 血症婴儿，复查仍高者也应治疗，*L*-T_4 起始剂量可酌情减量。

随访监测：家长良好的依从性很重要，CH需长期规律治疗和监测随访，医师应向父母提供咨询及检测结果解释，说明病因，并明确早期诊治、坚持随访监测和治疗对患儿生长发育的重要性，指导正确的服药方法，避免同时服用影响 L-T_4 吸收的药物和食物。定期甲状腺功能检测，治疗开始后2周和4周各复查1次，如有异常，调整 L-T_4 剂量，L-T_4 维持剂量必须个体化。前半年内1~2个月复查1次；6个月~3岁每3~4个月复查1次，3岁以上每6个月复查1次。调整剂量后应在4周内复查，使 T_4、FT_4 保持在平均值至正常上限范围之内，TSH在正常范围（0.5~2.0mIU/L）。定期生长发育监测，评估骨龄，1岁、3岁、6岁时分别进行发育评估或智力测定。由于CH常合并听力障碍和/或先天性心脏病（肺动脉狭窄、房间隔缺损、室间隔缺损等），应早期进行听力筛查及心脏B超检查。听力筛查在生后2月龄内进行，最迟不超过3月龄。

永久性甲状腺功能减退的评估：B超提示甲状腺无明显异常者，正规治疗至3岁后，考虑减量或停用 L-T_4 1个月（为防止永久性CH停药可能导致脑损伤，可建议先减半量观察1个月），如检测 FT_4 及TSH正常则为暂时性甲状腺功能减退，可随访观察；若 FT_4 低，TSH升高，则为永久性甲状腺功能减退，应立即恢复治疗。

（二）苯丙酮尿症

苯丙酮尿症（phenylketonuria，PKU）属常染色体隐性遗传性疾病，PKU是先天性遗传代谢病中发生率相对较高的一种疾病，也是引起儿童智能发育障碍较为常见的原因之一，是可以通过早期诊断、早期治疗预防智能落后的先天性遗传代谢病之一。不同种族人群发病率不同，白人发病率较高，黑人和黄种人较低。1991~2011年，中国新生儿PKU平均发病率为1∶11 376。

PKU是由于苯丙氨酸羟化酶（PAH）基因突变，导致PAH活性降低或丧失，苯丙氨酸（phenylalanine，Phe）代谢紊乱，使体内Phe羟化成酪氨酸的代谢途径发生障碍，引起高苯丙氨酸血症及其有害旁路代谢产物蓄积而致病。Phe及其有害旁路代谢产物还可影响5-羟色胺的生成，其合成减少影响了脑功能。另外，苯乙酸和苯乳酸从尿中大量排出，使患儿尿液具有特殊的鼠尿臭味。高浓度的Phe及其异常代谢产物抑制酪氨酸酶，使黑色素合成障碍，皮肤变白、头发变黄。

血液中Phe浓度高于2mg/dl（120μmol/L）称为高苯丙氨酸血症（hyperphenylalaninemia，HPA）。HPA可分为PKU和PAH的辅酶四氢生物蝶呤（BH4）缺乏症两大类，均为常染色体隐性遗传病，85%~90%HPA为PKU。

1. 新生儿筛查方法　对出生72小时，哺乳6~8次以上的新生儿采集足跟外周血于干滤纸片，采用荧光法或串联质谱法（MS/MS）测定血Phe浓度进行HPA筛查。血Phe浓度>2mg/dl（或120μmol/L），为可疑PKU患儿，需召回复查。

早产儿因肝酶不成熟可导致暂时性HPA，发热、感染、肠道外营养或输血等也可导致血Phe浓度增高；空腹或蛋白摄入不足可导致假阴性，可能使轻度HPA患儿血Phe浓度低于2mg/dl（或120μmol/L），对这些情况判断需谨慎，对于可疑病例可能需要多次复查。筛查的原血片标本Phe浓度>120μmol/L，或同时伴有Phe/Tyr>2.0为阳性，均需召回复查。

2. PKU和四氢生物蝶呤缺乏症（BH4D）　诊断所有高苯丙氨酸血症者均应进行尿蝶呤图谱分析、血二氢蝶啶还原酶（DHPR）活性测定，以鉴别PAH缺乏症和四氢生物蝶呤（BH4）缺乏症。除PAH缺陷外，10%~30%的HPA是由于BH4缺乏引起的。BH4是一种重要的神经递质，其缺乏不仅致体内 Phe 蓄积，同时脑内多巴胺、5- 羟色胺合成障碍，导致严重的神经系统损害。对 BH4 缺乏症可疑者可做 BH4 负荷实验以助确诊。

（1）PKU：高苯丙氨酸血症排除 BH4 缺乏症后，Phe 浓度 >360μmol/L 为 PKU，血 Phe 浓度≤ 360μmol/L 为轻度 HPA。

（2）四氢生物蝶呤缺乏症（BH4D）：最常见为 6- 丙酮酰四氢生物蝶呤合成酶（PTPS）缺乏症，其次为二氢蝶啶还原酶（DHPR）缺乏症，其他类型少见。

3. 治疗与随访　一旦确诊，立即治疗，以避免或减轻脑损伤。PKU 患儿在正常蛋白质摄入情况下，血 Phe 浓度持续 >360μmol/L 两次以上者应给予低苯丙氨酸饮食治疗，血 Phe 浓度≤ 360μmol/L 者需定期随访观察。四氢生物蝶呤缺乏症给予四氢生物蝶呤、神经递质前质（多巴胺、5- 羟色氨酸）治疗。

（1）血 Phe 浓度监测：低苯丙氨酸饮食治疗开始后每 3 天测定血 Phe 浓度，血 Phe 异常，每周监测一次；Phe 浓度稳定在理想范围后，Phe 监测的时间可适当调整至每 2 周～每月 1 次，使血 Phe 浓度维持在各年龄组理想控制范围。如有感染等应急情况时，血 Phe 浓度升高或血 Phe 波动，或每次添加或更换食谱后 3 天，需密切监测血 Phe 浓度。治疗至少持续到青春发育期后，提倡终身治疗。

（2）预防 Phe 缺乏症：Phe 是一种必需氨基酸，治疗过度或未定期检测血 Phe 浓度，易导致 Phe 缺乏症，表现严重皮肤损害、嗜睡、厌食、营养不良、腹泻、贫血、低蛋白血症等，甚至死亡。因此，需严格监测血 Phe 浓度，Phe 浓度过低时应及时添加天然食物。

（3）定期进行体格和发育智力评估：治疗后每 3~6 个月测量身高、体重、营养评估等，预防发育迟缓及营养不良。1 岁、2 岁、3 岁、6 岁时进行发育评估或智力测试。

（三）先天性肾上腺皮质增生症

先天性肾上腺皮质增生症（congenital adrenal cortical hyperplasia，CAH）是指由于在肾上腺皮质激素合成过程中酶的缺陷所引起的疾病，属常染色体隐性遗传病。

多数病例是由于肾上腺分泌糖皮质激素、盐皮质激素不足而雄性激素过多，导致临床上出现不同程度的肾上腺皮质功能减退，伴有女孩男性化，而男孩则表现为性早熟，此外，尚可有低血钠和高血钾等多种综合征。本症以女孩多见，男女之比约为 1∶2。此病的新生儿筛查，主要是新生儿 21- 羟化酶缺乏症的筛查。目的是预防危及生命的肾上腺皮质危象以及由此导致的脑损伤或死亡，预防女性患儿由于外生殖器男性化造成性别判断错误，预防过多雄激素造成的以后身材矮小以及心理、生理等发育障碍，使患儿在临床症状出现之前及早得到诊治。

1. 新生儿筛查方法　采集出生 3 天新生儿的足跟血于特制滤纸片，用时间分辨荧光免疫分析法（TRFIA）或酶联免疫法（ELISA）测定血片中 17- 羟孕酮（17-OHP）浓度。如采用液相色谱 - 质谱 / 质谱（LC-MS/MS）进行二级筛查，则可以有效地测定一组类固醇激素。正常婴儿出生后 17-OHP>90nmol/L，12~24 小时后降至正常。17-OHP 水平与出生体重及孕周有一定关系，正常足月儿 17-OHP 水平约为 30nmol/L，出生时低体重儿（<2 500g）为 40nmol/L，极低体重（<1 500g）为 50nmol/L，出生后的新生儿如合并某些心肺疾病时 17-OHP 也会上升，由于上述原因可导致假阳性率和召回率升高。一般筛查时 17-OHP>500nmol/L 为典型 CAH，150~200nmol/L 可见于各种类型的 CAH 或假阳性。17-OHP 筛查的阳性切值仍应根据各实验室的方法制定，并通过长期观察、总结经验来加以调整。阳性病例需密切随访，通过测定血浆皮质醇、睾酮、脱氢表雄酮（DHEA）、雄烯二酮（DHA）及 17-OHP 水平等以确诊。根据临床症状、体征和实验检测结果，CAH 诊断分为三种类型：①失盐型；②单纯男性化型；③非典型（晚发型）CAH。

2. 产前诊断　CAH 是常染色体隐性遗传病。对家族中有本病先症者的父母应进行 21- 羟化酶基因分析。在孕 9~11 周时取绒毛膜活检，进行染色体核型分析及 *CYP21B* 基因分析，孕 16~20 周取羊水检测，包括：胎儿细胞 DNA 基因分析、羊水激素（孕三醇、17-OHP 等）水平测定等。

3. CAH 的治疗　尽早给予盐皮质激素和糖皮质激素治疗。治疗期间必须进行临床评估和血脱氢表雄酮、雄烯二酮检测，以调节两类激素的剂量，达到最佳治疗效果。患儿在出生后 3 个月内，若得到早期规范的治疗，激素水平均能得到较好地控制，并在生长发育过程中，维持正常的生长速率和骨龄成熟，其最终能出现正常的青春期发育。

（四）葡萄糖 -6- 磷酸脱氢酶缺乏症

葡萄糖 -6- 磷酸脱氢酶缺乏（glucose-6-phosphate dehydrogenase deficiency，G-6-PD）症是一种遗传性溶血性疾病。G-6-PD 基因突变是 G-6-PD 活性降低的根本原因。此类患儿遍及世界各地，但不同地区、不同各民族间发生率有很大差异，高发地区为地中海沿岸国家、东南亚、印度、菲律宾、巴西和古巴等。在我国，此病主要见于长江流域及其以南各省，以四川、广东、广西、云南、福建、海南等省（自治区）为多见，其中以广东省发病率最高，北方地区较为少见。

1. 新生儿筛查方法　通过检测干血滤纸片的 G-6-PD 酶活性完成，G-6-PD 酶活性筛查方法主要包括荧光定量法或荧光斑点法，由于荧光定量法具有较高的特异性与灵敏性，因此新生儿筛查推荐使用该方法。

（1）荧光定量法：原理是干血滤纸片的 G-6-PD 作用于底物葡萄糖 6 磷酸（G-6-P）及烟酰胺腺嘌呤二核苷酸磷酸（NADP），将 G-6-P 氧化为 6 磷酸葡萄糖酸（6-GP），同时将 NADP 还原为 NADPH，在特定激发波长（355nm）和发射波长（460nm）下检测 NADPH 的荧光强度，计算 G-6-PD 酶的活性。该方法对于女性杂合子的诊断效率有限。

（2）优先检测原则：除按新生儿筛查一般注意事项原则实施外，由于 G-6-PD 酶活性容易受温度、湿度及待检时间等因素的影响，同时严重型 G-6-PD 缺乏症新生儿有可能早期发病，故筛查样本到达实验室后，应优先于其他新生儿筛查的项目检测。

（3）筛查阳性切值：各实验室应参照试剂盒说明及本实验室数据制定合理的阳性切值。荧光定量法切值多设定为 2.1~2.6IU/g 血红蛋白。针对男、女性新生儿设置不同的切值有助于女性杂合子的检出。

（4）阳性召回：对初筛阳性的新生儿召回后应直接进行诊断性检查。

2. 诊断方法　推荐采用静脉血红细胞 G-6-PD 酶活性测定法或 G-6-PD/6 磷酸葡萄糖酸脱氢酶（6-PGD）比值法进行确诊。基因诊断也是可靠的确诊方法，有条件的实验室也可同时开展。

G-6-PD 酶活性检测：常用的方法包括 G-6-PD 酶活性测定法和比值法。酶活性测定法的原理为样本中 G-6-PD 催化 G-6P 生成 6-PG，同时将 NADP 变成 NADPH，检测 340nm 吸光度的上升速率，即 NADPH 生成速率，计算出样本中 G-6-PD 酶活性。切值应根据所采用的试剂盒和实验室具体情况确定。比值法通过测定 G-6-PD/6-PGD 比值对 G-6-PD 缺乏症进行诊断，但女性杂合子 G-6-PD/6-PGD 的比值变化范围较大，新生儿期比值≤ 1.0 为异常；比值 >1.0，≤ 1.3 为可疑，女性杂合子由于 G-6-PD 酶活性轻度降低，比值通常在该范围，建议结合基因诊断结果进行综合判断；比值 >1.3 为正常。

影响 G-6-PD 活性的因素有新生儿感染、病理产程、缺氧、溶血症等，可能会掩盖 G-6-PD 缺乏症的诊断；对严重溶血或输血患儿，需 10~15 天重新采集测定；高度怀疑者，应在血液指标恢复正常后，2~3 个月内再复查 G-6-PD 活性，以免漏诊。

3. 产前筛查和脐血筛查　对产前检查的孕妇及其丈夫进行 G-6-PD 活性测定。父母任一方有 G-6-PD 缺乏者的新生儿，保留脐血进行 G-6-PD 活性测定；或新生儿出生后尽快采末梢血筛查。

目前 G-6-PD 尚无特殊治疗，进行疾病预防知识的宣教，并给予患儿 G-6-PD 缺乏携带卡，卡内列出禁用和慎用的氧化作用药物和避免食用蚕豆及其制品等，急性发作时对贫血和高胆红素血症对症处理。

（五）新生儿遗传代谢疾病的串联质谱筛查

遗传代谢病是由于遗传性代谢途径的缺陷，引起异常代谢物的蓄积或重要生理活性物质的缺乏，而导致相应临床症状的疾病。涉及氨基酸、有机酸、脂肪酸、尿素循环、碳水化合物、类固醇、维生素等多种物质的代谢异常，可导致多个系统受损。该类疾病种类繁多，目前已发现 500 余种，是人类疾病中病种最多的一类疾病。虽然每种遗传代谢病发病率低，但总体发病率可达到 1/5 000~1/4 000。

串联质谱技术（tandem mass spectrometry，MS/MS）是近年来发展起来的一种直接分析复杂混合物的新技术，它比色谱 - 质谱技术更能适应复杂样品的分析，且样品甚至不经任何预处理而直接分析。串联质谱技术用于遗传代谢病筛查的基本原理是：将两个质谱仪经一个碰撞室串联而成，既用质谱仪作为混合物样品的分离器，又用质谱仪作为组分的鉴定器。到目前为止，有超过 60 种代谢产物，约 30 多种遗传代谢性疾病可以通过 MS/MS 筛查。串联质谱技术在新生儿遗传代谢病筛查中也得到了广泛的应用，可使传统新生儿遗传代谢病筛查由“一项实验检测一种疾病”向“一项实验检测多种疾病”转变。由于 MS/MS 检测具有快速、灵敏、高通量和选择性强等特点，新生儿遗传代谢病筛查的应用扩展了筛查疾病的种类，使同时筛查多种疾病成为可能，不仅提高了筛查效率，也改善了筛查特异性和敏感性，使得新生儿遗传代谢病筛查跨入了一个新的纪元。

美国遗传学会建议优先筛查的新生儿遗传代谢病为 29 种，次要筛查的疾病为 25 种。中国上海、浙江、广东筛查的常见新生儿遗传代谢病为 26 种以上。

（六）新生儿听力筛查

新生儿听力损失是常见的出生缺陷之一。据报道全世界约 5% 的人口有听力损失残疾，其中儿童约有 3 200 万，国外报道在正常新生儿中双侧听力障碍的发生率为 1‰~3‰，国内为 1.4‰~1.8‰，经 ICU 抢救的新生儿中发生率更高。据估计 60% 以上的听力损失可通过预防措施得以避免。正常的听力是儿童语言学习的前提，听力损失的程度和发现时间与干预效果和儿童语言认知发育水平密切相关。听力损失的儿童可以从早期筛查识别和合适的干预获得极大的益处，若能在 6 月龄前诊断，可明显改善患儿的语言认知发育水平，并可能使之达正常儿童水平。因而有必要采取措施避免可预防的听力损失，并使所有具有不可避免听力损失的儿童通过早期康复、教育充分发挥其潜能。

鉴于新生儿听力筛查（neonatal hearing screening）对于提高我国出生人口素质、减少出生缺陷具有重要意义，1999 年，我国卫生部（现称为国家卫生健康委员会）、残联等 10 个部委联合发文，将新生儿听力筛查纳入妇幼保健新生儿筛查的常规检查项目。

1. 听力损失的分级定义和特征　根据 2016 年 WHO “儿童听力损失的预防和保健”指南，儿童听力损失的分级定义和功能特征如下（表 12-1）。

表 12-1　2016 年 WHO 听力损失程度的分级定义和功能特征

听力受损分度	听力受损（分贝 dB）	特征
轻度	26~40	对于轻声细语，或远距离的言语或在嘈杂背景环境下言语的捕捉和理解存在困难
中度	儿童：31~60 成年人：41~60	日常交流，甚至在近距离下有听觉困难。可能会影响语言发育、交流及自尊
重度	60~80	只能听到非常大的谈话声或环境声音，如警报声或重重的关门声。绝大多数的日常交流对话无法听到
极重度	>80	可能会把极大的声响误认为是震动。言语和语言都会受到极大的破坏

2. 新生儿听力筛查方法

（1）筛查原则：所用的筛查方法须客观快速、操作简便、便于标准化、准确性可以接受、有良好的敏感性和特异性、价廉。

（2）筛查方法：目前国内常用的筛查方法为耳声发射法（OAE）和 / 或自动（快速）脑干诱发电位法（AABR）。国际耳鼻咽喉头颈外科学会儿科学组专家共识推荐对先天性听力损失高风险婴儿同时采用 OAEs 和 AABR 筛查，以早期发现听力神经源谱系疾病（ANSD），而对无听力损失高危因素的新生儿可采用 2 步法筛查，即仅采用 OAEs 进行初筛，OAEs 无反应或减弱者采用 AABR 复筛（流程图见图 12-2）。美国预防工作组推荐 2 步法筛查。

（3）筛查对象

1）初次筛查对象：我国卫生和计划生育委员会（现称为国家卫生健康委员会）2011 年《新生儿听力筛查技术规范》规定有条件对所有新生儿进行普遍筛查，无条件地区至少对以下听力损失高危新生儿进行筛查：①新生儿重症监护住院超过 24 小时者；②儿童期永久性听力损失家族史；③有巨细胞病毒、风疹病毒、疱疹病毒、梅毒或弓形虫导致的宫内感染；④颅面畸形，包括耳郭、耳道畸形等；⑤出生体重 <1 500 克；⑥高胆红素血症需要换血治疗；⑦母孕期曾使用耳毒性药物；⑧细菌性脑膜炎；⑨ Apgar 评分 1 分钟 0~4 分或 5 分钟 0~6 分；⑩机械辅助通气达 5 天以上；⑪临床上存在可能有听力损失的综合征或遗传病。各级妇幼保健机构应在儿童首次健康体检建卡时核查，未做筛查者应补做听力筛查。

2）复查、监测对象：初次筛查未通过者应在出生后 30 天或 42 天左右进行复查，复查后仍未通过者，需转诊至听力检测机构进行耳鼻咽喉检查、诊断性听性脑干诱发电位、声导抗等听力学评估，并进行医学和影像学检查，一般在 3 月龄内完成听力学诊断和相关医学评估，6 月龄内开始接受正确的干预。具有听力损失高危因素的新生儿，即便通过听力筛查仍应在 3 年内每 6 个月至少随访检查 1 次，随访中疑有听力障碍者，应当及时转专科机构确诊。

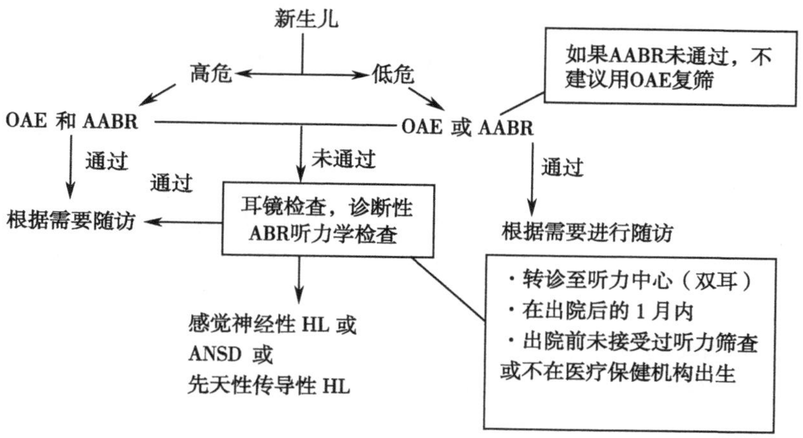

图 12-2　听力筛查流程图

注：OAE- 耳声发射；ABR- 听性脑干反应；ANSD- 听神经病谱系障碍

3. 儿童听力损失的预防

(1) Ⅰ级预防：避免使用或慎用耳毒性药物；开展听力损失遗传咨询，实行优生优育；加强免疫接种，预防相关的疾病。

(2) Ⅱ级预防：积极治疗能致听力损失的感染性疾患，如细菌性脑炎、巨细胞病毒感染，尤其是慢性中耳炎；妥善处理高危孕妇、高危分娩和高危新生儿情况；开展婴幼儿听力筛查，早期发现听力障碍，早期干预。高危婴幼儿，应在 3 岁前接受听力检测追踪，建议每 3~6 个月随访 1 次，之后每年随访 1 次，直至 6 岁。

(3) Ⅲ级预防：儿童听力损失Ⅲ级预防的目的是不失时机地对患儿进行听力改善和语言训练，促进语言、言语及相关认知能力提高，使其潜能得以充分发挥，这是一项具有抢救性和长远意义的工作。

(七) 新生儿眼病筛查

新生儿眼病筛查可以早期发现干扰视觉功能正常发育的因素，发现常见新生儿致盲眼病，如 ROP、视网膜出血、先天性白内障、新生儿眼炎、视网膜肿瘤、先天发育异常等，予以早期干预，从源头控制可以避免的视力损伤导致的残疾。2004 年，国家卫生部（现称为国家卫生健康委员会）颁布了《早产儿治疗用氧和视网膜病变防治指南》，2013 年，颁布了《儿童眼及视力保健等儿童保健相关技术规范》，对眼病筛查进行了初步规定。

1. 早产儿视网膜病

早产儿视网膜病（retinopathy of prematurity，ROP）是一类发生于早产儿、低出生体重儿的视网膜血管异常增生性眼病，是导致儿童失明的重要原因之一，占儿童视盲的 6%~18%。ROP 的发生与多种因素有关，除与早产、视网膜血管发育不成熟有关外，用氧是抢救早产儿的重要措施，又是致病的常见危险因素。早期筛查与正确治疗可以防止大部分高危早产儿免于失明。

(1) 筛查对象：2014 年《中国早产儿视网膜病变筛查指南》规定，出生体重 <2 000g，或出生孕周 <32 周的新生儿，眼底病变筛查并随诊直至周边视网膜血管化；患有严重疾病或有明确较长时间吸氧史等高危因素的新生儿，适当扩大筛查范围。

(2) 筛查年龄：首次筛查在出生后 4~6 周或矫正胎龄 31~32 周开始。

(3) 筛查方法：检查时适当散大瞳孔，推荐使用间接检眼镜进行检查，也可用广角眼底照相机筛查。检查可以联合巩膜压迫法进行，至少检查 2 次。

(4) 分区与分期：

按部位划分为 3 个区：

Ⅰ区：以视乳头为中心，半径为 2 倍视乳头至黄斑的距离；

Ⅱ区：Ⅰ区以外的环形区域，以视乳头为中心，以视乳头至鼻侧锯齿缘画圆；

Ⅲ区：为Ⅱ区以外其他部位，直至颞侧锯齿缘。

病变按严重程度分为 5 期：

1 期：约发生在矫正胎龄 34 周，在眼底视网膜颞侧周边有血管区与无血管区之间出现分界线；

2 期：平均发生于矫正胎龄 35 周（32~40 周），眼底分界线隆起呈嵴样改变；

3 期：平均发生于矫正胎龄 36 周（32~43 周），眼底分界线的嵴样病变上出现视网膜血管扩张增殖，伴随纤维组织增殖；

4 期：由于纤维血管增殖发生牵拉性视网膜脱离，根据黄斑有无脱离又分为 A 和 B，4A 期无黄斑脱离，4B 期黄斑脱离；

5 期：视网膜发生全脱离（大约在出生后 10 周），可继发青光眼、角膜变性、眼球萎缩等。

(5) 筛查间隔：①Ⅰ区无 ROP，1 期或 2 期 ROP 每周检查 1 次；②Ⅰ区退行 ROP，1~2 周检查 1 次；③Ⅱ区 2 期或 3 期病变，每周检查 1 次；④Ⅱ区 1 期病变，1~2 周检查 1 次；⑤Ⅱ区 1 期或无 ROP，或Ⅲ区 1 期、2 期，2~3 周随诊。满足以下条件之一可终止检查：①视网膜血管化；②矫正胎龄 45 周，不曾有阈值前病变或阈值病变，视网膜血管已发育到Ⅲ区；③视网膜病变退化。

(6) 干预时间：确诊阈值病变或 1 型阈值前病变后，应尽可能在 72 小时内接受治疗，无治疗条件要迅速转诊。

(7) 预防：研究显示早产儿视网膜病与早产低出生体重、不规范用氧及母体和患儿疾病有关。因此，降低早产儿的出生率、规范早产儿给氧指征是降低早产儿视网膜病发病率的关键。

2. 其他眼病筛查　新生儿期主要进行眼睛发育状态的检查，早期发现出生缺陷、先天性、遗传性致盲眼病以及感染性、产伤性眼病等。

(1) 筛查时间：有条件机构在正常新生儿出生 1 周以内完成初次筛查，漏筛者在 42 天或满月回访时完成初筛，早产儿按视网膜病防治指南要求进行筛查。

(2) 筛查内容：外眼检查、对光刺激反应、瞳孔对光反射、瞳孔红光反射、屈光间质、眼底检查。

(3) 筛查方法：①外眼检查：主要检查眼睑及眼球的发育情况、睁眼时睑裂大小及对称情况；②手电筒检查：检查光刺激反应，瞳孔对光反射；③视网膜检影镜检查：检查瞳孔红光反射，以红光反射的色泽和均匀程度来判断视网膜反光正常与否和屈光间质状况，如果屈光间质混浊则用手持裂隙灯进一步检查，以判断屈光间质混浊的部位；④眼底检查：有条件者散瞳后用直接或双目间接检眼镜检查眼底。

婴幼儿和学龄前儿童结合 0~7 岁儿童系统管理的体格检查时间在眼保健门诊作常规筛查，1 岁内每年 4 次、1~3 岁每 6 个月 1 次、3 岁后每年 1 次。婴幼儿可使用选择性注视检测卡、点状视力检测仪、儿童图形视力表、视觉发育行力、屈光筛查等方法进行视力筛查。3 岁以上儿童可选用儿童视力表、国际标准视力表（或标准对数视力表）、近视力检查、屈光筛查、双眼视觉功能检查等方法进行视力筛查。

以上筛查异常者需转专科诊治。

（邵　洁）

第二节　遗　传　病

一、概述

遗传病（genetic disease）是指因为遗传物质发生改变而引起的或者是由致病基因所导致的疾病，完全或部分由遗传因素决定，常为先天性，也可后天发病。目前，已知人类遗传病有2万多种，随着遗传学研究的进展、诊断技术的提高，对遗传病的性质、种类等认识日益更新，其临床的重要性更趋明显。遗传病与先天性疾病和家族性疾病既有重叠，又有区别。先天性疾病是指个体出生后即表现出来的畸形或疾病。大多数先天性疾病是遗传病，如多指、并指、唇裂、脊柱裂等。某些先天性疾病不是遗传病，是外界致畸因素作用于发育中的胚胎或产程中引起的，如孕妇孕早期感染风疹病毒，可使胎儿患有先天性心脏病或先天性白内障。遗传病也并非出生时就一定表现出来，如遗传代谢病常在生后数日才逐渐起病。家族性疾病是指表现出家族聚集现象的疾病，大多数家族性疾病是遗传病，是由遗传因素引起的，如并指、多指、家族性多发性结肠息肉等，但某些家族性疾病不是遗传病，由不良环境因素等非遗传因素引起，如肝炎等。遗传病不一定都表现为家族性，如隐性遗传病和染色体病可能并无家族史，往往是散发的，如苯丙酮尿症等。

二、遗传病分类

根据遗传物质的结构和功能改变的不同，可将遗传病分为单基因遗传病、多基因遗传病、染色体病、线粒体遗传病、体细胞遗传病等（图 12-3）。

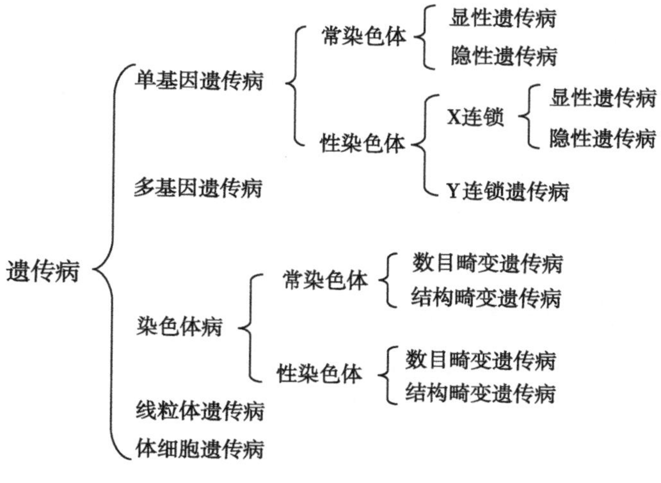

图 12-3　遗传病分类

1. 染色体病（chromosomal disease） 是由于各种原因引起的染色体的数目和/或结构异常的疾病。染色体数目或结构的改变往往涉及许多基因，常表现为复杂的综合征，如21-三体综合征。

2. 单基因遗传病（single-gene genetic disorders） 是指一种遗传病的发病仅仅涉及一对基因，这个基因称为主基因，在一对基因中只要有一个致病基因存在就能表现性状称为显性基因，一对基因需两个基因同时存在病变时才能表现性状称为隐性基因。单基因遗传病可进一步分为以下五类遗传方式。

（1）常染色体显性遗传（autosomal dominant inheritance，AD）：一种性状或遗传病基因位于常染色体上，其性质是显性的，这种遗传方式就是常染色体显性遗传，所引起的疾病称为常染色体显性遗传病。根据显性表现方式的不同，分为完全显性、不完全显性、共显性、延迟显性、不规则显性等。如G-6-PD缺乏症、软骨发育不全、地中海贫血、结节硬化症。

（2）常染色体隐性遗传（autosomal recessive inheritance，AR）：一种性状或遗传病基因位于常染色体上，其性质是隐性的，即在杂合状态下不能表现出相应症状，这种遗传方式就是常染色体隐性遗传，所引起的疾病称为常染色体隐性遗传病。如苯丙酮尿症、半乳糖血症、白化病、肝豆状核变性。

（3）X连锁隐性遗传（X linked recessive inheritance，XD）：致病基因位于X染色体上，杂合时并不发病，称为X连锁隐性遗传。如进行性肌营养不良、色盲。

（4）X连锁显性遗传（X linked dominant inheritance，XR）：致病基因位于X染色体上，且为显性，杂合时即发病。如抗维生素D佝偻病。

（5）Y连锁遗传（Y linked inheritance）：指控制某种性状或疾病的基因位于Y染色体上而随Y染色体传递的方式。如毛耳缘性状。

3. 多基因遗传病（multi-gene genetic diseases） 指遗传基础不是一对基因，而是涉及许多对基因。这些基因称为微效基因。如高血压、糖尿病、精神分裂症等。

4. 线粒体遗传病（mitochondrial genetic disease） 是由于线粒DNA、RNA、和tRNA编码错误，引起线粒体基因突变所致疾病，随同线粒体传递，呈细胞质遗传。如Leigh综合征（亚急性坏死性脑脊髓病）、线粒体脑病-乳酸酸中毒-卒中样发作综合征。

5. 体细胞遗传病（somatic genetic disease） 是指人的体细胞中不同基因突变的累加效应所致的疾病。如黑色素瘤。

6. 非经典孟德尔遗传病　非经典孟德尔遗传病多属于单基因遗传病，如*FMR-1*基因5′非翻译区（CGG）n三核苷酸重复序列增加，使相邻的CpG岛也被甲基化，*FMR-1*基因关闭，导致脆性X综合征。遗传印记相关的Prader-Willi综合征和Angelman综合征，由于父源和母源15q11-13甲基化程度差异，15q11-13微缺失导致的临床表现与该染色体是父源或母源相关，其中父源缺失导致Prader-Willi综合征，而母源缺失引起Angelman综合征。

三、遗传病的早期识别和诊断

遗传病的诊断是对某病是否为遗传病做出的诊断，是开展遗传咨询和预防工作的前提。真正确诊一种疾病是否为遗传病往往比较复杂，除采用一般疾病的诊断方法外，还必须辅以遗传学特殊的诊断手段，如皮纹分析、生化检查、系谱分析、染色体检查、基因诊断等。

（一）早期识别

1. 染色体疾病或某些单基因遗传病（综合征）　儿童临床表现常有特殊面容、体格生长障碍、智力发育落后、伴先天多器官或系统的畸形（如先天性心脏病）、性发育异常，可能有遗传病家族史。

2. 遗传代谢性疾病　与儿童就诊年龄、急性或慢性发病、反复发作、发作诱因、家族史有关等。

（1）新生儿期：急性代谢紊乱表现，如喂养困难、黄疸持续不退、腹泻、持续呕吐、肝大、惊厥、尿中有持续臭味等，实验室检查示低血糖、酸中毒、高氨血症、电解质异常等。

（2）儿童期：症状反复发作、体征进行性加重，如反复呕吐、进行性嗜睡或昏迷、进行性肝大、进行性肌病表现、进行性发育落后或倒退等。发作多有诱因，如应激状态（感染、发热、接种疫苗、手术、创伤、脱水）、特殊食物摄入（高蛋白食物、水果、蔗糖、奶制品、乳糖）等。

（二）早期诊断

1. 病史　除了解先证者的一般病史外，还应着重采集与遗传病家族聚集现象有关的以下项目：

（1）家族史：进行家系调查和家谱分析，详细了解其他成员的健康状况。整个家系患同种疾病的病史，能充分反映患者父系和母系各家族成员发病情况。

（2）婚姻史：结婚的年龄、次数、配偶的健康状况及是否为近亲婚配。

（3）母亲生育史：生育年龄、子女数及其健康状况，有无流产、死产、早产史、畸胎等。

（4）母亲孕期病史及用药史：胎儿器官畸形可与宫内感染有关，如弓形虫、风疹及巨细胞病毒感染，但孕期感染病史、药物与胎儿畸形因果关系尚不确定。虽然回顾性流行病学调查结果显示某些药物与胎儿畸形有关，但缺乏药物致畸证据，推测母亲孕期服药可能仍与疾病有关。糖尿病母亲的婴儿通常是巨大儿，并且出现先天性畸形的可能性是一般人群的2~4倍，因此很难区分糖尿病胚胎病和遗传综合征。

2. 症状与体征　各种遗传病，不论是染色体病或基因病，都有一系列临床表现提供诊断线索。多数遗传病，特别是在儿科就诊的遗传病患儿多有发育障碍，包括体格生长和运动发育迟缓或落后、智能落后或障碍以及精神发育障碍。常有特殊面容、四肢或脏器畸形、皮肤或毛发改变等。在新生儿期出现黄疸不退、长期腹泻、持续呕吐、肝脾增大、呼吸困难、低血糖、酸中毒、高氨血症、电解质紊乱、惊厥发作、昏迷、身体或尿液出现特殊气味等常是代谢异常的表现。

（1）全身情况：常表现为发育迟缓，需定期动态监测身长（身高）、体重，监测生长过程中重要的“里程碑”是否出现和出现的时间以及智力发育障碍的情况。

（2）头面部：①头颅和面部：小头、大头、舟状头、方颅、枕骨扁平、窄前额、中面部发育不良等；②发际：过高和过低；③眼：眼距宽、眼球内陷或凸出、内眦赘皮、小眼球、眼角上斜或下斜、眼睑下垂、虹膜缺如、角膜环、蓝巩膜、角膜混浊、白内障、各种屈光不正、斜视、眼球震颤；④耳：低位耳、小耳或大耳、耳郭畸形、附耳、耳道闭塞和耳聋；⑤鼻：鼻梁低平、鼻根宽大、鼻孔前倾、后鼻孔闭塞；⑥口：唇腭裂、高腭弓、鳄鱼嘴、小口、齿龈畸形、牙列不齐等。

（3）颈部：颈短、颈蹼。

（4）躯干：鸡胸、漏斗胸、盾状胸、脊柱裂、脊柱侧弯和前后凸、乳间距宽、乳房发育异常、内脏畸形、疝、躯体异味等。

(5) 四肢和关节：短肢、肘内外翻、多指(趾)、并指(趾)、短指、蜘蛛指(趾)、摇椅样足底、指趾弯曲、关节运动受限、脱臼、过度伸展等。

(6) 皮肤：色素过多、过少和色素斑、角质化过度、鱼鳞癣、皮肤菲薄、光敏感、弹性异常、多毛、早秃、念珠发、易碎发、浅色发、无汗和皮肤纹理改变。

(7) 生殖器官：两性畸形外观或发育不全、男性隐睾和小阴茎、尿道下裂、无肛畸形。

(8) 其他各系统检查：如神经、呼吸、心血管和消化系统。

3. 皮纹分析 皮纹由皮肤表面凸起的嵴纹和两条嵴纹之间的凹陷形成的沟纹组成，这些凹凸的纹理在人体皮肤上某些特定部位构成各种特定的纹理图形，具有重要的遗传基础。在胚胎 6~7 周时，皮肤纹理开始发育，至 6 个月左右完全形成，经历一生基本不变。在形成过程中，遗传因素、先天性甚至一些后天性疾病都可以改变其形态与结构。因此，皮纹的检查是遗传性疾病诊断的重要方法之一。

皮肤纹理分布于全身，通常观察部位为手指和足趾远节掌面、手掌以及跖部前端，分两类：①自真皮乳头层向表皮层凸出的嵴，有规律地并行排列的隆起线，包括指纹、掌纹、趾纹和跖纹；②掌部、跖部或指、趾关节因活动伸屈所形成的褶线，称为掌线、跖线和关节屈曲线。如唐氏综合征患者和 18- 三体综合征患者的第五指可只有一条指褶纹。猫叫综合征、唐氏综合征、13- 三体综合征常有通贯手。皮纹对疾病的诊断并不具特异性，即无论何种皮纹异常都非某一疾病所特有。应当注意单纯发现某些皮肤纹理异常不能肯定有疾病，更不能肯定为何种疾病，仍需在全面检查的基础上，方能做出判断。

4. 系谱分析 是指通过调查先证者家庭成员的发病情况，绘出系谱，以确定疾病遗传方式的一种方法。系谱分析有助于判断某种疾病是否为遗传病，确定其遗传类型及遗传方式。系谱分析时应注意：①一个完整的系谱应有三代以上家庭成员的患病情况、婚姻状况及生育情况。还要注意了解家系是否往往由患者或代述人因顾虑而提供的虚假资料，影响分析结果的准确性。②遇到"隔代遗传"时，要注意区分是显性遗传病外显不全，还是隐性遗传所致。③当系谱中除先证者外，找不到其他患者，呈散发现象时，须认真分析是常染色体隐性遗传所致，还是新基因突变所致。

5. 生化检查 主要适用于遗传代谢病的诊断，遗传代谢病是由于基因突变所致代谢途径中酶活性的改变，引起中间产物、底物及终产物发生改变，通过检测酶的活性及代谢产物从而做出疾病的诊断。主要测定血、尿常规、尿酮、还原性物质、尿肌红蛋白，肝肾功能、心肌酶谱、血糖、血氨、电解质、钙、磷、酮体、乳酸 / 丙氨酸、尿酸、血气分析等，来帮助缩小诊断范围。一般的生化检测可发现一些代谢异常，特殊的检查如血、尿氨基酸分析、有机酸分析、气相色谱 - 质谱(GC-MS)和串联质谱(MS/MS)在诊断氨基酸、有机酸、脂肪酸氧化缺陷和一些溶酶体贮积症中有非常重要的诊断价值。

6. 细胞遗传学检查 主要适用于染色体异常综合征的诊断。通过染色体核型分析观察染色体数目、结构等是否出现异常。临床最常用的方法是取患儿外周血进行淋巴细胞培养制备染色体，必要时用骨髓细胞或皮肤成纤维细胞进行培养分析。

有以下情况之一种或数种者，应做染色体核型分析：①智力发育障碍：生长发育迟缓，伴或不伴其他先天畸形。②患儿有出生缺陷，累及两个或以上组织器官不能特异地做出诊断，或异常之间互不关联，不为因果关系。③与患儿有关的家族史：父母自然流产史；不孕；有学习困难或畸形的亲属；父母为染色体平衡畸变的携带者。④性腺发育不良或两性畸形。

⑤原发性闭经的女性与不育的男性。⑥青春期后表现特殊体态，如身材高大或矮小，男性乳房萌出，性情粗暴的男性。⑦其他一些染色体病多见的异常：皮肤纹理异常，如通贯手、颈蹼、乳间距宽、草鞋脚、小指两节。对于染色体核型分析未检出异常者，临床仍高度怀疑染色体异常的患儿可以进一步选择其他的检测方法。

7. 基因诊断　指利用 DNA 重组技术在分子水平上对人类遗传病的基因缺陷进行检测以诊断遗传病的一种方法，又称 DNA 分析法。随着分子生物学技术的飞速发展。基因测序和芯片技术等新技术不断出现，从基因水平上诊断遗传病的病种越来越多，操作日趋简单、方便、快速、准确。所以基因诊断是诊断遗传病最有前途的方法。

常用的基因诊断技术包括分子杂交技术、聚合酶链反应、DNA 测序技术、基因芯片技术。①分子杂交技术：包括 Southern 杂交、Northern 杂交、Dot 杂交和 Western 杂交，分别用于检测特定的 DNA、RNA 和蛋白质，用于基因克隆的筛选和酶切网谱的制作、基因组中特定序列的定量和定性检测、基因突变分析等方面。②聚合酶链反应（PCR 技术）：又称体外基因扩增技术。临床主要用于感染性疾病、肿瘤及遗传病的诊治。③ DNA 测序技术：在各种筛选方法的敏感性和特异性受限时，DNA 测序是突变分析的最重要方法，临床上使用的外显子组测序（whole exome sequencing，WES）是利用探针杂交富集外显子区域的 DNA 序列，通过高通量测序，发现与蛋白质功能变异相关遗传突变的技术手段。相比于全基因组测序，外显子组测序更加经济、高效。直接对蛋白编码序列进行测序，找出影响蛋白结构的变异，可发现常见变异及频率低于 1% 的罕见变异。④基因芯片技术：目前常用的染色体微阵列分析（chromosomal microarray analysis，CMA）基因芯片技术能在全基因组范围内同时检测染色体数目异常和结构异常，如染色体微缺失和微重复，并准确测定其大小和精确定位，分辨率达 30kb，而传统的染色体核型分析为 5~10Mb，因此该技术使许多传统染色体核型分析难以识别的染色体综合征得以被发现。

8. 产前诊断　指对囊胚植入前和宫内胎儿进行是否有遗传病或先天性缺陷进行的诊断。随着产前诊断技术的不断更新和完善，越来越多的遗传病及先天性缺陷在胚胎发育的不同时期得到了早期诊断。

四、遗传病的Ⅲ级预防

（一）Ⅰ级预防

指通过健康教育、孕前保健和遗传咨询等孕前阶段的综合干预措施，减少出生缺陷的发生。

1. 全民健康教育通过多种形式宣传普及预防出生缺陷科学知识，提高全民预防意识。
2. 孕前和围产期保健包括风险评估、孕前咨询和健康教育以及知情选择和干预行动。
3. 高危人群指导重点进行孕前指导及遗传咨询。

（二）Ⅱ级预防

指通过孕期筛查和产前诊断识别胎儿的严重先天缺陷，早期干预，以减少出生缺陷儿的出生。在一些胎儿先天缺陷高发的人群，尤其是妊娠妇女，称为高危人群或高危孕妇。对于有下列因素的孕妇，应加强产前遗传咨询和必要的产前诊断，以防止先天缺陷胎儿的出生。

1. 高龄孕妇（年龄≥ 35 岁）胎儿染色体异常的机会比正常人多许多倍。
2. 不良生育史的孕妇，如：生育过先天性畸形、无脑儿、先天愚型以及其他染色体异常患儿等。

3. 有反复流产、难孕、不能解释的围产期死亡(主要是多发性先天性畸形)史的孕妇。

4. 夫妇一方是染色体平衡易位携带者。

5. 有家族性遗传疾病史或夫妇一方患有遗传病。

6. 孕期有可疑病毒感染的孕妇。

7. 孕期使用有致畸药物,如抗肿瘤药物、孕激素等的孕妇。

8. 孕早期有接触过有害物质史,如大剂量放射线、有害物质等。

9. 患有慢性疾病的孕妇,如胰岛素依赖性糖尿病、癫痫、甲亢、自身免疫性疾病、慢性心脏病、肾脏病等。

10. 产前母血筛查高危者,如唐氏综合征或 NTD 筛查有高危者。

11. 产前 B 超检查怀疑胎儿可能有染色体异常的孕妇。

12. 医师认为有必要进行产前诊断的其他情形。

产前诊断是实行优生优育、提高出生人口素质的重要途径,其理想的效果是限制群体中所带有的有害基因繁衍。对一些患有严重遗传病的胎儿,经产前明确诊断后可终止妊娠,不使其成为社会和家庭的负担。主要从四个方面来检测胎儿是否患有先天性、遗传性疾病:①观察表型:应用超声、X 线、核磁共振(MRI)、胎儿镜等检查,观察是否有胎儿畸形。②染色体核型分析:利用羊水、绒毛细胞或胎儿血细胞培养,进行染色体核型分析,主要检出染色体疾病和脆性 X 综合征等。③分子基因产物:利用羊水、羊水细胞、绒毛细胞或胎儿血液等进行蛋白质、酶和代谢产物的分析,主要检测某些先天性代谢性疾病、血红蛋白分子病和精神管缺陷等。④基因检测分析:应用 DNA 分子杂交、限制性内切酶和 PCR 等 DNA 重组技术对病理基因进行检测分析。

(三)Ⅲ级预防

指对新生儿疾病的早期筛查、早期诊治,避免或减轻致残,以提高患儿生活质量。在新生儿群体中,用快速、简便、敏感的检验方法,对一些危害儿童生命、导致儿童体格及智能发育障碍的先天性、遗传性疾病进行筛查,做出早期诊断,在患儿临床症状出现之前,给予及时治疗,避免患儿机体各器官受到不可逆转损害的一项系统保健服务。目前新生儿疾病筛查已在全国推广,各地主要筛查先天性甲状腺功能减退症和苯丙酮尿症两种导致智能发育障碍的疾病,有的地区开展了葡萄糖 -6- 磷酸脱氢酶缺乏症、先天性肾上腺皮质增生症筛查,部分城市已经开展了串联质谱技术进行遗传代谢病筛查,大大扩大了筛查的疾病谱。新生儿疾病筛查可使患儿出生 2~4 周内得到确诊。通过后续积极治疗,多数患者预后良好,极大降低了遗传代谢性疾病的危害。

(邵 洁)

第十三章　儿童保健工作内容

学习目标

1. 掌握　生长发育病史的特点；各年龄期的特点。
2. 熟悉　儿童保健查体的重点；各年龄期的保健。
3. 了解　儿童保健工作内容；各年龄期的生理和神经心理特征。

第一节　生长发育病史

一、生长发育病史特点

儿童生长发育病史书写格式、体检的方法基本同儿内科要求，但又有其特点。儿童保健医师的工作内容，是做好正常儿童的保健，正确判断儿童的生长发育状况并给予正确的指导。与此同时，发现和鉴别有体格生长、语言、运动以及行为等发育偏离或异常的儿童，故生长发育性疾病的表现和描述方法与儿内科疾病略有不同。儿童保健医师需要根据儿童生长发育规律以及各种疾病尤其是营养相关性疾病、常见多发病、遗传代谢性疾病等的相关知识，重点询问与收集相关资料，通过详细的体格检查，筛查出体格生长、发育行为和某些遗传代谢性疾病的高危儿童。

1. 主诉　初诊时，家长可有主诉或无主诉。如家长未发现儿童有何异常，以儿童保健和咨询为主，可以以“体检”为主诉；或家长仅仅是需要了解儿童生长发育、喂养方面的知识，可以“喂养咨询”或“发育咨询”等为主诉。家长无主诉的儿童不一定都正常，或家长的主诉可与医师的诊断不一致。某些与发育异常相关的问题，其发病时间往往与年龄相当，在主诉的描述中可以纳入年龄，如一个2岁的儿童尚不能独走，可以“2岁尚不会走”或“不会走”为主诉；如果描述为“不会走2年”，会给人“过去会走，近2年不会走”的错觉。又如，如果3岁不能说话，可描述为“3岁不会说话”或“不会说话”。主诉描述宜简明，反映儿童本次就诊的主要问题。儿童复诊时则应充分利用过去生长、发育资料描述主诉，如“近3个月体重增长0.5kg”，或“已可说短句”等，表示疾病的发展状况。

2. 现病史　围绕主诉展开。如以“体检”为主诉则可从个人史、喂养史及生长发育史等资料筛查儿童的问题；以“喂养咨询”为主诉时则主要描述目前儿童的喂养史及生长发育情况;以睡眠不安为主诉则需要描述儿童的睡眠时间、规律以及睡眠的伴随条件等。现病史中记录家长描述的儿童异常表现,包括开始与持续时间、诱因、病情变化以及诊治经过等。现病史中应记录重要的阴性病史,如一个以语言发育延迟为主诉的儿童,则应该记录儿童的语言发育进程,如有或无模仿、假扮性游戏等行为,是否能理解语言、指令。现病史的描述有助于获得可能疾病的诊断依据以及用于鉴别诊断的重要阴性病史。其他与之无关的病史则不需要详细描述。

3. 个人史　是儿童生长发育疾病诊断的重要组成部分。儿童个人史可帮助医师获得与诊断有关的宫内与出生后环境、营养、养育等资料。

(1)出生史:了解宫内及出生时的状况。对有神经系统症状、智力发育障碍、行为异常和可疑先天性异常的儿童,重点描述母亲异常妊娠情况、母亲年龄、感染史、服药史、X线照射史、化学毒物接触史、孕期疾病(高血压、糖尿病、心血管疾病、子痫等)、昏迷史等;儿童出生时情况,如孕周、娩出方式、窒息史(Apgar评分)、胎盘发育、出生体重(身长)等;是否有体表异常或缺陷;新生儿期有无惊厥、黄疸、颅内出血等。儿童出生体重(身长)有助于某些疾病的判断,如宫内发育不良。

(2)喂养史:与体格生长状况有关,如生长缓慢或过快的婴幼儿应该详细询问喂养史,了解喂养方式、喂奶量、吸吮情况、泥糊状食物添加情况及婴幼儿期咀嚼、吞咽等进食技能。进食功能发育水平可帮助鉴别儿童神经系统疾病。年长儿应注意了解饮食规律、进餐时间及就餐环境,有无挑食偏食及吃零食的习惯。

(3)生长发育史:从儿童体格、神经心理发育进程可初步判断儿童体格生长、发育水平,有助于疾病的诊断。为评价儿童生长速度,儿童体格发育的描述应包括儿童过去体格发育指标的测量值,获得生长速率;记录乳牙萌出时间,必要时记录大运动发育进程。青少年要记录第二性征发育情况等。<6岁的儿童神经心理发育应重点描述应人能、应物能、语言能以及动作能等四个能区的发育水平;入学儿童(包括入托儿童)应该描述儿童在托幼机构以及学校的表现、同伴交往能力、学习成绩,其注意力、理解力及记忆能力,老师的评价,自我评估,目标、设想动机、人际关系及对环境的适应能力等。

(4)预防接种史:有助于疾病预防和某些疾病的诊断与鉴别。如脑瘫儿童需要了解脊髓灰质炎糖丸服用情况,惊厥儿童需了解百日咳疫苗接种后反应。

4. 既往史　记录有无与现病相同或类似的疾病,可提供某些遗传代谢性疾病的诊断线索。如儿童反复发生类似的症状应寻找病因,或反复发生的感染诱发的消化道症状、难以用常见疾病解释的代谢异常、发育异常,提示应除外遗传代谢性疾病。

药物及食物过敏史有助于临床用药参考或某些过敏性疾病导致的生长或营养问题。记录新生儿疾病筛查及听力筛查结果也有助于某些先天性遗传性疾病的鉴别诊断。

5. 家族史　可提供与诊断有关的家族性、遗传性疾病病史,如同胞健康情况、家族成员中发病情况。父母身材与发育时间有助于矮小儿童的病因分析。

与诊断有关的抚养教育史及家庭环境资料应详细描述。如高度怀疑铅中毒等环境因素导致的疾病应该询问家居环境、幼儿园、学校周围有无环境污染及高污染工厂,父母及密切接触者的职业等信息的收集均有助于诊断和干预。

二、儿童保健体格检查部分

体格检查方法与儿内科相同，重点有助于诊断疾病和鉴别诊断。记录与诊断有关的阳性体征，必要时也需要记录可以用于鉴别诊断相关的重要阴性症状。特别注意儿童特殊面容、面部表情、头颅、五官、四肢[包括指(趾)发育、掌纹指纹等]以及外生殖器发育有助于遗传代谢性疾病的诊断与鉴别。对于运动发育落后的儿童应该注意有无步态异常，以帮助发育性髋关节发育不良的鉴别。

(一) 评价部分

是儿科、儿童保健学特有内容，评价结果直接与诊断、处理有关。

1. 体格生长评价　包括生长水平、生长速度、身材匀称度等三方面(详见第四章第一节体格生长评价)。

2. 神经心理、行为发育评价　<6 岁的儿童以四个能区的发育水平为依据进行评价；学龄后的儿童、青少年参考学业成绩和人际交往能力选择相应的量表进行评价。怀疑自闭症的儿童应观察评估患儿的社会交往能力、想象性游戏能力(详见第四章第二节神经心理发育与行为评价)。

3. 膳食评价　营养性疾病儿童需评价食物摄入情况，这是诊断和处理营养性疾病的依据。如疑诊食物过敏的儿童，需详细询问进食与相关症状的关系。

(二) 辅助检查

对于生长发育偏离或异常的儿童，除了解养育环境、行为习惯外，应积极寻找病因，了解有无合并症，排除器质性疾病所致的发育异常和偏离。如为生长缓慢的儿童，必要时应该进行血常规、生化、甲状腺功能等检测。发育异常或自闭症儿童必要时可以进行脑电图、头颅核磁共振等脑功能、影像学检查以排查可能的器质性疾病。疑诊遗传代谢性疾病的儿童，应做相应的筛查和基因检测。

(三) 诊断部分

疾病因素所致的生长发育异常用“诊断”表示，非疾病因素所致的生长发育问题用“结论”表示，如“睡眠问题”“进食功能不良”等。

例：2014 年 3 月 21 日，男童，年龄：11 个月零 5 天。频繁夜醒 2 月余。

近 2 个月频繁夜醒，每晚夜间醒 4~5 次，伴哭闹，需要哄、抱方能入睡。晚 9 时入睡时亦需要哄、抱约 30 分钟；0.5~1.5 小时后又哭闹不安，再次哄抱入睡。夜间与父母同睡。睡眠时间 2~3 小时 / 日间，9 小时 / 夜间。精神可，两便正常。

G_1P_1，足月顺产，出生体重 3.5kg，否认产时、产前窒息，否认产时、产后抢救史。母乳喂养至 8 月龄，4 月龄始添加米粉、蛋黄等糊状食物，现食用配方奶每次 180ml，每日 3 次，每日食用泥糊状食物 2 餐(50g/d)，鲫鱼 15g，苹果 25g，胃纳可。现可扶站，做“再见”动作，说“mama、dada”，可用拇示指拾物；9 月龄时体重 9.5kg，身长 72.5cm。

基础预防接种完成。既往体健，无反复咳喘、反复呕吐等病史，否认抽搐、昏迷等神经系统病史。否认遗传性家族性疾病史，否认精神疾病家族史。以奶奶照顾为主。

体格检查：一般情况可，活泼，可独站片刻，体重 10kg，身长 75cm，前囟 1cm × 1cm，乳牙 6 枚；心肺听诊无异常，腹软，肝肋下 1.5cm，质软，脾脏未及；睾丸已降。

辅助检查：血红蛋白 105g/L，HCT(血细胞比容)33.2(参考值：37%~49%)，红细胞平均体积 60.0（参考值：80~100fl），平均血红蛋白含量 19.2（参考值：26.0~34.0g/L），平均血红蛋白浓度 319（参考值：310~370g/L）。

评价：

（1）体格发育：11 月龄的生长水平：体重 $P25^{th}$~$P50^{th}$，身长 $P50^{th}$~$P75^{th}$

9~11 月龄的生长速度：体重——0.5kg（＜参数 0.7kg），身长——2.5cm（≈参数 2.6cm）。

11 月龄的匀称性评价：体型匀称（体重 / 身长），$P50^{th}$~$P75^{th}$。身材：缺乏顶臀长测量资料（无法评价）。

（2）神经心理发育：四个发育能区正常。

（3）膳食评价：能量摄入 645kcal/d。

诊断：缺铁性贫血

结论：

（1）睡眠问题（夜醒）

（2）能量不足

处理意见：

（1）铁剂治疗一个月后复查。

（2）睡眠行为矫治。

（3）膳食指导。

（毛　萌）

第二节　儿童保健工作内容

一、儿童保健工作对象

儿童保健学是研究胎儿至青春期儿童生长发育规律、营养保健、疾病防治、健康管理、环境健康、卫生信息管理等的综合性学科。儿童保健的工作对象是从胎儿到儿童、青少年。婴幼儿是出生后最脆弱的时期，发病率、死亡率高。新生儿死亡率、婴儿死亡率和 5 岁以下儿童死亡率是 WHO、UNICEF 衡量一个国家、地区社会经济和卫生事业发展状况的重要指标之一。因此，儿童保健工作的重点对象是 7 岁以下的儿童。

二、儿童保健工作内容

1. 建立儿童保健网络系统　建立本地区儿童健康档案数据库，定期收集本地区儿童健康资料，包括各种常见病；存档；分析常见疾病死亡率、发病率，发现影响本地区儿童健康的主要因素，为本地区政府制定相关政策提供依据。

2. 入托前儿童管理

（1）建立三表制：每个儿童就诊、入托有三表，包括体检表、发育筛查表、新生儿筛查表（听力、新生儿疾病）。

（2）体格测量：按操作常规进行儿童体格测量，使用生长曲线表，观察儿童生长趋势；采用常用生长发育参数正确解释儿童生长水平、生长速度、生长匀称度的情况（体型、身材）。

（3）开展口腔、眼保健及弱视、斜视和近视的筛查：疑诊有异常的儿童及时转诊，并能协助随访。

（4）疾病的筛查、诊治：

1）常见病的筛查：如肺炎、结核、髋关节发育不良、脑积水、脑瘫、矮小、宫内营养不良、骨骼畸形等及时转诊上级医院；并能协助上级专科随访。

2）常见病的诊疗：上呼吸道感染、腹泻、营养不良、超重/肥胖、贫血、维生素D缺乏、佝偻病、维生素A缺乏、寄生虫感染等。

（5）营养、喂养指导：指导家长进行母乳喂养、配方喂养、婴儿食物转换、平衡膳食。

（6）开展儿童心理行为问题、智力筛查：疑诊智力低下、遗尿症、学习困难、睡眠障碍、自闭症、多动症等各种行为异常儿童应及时转诊，并随访。

（7）新生儿访视：新生儿期进行2~3次新生儿家访。

（8）疾病预防：进行预防接种；预防传染病与伤害。

3. 托幼园所卫生保健工作的指导和管理　遵照国家卫生健康委员会、教育部有关文件要求，落实保、教结合的原则，区、县妇幼保健院是该地区托儿所、幼儿园卫生保健工作的指导和管理单位，儿童保健科是主要参与科室。

4. 健康教育　为社会、家长提供保障儿童健康成长的正确知识与信息。应积极利用多种形式，传播科学养育、防病治病的科普知识，提高社区儿童健康工作者和家长对儿童健康的认识水平。

（毛　萌）

第三节　各年龄期保健内容

依据儿童、青少年在生长发育不同时期解剖、生理、体格、神经心理发育的特点，采取不同重点的保健措施。

一、胎儿保健

胎儿期是指自受精卵形成至胎儿娩出前，共40周。

（一）胎儿期特点

1. 致畸敏感期　胚胎儿早期（3~8周）胚胎细胞高度快速分化，是胎儿器官形成的阶段。此期易受环境不良因素的干扰影响导致胎儿缺陷与畸形，甚至流产、死胎。称为致畸敏感期（critical period）。

2. 生长发育迅速　胎儿期各组织、器官迅速生长，功能逐渐成熟。如受母体营养不良、感染或不良环境因素等干扰，可导致胎儿生长受限（FGR），损害胎儿大脑和其他重要组织器官，导致功能障碍等。

（二）胎儿期保健

围产期国内定义为自胎龄满28周至出生后7天。围产期死亡率是衡量一个国家和地区的卫生水平、产科和新生儿科质量的重要指标，也是评价妇幼保健卫生工作的一项重要指标。胎儿的发育与孕母的健康、营养状况、疾病、生活环境和情绪等密切相关，故胎儿期保健亦是孕母的保健。通过与产科医生的密切配合，通过健康教育等各种渠道保护胎儿健康生长、安全出生，属Ⅰ级预防保健。此期保健的重点为预防宫内营养障碍和异常出生体重、早产、胎儿生长受限、先天性发育不全或宫内感染、畸形、脑发育不全、宫内缺氧、窒息等。

1. 预防遗传性疾病与先天畸形　婚前遗传咨询，禁止近亲结婚；对确诊或疑有遗传性疾病患儿的家庭，或连续发生不明原因疾病患儿的家庭，或有与遗传有关的先天畸形、智能低下患儿的家庭是遗传咨询的重点。

2. 预防感染　弓形虫(toxoplasma)、风疹病毒(rubella virus，RV)、巨细胞病毒(cytomegalovirus，CMV)、单纯疱疹病毒(herpes simplex virus，HSV)、细小病毒B19(parvovirus B19)、乙型肝炎病毒(hepatitis B)、肠道病毒(enterovirus)等是引起宫内感染的常见病原体，直接损害胎儿细胞，破坏免疫活性细胞，受感染的细胞分化受到抑制，导致畸形。妊娠早期感染致畸率可高达50%，其他病毒性感染如流行性感冒、流行性腮腺炎等也可影响胎儿生长发育，孕母即使得轻症病毒感染也可引起胎儿先天性畸形。孕母应尽可能避免各类感染，特别是受孕的前3个月(即孕早期)。尽量不去人多、空气污浊的公众场所。

我国以巨细胞病毒、乙型肝炎病毒、弓形虫感染多见。

一般母亲妊娠中、晚期常规接种疫苗比较安全(详见第十一章疾病预防与健康促进措施)。

3. 避免接触放射线　目前越来越多的研究关注到孕期暴露于各种电子产品、无线系统所产生的电离辐射对胎儿及儿童健康的影响，因此，也应尽量减少母体和胎儿在电离辐射环境中的暴露。孕母应尽可能避免接触各类放射线，特别是在妊娠早期不可接触。

4. 避免化学毒物　孕母可通过污染的空气、土壤、水和食物暴露于毒性化学物质，研究发现化学毒物暴露通过影响急速降解代谢、表观遗传改变、免疫失调、直接的细胞毒性、致癌性、线粒体及氧化损伤而影响胎儿的健康和生长发育，与出生缺陷、儿童和成年期内分泌疾病、过敏和自身免疫性疾病、神经发育性疾病如孤独症及精神障碍等有关。烟、酒、毒品、重金属(苯、汞、铅)以及有机磷农药等化学毒物均可损害胎儿发育。

5. 慎用药物　不少药物可通过胎盘进入胎儿体内，药物对胚胎、胎儿的影响与用药的孕周及药物种类有关。药物对胚胎、胎儿的影响程度与用药的孕周、药物种类及时间长短均有关。受精卵在着床阶段对药物很敏感，轻微的损害可导致胚胎死亡(流产)，在器官形成期的胚胎可能因此而发生畸形。母亲妊娠3个月后除性激素类药物外，一般药物致畸机会减少，但可影响胎儿的生长与器官功能(表13-1)。

表13-1　药物对胎儿的影响

药物	胎儿的影响
肾上腺皮质激素	腭裂、无脑儿
地西泮	唇裂、畸形、核黄疸
苯妥英钠	唇裂、腭裂、先天性心脏
链霉素	失聪、小鼻、多发性骨畸形
维生素A	畸形

续表

药物	胎儿的影响
四环素	牙釉质、骨骼发育不良
^{131}I	甲状腺肿、甲状腺功能减退、畸形
维生素 D	主动脉狭窄、高钙血症
甲苯磺丁脲(D860)	畸形、唇裂、腭裂、先天性心脏病
甲巯咪唑	甲状腺肿
胰岛素	死亡、畸形、唇裂、腭裂、先天性心脏病
黄体酮	男性化
环磷酰胺	畸形、死亡

6. 治疗孕母慢性疾病　母亲健康对胎儿影响极大。患有心肾疾病、糖尿病、甲状腺功能亢进、结核病等慢性疾病的孕母应在医生指导下进行治疗，对高危产妇应定期产前检查，必要时终止妊娠。

7. 保证充足营养　生命早期的营养环境对胎儿组织、器官的生长发育，尤其是大脑发育至关重要，并通过表观遗传为基础的调控作用，对儿童及成人的体格、代谢、精神和行为健康产生远期的影响。孕早期应多摄入富含叶酸的食物并补充叶酸(400μg DFE/d)有助于预防胎儿神经管畸形；常吃含铁丰富的食物，孕期铁需求增加(整个孕期约需 1 000mg 铁)，孕早期的铁推荐摄入量(RNI)为 20mg/d；选用含碘盐，孕期碘 RNI 为非孕期基础上(120μg/d)增加 110μg/d，约为含碘盐 5g/d(摄入碘 100μg/d)。

根据 2013 年《中国居民膳食营养素参考摄入量》建议，每日主要营养素的 RNI 为：能量在非孕期(1 800kcal/d)的基础上，孕中期增加 300kcal/d，孕晚期增加 450kcal/d；蛋白质在非孕期(55g/d)的基础上，孕早期增加 5g/d，孕中期增加 15g/d，孕晚期增加 30g/d；钙在非孕期(800mg/d)的基础上，孕中晚期增加 200mg/d；铁在孕中期增加 4mg/d(共 24mg/d)，孕晚期增加 9mg/d(共 29mg/d)；维生素 A 在非孕期(700μg RE/d)的基础上，孕中晚期增加 70μg RE/d，维生素 D 10μg(400IU)/d。孕母营养应尽量膳食平衡，妊娠后 3 个月的营养对保证胎儿生长和贮存产后泌乳所需能量非常重要，孕母每日其他营养素需要量为：钙 1.2g，维生素 C 80~100mg，维生素 D 15μg(600IU)。孕母营养关键是膳食平衡，避免摄入过多。孕期应监测体重，保证体重适宜增长。

8. 孕母良好的生活环境　保持愉悦心情，注意适当休息，降低妊娠合并症，预防流产、早产和异常产的发生。胎儿在孕 5 周后就逐步具备运动、感觉、听觉、触觉等能力，孕母良好的情绪和心理准备将有助于胎儿的健康和能力的发展。孕期每天最好有 1~2 小时的户外活动。

9. 预防和管理高危妊娠　在孕期应重视孕产妇保健，加强早孕登记，定期产前检查，以保证对妊娠高危因素早发现、早干预。

10. 预防产时感染　对早产儿、低体重儿、宫内感染、产时异常等高危儿应予以特殊监护，及时处理围产期疾病。

11. 预防胎儿溶血　孕妇与丈夫 ABO 血型或 Rh 血型不合时，应及时作有关实验筛查。

二、新生儿保健

(一) 新生儿期特点

新生儿期是自胎儿娩出后从脐带结扎开始,至出生后28天。

1. 体温调节 体温调节中枢发育不成熟,需要适宜的环境温度;皮下脂肪薄、体表面积相对较大,容易散热;主要由棕色脂肪产热。

2. 消化系统 消化道解剖与功能发育不成熟,适宜纯乳汁喂养(详见第六章第二节婴儿期食物)。

3. 泌尿系统 肾脏功能发育不成熟,高蛋白质、高矿物质(磷)的牛乳对肾脏功能有潜在的损害。

4. 免疫系统 细胞免疫功能已较成熟;体内有母亲通过胎盘给予的抗体(IgG);非特异和特异性免疫功能发育不成熟,肠道分泌的IgA较低。

(二) 新生儿保健

新生儿,特别是生后一周内的新生儿发病率和死亡率极高。故新生儿保健的重点是预防出生时的缺氧、窒息、低体温、寒冷损害综合征和感染。新生儿保健为Ⅰ级预防和部分Ⅱ级预防。

1. 出生时保健(产科和新生儿科) 维持产房室温25~28℃。新生儿娩出后立即置于预先铺好干毛巾的母亲腹部,彻底擦干。新生儿娩出后迅速清理口腔内黏液,保证呼吸道通畅;及时滴眼药,防治分娩时的感染性眼病;严格消毒、结扎脐带;记录出生时评分、体温、呼吸、心率、体重与身长。若新生儿和母亲状况良好,出生后应立即进行婴儿和母亲的肌肤接触,保持新生儿与母亲持续皮肤接触至少90分钟。指导母亲在婴儿出生后30分钟开始母乳喂养,出生后24小时内不要给新生儿洗澡。早产儿、低体重儿、宫内感染以及缺氧、窒息、低体温、低血糖、低血钙和颅内出血等产时异常的高危儿及时送入新生儿病房或重症监护室。

2. 出院前保健 母婴同室,支持昼夜按需纯母乳喂养。尽可能多地让母亲与新生儿保持皮肤接触。出生24小时后沐浴。观察皮肤有无黄染,如24小时内面部黄染,或任何时候掌心和足底均黄染,应及时请新生儿科医师会诊或转新生儿科或新生儿重症监护病房治疗。常规给予维生素K_1可以预防出血,使用剂量是1mg。新生儿出生后24小时内接种的常见疫苗包括卡介苗和乙肝疫苗。无并发症自然分娩的新生儿至少住院至出生24小时后出院。

3. 新生儿居家保健

(1) 环境温度:新生儿居室的温度与湿度应随气候温度变化调节,有条件的家庭在冬季应使室内温度保持在20~22℃,湿度以55%为宜;夏季应避免室内温度过高。鼓励采用袋鼠式护理,新生儿可仅穿尿布或纸尿裤,头戴帽子,穿袜子,直接与母亲皮肤接触。根据季节和新生儿个体状况逐渐增加户外活动时间,以获得天然维生素D和增强抵抗力。

(2) 喂养:尽早吸吮母乳,指导母亲正确的哺乳方法;母乳确实不足或无法进行母乳喂养的婴儿,指导母亲选用配方奶粉喂养;纯母乳喂养的新生儿2周后补充维生素D 400IU/d;乳母适当补充维生素K,多吃蔬菜水果,避免新生儿或婴儿因维生素K的缺乏而引发出血性疾病。

(3) 皮肤护理:新生儿皮肤娇嫩,应每日洗澡保持皮肤清洁,特别注意保持脐带残端清洁和干燥;选择合适的衣服、尿布或纸尿裤;不需特别处理新生儿痤疮、“马牙”“上皮珠”、乳房肿大、“假月经”、红斑、粟粒疹；避免对新生儿挤乳头、擦口腔，以免发生新生儿乳腺炎和口腔黏膜感染。

(4)促进感知觉、运动发育：父母应多与新生儿眼与眼交流、皮肤与皮肤接触，让新生儿多看鲜艳的玩具、听优美音乐。衣服宽松，四肢活动自由，双手外露触摸物体；2~3周后可每日俯卧1~2次，训练抬头发育。

(5)预防感染：新生儿居室保持空气新鲜；避免交叉感染；新生儿的用具每日煮沸消毒；对于乙肝表面抗原(HBsAg)阳性、乙肝e抗原(HBeAg)阳性母亲的婴儿，生后接种乙肝疫苗，对于阻断乙肝病毒的母婴垂直传播效果较好；母亲为HBV慢性携带者哺乳不增加HBV传播的危险度，但在有良好的母乳代乳品时，原则上婴儿不宜母乳喂养；HBsAg、HBeAg、抗-HBc三项阳性(“大三阳”)母亲的婴儿应得到免疫保护，且不宜喂养人乳。

(6)伤害预防：注意喂哺姿势、喂哺后的体位，预防乳汁吸入和窒息。保暖时避免烫伤，预防意外伤害的发生。

4. 慎用药物　新生儿肝功能不成熟，某些药物体内代谢率低，在体内蓄积发生副作用(表13-2，表13-3)。哺乳期母亲用药应考虑乳汁中药物对新生儿的作用。

表13-2　对新生儿有害的药物

药物	有害作用	药物	有害作用
氯霉素	灰婴综合征	维生素K	高胆红素血症
红霉素	肝损害	苯巴比妥	新生儿出血、呼吸抑制
新生霉素	高胆红素血症	阿司匹林	新生儿出血

表13-3　哺乳期母亲对新生儿有害的药物

药物	有害作用	药物	有害作用
异烟肼	肝损害	放射性核素	骨髓抑制
氯霉素	骨髓抑制	抗代谢药物	抗DNA活性
新生霉素	高胆红素血症		

5. 新生儿疾病筛查　生后筛查，尽早诊治，减少发育中的后遗症，属Ⅱ级预防。

(1)新生儿听力筛查：目的是尽可能早地发现有先天性听力障碍的新生儿，使其在语言发育的关键年龄之前就能得到适当的干预和治疗，使语言发育不受损害或减轻损害(详见第十二章第一节新生儿筛查)。

(2)遗传代谢、内分泌疾病筛查：《中华人民共和国母婴保健法》规定新生儿出生时必须筛查某些遗传代谢、内分泌疾病，以早期发现、早期诊断，预防疾病发生带来的严重后果(详见第十二章第一节新生儿筛查)。

(3)先天性髋关节发育不良：漏诊误诊会严重影响儿童骨骼发育。体格检查时应注意先天性髋关节发育不良的症状，有时在新生儿期难以确定。

(4)滥用药物：母亲在妊娠期或哺乳期滥用药物可对新生儿产生毒性作用。怀疑母亲有滥用药物史时，应作新生儿尿液筛查。

(5)溶血:母亲Rh阴性或O型血时,新生儿应作相应的溶血实验筛查。

(6)成熟度评估:通过新生儿皮肤、毛发、指甲、外生殖器、非条件反射、肌张力评价新生儿成熟度,同时可帮助筛查神经系统疾病。

6. 新生儿家庭访视 社区妇幼保健人员于新生儿出生28天内家访2次,高危儿应家访3次。家访的目的是早期发现问题,包括病理性黄疸、感染、神经系统损伤、先天畸形(眼、耳、口腔、心脏、四肢)、腹部肿块等,及时指导处理,以降低新生儿的发病率和死亡率。

家访内容包括:询问新生儿出生情况,生后生活状态,预防接种情况,喂养与护理情况;观察新生儿一般情况,重点注意有无产伤、黄疸、畸形、皮肤与脐部感染,居住环境;全身体格检查包括头颅、前囟、心肺腹、四肢(外展试验)、外生殖器;头围、体重测量;视、听觉筛查;指导喂养与护理,记录访视结果。发现严重问题应立即转医院诊治。

三、婴儿保健

(一) 婴儿期特点

1. 体格生长 是生后体重增长最快的时期,即第一个生长高峰。

2. 消化道功能 发育不成熟,生长速度快,需要营养素丰富的食物。

3. 感知觉、行为发育 是感知觉和行为发育最快的时期,视觉、情感、语言发育的关键期。

4. 免疫功能 6月龄后婴儿从母体获得的被动免疫抗体逐渐消失,主动免疫功能尚未成熟。

(二) 婴儿保健

促进儿童早期发展是婴儿期保健的重点,包括婴儿的营养、卫生保健、情感关爱、生活技能培养及智力开发。家庭是婴儿期保健和早期发展的主体,父母育儿水平与父母接受科学知识的态度和能力密切相关。

1. 均衡营养和合理喂养 婴儿期营养状况以及儿童期生长发育的情况均与成年后的健康状况密切相关。母乳是从胎儿过渡到独立摄取营养的婴儿最好的天然食品,母乳是6月龄以内婴儿最理想的天然食物,应该积极提倡纯母乳喂养,纯母乳喂养能满足6月龄以内婴儿所需要的全部液体、能量和营养素。应鼓励并指导母亲对6月龄以下的婴儿进行纯母乳喂养。逐渐适时添加辅食;部分人乳喂养或人工喂养婴儿则应正确选择配方奶;4~6月龄的婴儿可开始引入其他食物,最迟在足6月龄时开始引入其他食物,为婴儿后期接受成人食物作准备。婴儿的食物以高能量、高蛋白的乳类为主,即使在婴儿期末(10~12月龄),每日乳类供能仍不应低于总能量的1/2(约45~50kcal/kg)。纯母乳喂养的婴儿应注意补充维生素D(400IU/d),早产儿为400~800IU/d。

指导6~12月龄婴儿的喂养和辅食添加。奶类仍是6~12月龄婴儿营养需要的主要来源,建议每天首先保证600~800ml的奶量,以保证婴儿正常体格和认知功能的发育,母乳仍是婴儿的首选食品,建议6~12月龄继续母乳喂养;如母乳不能满足需要,可使用较大婴儿的配方奶给予补充。

添加辅食,按照固体食物引入的原则和顺序逐步添加;指导每添加一种新食物时需观察的症状和大便性状,逐渐尝试多种多样的食物,逐步改变固体食物的质地,如从糊状转换成泥沫状,再转至碎的食物;指导养育人顺应性喂养,帮助婴儿学习咀嚼和吞咽功能。在婴儿新食物的引入过程中,医生应指导家长避免或减少食物过敏的发生。

2. 定期进行健康检查 婴儿年龄越小，生长发育越迅速。生长监测是对个体儿童的体重、身长进行定期纵向连续的测量与评估的过程。通过生长曲线图的描绘，了解婴儿的生长速度、营养状况及其动态变化，从而帮助鉴别影响婴儿生长的原因，帮助指导干预或进一步诊断治疗。定期进行健康检查可早期发现问题，早期干预。如果生长偏离时间长，错过生长发育最快期，纠正较困难。一般 <6 月龄的婴儿每 1~2 个月检查 1 次；>6 月龄，每 2~3 个月 1 次。坚持每日户外活动 2 小时，进行空气浴、日光浴和被动体操，增强体质。

我国《儿童心理保健技术规范》将生长发育监测图、心理行为发育预警征象推荐为发育监测工具。常用的标准化发育筛查有丹佛发育筛查测验（DDST）、贝利婴儿神经发育筛查（BINS），家长用的婴儿年龄和发育进程筛查问卷（ASQ）。

1 岁内至少检查血常规 1 次，以便及早发现缺铁性贫血；及时进行听力、视力筛查。

3. 早期发展促进 按月龄结合婴儿的实际能力鼓励父母与婴儿玩耍和交流，促进婴儿的运动、感知觉、语言和社会交往能力的发展。婴儿正常的、愉快的情感需要父母的关爱与积极参与，将婴儿交给其他人抚养是一种忽视婴儿的行为。父母或抚养人及时满足婴儿需要，使婴儿感觉安全，对成人产生信赖；反之产生焦虑不安和恐惧。经常用带有声、光、色的玩具刺激婴儿对外界的反应，促进婴儿感知发育。按月龄结合婴儿能力训练，可促进婴儿感知觉、行为发育，提高婴儿神经心理的发育水平。指导父母及养育人为婴儿提供充满爱心的养育环境，关注婴儿的生理节律和气质性格，及时应答婴儿的各种反应，培养婴儿形成安全的情感依恋，给婴儿提供安全的、可以自由探索和尝试的环境和机会。

4. 生活技能培训 开始培养婴儿独立睡眠习惯、进食技能和如厕训练是早期教育的重要基本内容（第十一章第四节习惯与适应性行为培养）。指导父母在孩子 2~4 月龄之间逐渐形成更规律的睡眠时间表，3 月龄以后开始建立昼夜节律和良好的睡眠习惯。鼓励婴儿独自入睡，避免养成哄抱或吃奶入睡等不良伴睡条件。

5. 口腔保健 注意婴儿用奶瓶的正确姿势，避免将乳头抵压上颌，影响颌骨发育；婴儿乳牙萌出后不宜含乳头入睡，以免发生“奶瓶龋齿”。不良吸吮习惯可对口腔产生异常压力，形成牙反殆、错殆、颜面狭窄等畸形。

6. 预防感染 提倡人乳喂养、良好的卫生习惯可降低感染的发生。按计划免疫程序定期完成卡介苗和脊髓灰质炎、百白破、麻疹、乙型肝炎等疫苗接种。

7. 疾病筛查 定期健康检查中注意筛查常见疾病，如缺铁性贫血、食物过敏、中耳炎、先天性髋关节发育不良、发育异常、泌尿生殖系统感染、视力、听力、维生素 D 缺乏性佝偻病等。

8. 伤害预防 应注意环境危险因素的识别，及时提供帮助，保护儿童成长。提醒父母注意伤害预防，如避免给婴儿进食坚果类食物，以免噎塞或误吸入气道，小物件放在婴儿够不到的地方，床或楼梯口安装防护栏等。

9. 健康教育 预见性指导和支持与亲子关系的所有技能有关：包括培养、指导、保护、分享和起模范带头作用，为婴儿的健康和发展提供最佳的家庭和社会环境。

四、幼儿保健

自满 1 周岁至 3 周岁为幼儿期。

（一）幼儿期特点

1. 神经心理发育 运动与语言基本能力的发育，能主动观察、认知、进行社交活动；出现第一个违拗期，培养良好的行为习惯非常重要。

2. 体格生长 速度较婴儿期缓慢。

3. 消化道、肾功能 发育逐渐成熟。

4. 活动范围扩大 容易发生意外伤害和中毒，应注意预防，接触感染的机会增加，应注意预防传染病。

（二）幼儿保健

幼儿心理活动，尤其自我意识的发展，对周围环境产生好奇心、喜欢模仿，但易被成人过分呵护而抑制其独立能力的发展。幼儿期个性的发展是学龄期儿童的自信、勤奋或依赖、退缩心理状态的基础。

1. 促进语言发育与大运动能力发展 生后第2、3年是儿童口语发展的快速发展期，是语言和言语发展的关键期。重视与幼儿的语言交流，为幼儿提供良好的语言刺激环境，幼儿通过游戏、讲故事、唱歌等学习语言；选择促进小肌肉动作协调发育玩具、形象玩具发展幼儿想象、思维能力。

2. 促进认知和社会情绪发展 1~2岁的幼儿开始以不同的方式探索事物（摇动、打击、扔、摔下），已学会找到隐藏的物品，模仿姿势，使用机械玩具；1.5~2岁逐渐开始玩假扮性游戏，如和洋娃娃、小动物或人过家家；根据形状和颜色将物品分类；2~3岁完成3~4块的拼图游戏；理解数字"1""2"的概念。1岁以后认知能力的提高使幼儿的情绪反应更有情境针对性，社会情绪增多。2~3岁开始出现自我意识，当他们独立行动的愿望受到大人的限制，而语言表达和控制能力较弱时，就以发脾气来对抗限制，这便是"第一反抗（违拗）期"。此期要指导家长促进幼儿认知和社会情绪的发展，同时培养幼儿良好的行为习惯和坚强的意志品格。

3. 培养自我生活能力 安排规律生活，培养幼儿独立生活能力和养成良好的生活习惯，为适应幼儿园生活作准备。幼儿注意力持续时间短，安排学习活动不宜过长。

4. 定期健康检查 每3~6个月应进行体格检查1次，预防营养不良、超重/肥胖等营养性疾病；教育家长认识保存儿童生长资料的重要性，配合医生，继续用生长曲线监测儿童身高生长速度。注意保护儿童隐私，如检查女童外生殖器需得到家长许可。该期健康检查除测量并评价体格生长外，体检中应注意检查双眼共轭眼球运动，口腔乳牙萌出及发育状况，神经系统观察运动、语言、认知和交流能力。如条件允许，可在18月龄、30月龄时实施定期的标准化发育筛查，提高发育迟缓/障碍的早期识别率。

5. 预防疾病 急性传染病在幼儿期疾病占重要位置，应按照预防为主的原则，采取综合措施，做到防治结合。根据各种传染病的高发季节，宣传该季节预防高发传染性疾病的知识。完成加强免疫，依据传染病流行病学、卫生资源、经济水平、家长的自我保健需求进行其他疫苗接种。指导家长和养育人员培养幼儿良好的卫生习惯，如饭前便后洗手。

6. 预防事故和伤害 预防异物吸入引起窒息；监护人不宜让幼儿独自外出，或单独留在家中；注意避免幼儿活动环境与设施中的不安全因素。

7. 合理营养 可继续给予母乳喂养直至2周岁（24月龄）及以上，不能母乳喂养或母乳不足时，需要以配方奶作为母乳的补充。幼儿的膳食必须要提供足够的能量，富含铁和各种营养素，供给丰富的平衡营养素，食物种类、质地接近成人，以满足体格生长、神经精神发育和活动增多的需要。

幼儿膳食每日以5~6次进餐较好，适合幼儿生长需要和消化道功能完善的程度，其中乳类供能仍不应低于总能量的1/3（约30kcal/kg），即一日三次主餐，上下午两主餐间各安排以奶类、水果和其他稀软面食为内容的点心，晚饭后也可加餐或点心，但睡前应忌甜食，以预防龋齿。发展自我进食行为。

8. 口腔保健　家长用小牙刷帮助幼儿刷牙，每晚1次，预防龋齿；1岁后应断离奶瓶，预防错殆畸形和“奶瓶龋齿”。逐渐增加幼儿食物的固体性与长度，有利于咀嚼、吞咽与乳牙发育。

9. 疾病筛查　定期筛查常见疾病，如缺铁性贫血、视力异常、泌尿系感染和寄生虫感染等疾病。

五、学龄前儿童保健

学龄前期是自满3周岁至6~7岁。

（一）学龄前期儿童特点

1. 心理、行为发育　此期儿童脑发育接近成人，动作发育协调，语言、思维、想象力成熟，是个性形成、性格形成的关键时期。

2. 体格生长　速度较平稳，主要受遗传、内分泌因素的影响。

（二）学龄前儿童保健

学龄前儿童体格仍持续生长，速度较稳定，智力发展快，独立活动范围扩大。良好的学习兴趣、习惯与学龄期的在校学习状况有关，此期应注意从日常生活活动中培养儿童的各种能力。

1. 入学前期教育　包括培养学习习惯，注意发展儿童想象与思维能力，通过游戏、体育活动增强体质，在游戏中学习遵守规则和与人交往。活动内容应动静结合，以游戏的形式学习和开展教育可增加儿童兴趣，每次时间以20~25分钟为宜。

2. 入学前准备　从学龄前儿童到小学生是人生中的一个重要转折。为了帮助儿童尽快适应学校生活，家政和幼儿园老师要对儿童进行入学前教育，做好入学前准备，如：①培养儿童的学习热情，尊敬老师的情感；②培养儿童的自理生活能力和良好的生活习惯；③培养儿童的学习能力；④思想品德方面的培养；⑤学习用具的准备。

3. 保证充足营养　膳食结构接近成人，与成人共进主餐，每日4~5餐(3餐主食，1~2餐点心)适合学龄前儿童生长需要和消化道的发育水平；每日摄入优质蛋白质占总蛋白的1/2，其中乳类供能占总能量的1/3(约25kcal/kg)。制备平衡膳食必须达到要求，包括谷类食物，鱼、禽、蛋、瘦肉，蔬菜水果和乳类、豆制品。指导膳食清淡少盐，正确选择零食，少喝含糖高的饮料；还要培养儿童良好的饮食习惯。

4. 预防感染与事故　集体机构中儿童应特别注意预防传染性疾病，建立合理生活制度、培养良好卫生习惯，必须坚持饭前便后洗手、勤剪指甲的习惯；预防儿童外伤、溺水、误服药物、食物中毒、触电等伤害。

5. 合理安排生活　不仅可保证儿童身体健康，还可培养儿童集体主义精神、控制情绪和遵守规则的能力。

6. 体格检查　每年1~2次，记录结果，重点了解身高增长速度。教育儿童正确坐、走姿势，预防脊柱畸形。

7. 视力、听力、口腔保健 每年接受一次全面的视力筛查（视力表）和眼检查，培养良好的用眼习惯；注意防治中耳炎，定期进行听力检查；每6个月或每年检查口腔1次，纠正不良口腔习惯，尽早发现龋齿，及时治疗，预防错殆畸形。培养早晚刷牙、饭后漱口的良好口腔卫生习惯。

8. 疾病筛查 健康检查注意筛查缺铁性贫血、泌尿系感染、肾脏疾病、寄生虫感染以及发育行为异常等。

六、学龄期儿童保健

学龄期是自6~7岁至青春期前。

（一）学龄期儿童特点

1. 心理发育成熟 逻辑思维发育成熟，求知欲强，意志力强，个性明显。青春期青少年出现第二个违拗期。

2. 体格生长 青春期前学龄儿童体格生长稳定增长，部分青少年在学龄期的后期进入青春期。

（二）学龄儿童保健

教育与教养环境影响儿童学习和对生活的态度。

1. 提供适宜的学习条件 培养良好的学习兴趣、习惯；给予正面积极教育，着力加强素质教育；积极开展体育锻炼，不仅可增强体质，同时也培养了儿童的毅力、奋斗精神和团队精神。

2. 平衡膳食 加强营养有益于儿童学习注意力集中，每日摄入优质蛋白质占总蛋白的1/2，满足第二个生长高峰的需要；多食富含钙的食物，如牛乳（300g）、豆制品，加强运动，使骨骼发育达最佳状态，减少成年期后骨质疏松、骨折的发生；使骨量发育达最佳状态，达到最佳骨峰值。

3. 体格检查 每年体格检查1次，监测生长发育，特别注意预防骨骼畸形、体格生长发育异常和性发育异常，及时发现体格生长偏离及疾病因素和异常并及早干预。保证充足的睡眠时间。

4. 眼、口腔保健 每年作眼、口腔检查1次，预防屈光不正、龋齿的发生。提倡正确的书写、阅读姿势，保证充足的光线照射，多做户外运动。

5. 开始进行纪律与法制教育 增加儿童法律知识，认识家庭和自己必须遵纪守法的重要性。

6. 性知识教育 按不同年龄进行教育，包括对自身的保护，正确认识性发育对青少年心理生理的影响，学习有关性病、艾滋病危险因素科普知识。

7. 预防事故 学习交通安全规则和事故的防范知识，学习灾难发生时的紧急应对和自救措施，减少伤残发生。

8. 疾病筛查 注意检查脊柱，除外脊柱侧弯、后突畸形；学习困难儿童应排除注意缺陷多动障碍、情绪等行为问题以及特殊发育障碍。预防缺铁性贫血、营养不足等常见病；改善进食行为，加强体格锻炼，预防体格生长发育异常，避免发生超重/肥胖。还应注意预防性发育异常。

七、青少年保健

（一）青少年期特点

1. 心理冲突　青少年生理发育已较成熟，而心理和社会适应能力发展相对滞后，易产生青春期复杂的心理卫生问题。

2. 体格发育　为生后体格发育的第二个高峰期，身高体重迅速增长。

3. 性功能发育

（二）青少年保健

青春期是儿童到成人的过渡期。女童从9~12岁开始到17~18岁，男童从11~13岁开始到18~21岁。

1. 充足营养，平衡膳食　养成健康的饮食习惯：一般为每日三餐，两餐间隔4~6小时。三餐比例要适宜，早餐提供的能量占全天总能量的25%~30%，午餐应占30%~40%，晚餐应占35%~40%。青春期膳食中蛋白质、脂肪、碳水化合物比值以1.1∶1.5∶5为宜，尤其养成早餐进食习惯，多吃蔬菜少吃盐，少吃动物脂肪和糖类食品。提供富含铁和维生素C的食物；钙需要可高达1 200~1 000mg/d，青少年应每日摄入一定量的奶类和大豆食品，以补充钙的需要；应多食用富含锌的食品，如贝壳类海产品、红色肉类和动物内脏，以利于机体的发育成熟；青春期应适量食用含碘丰富的食品，如海带、紫菜、海鱼等，同时也应避免食用过多而引起甲状腺功能亢进。

2. 心理教育　培养意志、团队精神，学习与人相处，礼貌待人，遵守规则；注意培养青少年具备承受压力与失败的良好心理状态；帮助青少年正确认识社会的不良现象，提高是非辨别能力，把握自己的行为，远离恶习。

3. 性教育　青春期应进行正确的性教育，以使其在生理上和心理上对性具有正确的认识。

4. 疾病筛查　预防青春期常见超重肥胖，营养性缺铁性贫血等营养问题，及早干预心理行为异常，如饮食障碍、睡眠障碍、青春期抑郁、逆反心理和物质滥用等，注意筛查性发育与内分泌疾病。

5. 促进生殖健康　青春中期，则以性器官和第二性征迅速发育为主要特征，出现月经初潮和首次遗精。青春后期，性器官和第二性征继续缓慢发育至成人成熟水平。

女童月经初潮、男童首次遗精是青春期性发育的重要标志，但并不意味着性成熟，对青春期儿童的生殖健康教育有特别重要的意义，包括男童外阴部的清洁卫生、女童乳房保健、女童外阴部的清洁卫生、女童经期卫生等。

（李　斐）

参 考 文 献

1. 黎海芪,毛萌 . 儿童保健学 .2 版 . 北京:人民卫生出版社,2009.
2. 刘湘云,陈荣华,赵正言 . 儿童保健学 .4 版 . 南京:江苏科学技术出版社,2011.
3. 黎海芪 . 实用儿童保健学 . 北京:人民卫生出版社,2016.
4. 毛萌 . 儿科学 . 北京:高等教育出版社,2007.
5. Robert M,Kliegman Bonita F,Stanton Joseph,著 . 尼尔逊儿科学 .19 版 . 毛萌,桂永浩,译 . 北京:世界图书出版公司,2017.
6. 金星明,静进 . 发育与行为儿科学 . 北京:人民卫生出版社,2014.
7. 李雪荣 . 孤独症诊疗学 . 长沙:中南大学出版社,2018.
8. 杨玉凤 . 儿童发育行为心理评定量表 . 北京:人民卫生出版社,2016.
9. 毛萌,李廷玉 . 儿童保健学 .3 版 . 北京:人民卫生出版社,2014.
10. 中华人民共和国卫生部妇幼保健与社区卫生司,首都儿科研究所,九市儿童体格发育调查研究协作组 . 中国儿童生长标准与生长曲线 . 上海:第二军医大学出版社,2009.
11. 李辉,季成叶,宗心南,等 . 中国 0~18 岁儿童青少年身高、体重的标准化生长曲线 . 中华儿科杂志,2009,47 :487-492.
12. 中华医学会儿科学分会儿童保健学组,《中华儿科杂志》编辑委员会 . 婴幼儿食物过敏的诊治建议 . 中华儿科杂志,2011,49(5):344-348.
13. 中华医学会儿科学分会儿童保健学组,《中华儿科杂志》编辑委员会 . 中国婴幼儿牛奶蛋白过敏诊治循证建议 . 中华儿科杂志,2013,50(3):183-185.
14. 中华医学会儿科学分会内分泌遗传代谢学组 . 中枢性性早熟诊断与治疗共识 . 中华儿科杂志,2015,53(6):412-418.
15. 中华医学会儿科学分会内分泌遗传代谢学组,《中华儿科杂志》编辑委员会 . 中国 Prader-Willi 综合征诊治专家共识 . 中华儿科杂志,2015,53(6):419-424.
16. 中华医学会儿科学分会内分泌遗传代谢学组,《中华儿科杂志》编辑委员会 .Turner 综合征儿科诊疗共识 . 中华儿科杂志 .2018,56(6):406-413.
17. 杜江,钟娜,Poznyak V,等 .ICD-11 精神与行为障碍(草案)关于物质使用障碍与成瘾行为障碍诊断标准的进展 . 中华精神科杂志,2018(2):90-92.
18. James N.Butcher. 异常心理学 .13 版 . 上海:上海人民出版社,2014.
19. 陶芳标 . 中华医学百科全书儿童少年卫生学分册 . 北京:中国协和医科大学出版社,2017.
20. 埃里克 J. 马什 . 异常儿童心理学 .2 版 . 徐浙宁,译 . 上海:上海人民出版社 .2009.
21. 姜梦,刘勇 . 神经性贪食症的药物治疗 . 中国健康心理学杂志,2018,26(8),:1268-1272.
22. 王桂珍,王艳郁,孙宏伟,等 . 青少年自杀行为的保护性因素探讨 . 医学与哲学,2016,37(5A):35-38.
23. 中华医学会儿科学分会儿童保健学组,中华医学会围产医学分会,中国营养学会妇幼营养分会,等 . 母乳喂养促进策略指南(2018 版). 中华儿科杂志,2018,56(4):261-266.
24.《中华儿科杂志》编辑委员会,中华医学会儿科学分会儿童保健学组 .0~3 岁婴幼儿喂养建议 . 中华儿科杂志,2016,54(12):883-889.
25. 阎雪,韩笑,张会丰 .2016 版"营养性佝偻病防治全球共识"解读 . 中华儿科杂志,2016,54(12):891-895.
26. 国家卫生和计划生育委员会 . 预防接种工作规范,2016.

27. 国家卫生和计划生育委员会．国家免疫规划疫苗儿童免疫程序及说明，2016.
28. 中国儿童青少年身体活动指南制作工作组，张云婷，马生霞，等．中国儿童青少年身体活动指南．中国循证儿科杂志，2017，12（6）：401-409.
29. 中华医学会眼科学分会眼底病学组．中国早产儿视网膜病变筛查指南（2014 年）. 中华眼科杂志，2014，50（12）：933-935.
30. American Academy of Sleep Medicine.International classification of sleep disorders，3rd ed.Darien，IL：American Academy of Sleep Medicine，2014.
31. Anderson E L，Steen E，Stavropoulos V.Internet use and Problematic Internet Use：A systematic review of longitudinal research trends in adolescence and emergent adulthood.International Journal of Adolescence and Youth，2017，22（4）：430-454.
32. Bouillon R，Carmeliet G.Vitamin D insufficiency：Definition，diagnosis and management.Best Pract Res Clin Endocrinol Metab，2018，32（5）：669-684.
33. Elder CJ，Bishop NJ.Rickets.Lancet，2014，383（9929）：1665-1676.
34. Forman SG，Shahidullah JD.Handbook of Pediatric Behavioral Healthcare Cham.New York：Springer International Publishing，2018.
35. Guiding principles for complementary feeding of the breast feeding child Division of Health Promotion and protection Food and nutrition program.
36. Huang Y，Wang Y，Wang H，et al.Prevalence of mental disorders in China：a cross-sectional epidemiological study.The Lancet Psychiatry，2019，6 ：211-224.
37. Kliegman RM.Nelson textbook of Pediatrics.20th edition.Philadelphia：W.B.Saunders，2015.
38. Mary Fewtrell，yjiri Bronsky，zCristina Campoy，et al.Complementary Feeding：A Position Paper by the European Society for Paediatric Gastroenterology，Hepatology，and Nutrition（ESPGHAN）Committee on Nutrition.JPGN，2017，64 ：119-132.
39. Munns C F，Shaw N，Kiely M，et al.Global Consensus Recommendations on Prevention and Management of Nutritional Rickets.Hormone Research in Paediatrics，2016，85（2）：83-106.
40. Munns CF，Shaw N，Kiely M，et al.Global Consensus Recommendations on Prevention and Management of Nutritional Rickets.J Clin Endocrinol Metab，2016，101（2）：394-415.
41. Ng M，Fleming T，Robinson M，et al.Global，regional，and national prevalence of overweight and obesity in children and adults during 1980-2013 ：a systematic analysis for the Global Burden of Disease Study 2013. Lancet，2014，30，384（9945）：766-781.
42. Rafael Pérez-Escamilla，Sofia Segura-Pérez，Megan Lott，et al.Feeding Guidelines for Infants and Young Toddlers：A Responsive Parenting Approach.Durham，NC：Healthy Eating Research，2017.
43. Robert M，Bonita F，Nina F，.Nelson Textbook of Pediatrics.20 edition.Philadelphia：ELSEVIER，2016.
44. WHO Growth Standards are recommended for use in the U.S.for infants and children 0 to 2 years of age.Web of U.S.CDC.
45. WHO Multicenter Growth Reference Study Group（2006）.WHO Child Growth Standards：Length/height-for-age，weight-for-age，weight-for-length，weight-for-height and body mass index-for-age：Methods and development.Geneva：World Health Organization，2006.
46. World Health Organization.Protecting，promoting and supporting breastfeeding in facilities providing maternity and newborn services [DB/OL]，2017.
47. World Health Organization.Childhood hearing loss.Strategies for prevention and care，2016 ：1-28.
48. Liming BJ，Carter J，Cheng A，et al.International Pediatric Otolaryngology Group（IPOG）consensus recommendations：Hearing loss in the pediatric patient.International Journal of Pediatric Otorhinolaryngology，2016，90 ：251-258.
49. Léger J，Olivieri A，Donaldson M，et al.On behalf of ESPE-PES-SLEP-JSPE-APEG-APPES-ISPAE，and

the Congenital Hypothyroidism Consensus Conference Group.European society for pediatric endocrinology consensus guidelines on screening, diagnosis, and management of congenital hypothyroidism.Horm Res Paediatr, 2014, 81 :80-103.

50. Villoria JC, Pajares S, López RM, et al.Neonatal Screening for Inherited Metabolic Diseases in 2016. SeminPediatrNeurol, 2016, 23 :257-272.

附　　录

附录 1　中国 0~18 岁儿童青少年生长标准

(2005 年中国 9 市 0~7 岁儿童体格发育调查,2005 年中国学生体质与健康调查)

附表 1-1　0~18 岁儿童青少年身高 / 年龄百分位数值(cm)

年龄(岁)	男							女						
	3rd	10th	25th	50th	75th	90th	97th	3rd	10th	25th	50th	75th	90th	97th
0	47.09	48.13	49.19	50.38	51.58	52.68	53.76	46.55	47.55	48.57	49.72	50.88	51.94	53.00
1	71.48	73.08	74.71	76.55	78.41	80.10	81.80	70.01	71.56	73.16	74.97	76.81	78.49	80.17
2	82.05	84.09	86.19	88.55	90.94	93.13	95.31	80.91	82.88	84.92	87.23	89.58	91.74	93.90
3	89.71	91.93	94.21	96.78	99.39	101.77	104.15	88.64	90.81	93.05	95.59	98.17	100.53	102.91
4	96.73	99.06	101.44	104.13	106.85	109.34	111.82	95.82	98.09	100.42	103.05	105.73	108.18	110.63
5	103.29	105.80	108.38	111.28	114.23	116.91	119.59	102.34	104.80	107.34	110.20	113.10	115.75	118.40
6	109.10	111.81	114.58	117.70	120.86	123.75	126.63	108.10	110.76	113.50	116.57	119.69	122.54	125.38
7	114.62	117.56	120.58	123.97	127.41	130.54	133.67	113.31	116.21	119.19	122.53	125.92	129.00	132.08
8	119.90	123.08	126.34	130.00	133.71	137.08	140.45	118.50	121.64	124.86	128.46	132.10	135.41	138.71
9	124.56	127.96	131.45	135.36	139.32	142.92	146.51	123.31	126.71	130.19	134.09	138.01	141.58	145.12
10	128.65	132.28	135.99	140.15	144.36	148.17	151.98	128.35	132.07	135.86	140.10	144.36	148.22	152.05
11	132.91	136.84	140.85	145.34	149.87	153.98	158.06	134.21	138.15	142.16	146.63	151.11	155.16	159.16
12	138.10	142.49	146.96	151.95	156.97	161.51	166.02	140.24	144.11	148.03	152.39	156.75	160.67	164.54
13	144.97	149.60	154.31	159.54	164.79	169.52	174.20	144.96	148.57	152.23	156.29	160.34	163.99	167.58
14	152.34	156.66	161.03	165.88	170.73	175.09	179.39	147.93	151.34	154.79	158.62	162.44	165.87	169.25
15	157.49	161.43	165.40	169.81	174.20	178.15	182.04	149.48	152.79	156.13	159.83	163.53	166.85	170.12
16	159.88	163.62	167.41	171.60	175.78	179.54	183.23	149.84	153.12	156.44	160.12	163.78	167.08	170.32
17	160.87	164.53	168.24	172.35	176.44	180.12	183.74	150.13	153.39	156.69	160.34	163.99	167.26	170.48
18	161.26	164.90	168.58	172.65	176.71	180.36	183.94	150.44	153.68	156.96	160.59	164.21	167.45	170.66

附表 1-2 0~18 岁儿童青少年体重 / 年龄百分位数值(kg)

年龄(岁)	男							女						
	3rd	10th	25th	50th	75th	90th	97th	3rd	10th	25th	50th	75th	90th	97th
0	2.62	2.83	3.06	3.32	3.59	3.85	4.12	2.57	2.76	2.96	3.21	3.49	3.75	4.04
1	8.16	8.72	9.33	10.05	10.83	11.58	12.37	7.70	8.20	8.74	9.40	10.12	10.82	11.57
2	10.22	10.90	11.65	12.54	13.51	14.46	15.46	9.76	10.39	11.08	11.92	12.84	13.74	14.71
3	11.94	12.74	13.61	14.65	15.80	16.92	18.12	11.50	12.27	13.11	14.13	15.25	16.36	17.55
4	13.52	14.43	15.43	16.64	17.98	19.29	20.71	13.10	13.99	14.97	16.17	17.50	18.81	20.24
5	15.26	16.33	17.52	18.98	20.61	22.23	24.00	14.64	15.68	16.84	18.26	19.83	21.41	23.14
6	16.80	18.06	19.49	21.26	23.26	25.29	27.55	16.10	17.32	18.68	20.37	22.27	24.19	26.30
7	18.48	20.04	21.81	24.06	26.66	29.35	32.41	17.58	19.01	20.62	22.64	24.94	27.28	29.89
8	20.32	22.24	24.46	27.33	30.71	34.31	38.49	19.20	20.89	22.81	25.25	28.05	30.95	34.23
9	22.04	24.31	26.98	30.46	34.61	39.08	44.35	20.93	22.93	25.23	28.19	31.63	35.26	39.41
10	23.89	26.55	29.66	33.74	38.61	43.85	50.01	22.98	25.36	28.15	31.76	36.05	40.63	45.97
11	26.21	29.33	32.97	37.69	43.27	49.20	56.07	25.74	28.53	31.81	36.10	41.24	46.78	53.33
12	29.09	32.77	37.03	42.49	48.86	55.50	63.04	29.33	32.42	36.04	40.77	46.42	52.49	59.64
13	32.82	37.04	41.90	48.08	55.21	62.57	70.83	33.09	36.29	40.00	44.79	50.45	56.46	63.45
14	37.36	41.80	46.90	53.37	60.83	68.53	77.20	36.38	39.55	43.19	47.83	53.23	58.88	65.36
15	41.43	45.77	50.75	57.08	64.40	72.00	80.60	38.73	41.83	45.36	49.82	54.96	60.28	66.30
16	44.28	48.47	53.26	59.35	66.40	73.73	82.05	39.96	43.01	46.47	50.81	55.79	60.91	66.69
17	46.04	50.11	54.77	60.68	67.51	74.62	82.70	40.44	43.47	46.90	51.20	56.11	61.15	66.82
18	47.01	51.02	55.60	61.40	68.11	75.08	83.00	40.71	43.73	47.14	51.41	56.28	61.28	66.89

附表 1-3　0~7 岁儿童体重指数（BMI）百分位数和标准差单位（SD）标准值

年龄岁：月	男（kg/m²）						女（kg/m²）					
	百分位数			标准差单位（SD）			百分位数			标准差单位（SD）		
	3rd	50th	97th	−2SD	Median	2SD	3rd	50th	97th	−2SD	Median	2SD
0：00	11.17	13.07	15.30	11.06	13.07	15.45	11.09	13.00	15.43	10.98	13.00	15.61
0：03	14.80	17.48	20.50	14.64	17.48	20.71	14.29	16.69	19.69	14.16	16.69	19.90
0：06	15.28	17.96	21.23	15.12	17.96	21.47	14.96	17.41	20.49	14.82	17.41	20.71
0：09	15.11	17.62	20.77	14.97	17.62	21.00	14.85	17.19	20.15	14.72	17.19	20.36
1：00	14.84	17.19	20.17	14.71	17.19	20.38	14.52	16.74	19.55	14.39	16.74	19.76
1：03	14.53	16.78	19.63	14.41	16.78	19.83	14.18	16.32	19.03	14.06	16.32	19.22
1：06	14.30	16.47	19.25	14.18	16.47	19.45	13.95	16.03	18.69	13.83	16.03	18.88
1：09	14.14	16.26	18.98	14.03	16.26	19.18	13.79	15.84	18.47	13.68	15.84	18.66
2：00	14.00	16.07	18.72	13.88	16.07	18.92	13.65	15.67	18.27	13.54	15.67	18.46
2：06	13.75	15.73	18.29	13.64	15.73	18.48	13.43	15.40	17.96	13.32	15.40	18.15
3：00	13.74	15.66	18.22	13.63	15.66	18.41	13.45	15.42	18.03	13.35	15.42	18.22
3：06	13.55	15.45	18.02	13.44	15.45	18.21	13.31	15.27	17.90	13.20	15.27	18.10
4：00	13.40	15.32	17.93	13.30	15.32	18.13	13.17	15.15	17.84	13.06	15.15	18.05
4：06	13.28	15.23	17.93	13.18	15.23	18.14	13.04	15.06	17.84	12.93	15.06	18.05
5：00	13.21	15.22	18.06	13.10	15.22	18.28	12.92	14.99	17.88	12.81	14.99	18.10
5：06	13.16	15.27	18.30	13.05	15.27	18.54	12.84	14.96	17.96	12.72	14.96	18.20
6：00	13.12	15.35	18.61	13.00	15.35	18.87	12.77	14.96	18.09	12.66	14.96	18.34
6：06	13.09	15.45	18.97	12.97	15.45	19.26	12.72	14.97	18.25	12.60	14.97	18.51
7：00	13.10	15.59	19.40	12.97	15.59	19.72	12.68	15.02	18.45	12.56	15.02	18.73

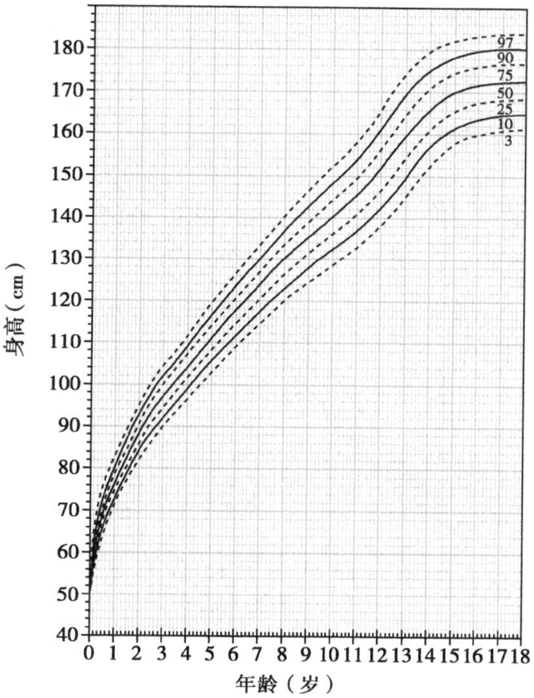

附图 1-1　0~18 岁男童身高 / 年龄百分位数曲线图

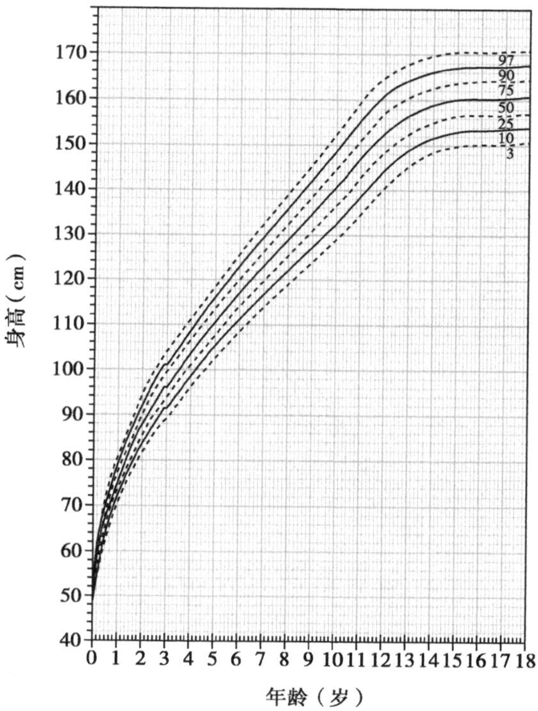

附图 1-2　0~18 岁女童身高 / 年龄百分位数曲线图

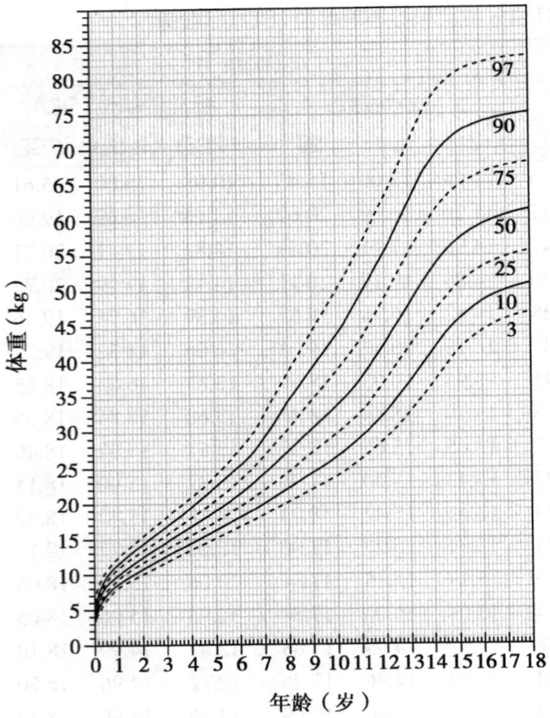

附图 1-3　0~18 岁男童体重 / 年龄百分位数曲线图

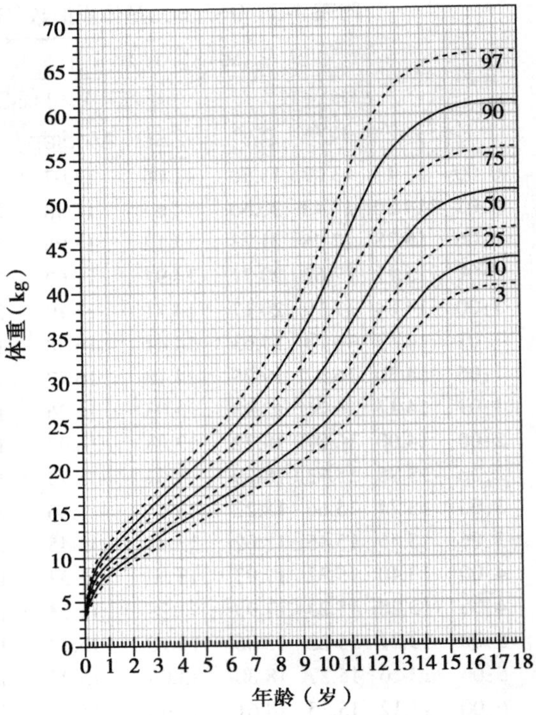

附图 1-4　0~18 岁女童体重 / 年龄百分位数曲线图

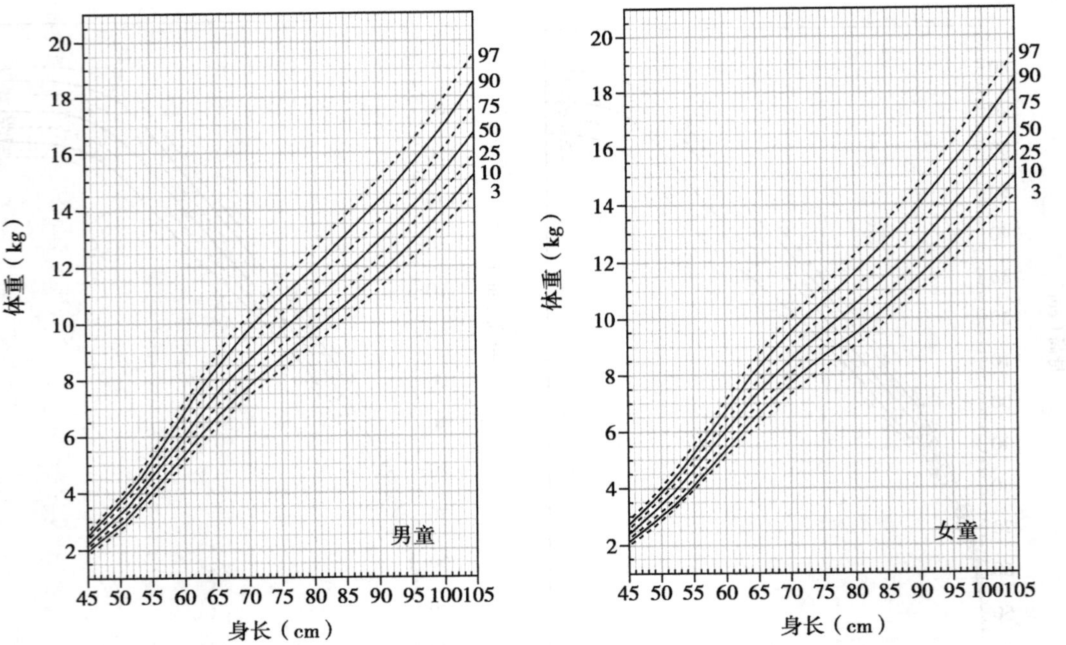

附图 1-5　0~3 岁儿童体重 / 身长(45~105cm)的百分位数曲线图

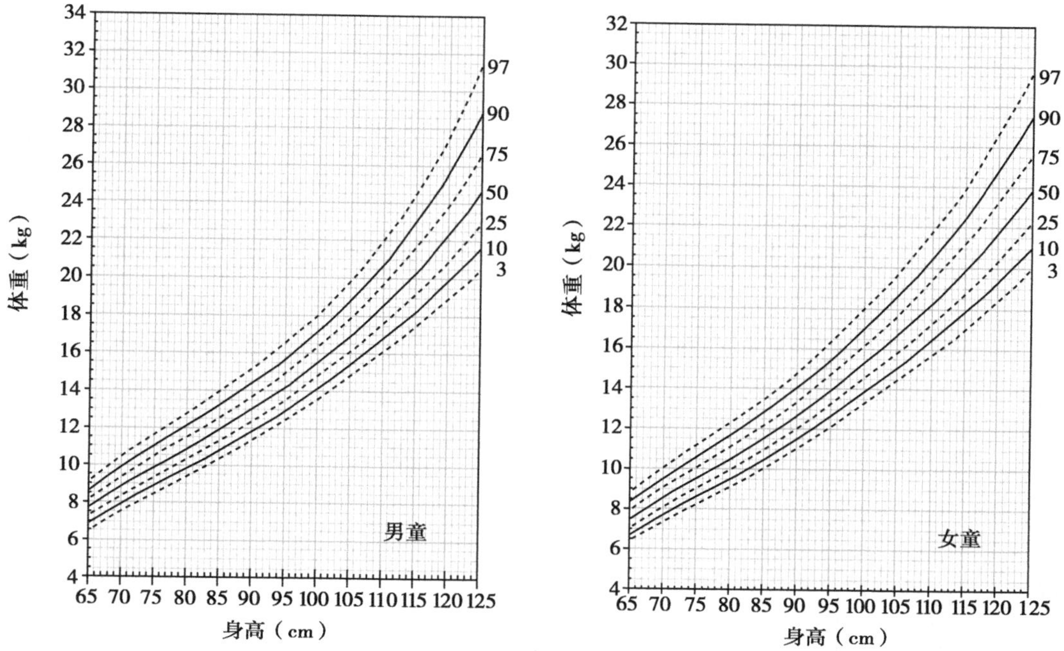

附图 1-6　2~7 岁儿童体重 / 身高(65~125cm)的百分位数曲线图

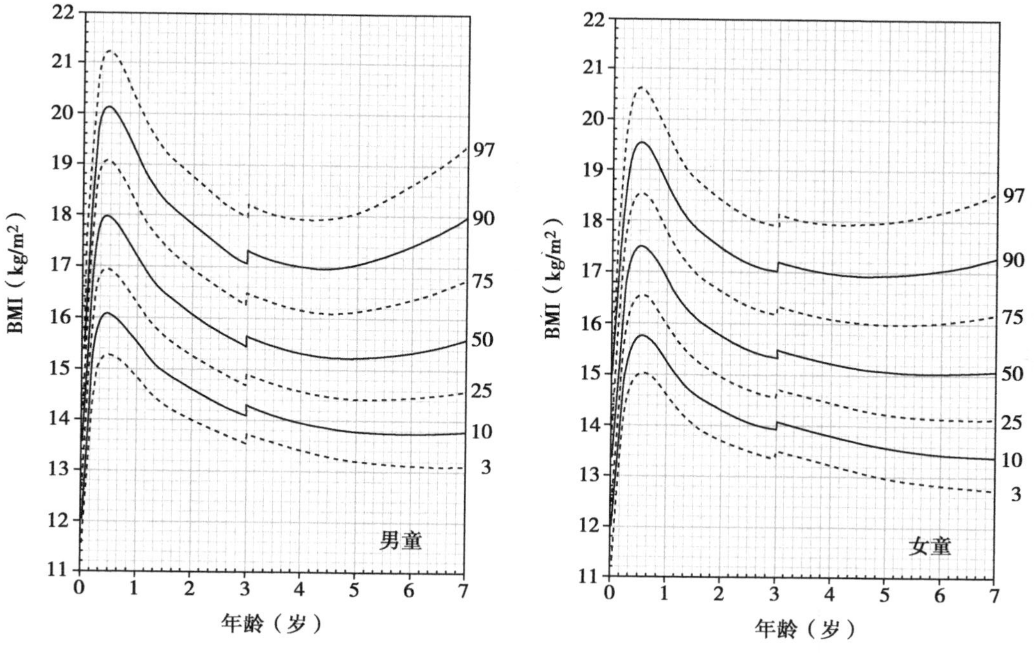

附图 1-7　0~7 岁儿童体重 / 年龄指数(BMI)的百分位数曲线图

注:以上内容均摘自 2005 年中国 9 市 0~7 岁儿童体格发育调查;2005 年中国学生体质与健康调查

附录 2　WHO 儿童体格生长指标标准（2006 年）

0~2 岁男童年龄别身长、体重参考值

体格发育评价标准一(1)

《2006 年世界卫生组织（WHO）标准》

年龄	身长(cm)							体重(kg)						
岁月	-3SD	-2SD	-1SD	SD	+1SD	+2SD	+3SD	-3SD	-2SD	-1SD	SD	+1SD	+2SD	+3SD
0	44.2	46.1	48.0	49.9	51.8	53.7	55.6	2.1	2.5	2.9	3.3	3.9	4.4	5.0
1	48.9	50.8	52.8	54.7	56.7	58.6	60.6	2.9	3.4	3.9	4.5	5.1	5.8	6.6
2	52.4	54.4	56.4	58.4	60.4	62.4	64.4	3.8	4.3	4.9	5.6	6.3	7.1	8.0
3	55.3	57.3	59.4	61.4	63.5	65.5	67.6	4.4	5.0	5.7	6.4	7.2	8.0	9.0
4	57.6	59.7	61.8	63.9	66.0	68.0	70.1	4.9	5.6	6.2	7.0	7.8	8.7	9.7
5	59.6	61.7	63.8	65.9	68.0	70.1	72.2	5.3	6.0	6.7	7.5	8.4	9.3	10.4
6	61.2	63.3	65.5	67.6	69.8	71.9	74.0	5.7	6.4	7.1	7.9	8.8	9.8	10.9
7	62.7	64.8	67.0	69.2	71.3	73.5	75.7	5.9	6.7	7.4	8.3	9.2	10.3	11.4
8	64.0	66.2	68.4	70.6	72.8	75.0	77.2	6.2	6.9	7.7	8.6	9.6	10.7	11.9
9	65.2	67.5	69.7	72.0	74.2	76.5	78.7	6.4	7.1	8.0	8.9	9.9	11.0	12.3
10	66.4	68.7	71.0	73.3	75.6	77.9	80.1	6.6	7.4	8.2	9.2	10.2	11.4	12.7
11	67.6	69.9	72.2	74.5	76.9	79.2	81.5	6.8	7.6	8.4	9.4	10.5	11.7	13.0
12	68.6	71.0	73.4	75.7	78.1	80.5	82.9	6.9	7.7	8.6	9.6	10.8	12.0	13.3
1.1	69.6	72.1	74.5	76.9	79.3	81.8	84.2	7.1	7.9	8.8	9.9	11.0	12.3	13.7
1.2	70.6	73.1	75.6	78.0	80.5	83.0	85.5	7.2	8.1	9.0	10.1	11.3	12.6	14.0
1.3	71.6	74.1	76.6	79.1	81.7	84.2	86.7	7.4	8.3	9.2	10.3	11.5	12.8	14.3

续表

年龄岁月	身长(cm)							体重(kg)						
	-3SD	-2SD	-1SD	SD	+1SD	+2SD	+3SD	-3SD	-2SD	-1SD	SD	+1SD	+2SD	+3SD
1.4	72.5	75.0	77.6	80.2	82.8	85.4	88.0	7.5	8.4	9.4	10.5	11.7	13.1	14.6
1.5	73.3	76.0	78.6	81.2	83.9	86.5	89.2	7.7	8.6	9.6	10.7	12.0	13.4	14.9
1.6	74.2	76.9	79.6	82.3	85.0	87.7	90.4	7.8	8.8	9.8	10.9	12.2	13.7	15.3
1.7	75.0	77.7	80.5	83.2	86.0	88.8	91.5	8.0	8.9	10.0	11.1	12.5	13.9	15.6
1.8	75.8	78.6	81.4	84.2	87.0	89.8	92.6	8.1	9.1	10.1	11.3	12.7	14.2	15.9
1.9	76.5	79.4	82.3	85.1	88.0	90.9	93.8	8.2	9.2	10.3	11.5	12.9	14.5	16.2
1.10	77.2	80.2	83.1	86.0	89.0	91.9	94.9	8.4	9.4	10.5	11.8	13.2	14.7	16.5
1.11	78.0	81.0	83.9	86.9	89.9	92.9	95.9	8.5	9.5	10.7	12.0	13.4	15.0	16.8
2.0	78.7	81.7	84.8	87.8	90.9	93.9	97.0	8.6	9.7	10.8	12.2	13.6	15.3	17.1

2~5 岁男童年龄别身高、体重参考值

体格发育评价标准—(2)

《2006 年世界卫生组织(WHO)标准》

年龄岁月	身高(cm)							体重(kg)						
	-3SD	-2SD	-1SD	SD	+1SD	+2SD	+3SD	-3SD	-2SD	-1SD	SD	+1SD	+2SD	+3SD
2	78.0	81.0	84.1	87.1	90.2	93.2	96.3	8.6	9.7	10.8	12.2	13.6	15.3	17.1
2.1	78.6	81.7	84.9	88.0	91.1	94.2	97.3	8.8	9.8	11.0	12.4	13.9	15.5	17.5
2.2	79.3	82.5	85.6	88.8	92.0	95.2	98.3	8.9	10.0	11.2	12.5	14.1	15.8	17.8
2.3	79.9	83.1	86.4	89.6	92.9	96.1	99.3	9.0	10.1	11.3	12.7	14.3	16.1	18.1
2.4	80.5	83.8	87.1	90.4	93.7	97.0	100.3	9.1	10.2	11.5	12.9	14.5	16.3	18.4

续表

年龄	身高(cm)							体重(kg)						
岁月	-3SD	-2SD	-1SD	SD	+1SD	+2SD	+3SD	-3SD	-2SD	-1SD	SD	+1SD	+2SD	+3SD
2.5	81.1	84.5	87.8	91.2	94.5	97.9	101.2	9.2	10.4	11.7	13.1	14.8	16.6	18.7
2.6	81.7	85.1	88.5	91.9	95.3	98.7	102.1	9.4	10.5	11.8	13.3	15.0	16.9	19.0
2.7	82.3	85.7	89.2	92.7	96.1	99.6	103.0	9.5	10.7	12.0	13.5	15.2	17.1	19.3
2.8	82.8	86.4	89.9	93.4	96.9	100.4	103.9	9.6	10.8	12.1	13.7	15.4	17.4	19.6
2.9	83.4	86.9	90.5	94.1	97.6	101.2	104.8	9.7	10.9	12.3	13.8	15.6	17.6	19.9
2.10	83.9	87.5	91.1	94.8	98.4	102.0	105.6	9.8	11.0	12.4	14.0	15.8	17.8	20.2
2.11	84.4	88.1	91.8	95.4	99.1	102.7	106.4	9.9	11.2	12.6	14.2	16.0	18.1	20.4
3.0	85.0	88.7	92.4	96.1	99.8	103.5	107.2	10.0	11.3	12.7	14.3	16.2	18.3	20.7
3.1	85.5	89.2	93.0	96.7	100.5	104.2	108.0	10.1	11.4	12.9	14.5	16.4	18.6	21.0
3.2	86.0	89.8	93.6	97.4	101.2	105.0	108.8	10.2	11.5	13.0	14.7	16.6	18.8	21.3
3.3	86.5	90.3	94.2	98.0	101.8	105.7	109.5	10.3	11.6	13.1	14.8	16.8	19.0	21.6
3.4	87.0	90.9	94.7	98.6	102.5	106.4	110.3	10.4	11.8	13.3	15.0	17.0	19.3	21.9
3.5	87.5	91.4	95.3	99.2	103.2	107.1	111.0	10.5	11.9	13.4	15.2	17.2	19.5	22.1
3.6	88.0	91.9	95.9	99.9	103.8	107.8	111.7	10.6	12.0	13.6	15.3	17.4	19.7	22.4
3.7	88.4	92.4	96.4	100.4	104.5	108.5	112.5	10.7	12.1	13.7	15.5	17.6	20.0	22.7
3.8	88.9	93.0	97.0	101.0	105.1	109.1	113.2	10.8	12.2	13.8	15.7	17.8	20.2	23.0
3.9	89.4	93.5	97.5	101.6	105.7	109.8	113.9	10.9	12.4	14.0	15.8	18.0	20.5	23.3
3.10	89.8	94.0	98.1	102.2	106.3	110.4	114.6	11.0	12.5	14.1	16.0	18.2	20.7	23.6

续表

年龄	身高(cm)							体重(kg)						
岁月	-3SD	-2SD	-1SD	SD	+1SD	+2SD	+3SD	-3SD	-2SD	-1SD	SD	+1SD	+2SD	+3SD
3.11	90.3	94.4	98.6	102.8	106.9	111.1	115.2	11.1	12.6	14.3	16.2	18.4	20.9	23.9
4.0	90.7	94.9	99.1	103.3	107.5	111.7	115.9	11.2	12.7	14.4	16.3	18.6	21.2	24.2
4.1	91.2	95.4	99.7	103.9	108.1	112.4	116.6	11.3	12.8	14.5	16.5	18.8	21.4	24.5
4.2	91.6	95.9	100.2	104.4	108.7	113.0	117.3	11.4	12.9	14.7	16.7	19.0	21.7	24.8
4.3	92.1	96.4	100.7	105.0	109.3	113.6	117.9	11.5	13.1	14.8	16.8	19.2	21.9	25.1
4.4	92.5	96.9	101.2	105.6	109.9	114.2	118.6	11.6	13.2	15.0	17.0	19.4	22.2	25.4
4.5	93.0	97.4	101.7	106.1	110.5	114.9	119.2	11.7	13.3	15.1	17.2	19.6	22.4	25.7
4.6	93.4	97.8	102.3	106.7	111.1	115.5	119.9	11.8	13.4	15.2	17.3	19.8	22.7	26.0
4.7	93.9	98.3	102.8	107.2	111.7	116.1	120.6	11.9	13.5	15.4	17.5	20.0	22.9	26.3
4.8	94.3	98.8	103.3	107.8	112.3	116.7	121.2	12.0	13.6	15.5	17.7	20.2	23.2	26.6
4.9	94.7	99.3	103.8	108.3	112.8	117.4	121.9	12.1	13.7	15.6	17.8	20.4	23.4	26.9
4.10	95.2	99.7	104.3	108.9	113.4	118.0	122.6	12.2	13.8	15.8	18.0	20.6	23.7	27.2
4.11	95.6	100.2	104.8	109.4	114.0	118.6	123.2	12.3	14.0	15.9	18.2	20.8	23.9	27.6
5.0	96.1	100.7	105.3	110.0	114.6	119.2	123.9	12.4	14.1	16.0	18.3	21.0	24.2	27.9

5~7 岁男童年龄别身高、体重参考值

体格发育评价标准—(3)

《2006 年世界卫生组织(WHO)标准》

年龄	身高(cm)							体重(kg)						
岁月	-3SD	-2SD	-1SD	SD	+1SD	+2SD	+3SD	-3SD	-2SD	-1SD	SD	+1SD	+2SD	+3SD
5.1	96.5	101.1	105.7	110.3	114.9	119.4	124.0	12.7	14.4	16.3	18.5	21.1	24.2	27.8
5.2	96.9	101.6	106.2	110.8	115.4	120.0	124.7	12.8	14.5	16.4	18.7	21.3	24.4	28.1
5.3	97.4	102.0	106.7	111.3	116.0	120.6	125.3	13.0	14.6	16.6	18.9	21.5	24.7	28.4
5.4	97.8	102.5	107.2	111.9	116.5	121.2	125.9	13.1	14.8	16.7	19.0	21.7	24.9	28.8
5.5	98.2	103.0	107.7	112.4	117.1	121.8	126.5	13.2	14.9	16.9	19.2	22.0	25.2	29.1
5.6	98.7	103.4	108.2	112.9	117.7	122.4	127.1	13.3	15.0	17.0	19.4	22.2	25.5	29.4
5.7	99.1	103.9	108.7	113.4	118.2	123.0	127.8	13.4	15.2	17.2	19.6	22.4	25.7	29.8
5.8	99.5	104.3	109.1	113.9	118.7	123.6	128.4	13.6	15.3	17.4	19.8	22.6	26.0	30.1
5.9	99.9	104.8	109.6	114.5	119.3	124.1	129.0	13.7	15.4	17.5	19.9	22.8	26.3	30.4
5.10	100.4	105.2	110.1	115.0	119.8	124.7	129.6	13.8	15.6	17.7	20.1	23.1	26.6	30.8
5.11	100.8	105.7	110.6	115.5	120.4	125.2	130.1	13.9	15.7	17.8	20.3	23.3	26.8	31.2
6.0	101.2	106.1	111.0	116.0	120.9	125.8	130.7	14.1	15.9	18.0	20.5	23.5	27.1	31.5
6.1	101.6	106.5	111.5	116.4	121.4	126.4	131.3	14.2	16.0	18.2	20.7	23.7	27.4	31.9
6.2	102.0	107.0	111.9	116.9	121.9	126.9	131.9	14.3	16.2	18.3	20.9	24.0	27.7	32.2
6.3	102.4	107.4	112.4	117.4	122.4	127.5	132.5	14.5	16.3	18.5	21.1	24.2	28.0	32.6
6.4	102.8	107.8	112.9	117.9	123.0	128.0	133.0	14.6	16.5	18.7	21.3	24.4	28.3	33.0
6.5	103.2	108.2	113.3	118.4	123.5	128.5	133.6	14.7	16.6	18.8	21.5	24.7	28.6	33.3
6.6	103.6	108.7	113.8	118.9	124.0	129.1	134.2	14.9	16.8	19.0	21.7	24.9	28.9	33.7

续表

年龄	身高(cm)							体重(kg)						
岁月	-3SD	-2SD	-1SD	SD	+1SD	+2SD	+3SD	-3SD	-2SD	-1SD	SD	+1SD	+2SD	+3SD
6.7	103.9	109.1	114.2	119.4	124.5	129.6	134.8	15.0	16.9	19.2	21.9	25.2	29.2	34.1
6.8	104.3	109.5	114.7	119.8	125.0	130.2	135.3	15.1	17.1	19.3	22.1	25.4	29.5	34.5
6.9	104.7	109.9	115.1	120.3	125.5	130.7	135.9	15.3	17.2	19.5	22.3	25.6	29.8	34.9
6.10	105.1	110.3	115.6	120.8	126.0	131.2	136.5	15.4	17.4	19.7	22.5	25.9	30.1	35.3
6.11	105.5	110.8	116.0	121.3	126.5	131.8	137.0	15.5	17.5	19.9	22.7	26.1	30.4	35.7
7.0	105.9	111.2	116.4	121.7	127.0	132.3	137.6	15.7	17.7	20.0	22.9	26.4	30.7	36.1

0~2 岁女童年龄别身长、体重参考值

体格发育评价标准二(1)

《2006 年世界卫生组织(WHO)标准》

年龄	身长(cm)							体重(kg)						
岁月	-3SD	-2SD	-1SD	SD	+1SD	+2SD	+3SD	-3SD	-2SD	-1SD	SD	+1SD	+2SD	+3SD
0	43.6	45.4	47.3	49.1	51.0	52.9	54.7	2.0	2.4	2.8	3.2	3.7	4.2	4.8
1	47.8	49.8	51.7	53.7	55.6	57.6	59.5	2.7	3.2	3.6	4.2	4.8	5.5	6.2
2	51.0	53.0	55.0	57.1	59.1	61.1	63.2	3.4	3.9	4.5	5.1	5.8	6.6	7.5
3	53.5	55.6	57.7	59.8	61.9	64.0	66.1	4.0	4.5	5.2	5.8	6.6	7.5	8.5
4	55.6	57.8	59.9	62.1	64.3	66.4	68.6	4.4	5.0	5.7	6.4	7.3	8.2	9.3
5	57.4	59.6	61.8	64.0	66.2	68.5	70.7	4.8	5.4	6.1	6.9	7.8	8.8	10.0
6	58.9	61.2	63.5	65.7	68.0	70.3	72.5	5.1	5.7	6.5	7.3	8.2	9.3	10.6
7	60.3	62.7	65.0	67.3	69.6	71.9	74.2	5.3	6.0	6.8	7.6	8.6	9.8	11.1

续表

年龄	身长(cm)							体重(kg)						
岁月	-3SD	-2SD	-1SD	SD	+1SD	+2SD	+3SD	-3SD	-2SD	-1SD	SD	+1SD	+2SD	+3SD
8	61.7	64.0	66.4	68.7	71.1	73.5	75.8	5.6	6.3	7.0	7.9	9.0	10.2	11.6
9	62.9	65.3	67.7	70.1	72.6	75.0	77.4	5.8	6.5	7.3	8.2	9.3	10.5	12.0
10	64.1	66.5	69.0	71.5	73.9	76.4	78.9	5.9	6.7	7.5	8.5	9.6	10.9	12.4
11	65.2	67.7	70.3	72.8	75.3	77.8	80.3	6.1	6.9	7.7	8.7	9.9	11.2	12.8
12	66.3	68.9	71.4	74.0	76.6	79.2	81.7	6.3	7.0	7.9	8.9	10.1	11.5	13.1
1.1	67.3	70.0	72.6	75.2	77.8	80.5	83.1	6.4	7.2	8.1	9.2	10.4	11.8	13.5
1.2	68.3	71.0	73.7	76.4	79.1	81.7	84.4	6.6	7.4	8.3	9.4	10.6	12.1	13.8
1.3	69.3	72.0	74.8	77.5	80.2	83.0	85.7	6.7	7.6	8.5	9.6	10.9	12.4	14.1
1.4	70.2	73.0	75.8	78.6	81.4	84.2	87.0	6.9	7.7	8.7	9.8	11.1	12.6	14.5
1.5	71.1	74.0	76.8	79.7	82.5	85.4	88.2	7.0	7.9	8.9	10.0	11.4	12.9	14.8
1.6	72.0	74.9	77.8	80.7	83.6	86.5	89.4	7.2	8.1	9.1	10.2	11.6	13.2	15.1
1.7	72.8	75.8	78.8	81.7	84.7	87.6	90.6	7.3	8.2	9.2	10.4	11.8	13.5	15.4
1.8	73.7	76.7	79.7	82.7	85.7	88.7	91.7	7.5	8.4	9.4	10.6	12.1	13.7	15.7
1.9	74.5	77.5	80.6	83.7	86.7	89.8	92.9	7.6	8.6	9.6	10.9	12.3	14.0	16.0
1.10	75.2	78.4	81.5	84.6	87.7	90.8	94.0	7.8	8.7	9.8	11.1	12.5	14.3	16.4
1.11	76.0	79.2	82.3	85.5	88.7	91.9	95.0	7.9	8.9	10.0	11.3	12.8	14.6	16.7
2.0	76.7	80.0	83.2	86.4	89.6	92.9	96.1	8.1	9.0	10.2	11.5	13.0	14.8	17.0

2~5岁年龄女童别身高、体重参考值

体格发育评价标准二(2)

《2006年世界卫生组织(WHO)标准》

年龄	身高(cm)							体重(kg)						
岁月	-3SD	-2SD	-1SD	SD	+1SD	+2SD	+3SD	-3SD	-2SD	-1SD	SD	+1SD	+2SD	+3SD
2.0	76.0	79.3	82.5	85.7	88.9	92.2	95.4	8.1	9.0	10.2	11.5	13.0	14.8	17.0
2.1	76.8	80.0	83.3	86.6	89.9	93.1	96.4	8.2	9.2	10.3	11.7	13.3	15.1	17.3
2.2	77.5	80.8	84.1	87.4	90.8	94.1	97.4	8.4	9.4	10.5	11.9	13.5	15.4	17.7
2.3	78.1	81.5	84.9	88.3	91.7	95.0	98.4	8.5	9.5	10.7	12.1	13.7	15.7	18.0
2.4	78.8	82.2	85.7	89.1	92.5	96.0	99.4	8.6	9.7	10.9	12.3	14.0	16.0	18.3
2.5	79.5	82.9	86.4	89.9	93.4	96.9	100.3	8.8	9.8	11.1	12.5	14.2	16.2	18.7
2.6	80.1	83.6	87.1	90.7	94.2	97.7	101.3	8.9	10.0	11.2	12.7	14.4	16.5	19.0
2.7	80.7	84.3	87.9	91.4	95.0	98.6	102.2	9.0	10.1	11.4	12.9	14.7	16.8	19.3
2.8	81.3	84.9	88.6	92.2	95.8	99.4	103.1	9.1	10.3	11.6	13.1	14.9	17.1	19.6
2.9	81.9	85.6	89.3	92.9	96.6	100.3	103.9	9.3	10.4	11.7	13.3	15.1	17.3	20.0
2.10	82.5	86.2	89.9	93.6	97.4	101.1	104.8	9.4	10.5	11.9	13.5	15.4	17.6	20.3
2.11	83.1	86.8	90.6	94.4	98.1	101.9	105.6	9.5	10.7	12.0	13.7	15.6	17.9	20.6
3.0	83.6	87.4	91.2	95.1	98.9	102.7	106.5	9.6	10.8	12.2	13.9	15.8	18.1	20.9
3.1	84.2	88.0	91.9	95.7	99.6	103.4	107.3	9.7	10.9	12.4	14.0	16.0	18.4	21.3
3.2	84.7	88.6	92.5	96.4	100.3	104.2	108.1	9.8	11.1	12.5	14.2	16.3	18.7	21.6
3.3	85.3	89.2	93.1	97.1	101.0	105.0	108.9	9.9	11.2	12.7	14.4	16.5	19.0	22.0
3.4	85.8	89.8	93.8	97.7	101.7	105.7	109.7	10.1	11.3	12.8	14.6	16.7	19.2	22.3
3.5	86.3	90.4	94.4	98.4	102.4	106.4	110.5	10.2	11.5	13.0	14.8	16.9	19.5	22.7

续表

年龄	身高(cm)							体重(kg)						
岁月	-3SD	-2SD	-1SD	SD	+1SD	+2SD	+3SD	-3SD	-2SD	-1SD	SD	+1SD	+2SD	+3SD
3.6	86.8	90.9	95.0	99.0	103.1	107.2	111.2	10.3	11.6	13.1	15.0	17.2	19.8	23.0
3.7	87.4	91.5	95.6	99.7	103.8	107.9	112.0	10.4	11.7	13.3	15.2	17.4	20.1	23.4
3.8	87.9	92.0	96.2	100.3	104.5	108.6	112.7	10.5	11.8	13.4	15.3	17.6	20.4	23.7
3.9	88.4	92.5	96.7	100.9	105.1	109.3	113.5	10.6	12.0	13.6	15.5	17.8	20.7	24.1
3.10	88.9	93.1	97.3	101.5	105.8	110.0	114.2	10.7	12.1	13.7	15.7	18.1	20.9	24.5
3.11	89.3	93.6	97.9	102.1	106.4	110.7	114.9	10.8	12.2	13.9	15.9	18.3	21.2	24.8
4.0	89.8	94.1	98.4	102.7	107.0	111.3	115.7	10.9	12.3	14.0	16.1	18.5	21.5	25.2
4.1	90.3	94.6	99.0	103.3	107.7	112.0	116.4	11.0	12.4	14.2	16.3	18.8	21.8	25.5
4.2	90.7	95.1	99.5	103.9	108.3	112.7	117.1	11.1	12.6	14.3	16.4	19.0	22.1	25.9
4.3	91.2	95.6	100.1	104.5	108.9	113.3	117.7	11.2	12.7	14.5	16.6	19.2	22.4	26.3
4.4	91.7	96.1	100.6	105.0	109.5	114.0	118.4	11.3	12.8	14.6	16.8	19.4	22.6	26.6
4.5	92.1	96.6	101.1	105.6	110.1	114.6	119.1	11.4	12.9	14.8	17.0	19.7	22.9	27.0
4.6	92.6	97.1	101.6	106.2	110.7	115.2	119.8	11.5	13.0	14.9	17.2	19.9	23.2	27.4
4.7	93.0	97.6	102.2	106.7	111.3	115.9	120.4	11.6	13.2	15.1	17.3	20.1	23.5	27.7
4.8	93.4	98.1	102.7	107.3	111.9	116.5	121.1	11.7	13.3	15.2	17.5	20.3	23.8	28.1
4.9	93.9	98.5	103.2	107.8	112.5	117.1	121.8	11.8	13.4	15.3	17.7	20.6	24.1	28.5
4.10	94.3	99.0	103.7	108.4	113.0	117.7	122.4	11.9	13.5	15.5	17.9	20.8	24.4	28.8
4.11	94.7	99.5	104.2	108.9	113.6	118.3	123.1	12.0	13.6	15.6	18.0	21.0	24.6	29.2
5.0	95.2	99.9	104.7	109.4	114.2	118.9	123.7	12.1	13.7	15.8	18.2	21.2	24.9	29.5

5~7岁女童年龄别身高、体重参考值

体格发育评价标准二(3)

《2006年世界卫生组织(WHO)标准》

年龄	身高(cm)							体重(kg)						
岁月	-3SD	-2SD	-1SD	SD	+1SD	+2SD	+3SD	-3SD	-2SD	-1SD	SD	+1SD	+2SD	+3 SD
5.1	95.3	100.1	104.8	109.6	114.4	119.1	123.9	12.4	14.0	15.9	18.3	21.2	24.8	29.5
5.2	95.7	100.5	105.3	110.1	114.9	119.7	124.5	12.5	14.1	16.0	18.4	21.4	25.1	29.8
5.3	96.1	101.0	105.8	110.6	115.5	120.3	125.2	12.6	14.2	16.2	18.6	21.6	25.4	30.2
5.4	96.5	101.4	106.3	111.2	116.0	120.9	125.8	12.7	14.3	16.3	18.8	21.8	25.6	30.5
5.5	97.0	101.9	106.8	111.7	116.6	121.5	126.4	12.8	14.4	16.5	19.0	22.0	25.9	30.9
5.6	97.4	102.3	107.2	112.2	117.1	122.0	127.0	12.9	14.6	16.6	19.1	22.2	26.2	31.3
5.7	97.8	102.7	107.7	112.7	117.6	122.6	127.6	13.0	14.7	16.8	19.3	22.5	26.5	31.6
5.8	98.2	103.2	108.2	113.2	118.2	123.2	128.2	13.1	14.8	16.9	19.5	22.7	26.7	32.0
5.9	98.6	103.6	108.6	113.7	118.7	123.7	128.8	13.2	14.9	17.0	19.6	22.9	27.0	32.3
5.10	99.0	104.0	109.1	114.2	119.2	124.3	129.3	13.3	15.0	17.2	19.8	23.1	27.3	32.7
5.11	99.4	104.5	109.6	114.6	119.7	124.8	129.9	13.4	15.2	17.3	20.0	23.3	27.6	33.1
6.0	99.8	104.9	110.0	115.1	120.2	125.4	130.5	13.5	15.3	17.5	20.2	23.5	27.8	33.4
6.1	100.2	105.3	110.5	115.6	120.8	125.9	131.1	13.6	15.4	17.6	20.3	23.8	28.1	33.8
6.2	100.5	105.7	110.9	116.1	121.3	126.4	131.6	13.7	15.5	17.8	20.5	24.0	28.4	34.2
6.3	100.9	106.1	111.3	116.6	121.8	127.0	132.2	13.8	15.6	17.9	20.7	24.2	28.7	34.6
6.4	101.3	106.6	111.8	117.0	122.3	127.5	132.7	13.9	15.8	18.0	20.9	24.4	29.0	35.0
6.5	101.7	107.0	112.2	117.5	122.8	128.0	133.3	14.0	15.9	18.2	21.0	24.6	29.3	35.4
6.6	102.1	107.4	112.7	118.0	123.3	128.6	133.9	14.1	16.0	18.3	21.2	24.9	29.6	35.8

续表

年龄	身高(cm)							体重(kg)						
岁月	-3SD	-2SD	-1SD	SD	+1SD	+2SD	+3SD	-3SD	-2SD	-1SD	SD	+1SD	+2SD	+3 SD
6.7	102.5	107.8	113.1	118.4	123.8	129.1	134.4	14.2	16.1	18.5	21.4	25.1	29.9	36.2
6.8	102.9	108.2	113.6	118.9	124.3	129.6	135.0	14.3	16.3	18.6	21.6	25.3	30.2	36.6
6.9	103.2	108.6	114.0	119.4	124.8	130.2	135.5	14.4	16.4	18.8	21.8	25.6	30.5	37.0
6.10	103.6	109.0	114.5	119.9	125.3	130.7	136.1	14.5	16.5	18.9	22.0	25.8	30.8	37.4
6.11	104.0	109.5	114.9	120.3	125.8	131.2	136.7	14.6	16.6	19.1	22.2	26.1	31.1	37.8
7.0	104.4	109.9	115.3	120.8	126.3	131.7	137.2	14.8	16.8	19.3	22.4	26.3	31.4	38.3

体格发育评价标准三(1)

《2006 年世界卫生组织(WHO)标准》

45~110cm 身长男孩的体重标准

(供消瘦与肥胖营养状况评定使用)

身长(cm)	体重(kg)										
	消瘦 -3SD	消瘦 -2SD	-1SD	中位数	+1SD	+2SD	+3SD	超重	轻度肥胖	中度肥胖	重度肥胖
45	1.9	2.0	2.2	2.4	2.7	3.0	3.3	2.64	2.88	3.12	3.60
46	2.0	2.2	2.4	2.6	2.9	3.1	3.5	2.86	3.12	3.38	3.90
47	2.1	2.3	2.5	2.8	3.0	3.3	3.7	3.08	3.36	3.64	4.20
48	2.3	2.5	2.7	2.9	3.2	3.6	3.9	3.19	3.48	3.77	4.35
49	2.4	2.6	2.9	3.1	3.4	3.8	4.2	3.41	3.72	4.03	4.65
50	2.6	2.8	3.0	3.3	3.6	4.0	4.4	3.63	3.96	4.29	4.95
51	2.7	3.0	3.2	3.5	3.9	4.2	4.7	3.85	4.20	4.55	5.25
52	2.9	3.2	3.5	3.8	4.1	4.5	5.0	4.18	4.56	4.94	5.70

续表

身长(cm)	体重(kg)										
	消瘦 -3SD	消瘦 -2SD	-1SD	中位数	+1SD	+2SD	+3SD	超重	轻度肥胖	中度肥胖	重度肥胖
53	3.1	3.4	3.7	4.0	4.4	4.8	5.3	4.40	4.80	5.20	6.00
54	3.3	3.6	3.9	4.3	4.7	5.1	5.6	4.73	5.16	5.59	6.45
55	3.6	3.8	4.2	4.5	5.0	5.4	6.0	4.95	5.40	5.85	6.75
56	3.8	4.1	4.4	4.8	5.3	5.8	6.3	5.28	5.76	6.24	7.20
57	4.0	4.3	4.7	5.1	5.6	6.1	6.7	5.61	6.12	6.63	7.65
58	4.3	4.6	5.0	5.4	5.9	6.4	7.1	5.94	6.48	7.02	8.10
59	4.5	4.8	5.3	5.7	6.2	6.8	7.4	6.27	6.84	7.41	8.55
60	4.7	5.1	5.5	6.0	6.5	7.1	7.8	6.60	7.20	7.80	9.00
61	4.9	5.3	5.8	6.3	6.8	7.4	8.1	6.93	7.56	8.19	9.45
62	5.1	5.6	6.0	6.5	7.1	7.7	8.5	7.15	7.80	8.45	9.75
63	5.3	5.8	6.2	6.8	7.4	8.0	8.8	7.48	8.16	8.84	10.20
64	5.5	6.0	6.5	7.0	7.6	8.3	9.1	7.70	8.40	9.10	10.50
65	5.7	6.2	6.7	7.3	7.9	8.6	9.4	8.03	8.76	9.49	10.95
66	5.9	6.4	6.9	7.5	8.2	8.9	9.7	8.25	9.00	9.75	11.25
67	6.1	6.6	7.1	7.7	8.4	9.2	10.0	8.47	9.24	10.01	11.55
68	6.3	6.8	7.3	8.0	8.7	9.4	10.3	8.80	9.60	10.40	12.00
69	6.5	7.0	7.6	8.2	8.9	9.7	10.6	9.02	9.84	10.66	12.30
70	6.6	7.2	7.8	8.4	9.2	10.0	10.9	9.24	10.08	10.92	12.60
71	6.8	7.4	8.0	8.6	9.4	10.2	11.2	9.46	10.32	11.18	12.90
72	7.0	7.6	8.2	8.9	9.6	10.5	11.5	9.79	10.68	11.57	13.35

续表

身长(cm)	体重(kg)										
	消瘦 -3SD	消瘦 -2SD	-1SD	中位数	+1SD	+2SD	+3SD	超重	轻度肥胖	中度肥胖	重度肥胖
73	7.2	7.7	8.4	9.1	9.9	10.8	11.8	10.01	10.92	11.83	13.65
74	7.3	7.9	8.6	9.3	10.1	11.0	12.1	10.23	11.16	12.09	13.95
75	7.5	8.1	8.8	9.5	10.3	11.3	12.3	10.45	11.40	12.35	14.25
76	7.6	8.3	8.9	9.7	10.6	11.5	12.6	10.67	11.64	12.61	14.55
77	7.8	8.4	9.1	9.9	10.8	11.7	12.8	10.89	11.88	12.87	14.85
78	7.9	8.6	9.3	10.1	11.0	12.0	13.1	11.11	12.12	13.13	15.15
79	8.1	8.7	9.5	10.3	11.2	12.2	13.3	11.33	12.36	13.39	15.45
80	8.2	8.9	9.6	10.4	11.4	12.4	13.6	11.44	12.48	13.52	15.60
81	8.4	9.1	9.8	10.6	11.6	12.6	13.8	11.66	12.72	13.78	15.90
82	8.5	9.2	10.0	10.8	11.8	12.8	14.0	11.88	12.96	14.04	16.20
83	8.7	9.4	10.2	11.0	12.0	13.1	14.3	12.10	13.20	14.30	16.50
84	8.9	9.6	10.4	11.3	12.2	13.3	14.6	12.43	13.56	14.69	16.95
85	9.1	9.8	10.6	11.5	12.5	13.6	14.9	12.65	13.80	14.95	17.25
86	9.3	10.0	10.8	11.7	12.8	13.9	15.2	12.87	14.04	15.21	17.55
87	9.5	10.2	11.1	12.0	13.0	14.2	15.5	13.20	14.40	15.60	18.0
88	9.7	10.5	11.3	12.2	13.3	14.5	15.8	13.42	14.64	15.86	18.30
89	9.9	10.7	11.5	12.5	13.5	14.7	16.1	13.75	15.00	16.25	18.75
90	10.1	10.9	11.8	12.7	13.8	15.0	16.4	13.97	15.24	16.51	19.05
91	10.3	11.1	12.0	13.0	14.1	15.3	16.7	14.30	15.60	16.90	19.50
92	10.5	11.3	12.2	13.2	14.3	15.6	17.0	14.52	15.84	17.16	19.80

续表

身长(cm)	体重(kg)										
	消瘦 -3SD	消瘦 -2SD	-1SD	中位数	+1SD	+2SD	+3SD	超重	轻度肥胖	中度肥胖	重度肥胖
93	10.7	11.5	12.4	13.4	14.6	15.8	17.3	14.74	16.08	17.42	20.10
94	10.8	11.7	12.6	13.7	14.8	16.1	17.6	15.07	16.44	17.81	20.55
95	11	11.9	12.8	13.9	15.1	16.4	17.9	15.29	16.68	18.07	20.85
96	11.2	12.1	13.1	14.1	15.3	16.7	18.2	15.51	16.92	18.33	21.15
97	11.4	12.3	13.3	14.4	15.6	17.0	18.5	15.84	17.28	18.72	21.60
98	11.6	12.5	13.5	14.6	15.9	17.3	18.9	16.06	17.52	18.98	21.90
99	11.8	12.7	13.7	14.9	16.2	17.6	19.2	16.39	17.88	19.37	22.35
100	12.0	12.9	14.0	15.2	16.5	18.0	19.6	16.72	18.24	19.76	22.80
101	12.2	13.2	14.2	15.4	16.8	18.3	20.0	16.94	18.48	20.02	23.10
102	12.4	13.4	14.5	15.7	17.1	18.7	20.4	17.27	18.84	20.41	23.55
103	12.6	13.6	14.8	16.0	17.4	19.0	20.8	17.60	19.20	20.80	24.00
104	12.8	13.9	15.0	16.3	17.8	19.4	21.2	17.93	19.56	21.19	24.45
105	13.0	14.1	15.3	16.6	18.1	19.8	21.7	18.26	19.92	21.58	24.9
106	13.3	14.4	15.6	16.9	18.5	20.2	22.1	18.59	20.28	21.97	25.35
107	13.5	14.6	15.9	17.3	18.8	20.6	22.6	19.03	20.76	22.49	25.95
108	13.7	14.9	16.2	17.6	19.2	21.0	23.1	19.36	21.12	22.88	26.4
109	14.0	15.1	16.5	17.9	19.6	21.4	23.6	19.69	21.48	23.27	26.85
110	14.2	15.4	16.8	18.3	20.0	21.9	24.1	20.13	21.96	23.79	27.45

体格发育评价标准三(2)

《2006年世界卫生组织(WHO)标准》

65~140cm身高男孩的体重标准

（供消瘦与肥胖营养状况评定使用）

身高(cm)	体重(kg)										
	消瘦 -3SD	消瘦 -2SD	-1SD	中位数	+1SD	+2SD	+3SD	超重	轻度肥胖	中度肥胖	重度肥胖
65	5.9	6.3	6.9	7.4	8.1	8.8	9.6	8.14	8.88	9.62	11.10
66	6.1	6.5	7.1	7.7	8.3	9.1	9.9	8.47	9.24	10.01	11.55
67	6.2	6.7	7.3	7.9	8.6	9.4	10.2	8.69	9.48	10.27	11.85
68	6.4	6.9	7.5	8.1	8.8	9.6	10.5	8.91	9.72	10.53	12.15
69	6.6	7.1	7.7	8.4	9.1	9.9	10.8	9.24	10.08	10.92	12.60
70	6.8	7.3	7.9	8.6	9.3	10.2	11.1	9.46	10.32	11.18	12.90
71	6.9	7.5	8.1	8.8	9.6	10.4	11.4	9.68	10.56	11.44	13.20
72	7.1	7.7	8.3	9.0	9.8	10.7	11.7	9.90	10.80	11.70	13.50
73	7.3	7.9	8.5	9.2	10.0	11.0	12.0	10.12	11.04	11.96	13.80
74	7.4	8.0	8.7	9.4	10.3	11.2	12.2	10.34	11.28	12.22	14.10
75	7.6	8.2	8.9	9.6	10.5	11.4	12.5	10.56	11.52	12.48	14.40
76	7.7	8.4	9.1	9.8	10.7	11.7	12.8	10.78	11.76	12.74	14.70
77	7.9	8.5	9.2	10.0	10.9	11.9	13.0	11.00	12.00	13.00	15.00
78	8.0	8.7	9.4	10.2	11.1	12.1	13.3	11.22	12.24	13.26	15.30
79	8.2	8.8	9.6	10.4	11.3	12.3	13.5	11.44	12.48	13.52	15.60
80	8.3	9.0	9.7	10.6	11.5	12.6	13.7	11.66	12.72	13.78	15.90

续表

身高(cm)	体重(kg)										
	消瘦 -3SD	消瘦 -2SD	-1SD	中位数	+1SD	+2SD	+3SD	超重	轻度肥胖	中度肥胖	重度肥胖
81	8.5	9.2	9.9	10.8	11.7	12.8	14.0	11.88	12.96	14.04	16.20
82	8.7	9.3	10.1	11.0	11.9	13.0	14.2	12.10	13.2	14.30	16.50
83	8.8	9.5	10.3	11.2	12.2	13.3	14.5	12.32	13.44	14.56	16.80
84	9.0	9.7	10.5	11.4	12.4	13.5	14.8	12.54	13.68	14.82	17.10
85	9.2	10.0	10.8	11.7	12.7	13.8	15.1	12.87	14.04	15.21	17.55
86	9.4	10.2	11.0	11.9	12.9	14.1	15.4	13.09	14.28	15.47	17.85
87	9.6	10.4	11.2	12.2	13.2	14.4	15.7	13.42	14.64	15.86	18.30
88	9.8	10.6	11.5	12.4	13.5	14.7	16.0	13.64	14.88	16.12	18.60
89	10.0	10.8	11.7	12.6	13.7	14.9	16.3	13.86	15.12	16.38	18.90
90	10.2	11.0	11.9	12.9	14.0	15.2	16.6	14.19	15.48	16.77	19.35
91	10.4	11.2	12.1	13.1	14.2	15.5	16.9	14.41	15.72	17.03	19.65
92	10.6	11.4	12.3	13.4	14.5	15.8	17.2	14.74	16.08	17.42	20.10
93	10.8	11.6	12.6	13.6	14.7	16.0	17.5	14.96	16.32	17.68	20.40
94	11.0	11.8	12.8	13.8	15.0	16.3	17.8	15.18	16.56	17.94	20.70
95	11.1	12.0	13.0	14.1	15.3	16.6	18.1	15.51	16.92	18.33	21.15
96	11.3	12.2	13.2	14.3	15.5	16.9	18.4	15.73	17.16	18.59	21.45
97	11.5	12.4	13.4	14.6	15.8	17.2	18.8	16.06	17.52	18.98	21.90
98	11.7	12.6	13.7	14.8	16.1	17.5	19.1	16.28	17.76	19.24	22.20

续表

身高(cm)	体重(kg)										
	消瘦 −3SD	消瘦 −2SD	−1SD	中位数	+1SD	+2SD	+3SD	超重	轻度肥胖	中度肥胖	重度肥胖
99	11.9	12.9	13.9	15.1	16.4	17.9	19.5	16.61	18.12	19.63	22.65
100	12.1	13.1	14.2	15.4	16.7	18.2	19.9	16.94	18.48	20.02	23.10
101	12.3	13.3	14.4	15.6	17.0	18.5	20.3	17.16	18.72	20.28	23.40
102	12.5	13.6	14.7	15.9	17.3	18.9	20.7	17.49	19.08	20.67	23.85
103	12.8	13.8	14.9	16.2	17.7	19.3	21.1	17.82	19.44	21.06	24.30
104	13.0	14.0	15.2	16.5	18.0	19.7	21.6	18.15	19.80	21.45	24.75
105	13.2	14.3	15.5	16.8	18.4	20.1	22.0	18.48	20.16	21.84	25.20
106	13.4	14.5	15.8	17.2	18.7	20.5	22.50	18.92	20.64	22.36	25.80
107	13.7	14.8	16.1	17.5	19.1	20.9	22.90	19.25	21.00	22.75	26.25
108	13.9	15.1	16.4	17.8	19.5	21.3	23.40	19.58	21.36	23.14	26.70
109	14.1	15.3	16.7	18.2	19.8	21.8	23.90	20.02	21.84	23.66	27.30
110	14.4	15.6	17.0	18.5	20.2	22.2	24.40	20.35	22.20	24.05	27.75
111	14.6	15.9	17.3	18.9	20.7	22.7	25.00	20.79	22.68	24.57	28.35
112	14.9	16.2	17.6	19.2	21.1	23.1	25.50	21.12	23.04	24.96	28.80
113	15.2	16.5	18.0	19.6	21.5	23.6	26.00	21.56	23.52	25.48	29.40
114	15.4	16.8	18.3	20.0	21.9	24.1	26.60	22.00	24.00	26.00	30.00
115	15.7	17.1	18.6	20.4	22.4	24.6	27.20	22.44	24.48	26.52	30.60
116	16.0	17.4	19.0	20.8	22.8	25.1	27.80	22.88	24.96	27.04	31.20
117	16.2	17.7	19.3	21.2	23.3	25.6	28.30	23.32	25.44	27.56	31.80

续表

身高(cm)	体重(kg)										
	消瘦 -3SD	消瘦 -2SD	-1SD	中位数	+1SD	+2SD	+3SD	超重	轻度肥胖	中度肥胖	重度肥胖
118	16.5	18.0	19.7	21.6	23.7	26.1	28.90	23.76	25.92	28.08	32.40
119	16.8	18.3	20.0	22.0	24.1	26.6	29.50	24.20	26.40	28.60	33.00
120	17.1	18.6	20.4	22.4	24.6	27.2	30.10	24.64	26.88	29.12	33.60
122	17.87	19.31	21.05	23.19	25.91	29.50	34.48	25.51	27.83	30.15	34.79
124	18.41	19.95	21.81	24.14	27.14	31.15	36.87	26.55	28.97	31.38	36.21
126	18.97	20.61	22.62	25.15	28.45	32.96	39.56	27.67	30.18	32.70	37.73
128	19.56	21.31	23.47	26.22	29.85	34.92	42.55	28.84	31.46	34.09	39.33
130	20.18	22.05	24.37	27.35	31.34	37.01	45.8	30.09	32.82	35.56	41.03
132	20.84	22.83	25.32	28.55	32.91	39.21	49.23	31.41	34.26	37.12	42.83
134	21.53	23.65	26.32	29.80	34.55	41.48	52.72	32.78	35.76	38.74	44.70
136	22.25	24.51	27.36	31.09	36.23	43.78	56.20	34.20	37.31	40.42	46.64
138	23.00	25.40	28.44	32.44	37.95	46.11	59.62	35.68	38.93	42.17	48.66
140	23.79	26.33	29.57	33.82	39.71	48.46	62.96	37.20	40.58	43.97	50.73

* 120cm 以上身高的男孩体重标准采用《中国九市 7 岁以下男女童体格发育标准(2005 年)》

体格发育评价标准四(1)

《2006年世界卫生组织(WHO)标准》

45~110cm身长女孩的体重标准

(供消瘦与肥胖营养状况评定使用)

身高(cm)	体重(kg)										
	消瘦 -3SD	消瘦 -2SD	-1SD	中位数	+1SD	+2SD	+3SD	超重	轻度肥胖	中度肥胖	重度肥胖
45	1.9	2.1	2.3	2.5	2.7	3.0	3.3	2.75	3.00	3.25	3.75
46	2.0	2.2	2.4	2.6	2.9	3.2	3.5	2.86	3.12	3.38	3.90
47	2.2	2.4	2.6	2.8	3.1	3.4	3.7	3.08	3.36	3.64	4.20
48	2.3	2.5	2.7	3.0	3.3	3.6	4.0	3.30	3.60	3.90	4.50
49	2.4	2.6	2.9	3.2	3.5	3.8	4.2	3.52	3.84	4.16	4.80
50	2.6	2.8	3.1	3.4	3.7	4.0	4.5	3.74	4.08	4.42	5.10
51	2.8	3.0	3.3	3.6	3.9	4.3	4.8	3.96	4.32	4.68	5.40
52	2.9	3.2	3.5	3.8	4.2	4.6	5.1	4.18	4.56	4.94	5.70
53	3.1	3.4	3.7	4.0	4.4	4.9	5.4	4.40	4.80	5.20	6.00
54	3.3	3.6	3.9	4.3	4.7	5.2	5.7	4.73	5.16	5.59	6.45
55	3.5	3.8	4.2	4.5	5.0	5.5	6.1	4.95	5.40	5.85	6.75
56	3.7	4.0	4.4	4.8	5.3	5.8	6.4	5.28	5.76	6.24	7.20
57	3.9	4.3	4.6	5.1	5.6	6.1	6.8	5.61	6.12	6.63	7.65
58	4.1	4.5	4.9	5.4	5.9	6.5	7.1	5.94	6.48	7.02	8.10
59	4.3	4.7	5.1	5.6	6.2	6.8	7.5	6.16	6.72	7.28	8.40
60	4.5	4.9	5.4	5.9	6.4	7.1	7.8	6.49	7.08	7.67	8.85

续表

身高(cm)	体重(kg)										
	消瘦 -3SD	消瘦 -2SD	-1SD	中位数	+1SD	+2SD	+3SD	超重	轻度肥胖	中度肥胖	重度肥胖
61	4.7	5.1	5.6	6.1	6.7	7.4	8.2	6.71	7.32	7.93	9.15
62	4.9	5.3	5.8	6.4	7.0	7.7	8.5	7.04	7.68	8.32	9.60
63	5.1	5.5	6.0	6.6	7.3	8.0	8.8	7.26	7.92	8.58	9.90
64	5.3	5.7	6.3	6.9	7.5	8.3	9.1	7.59	8.28	8.97	10.35
65	5.5	5.9	6.5	7.1	7.8	8.6	9.5	7.81	8.52	9.23	10.65
66	5.6	6.1	6.7	7.3	8.0	8.8	9.8	8.03	8.76	9.49	10.95
67	5.8	6.3	6.9	7.5	8.3	9.1	10.0	8.25	9.00	9.75	11.25
68	6.0	6.5	7.1	7.7	8.5	9.4	10.3	8.47	9.24	10.01	11.55
69	6.1	6.7	7.3	8.0	8.7	9.6	10.6	8.80	9.60	10.40	12.00
70	6.3	6.9	7.5	8.2	9.0	9.9	10.9	9.02	9.84	10.66	12.30
71	6.5	7.0	7.7	8.4	9.2	10.1	11.1	9.24	10.08	10.92	12.60
72	6.6	7.2	7.8	8.6	9.4	10.3	11.4	9.46	10.32	11.18	12.90
73	6.8	7.4	8.0	8.8	9.6	10.6	11.7	9.68	10.56	11.44	13.20
74	6.9	7.5	8.2	9.0	9.8	10.8	11.9	9.90	10.80	11.70	13.50
75	7.1	7.7	8.4	9.1	10.0	11.0	12.2	10.01	10.92	11.83	13.65
76	7.2	7.8	8.5	9.3	10.2	11.2	12.4	10.23	11.16	12.09	13.95
77	7.4	8.0	8.7	9.5	10.4	11.5	12.6	10.45	11.40	12.35	14.25
78	7.5	8.2	8.9	9.7	10.6	11.7	12.9	10.67	11.64	12.61	14.55

续表

身高(cm)	体重(kg)										
	消瘦 -3SD	消瘦 -2SD	-1SD	中位数	+1SD	+2SD	+3SD	超重	轻度肥胖	中度肥胖	重度肥胖
79	7.7	8.3	9.1	9.9	10.8	11.9	13.1	10.89	11.88	12.87	14.85
80	7.8	8.5	9.2	10.1	11.0	12.1	13.4	11.11	12.12	13.13	15.15
81	8.0	8.7	9.4	10.3	11.3	12.4	13.7	11.33	12.36	13.39	15.45
82	8.1	8.8	9.6	10.5	11.5	12.6	13.9	11.55	12.60	13.65	15.75
83	8.3	9.0	9.8	10.7	11.8	12.9	14.2	11.77	12.84	13.91	16.05
84	8.5	9.2	10.1	11.0	12.0	13.2	14.5	12.10	13.20	14.30	16.50
85	8.7	9.4	10.3	11.2	12.3	13.5	14.9	12.32	13.44	14.56	16.80
86	8.9	9.7	10.5	11.5	12.6	13.8	15.2	12.65	13.80	14.95	17.25
87	9.1	9.9	10.7	11.7	12.8	14.1	15.5	12.87	14.04	15.21	17.55
88	9.3	10.1	11.0	12.0	13.1	14.4	15.9	13.20	14.40	15.60	18.00
89	9.5	10.3	11.2	12.2	13.4	14.7	16.2	13.42	14.64	15.86	18.30
90	9.7	10.5	11.4	12.5	13.7	15.0	16.5	13.75	15.00	16.25	18.75
91	9.9	10.7	11.7	12.7	13.9	15.3	16.9	13.97	15.24	16.51	19.05
92	10.1	10.9	11.9	13.0	14.2	15.6	17.2	14.30	15.60	16.90	19.50
93	10.2	11.1	12.1	13.2	14.5	15.9	17.5	14.52	15.84	17.16	19.80
94	10.4	11.3	12.3	13.5	14.7	16.2	17.9	14.85	16.20	17.55	20.25
95	10.6	11.5	12.6	13.7	15.0	16.5	18.2	15.07	16.44	17.81	20.55
96	10.8	11.7	12.8	14.0	15.3	16.8	18.6	15.40	16.80	18.20	21.00

续表

身高(cm)	体重(kg)										
	消瘦 -3SD	消瘦 -2SD	-1SD	中位数	+1SD	+2SD	+3SD	超重	轻度肥胖	中度肥胖	重度肥胖
97	11.0	12.0	13.0	14.2	15.6	17.1	18.9	15.62	17.04	18.46	21.30
98	11.2	12.2	13.3	14.5	15.9	17.5	19.3	15.95	17.40	18.85	21.75
99	11.4	12.4	13.5	14.8	16.2	17.8	19.6	16.28	17.76	19.24	22.20
100	11.6	12.6	13.7	15.0	16.5	18.1	20.0	16.50	18.00	19.50	22.50
101	11.8	12.8	14.0	15.3	16.8	18.5	20.4	16.83	18.36	19.89	22.95
102	12.0	13.1	14.3	15.6	17.1	18.9	20.8	17.16	18.72	20.28	23.40
103	12.3	13.3	14.5	15.9	17.5	19.2	21.3	17.49	19.08	20.67	23.85
104	12.5	13.6	14.8	16.2	17.8	19.6	21.7	17.82	19.44	21.06	24.30
105	12.7	13.8	15.1	16.5	18.2	20.0	22.2	18.15	19.80	21.45	24.75
106	13.0	14.1	15.4	16.9	18.5	20.5	22.6	18.59	20.28	21.97	25.35
107	13.2	14.4	15.7	17.2	18.9	20.9	23.1	18.92	20.64	22.36	25.80
108	13.5	14.7	16.0	17.6	19.3	21.3	23.6	19.36	21.12	22.88	26.40
109	13.7	15.0	16.4	18.0	19.7	21.8	24.2	19.80	21.60	23.40	27.00
110	14.0	15.3	16.7	18.3	20.2	22.3	24.7	20.13	21.96	23.79	27.45

体格发育评价标准四(2)
《2006 年世界卫生组织(WHO)标准》

65~140cm 身高女孩的体重标准

(供消瘦与肥胖营养状况评定使用)

身高(cm)	体重(kg)										
	消瘦 -3SD	消瘦 -2SD	-1SD	中位数	+1SD	+2SD	+3SD	超重	轻度肥胖	中度肥胖	重度肥胖
65	5.6	6.1	6.6	7.2	7.9	8.7	9.7	7.92	8.64	9.36	10.80
66	5.8	6.3	6.8	7.5	8.2	9.0	10.0	8.25	9.00	9.75	11.25
67	5.9	6.4	7.0	7.7	8.4	9.3	10.2	8.47	9.24	10.01	11.55
68	6.1	6.6	7.2	7.9	8.7	9.5	10.5	8.69	9.48	10.27	11.85
69	6.3	6.8	7.4	8.1	8.9	9.8	10.8	8.91	9.72	10.53	12.15
70	6.4	7.0	7.6	8.3	9.1	10.0	11.1	9.13	9.96	10.79	12.45
71	6.6	7.1	7.8	8.5	9.3	10.3	11.3	9.35	10.20	11.05	12.75
72	6.7	7.3	8.0	8.7	9.5	10.5	11.6	9.57	10.44	11.31	13.05
73	6.9	7.5	8.1	8.9	9.8	10.7	11.8	9.79	10.68	11.57	13.35
74	7.0	7.6	8.3	9.1	10.0	11.0	12.1	10.01	10.92	11.83	13.65
75	7.2	7.8	8.5	9.3	10.2	11.2	12.3	10.23	11.16	12.09	13.95
76	7.3	8.0	8.7	9.5	10.4	11.4	12.6	10.45	11.40	12.35	14.25
77	7.5	8.1	8.8	9.6	10.6	11.6	12.8	10.56	11.52	12.48	14.40
78	7.6	8.3	9.0	9.8	10.8	11.8	13.1	10.78	11.76	12.74	14.70
79	7.8	8.4	9.2	10.0	11.0	12.1	13.3	11.00	12.00	13.00	15.00
80	7.9	8.6	9.4	10.2	11.2	12.3	13.6	11.22	12.24	13.26	15.30
81	8.1	8.8	9.6	10.4	11.4	12.6	13.9	11.44	12.48	13.52	15.60
82	8.3	9.0	9.8	10.7	11.7	12.8	14.1	11.77	12.84	13.91	16.05

续表

身高(cm)	体重(kg)										
	消瘦 -3SD	消瘦 -2SD	-1SD	中位数	+1SD	+2SD	+3SD	超重	轻度肥胖	中度肥胖	重度肥胖
83	8.5	9.2	10.0	10.9	11.9	13.1	14.5	11.99	13.08	14.17	16.35
84	8.6	9.4	10.2	11.1	12.2	13.4	14.8	12.21	13.32	14.43	16.65
85	8.8	9.6	10.4	11.4	12.5	13.7	15.1	12.54	13.68	14.82	17.10
86	9.0	9.8	10.7	11.6	12.7	14.0	15.4	12.76	13.92	15.08	17.40
87	9.2	10.0	10.9	11.9	13.0	14.3	15.8	13.09	14.28	15.47	17.85
88	9.4	10.2	11.1	12.1	13.3	14.6	16.1	13.31	14.52	15.73	18.15
89	9.6	10.4	11.4	12.4	13.6	14.9	16.4	13.64	14.88	16.12	18.60
90	9.8	10.6	11.6	12.6	13.8	15.2	16.8	13.86	15.12	16.38	18.90
91	10.0	10.9	11.8	12.9	14.1	15.5	17.1	14.19	15.48	16.77	19.35
92	10.2	11.1	12.0	13.1	14.4	15.8	17.4	14.41	15.72	17.03	19.65
93	10.4	11.3	12.3	13.4	14.7	16.1	17.8	14.74	16.08	17.42	20.10
94	10.6	11.5	12.5	13.6	14.9	16.4	18.1	14.96	16.32	17.68	20.40
95	10.8	11.7	12.7	13.9	15.2	16.7	18.5	15.29	16.68	18.07	20.85
96	10.9	11.9	12.9	14.1	15.5	17.0	18.8	15.51	16.92	18.33	21.15
97	11.1	12.1	13.2	14.4	15.8	17.4	19.2	15.84	17.28	18.72	21.60
98	11.3	12.3	13.4	14.7	16.1	17.7	19.5	16.17	17.64	19.11	22.05
99	11.5	12.5	13.7	14.9	16.4	18.0	19.9	16.39	17.88	19.37	22.35
100	11.7	12.8	13.9	15.2	16.7	18.4	20.3	16.72	18.24	19.76	22.80
101	12.0	13.0	14.2	15.5	17.0	18.7	20.7	17.05	18.60	20.15	23.25
102	12.2	13.3	14.5	15.8	17.4	19.1	21.1	17.38	18.96	20.54	23.70

续表

身高(cm)	体重(kg)										
	消瘦 -3SD	消瘦 -2SD	-1SD	中位数	+1SD	+2SD	+3SD	超重	轻度肥胖	中度肥胖	重度肥胖
103	12.4	13.5	14.7	16.1	17.7	19.5	21.6	17.71	19.32	20.93	24.15
104	12.6	13.8	15.0	16.4	18.1	19.9	22.0	18.04	19.68	21.32	24.60
105	12.9	14.0	15.3	16.8	18.4	20.3	22.5	18.48	20.16	21.84	25.20
106	13.1	14.3	15.6	17.1	18.8	20.8	23.0	18.81	20.52	22.23	25.65
107	13.4	14.6	15.9	17.5	19.2	21.2	23.5	19.25	21.00	22.75	26.25
108	13.7	14.9	16.3	17.8	19.6	21.7	24.0	19.58	21.36	23.14	26.70
109	13.9	15.2	16.6	18.2	20.0	22.1	24.5	20.02	21.84	23.66	27.30
110	14.2	15.5	17.0	18.6	20.5	22.6	25.1	20.46	22.32	24.18	27.90
111	14.5	15.8	17.3	19.0	20.9	23.1	25.7	20.90	22.80	24.70	28.50
112	14.8	16.2	17.7	19.4	21.4	23.6	26.2	21.34	23.28	25.22	29.10
113	15.1	16.5	18.0	19.8	21.8	24.2	26.8	21.78	23.76	25.74	29.70
114	15.4	16.8	18.4	20.2	22.3	24.7	27.4	22.22	24.24	26.26	30.30
115	15.7	17.2	18.8	20.7	22.8	25.2	28.1	22.77	24.84	26.91	31.05
116	16.0	17.5	19.2	21.1	23.3	25.8	28.7	23.21	25.32	27.43	31.65
117	16.3	17.8	19.6	21.5	23.8	26.3	29.3	23.65	25.80	27.95	32.25
118	16.6	18.2	19.9	22.0	24.2	26.9	29.9	24.20	26.40	28.60	33.00
119	16.9	18.5	20.3	22.4	24.7	27.4	30.6	24.64	26.88	29.12	33.60
120	17.3	18.9	20.7	22.8	25.2	28.0	31.2	25.08	27.36	29.64	34.20

续表

身高(cm)	体重(kg)										
	消瘦 -3SD	消瘦 -2SD	-1SD	中位数	+1SD	+2SD	+3SD	超重	轻度肥胖	中度肥胖	重度肥胖
122	17.39	18.80	20.49	22.52	25.03	28.21	32.39	24.77	27.02	29.28	33.78
124	17.94	19.43	21.20	23.36	26.06	29.52	34.14	25.70	28.03	30.37	35.04
126	18.51	20.07	21.94	24.24	27.13	30.90	36.04	26.66	29.09	31.51	36.36
128	19.09	20.72	22.70	25.15	28.26	32.39	38.12	27.67	30.18	32.70	37.73
130	19.69	21.40	23.49	26.1	29.47	33.99	40.43	28.71	31.32	33.93	39.15
132	20.31	22.11	24.33	27.11	30.75	35.72	42.99	29.82	32.53	35.24	40.67
134	20.96	22.86	25.21	28.19	32.12	37.60	45.81	31.01	33.83	36.65	42.29
136	21.65	23.65	26.14	29.33	33.59	39.61	48.88	32.26	35.20	38.13	44.00
138	22.38	24.50	27.14	30.55	35.14	41.74	52.13	33.61	36.66	39.72	45.83
140	23.15	25.39	28.19	31.83	36.77	43.93	55.44	35.01	38.20	41.38	47.75

*110 cm 以上身高的女孩体重标准采用《中国九市 7 岁以下男女童体格发育标准(2005 年)》

附录 3 中国儿童膳食营养素参考摄入量

附表 3-1 中国居民膳食能量需要量（EER）

年龄（岁）	能量（kcal/d）					
	身体活动水平（轻）		身体活动水平（中）		身体活动水平（重）	
	男	女	男	女	男	女
0~	—[a]	—	90kcal/kg·d	90kcal/kg·d	—	—
0.5~	—	—	80kcal/kg·d	80kcal/kg·d	—	—
1~	—	—	900	800	—	—
2~	—	—	1 100	1 000	—	—
3~	—	—	1 250	1 200	—	—
4~	—	—	1 300	1 250	—	—
5~	—	—	1 400	1 300	—	—
6~	1 400	1 250	1 600	1 450	1 800	1 650
7~	1 500	1 350	1 700	1 550	1 900	1 750
8~	1 650	1 450	1 850	1 700	2 100	1 900
9~	1 750	1 550	2 000	1 800	2 250	2 000
10~	1 800	1 650	2 050	1 900	2 300	2 150
11~	2 050	1 800	2 350	2 050	2 600	2 300
14~17	2 500	2 000	2 850	2 300	3 200	2 550

[a]：未制定参考值者用"—"表示

附表 3-2 中国居民膳食宏量营养素供能百分比

年龄（岁）	总碳水化合物 /（%E[a]）	总脂肪 /（%E）
0~	—[b]	48（AI）
0.5~	—	40（AI）
1~	50~65	35（AI）
4~	50~65	20~30
7~	50~65	20~30
11~	50~65	20~30
14~17	50~65	20~30

[a]：%E 为占能量的百分比

[b]：未制定参考值者用"—"表示

附表 3-3 中国居民膳食蛋白质参考摄入量(DRIs)

年龄(岁)	EAR(g/d)		RNI(g/d)	
	男	女	男	女
0~	—[a]	—	9(AI)	9(AI)
0.5~	15	15	20	20
1~	20	20	25	25
2~	20	20	25	25
3~	25	25	30	30
4~	25	25	30	30
5~	25	25	30	30
6~	25	25	35	35
7~	30	30	40	40
8~	30	30	40	40
9~	40	40	45	45
10~	40	40	50	50
11~	50	45	60	55
14~17	60	50	75	60

[a]:未制定参考值者用"—"表示

附表 3-4 中国居民膳食碳水化合物、脂肪酸参考摄入量(DRIs)

年龄(岁)	总碳水化合物/(g/d)	亚油酸/(%E[b])	亚麻酸/(%E)	EPA+DHA(g/d)
	EAR	AI	AI	AI
0~	60(AI)	7.3(0.15g[c])	0.87	0.10[d]
0.5~	85(AI)	6.0	0.66	0.10[d]
1~	120	4.0	0.60	0.10[d]
2~	120	4.0	0.60	—[a]
3~	120	4.0	0.60	—
4~	120	4.0	0.60	—
7~	120	4.0	0.60	—
11~	150	4.0	0.60	—
14~17	150	4.0	0.60	—

[a]:未制定参考值者用"—"表示

[b]:%E 为占能量的百分比

[c]:为花生四烯酸

[d]:DHA

附表 3-5 中国居民膳食中几种常量和微量元素的参考摄入量(DRI s)

年龄(岁)	钙/(mg/d)		铁/(mg/d)			锌/(mg/d)			碘/(μg/d)	
	RNI	UL	RNI		UL[b]	RNI		UL	RNI	UL
			男	女		男	女			
0~	200(AI)	1 000	0.3(AI)		—[a]	2.0(AI)		—	85(AI)	—
0.5~	250(AI)	1 500	10		—	3.5		—	115(AI)	—
1~	600	1 500	9		25	4.0		8	90	—
4~	800	2 000	10		30	5.5		12	90	200
7~	1 000	2 000	13		35	7.0		19	90	300
11~	1 200	2 000	15	18	40	10.0	9.0	28	110	400
14~17	1 000	2 000	16	18	40	11.5	8.5	35	120	500

[a]:未制定参考值者用"—"表示

[b]:有些营养素未制定可耐受最高摄入量,主要是因为研究资料不充分,并不表示过量摄入没有健康风险。

附表 3-6 中国居民膳食中几种脂溶性和水溶性维生素的参考摄入量(DRI s)

年龄(岁)	维生素 A (μgRE/d)			维生素 D (μg/d)		维生素 E (mg/d)		维生素 B_1 (mg/d)		维生素 B_2 (mg/d)		维生素 B_{12} (μg/d)	维生素 C (mg/d)		叶酸 (μg/d)[b]	
	RNI		UL	RNI	UL	AI	UL[a]	RNI		RNI		RNI	RNI	UL	RNI	UL[c]
	男	女						男	女	男	女					
0~	300(AI)		600	10(AI)	20	3	—[d]	0.1(AI)		0.4(AI)		0.3(AI)	40(AI)	—	65(AI)	—
0.5~	350(AI)		600	10(AI)	20	4	—	0.3(AI)		0.5(AI)		0.6(AI)	40(AI)	—	100(AI)	—
1~	310		700	10	20	6	150	0.6		0.6		1.0	40	400	160	300
4~	360		900	10	30	7	200	0.8		0.7		1.2	50	600	190	400
7~	500		1 500	10	45	9	350	1.0		1.0		1.6	65	1 000	250	600
11~	670	630	2 100	10	50	13	500	1.3	1.1	1.3	1.1	2.1	350	1 400		800
14~17	820	630	2 700	10	50	14	600	1.6	1.3	1.5	1.2	2.4	400	1 800		900

[a]:有些营养素未制定可耐受最高摄入量,主要是因为研究资料不充分,并不表示过量摄入没有健康风险。

[b]:膳食叶酸当量(μg) = 天然食物来源叶酸(μg)+1.7× 合成叶酸(μg)

[c]:指合成叶酸摄入量上限,不包括天然食物来源的叶酸量

[d]: 未制定参考值者用“—”表示

附表 3-7 中国居民膳食水适宜摄入量(AI)

年龄(岁)	饮水量[a]/(L/d)		总摄入量[b](L/d)	
	男	女	男	女
0~	—[d]		0.7[c]	
0.5~	—		0.9	
1~	—		1.3	
4~	0.8		1.6	
7~	1.0		1.8	
11~	1.3	1.1	2.3	2.0
14~17	1.4	1.2	2.5	2.2

[a]:温和气候条件下,轻体力活动水平。如果在高温或进行中等以上身体活动时,应适当增加水摄入量
[b]:总摄入量包括食物中的水以及饮水中的水
[c]:来自母乳
[d]:未制定参考值者用“—”表示

注:摘自中国营养学会编著:中国居民膳食营养素参考摄入量速查手册,中国标准出版社,2013 年

附录 4 常用食物成分表

附表 4-1 常用食物主要营养成分表(以食部 100g 计算),2002

食物名称	食部 (%)	水分 (g)	能量 (kJ)	能量 (kcal)	蛋白质 (g)	脂肪 (g)	碳水化合物 (g)	膳食纤维 (g)	维生素A (μgRE)	硫胺素 (mg)	核黄素 (mg)	维生素C (mg)	钙 (mg)	磷 (mg)	铁 (mg)	锌 (mg)	铜 (mg)
谷类及制品																	
稻米(大米)	100	13.3	1 448	346	7.4	0.8	77.9	0.7	–	0.11	0.05	–	13	110	2.3	1.7	0.3
挂面(标准粉)	100	12.4	1 439	344	10.1	0.7	76	1.6	–	0.19	0.04	–	14	153	3.5	1.22	0.44
挂面(富强粉)	100	12.7	1 452	347	9.6	0.6	76	0.3	–	0.2	0.04	–	21	112	3.2	0.74	0.4
面条(标准粉,切面)	100	29.7	1 172	280	8.5	1.6	59.5	1.5	–	0.35	0.1	–	13	142	2.6	1.07	0.2
糯米	100	12.6	1 456	348	7.3	1	78.3	0.8	–	0.11	0.04	–	26	113	1.4	1.54	0.25
小麦粉(标准粉)	100	12.7	1 439	344	11.2	1.5	73.6	2.1	–	0.28	0.08	–	31	188	3.5	1.64	0.42
玉米(黄,干)	100	13.2	1 402	335	8.7	3.8	73	6.4	17	0.21	0.13	–	14	218	2.4	1.7	0.25
薯类,淀粉及制品																	
甘薯(红心)	90	73.4	414	99	1.1	0.2	24.7	1.6	125	0.04	0.04	26	23	39	0.5	0.15	0.18
马铃薯	94	79.8	318	76	2	0.2	17.2	0.7	5	0.08	0.04	27	8	40	0.8	0.37	0.12
团粉(芡粉)	100	12.6	1 448*	346*	1.5	…	85.8	0.8	–	0.01	0	–	34	25	3.6	0.18	0.06
粉丝	100	15	1 402	335	0.8	0.2	83.7	1.1	–	0.03	0.02	–	31	16	6.4	0.27	0.05
干豆类及制品																	
蚕豆(去皮)	100	11.3	1 431	342	25.4	1.6	58.9	2.5	50	0.2	0.2	–	54	181	2.5	3.32	1.17
豆腐	100	82.8	339	81	8.1	3.7	4.2	0.4	–	0.04	0.03	–	164	119	1.9	1.11	0.27
豆腐干	100	65.2	586	140	16.2	3.6	11.5	0.8	–	0.03	0.07	–	308	273	4.9	1.76	0.77
豆浆	100	96.4	59	13	1.8	0.7	1.1	1.1	15	0.02	0.02	–	10	30	0.5	0.24	0.07

续表

食物名称	食部 (%)	水分 (g)	能量 (kJ)	能量 (kcal)	蛋白质 (g)	脂肪 (g)	碳水化合物 (g)	膳食纤维 (g)	维生素A (μgRE)	硫胺素 (mg)	核黄素 (mg)	维生素C (mg)	钙 (mg)	磷 (mg)	铁 (mg)	锌 (mg)	铜 (mg)
干豆类及制品																	
豆沙	100	39.2	1 017	243	5.5	1.9	52.7	1.7	–	0.03	0.05	–	42	68	8	0.32	0.13
黄豆	100	10.2	1 502	359	35	16	34.2	15.5	37	0.41	0.2	–	191	465	8.2	3.34	1.35
豇豆	100	10.9	1 347	322	19.3	1.2	65.6	7.1	10	0.16	0.08	–	40	344	7.1	3.04	2.1
绿豆	100	12.3	1 322	316	21.6	0.8	62	6.4	22	0.25	0.11	–	81	337	6.5	2.18	1.08
豌豆	100	10.4	1 310	313	20.3	1.1	65.8	10.4	42	0.49	0.14	–	97	259	4.9	2.35	0.47
蔬菜类及制品																	
根菜类																	
白萝卜	95	93.4	88	21	0.9	0.1	5	1	3	0.02	0.03	21	36	26	0.5	0.3	0.04
红皮萝卜	94	91.6	113	27	1.2	0.1	6.4	1.2	3	0.03	0.04	24	45	33	0.6	0.29	0.04
胡萝卜(黄)	97	87.4	180	43	1.4	0.2	10.2	1.3	668	0.04	0.04	16	32	16	0.5	0.14	0.03
苤蓝(球茎甘蓝)	78	90.8	126	30	1.3	0.2	7	1.3	3	0.04	0.02	41	25	46	0.3	0.7	0.02
鲜豆类																	
扁豆	91	88.3	155	37	2.7	0.2	8.2	2.1	25	0.04	0.07	13	38	54	1.9	0.72	0.12
蚕豆	31	70.2	435	104	8.8	0.4	19.5	3.1	52	0.37	0.1	16	16	200	3.5	1.37	0.39
黄豆芽	100	88.8	184	44	4.5	1.6	4.5	1.5	5	0.04	0.07	8	21	74	0.9	0.54	0.14
豇豆(长)	97	7	121	29	2.9	0.3	5.9	2.3	42	0.07	0.09	19	27	63	0.5	0.54	0.14
绿豆芽	100	94.6	75	18	2.1	0.1	2.9	0.8	3	0.05	0.06	6	9	37	0.6	0.35	0.1
毛豆(青豆)	53	69.6	515	123	13.1	5	10.5	4	22	0.15	0.07	27	135	188	3.5	1.73	0.54
四季豆(菜豆)	96	91.3	117	28	2	0.4	5.7	1.5	35	0.04	0.07	6	42	51	1.5	0.23	0.11
豌豆(带荚)	42	70.2	439	105	7.4	0.3	21.2	3	37	0.34	0.09	14	21	127	1.7	1.29	0.22
豌豆尖	100	42.1	933*	223*	3.1	Tr	53.9	1.3	452	0.07	0.23	11	17	65	5.1	0.93	0.06

续表

食物名称	食部 (%)	水分 (g)	能量 (kJ)	能量 (kcal)	蛋白质 (g)	脂肪 (g)	碳水化合物 (g)	膳食纤维 (g)	维生素A (μgRE)	硫胺素 (mg)	核黄素 (mg)	维生素C (mg)	钙 (mg)	磷 (mg)	铁 (mg)	锌 (mg)	铜 (mg)
茄果,瓜类																	
冬瓜	80	96.6	46	11	0.4	0.2	2.6	0.7	13	0.01	0.01	18	19	12	0.2	0.07	0.07
黄瓜	92	95.8	63	15	0.8	0.2	2.9	0.5	15	0.02	0.03	9	24	24	0.5	0.18	0.05
苦瓜	81	93.4	79	19	1	0.1	4.9	1.4	17	0.03	0.03	56	14	35	0.7	0.36	0.06
南瓜	85	93.5	92	22	0.7	0.1	5.3	0.8	148	0.03	0.04	8	16	24	0.4	0.14	0.03
丝瓜	83	94.3	84	20	1	0.2	4.2	0.6	15	0.02	0.04	5	14	29	0.4	0.24	0.06
茄子(紫皮,长)	96	93.1	79	19	1	0.1	5.4	1.9	30	0.03	0.03	7	55	2	0.4	0.16	0.07
柿子椒	82	93	92	22	1	0.2	5.4	1.4	57	0.03	0.03	72	14	2	0.8	0.19	0.09
西红柿	100	95.6	54	13	0.6	0.1	3.2	0.8	88	0.05	0.02	8	15	21	0.4	0.14	0.45
辣椒(青,尖)	84	91.9	96	23	1.4	0.3	5.8	2.1	57	0.03	0.04	62	15	3	0.7	0.22	0.11
葱蒜类																	
洋葱(葱头)	90	89.2	163	39	1.1	0.2	9	0.9	3	0.03	0.03	8	24	39	0.6	0.23	0.05
大葱	82	91	126	30	1.7	0.3	6.5	1.3	10	0.03	0.05	17	29	38	0.7	0.4	0.08
大蒜(蒜头)	85	66.6	527	126	4.5	0.2	27.6	1.1	5	0.04	0.06	7	39	117	1.2	0.88	0.22
蒜苗	82	88.9	155	37	2.1	0.4	8	1.8	47	0.11	0.08	35	29	44	1.4	0.46	0.05
嫩茎,叶,花类																	
大白菜(白梗)	92	93.6	88	21	1.7	0.2	3.7	0.6	42	0.06	0.07	47	69	30	0.5	0.21	0.03
菠菜(赤根菜)	89	91.2	100	24	2.6	0.3	4.5	1.7	487	0.04	0.11	32	66	47	2.9	0.85	0.1
菜花(脱水)	100	9.8	1 197	286	6.5	0.6	76.8	13.2	0	0.21	0.18	82	185	182	6.4	2.15	0.79
冬苋菜	58	89.6	126	30	3.9	0.4	4.9	2.2	1 158	0.15	0.05	20	82	56	2.4	1.37	0.13
青头菜(芥菜)	92	95	29	7	1.3	0.2	2.8	2.8	47	0	0.02	7	23	35	0.7	0.25	0.05
甘蓝	86	93.2	92	22	1.5	0.2	4.6	1	12	0.03	0.03	40	49	26	0.6	0.25	0.04

续表

食物名称	食部(%)	水分(g)	能量(kJ)	能量(kcal)	蛋白质(g)	脂肪(g)	碳水化合物(g)	膳食纤维(g)	维生素A(μgRE)	硫胺素(mg)	核黄素(mg)	维生素C(mg)	钙(mg)	磷(mg)	铁(mg)	锌(mg)	铜(mg)
嫩茎,叶,花类																	
瓢儿白	79	94.1	63	15	1.7	0.2	3.2	1.6	200	0	0.03	10	59	36	1.8	0.54	0.06
芹菜(白茎)	66	94.2	59	14	0.8	0.1	3.9	1.4	10	0.01	0.08	12	48	50	0.8	0.46	0.09
蕹菜	76	92.9	84	20	2.2	0.3	3.6	1.4	253	0.03	0.08	25	99	38	2.3	0.39	0.1
莴笋	62	95.5	59	14	1	0.1	2.8	0.6	25	0.02	0.02	4	23	48	0.9	0.33	0.07
苋菜(紫)	73	88.8	130	31	2.8	0.4	5.9	1.8	248	0.03	0.1	30	178	63	2.9	0.7	0.07
小白菜	81	94.5	63	15	1.5	0.3	2.7	1.1	280	0.02	0.09	28	90	36	1.9	0.51	0.08
水生蔬菜																	
藕(莲藕)	88	80.5	293	70	1.9	0.2	16.4	1.2	3	0.09	0.03	44	39	58	1.4	0.23	0.11
茭白	74	92.2	96	23	1.2	0.2	5.9	1.9	5	0.02	0.03	5	4	36	0.4	0.33	0.06
薯芋类																	
姜(黄姜)	95	87	172	41	1.3	0.6	10.3	2.7	28	0.02	0.03	4	27	25	1.4	0.34	0.14
芋头(毛芋)	84	78.6	331	79	2.2	0.2	18.1	1	27	0.06	0.05	6	36	55	1	0.49	0.37
野生蔬菜类																	
小蒜	82	90.4	126	30	1	0.4	7.7	2.2	113	0.03	0.12	28	89	38	1.2	0.5	0.03
菌藻类																	
蘑菇(干)	100	13.7	1 054	252	21	4.6	52.7	21	273	0.1	1.1	5	127	357	0	6.29	1.05
黑木耳(干)	100	15.5	858	205	12.1	1.5	65.5	29.9	17	0.17	0.44	–	247	292	97.4	3.18	0.32
平菇	93	92.5	84	20	1.9	0.3	4.6	2.3	2	0.06	0.16	4	5	86	1	0.61	0.08
香菇(干)	95	12.3	883	211	20	1.2	61.7	31.6	3	0.19	1.26	5	83	258	10.5	8.57	1.03
银耳(干)	96	14.6	837	200	10	1.4	67.3	30.4	8	0.05	0.25	–	36	369	4.1	3.03	0.08
珍珠白蘑(干)	100	12.1	887	212	18.3	0.7	56.3	23.3	–	Tr	0.02	–	24	28	189.8	3.55	1.03

续表

食物名称	食部(%)	水分(g)	能量(kJ)	能量(kcal)	蛋白质(g)	脂肪(g)	碳水化合物(g)	膳食纤维(g)	维生素A(μgRE)	硫胺素(mg)	核黄素(mg)	维生素C(mg)	钙(mg)	磷(mg)	铁(mg)	锌(mg)	铜(mg)
								菌藻类									
海带(干)	98	70.5	322	77	1.8	0.1	23.4	6.1	40	0.01	0.1	0	348	52	4.7	0.65	0.14
紫菜(干)	100	12.7	866	207	26.7	1.1	44.1	21.6	228	0.27	1.02	2	264	350	54.9	2.47	1.68
								水果类									
菠萝	68	88.4	172	41	0.5	0.1	10.8	1.3	3	0.04	0.02	18	12	9	0.6	0.14	0.07
草莓	97	91.3	126	30	1	0.2	7.1	1	5	0.02	0.03	47	18	27	1.8	0.14	0.04
橙	74	87.4	197	47	0.8	0.2	11.1	0.6	27	0.05	0.04	33	20	22	0.4	0.14	0.03
柑橘	77	86.9	213	51	0.7	0.2	11.9	0.4	148	0.08	0.04	28	35	18	0.2	0.08	0.04
桃	86	86.4	201	48	0.9	0.1	12.2	1.3	3	0.01	0.03	7	6	20	0.8	0.34	0.05
枣(干)	80	26.9	1 105	264	3.2	0.5	67.8	6.2	2	0.04	0.16	14	64	51	2.3	0.65	0.27
红橘(四川)	78	89.1	167	40	0.7	0.1	9.8	0.7	30	0.24	0.04	33	42	25	0.5	0.17	0.04
香蕉	59	75.8	381	91	1.4	0.2	22	1.2	10	0.02	0.04	8	7	28	0.4	0.18	0.14
蜜橘	76	88.2	176	42	0.8	0.4	10.3	1.4	277	0.05	0.04	19	19	18	0.2	0.1	0.07
猕猴桃	83	83.4	234	56	0.8	0.6	14.5	2.6	22	0.05	0.02	62	27	26	1.2	0.57	1.87
梨	82	85.8	184	44	0.4	0.2	13.3	3.1	6	0.03	0.06	6	9	14	0.5	0.46	0.62
鸭梨	82	88.3	180	43	0.2	0.2	11.1	1.1	2	0.03	0.03	4	4	14	0.9	0.1	0.19
苹果	76	85.9	218	52	0.2	0.2	13.5	1.2	3	0.06	0.02	4	4	12	0.6	0.19	0.06
葡萄	86	88.7	180	43	0.5	0.2	10.3	0.4	8	0.04	0.02	25	5	13	0.4	0.18	0.09
杏	91	89.4	151	36	0.9	0.1	9.1	1.3	75	0.02	0.03	4	14	15	0.6	0.2	0.11
李子	91	90	151	36	0.7	0.2	8.7	0.9	25	0.03	0.02	5	8	11	0.6	0.14	0.04
西瓜	56	93.3	105	25	0.6	0.1	5.6	0.3	75	0.02	0.03	6	8	9	0.3	0.1	0.05

续表

食物名称	食部(%)	水分(g)	能量(kJ)	能量(kcal)	蛋白质(g)	脂肪(g)	碳水化合物(g)	膳食纤维(g)	维生素A(μgRE)	硫胺素(mg)	核黄素(mg)	维生素C(mg)	钙(mg)	磷(mg)	铁(mg)	锌(mg)	铜(mg)
坚果种子类																	
核桃(干)	43	5.2	2 623	627	14.9	58.8	19.1	9.5	5	0.15	0.14	1	56	294	2.7	2.17	1.17
花生(鲜)	53	48.3	1 247	298	12	25.4	13	7.7	2	0	0.04	14	8	250	3.4	1.79	0.68
花生仁(生)	100	6.9	2 356	563	24.8	44.3	21.7	5.5	5	0.72	0.13	2	39	324	2.1	2.5	0.95
葵花子(炒)	52	2	2 577	616	22.6	52.8	17.3	4.8	5	0.43	0.26	0	72	564	6.1	5.91	1.95
南瓜子(炒)	68	4.1	2 402	574	36	46.1	7.9	4.1	0	0.08	0.16	0	37	0	6.5	7.12	1.44
西瓜子(炒)	43	4.3	2 397	573	32.7	44.8	14.2	4.5	0	0.04	0.08	0	28	765	8.2	6.76	1.82
芝麻(黑)	100	5.7	2 222	531	19.1	46.1	24	14	0	0.66	0.25	0	780	516	22.7	6.13	1.77
畜肉类及制品																	
牛肉(肥瘦)	99	72.8	523	125	19.9	4.2	2	0	7	0.04	0.14	0	23	168	3.3	4.73	0.18
牛肉松	100	2.7	1 862	445	8.2	15.7	67.7	0	90	0.04	0.11	0	76	74	4.6	0.55	0.05
兔肉	100	76.2	427	102	19.7	2.2	0.9	0	26	0.11	0.1	0	12	165	2	1.3	0.12
午餐肉	100	59.9	958	229	9.4	15.9	12	0	0	0.24	0.05	0	57	81	0	1.39	0.08
羊肉(肥瘦)	90	65.7	849	203	19	14.1	0	0	22	0.05	0.14	0	6	146	2.3	3.22	0.75
猪大排	68	58.8	1 105	264	18.3	20.4	1.7	0	12	0.8	0.15	0	8	125	0.8	1.72	0.12
猪肝	99	70.7	540	129	19.3	3.5	5	0	4 972	0.21	2.08	20	6	310	22.6	5.78	0.65
猪肚	96	78.2	460	110	15.2	5.1	0.7	0	3	0.07	0.16	0	11	124	2.4	1.92	0.1
猪肉(肥瘦)	100	46.8	1 653	395	13.2	37	2.4	0	18	0.22	0.16	0	6	162	1.6	2.06	0.06
猪肉松	100	9.4	1 657	396	23.4	11.5	49.7	0	44	0.04	0.13	0	41	162	6.4	4.28	0.13
猪血	100	85.8	230	55	12.2	0.3	0.9	0	0	0.03	0.04	0	4	16	8.7	0.28	0.1
禽肉类及制品																	
鹌鹑	58	75.1	460	110	20.2	3.1	0.2	0	40	0.04	0.32	0	48	179	2.3	1.19	0.1

续表

食物名称	食部 (%)	水分 (g)	能量 (kJ)	能量 (kcal)	蛋白质 (g)	脂肪 (g)	碳水化合物 (g)	膳食纤维 (g)	维生素A (μgRE)	硫胺素 (mg)	核黄素 (mg)	维生素C (mg)	钙 (mg)	磷 (mg)	铁 (mg)	锌 (mg)	铜 (mg)
禽肉类及制品																	
鹅	63	61.4	1 050	251	17.9	19.9	0	0	42	0.07	0.23	0	4	144	3.8	1.36	0.43
鸽	42	66.6	841	201	16.5	14.2	1.7	0	53	0.06	0.2	0	30	136	3.8	0.82	0.24
鸡	66	69	699	167	19.3	9.4	1.3	0	48	0.05	0.09	0	9	156	1.4	1.09	0.07
鸡肝	100	74.4	506	121	16.6	4.8	2.8	0	10 414	0.33	1.1	0	7	263	12	2.4	0.32
鸡腿	69	70.2	757	181	16	13	0	0	44	0.02	0.14	0	6	172	1.5	1.12	0.09
鸡血	100	87	205	49	7.8	0.2	4.1	0	56	0.05	0.04	0	10	68	25	0.45	0.03
鸭	68	63.9	1 004	240	15.5	19.7	0.2	0	52	0.08	0.22	0	6	122	2.2	1.33	0.21
鸭肝	100	76.3	536	128	14.5	7.5	0.5	0	1 040	0.26	1.05	18	18	283	23.1	3.08	1.31
乳类及制品																	
人乳	100	87.6	272	65	1.3	3.4	7.4	0	11	0.01	0.05	5	30	13	0.1	0.28	0.03
牛乳	100	89.8	226	54	3	3.2	3.4	0	24	0.03	0.14	1	104	73	0.3	0.42	0.02
强化牛奶(VA,VD)	100	89	213	51	2.7	2	5.6	0	66	0.02	0.08	3	140	60	0.2	0.38	0.04
人乳化奶粉	100	2.9	2 134	510	14.5	27.1	51.9	0	303	0.35	1.16	5	251	354	8.3	1.82	0.03
婴儿奶粉	100	3.7	1 854	443	19.8	15.1	57	0	28	0.12	1.25	0	998	457	5.2	3.5	0.2
全脂速溶奶粉	100	2.3	1 950	466	19.9	18.9	54	0	272	0.08	0.8	7	659	571	2.9	2.16	0.12
酸奶	100	84.7	301	72	2.5	2.7	9.3	0	26	0.03	0.15	1	118	85	0.4	0.53	0.03
鲜羊奶	100	88.9	247	59	1.5	3.5	5.4	0	84	0.04	0.12	0	82	98	0.5	0.29	0.04
婴幼儿食品																	
钙质糕粉	100	7.5	1 515	362	7.9	1.3	82.1	2.4	0	0.67	0.03	0	116	202	2.3	1.6	0.31
乳儿糕	100	10.3	1 527	365	11.7	2.7	74.1	0.6	0	0.27	0.07	1	143	272	3.4	1.5	0.18

续表

食物名称	食部(%)	水分(g)	能量(kJ)	能量(kcal)	蛋白质(g)	脂肪(g)	碳水化合物(g)	膳食纤维(g)	维生素A(μgRE)	硫胺素(mg)	核黄素(mg)	维生素C(mg)	钙(mg)	磷(mg)	铁(mg)	锌(mg)	铜(mg)
蛋类及制品																	
鹌鹑蛋	86	73	669	160	12.8	11.1	2.1	0	337	0.11	0.49	0	47	180	3.2	1.61	0.09
鹅蛋	87	69.3	820	196	11.1	15.6	2.8	0	192	0.08	0.3	0	34	130	4.1	1.43	0.09
鸡蛋(白)	87	75.8	577	138	12.7	9	1.5	0	310	0.09	0.31	0	48	176	2	1	0.06
鸡蛋(红)	88	73.8	653	156	12.8	11.1	1.3	0	194	0.13	0.32	0	44	182	2.3	1.01	0.07
鸡蛋白	100	84.4	251	60	11.6	0.1	3.1	0	0	0.04	0.31	0	9	18	1.6	0.02	0.05
鸡蛋黄	100	51.5	1 372	328	15.2	28.2	3.4	0	438	0.33	0.29	0	112	240	6.5	3.79	0.28
鸭蛋	87	70.3	753	180	12.6	13	3.1	0	261	0.17	0.35	0	62	226	2.9	1.67	0.11
鱼虾蟹贝类																	
草鱼	58	77.3	473	113	16.6	5.2	0	0	11	0.04	0.11	0	38	203	0.8	0.87	0.05
带鱼	76	73.3	531	127	17.7	4.9	3.1	0	29	0.02	0.06	0	28	191	1.2	0.7	0.08
大马哈鱼(鲑鱼)	72	74.1	582	139	17.2	7.8	0	0	45	0.07	0.18	0	13	154	0.3	1.11	0.03
鳝鱼	67	78	372	89	18	1.4	1.2	0	50	0.06	0.98	0	42	206	2.5	1.97	0.05
鲫鱼	54	75.4	452	108	17.1	2.7	3.8	0	17	0.04	0.09	0	79	193	1.3	1.94	0.08
鲤鱼	54	76.7	456	109	17.6	4.1	0.5	0	25	0.03	0.09	0	50	204	1	2.08	0.06
非洲黑鲫鱼	53	80.9	322	77	16	1	1	0	7	Tr	0.28	0	24	150	1.1	0.7	0.11
泥鳅	60	76.6	402	96	17.9	2	1.7	0	14	0.1	0.33	0	299	302	2.9	2.76	0.09
墨鱼	69	79.2	347	82	15.2	0.9	3.4	0	0	0.02	0.04	0	15	165	1	1.34	0.69
乌贼(鲜)	97	80.4	351	84	17.4	1.6	0	0	35	0.02	0.06	0	44	19	0.9	2.38	0.45
鱿鱼(干)	98	21.8	1 310	313	60	4.6	7.8	0	0	0.02	0.13	0	87	392	4.1	11.24	1.07
白米虾	57	77.3	339	81	17.3	0.4	2	0	54	0.05	0.03	0	403	267	2.1	2.03	0.99
海虾	51	79.3	331	79	16.8	0.6	1.5	0	0	0.01	0.05	0	146	196	3	1.44	0.44

续表

食物名称	食部(%)	水分(g)	能量(kJ)	能量(kcal)	蛋白质(g)	脂肪(g)	碳水化合物(g)	膳食纤维(g)	维生素A(μgRE)	硫胺素(mg)	核黄素(mg)	维生素C(mg)	钙(mg)	磷(mg)	铁(mg)	锌(mg)	铜(mg)
鱼虾蟹贝类																	
河虾	86	78.1	364	87	16.4	2.4	0	0	48	0.04	0.03	0	325	186	4	2.24	0.64
虾皮	100	42.2	640	153	30.7	2.2	2.5	0	19	0.02	0.14	0	991	582	6.7	1.93	1.08
海蟹	55	77.1	397	95	13.8	2.3	4.7	0	30	0.01	0.1	0	208	142	1.6	3.32	1.67
河蟹	42	75.8	431	103	17.5	2.6	2.3	0	389	0.06	0.28	0	126	182	2.9	3.68	2.97
蟹肉	100	84.4	259	62	11.6	1.2	1.1	0	0	0.03	0.09	0	231	159	1.8	2.15	1.33
螺	41	73.6	418	100	15.7	1.2	6.6	0	26	0.03	0.4	0	722	118	7	4.6	1.05
蛤蜊	39	84.1	259	62	10.1	1.1	2.8	0	21	0.01	0.13	0	133	128	10.9	2.38	0.11
油脂类																	
菜籽油	100	0.1	3 761*	899*	0	99.9	0	0	0	0	0	0	9	9	3.7	0.54	0.18
花生油	100	0.1	3 761*	899*	0	99.9	0	0	0	0	0	0	12	15	2.9	8.48	0.15
色拉油	100	0.2	3 757*	898*	0	99.8	0	0	0	0	0	0	18	1	1.7	0.23	0.05
玉米油	100	0.2	3 745*	895*	0	99.2	0.5	0	0	0	0	0	1	18	1.4	0.26	0.23
香油(芝麻油)	100	0.1	3 757*	898*	0	99.7	0.2	0	0	0	0	0	9	4	2.2	0.17	0.05
猪油(炼)	100	0.2	3 753*	897*	0	99.6	0.2	0	27	0.02	0.03	0	0	0	0	0	0
速食食品																	
饼干	100	5.7	1 812	433	9	12.7	71.7	1.1	37	0.08	0.04	3	73	88	1.9	0.91	0.23
蛋糕	100	18.6	1 452	347	8.6	5.1	67.1	0.4	86	0.09	0.09	0	39	130	2.5	1.01	1.21
面包	100	27.4	1 305	312	8.3	5.1	58.6	0.5	0	0.03	0.06	0	49	107	2	0.75	0.24
方便面	100	3.6	1 975	472	9.5	21.1	61.6	0.7	0	0.02	0.03	0	25	80	4.1	1.06	0.29
燕麦片	100	9.2	1 536	367	15	6.7	66.9	5.3	0	0.3	0.13	0	186	291	7	2.59	0.45
饮料类																	
冰棍	100	88.3	197	47	0.8	0.2	10.5	0	0	0.01	0.01	0	31	13	0.9	0	0.02

续表

食物名称	食部 (%)	水分 (g)	能量 (kJ)	能量 (kcal)	蛋白质 (g)	脂肪 (g)	碳水化合物 (g)	膳食纤维 (g)	维生素A (μgRE)	硫胺素 (mg)	核黄素 (mg)	维生素C (mg)	钙 (mg)	磷 (mg)	铁 (mg)	锌 (mg)	铜 (mg)
饮料类																	
冰淇淋	100	74.4	531	127	2.4	5.3	17.3	0	48	0.01	0.03	0	126	67	0.5	0.37	0.02
橘子汁	100	70.1	498*	119*	0	0.1	29.6	0	2	0	0	2	4	0	0.1	0.03	0
橙汁汽水	100	94.9	84*	20*	0	0	5.1	0	10	0	0.02	0	10	Tr	0.1	0.02	0.08
糖，蜜饯类																	
白砂糖	100	Tr	1 674*	400*	0	0	99.9	0	0	0	0	0	20	8	0.6	0.06	0.04
冰糖	100	0.6	1 661*	397*	0	0	99.3	0	0	0.03	0.03	0	23	0	1.4	0.21	0.03
蜂蜜	100	22	1 343	321	0.4	1.9	75.6	0	0	0	0.05	3	4	3	1	0.37	0.03
奶糖	100	5.6	1 703	407	2.5	6.6	84.5	0	0	0.08	0.17	0	50	26	3.4	0.29	0.14
巧克力	100	1	2 452	586	4.3	40.1	53.4	1.5	0	0.06	0.08	0	111	114	1.7	1.02	0.23
山楂果丹皮	100	16.7	1 343	321	1	0.8	80	2.6	25	0.02	0.03	3	52	41	11.6	0.73	0.51
调味品																	
醋	100	90.6	130	31	2.1	0.3	4.9	0	0	0.03	0.05	0	17	96	6	1.25	0.04
豆瓣酱	100	46.6	745	178	13.6	6.8	17.1	1.5	0	0.11	0.46	0	53	154	16.4	1.47	0.62
花椒	100	11	1 079	258	6.7	8.9	66.5	28.7	23	0.12	0.43	0	639	69	8.4	1.9	1.02
酱油	100	67.3	264	63	5.6	0.1	10.1	0.2	0	0.05	0.13	0	66	204	8.6	1.17	0.06
味精	100	0.2	1 121	268	40.1	0.2	26.5	0	0	0.08	0	0	100	4	1.2	0.31	0.12
精盐	100	0.1	0*	0*	0	0	0	0	0	0	0	0	22	0	1	0.24	0.14
榨菜	100	75	121	29	2.2	0.3	6.5	2.1	82	0.03	0.06	2	155	41	3.9	0.63	0.14

注：-：未测定；…：未检出；*：数值不确定或为估计值

（中国食物成分表，2002年中国疾病预防控制中心营养与食品安全所编著）

中英文名词对照索引

E

F

G

H

J

K

L

M

N

P

Q

R

S

T

Z